中华医学百科全书

药　　学

临床药学

国家出版基金项目
NATIONAL PUBLICATION FOUNDATION

中国协和医科大学出版社

图书在版编目 (CIP) 数据

临床药学 / 李大魁主编 . —北京：中国协和医科大学出版社，2018.12
（中华医学百科全书）
ISBN 978-7-5679-0859-8

Ⅰ . ①药… Ⅱ . ①李… Ⅲ . ①临床药学 Ⅳ . ① R97

中国版本图书馆 CIP 数据核字 (2018) 第 291701 号

中华医学百科全书·临床药学

主 编：李大魁

编 审：司伊康

责任编辑：尹丽品

出版发行：**中国协和医科大学出版社**
（北京东单三条九号 邮编 100730 电话 010-6526 0431）

网 址：www.pumcp.com

经 销：新华书店总店北京发行所

印 刷：北京雅昌艺术印刷有限公司

开 本：889×1230 1/16 开

印 张：21.5

字 数：580 千字

版 次：2018 年 12 月第 1 版

印 次：2018 年 12 月第 1 次印刷

定 价：255.00 元

ISBN 978-7-5679-0859-8

《中华医学百科全书》编纂委员会

总顾问　吴阶平　韩启德　桑国卫

总指导　陈　竺

总主编　刘德培

副总主编　曹雪涛　李立明　曾益新

编纂委员（以姓氏笔画为序）

B·吉格木德	丁　洁	丁　樱	丁安伟	于中麟	于布为
于学忠	万经海	马　军	马　骁	马　静	马　融	马中立
马安宁	马建辉	马烈光	马绪臣	王　伟	王　辰	王　政
王　恒	王　硕	王　舒	王　键	王一飞	王一镗	王士贞
王卫平	王长振	王文全	王心如	王生田	王立祥	王兰兰
王汉明	王永安	王永炎	王华兰	王成锋	王延光	王旭东
王军志	王声湧	王坚成	王良录	王拥军	王茂斌	王松灵
王明荣	王明贵	王宝玺	王诗忠	王建中	王建业	王建军
王建祥	王临虹	王贵强	王美青	王晓民	王晓良	王鸿利
王维林	王琳芳	王喜军	王道全	王德文	王德群	
木塔力甫·艾力阿吉	尤启冬	戈　烽	牛　侨	毛秉智	毛常学
乌　兰	文卫平	文历阳	文爱东	方以群	尹　佳	孔北华
孔令义	孔维佳	邓文龙	邓家刚	书　亭	毋福海	艾措千
艾儒棣	石　岩	石远凯	石学敏	石建功	布仁达来	占　堆
卢志平	卢祖洵	叶　桦	叶冬青	叶常青	叶章群	申昆玲
申春悌	田景振	田嘉禾	史录文	代　涛	代华平	白春学
白慧良	丛　斌	丛亚丽	包怀恩	包金山	冯卫生	冯学山
冯希平	边旭明	边振甲	匡海学	邢小平	达万明	达庆东
成　军	成翼娟	师英强	吐尔洪·艾买尔	吕时铭	吕爱平
朱　珠	朱万孚	朱立国	朱华栋	朱宗涵	朱建平	朱晓东
朱祥成	乔延江	伍瑞昌	任　华	华　伟	伊河山·伊明
向　阳	多　杰	邬堂春	庄　辉	庄志雄	刘　平	刘　进
刘　玮	刘　蓬	刘大为	刘小林	刘中民	刘玉清	刘尔翔
刘训红	刘永锋	刘吉开	刘伏友	刘芝华	刘华平	刘华生
刘志刚	刘克良	刘更生	刘迎龙	刘建勋	刘胡波	刘树民
刘昭纯	刘俊涛	刘洪涛	刘献祥	刘嘉瀛	刘德培	闫永平

米 玛	许 媛	许腊英	那彦群	阮长耿	阮时宝	孙 宁
孙 光	孙 皎	孙 锟	孙长颢	孙少宣	孙立忠	孙则禹
孙秀梅	孙建中	孙建方	孙贵范	孙海晨	孙景工	孙颖浩
孙慕义	严世芸	苏 川	苏 旭	苏荣扎布	杜元灏	杜文东
杜治政	杜惠兰	李 龙	李 飞	李 东	李 宁	李 刚
李 丽	李 波	李 勇	李 桦	李 鲁	李 磊	李 燕
李 冀	李大魁	李云庆	李太生	李曰庆	李玉珍	李世荣
李立明	李永哲	李志平	李连达	李灿东	李君文	李劲松
李其忠	李若瑜	李松林	李泽坚	李宝馨	李建勇	李映兰
李莹辉	李继承	李森恺	李曙光	杨 凯	杨 恬	杨 健
杨化新	杨文英	杨世民	杨世林	杨伟文	杨克敌	杨国山
杨宝峰	杨炳友	杨晓明	杨跃进	杨腊虎	杨瑞馥	杨慧霞
励建安	连建伟	肖 波	肖 南	肖永庆	肖海峰	肖培根
肖鲁伟	吴 东	吴 江	吴 明	吴 信	吴令英	吴立玲
吴欣娟	吴勉华	吴爱勤	吴群红	吴德沛	邱建华	邱贵兴
邱海波	邱蔚六	何 维	何 勤	何方方	何绍衡	何春涤
何裕民	余争平	余新忠	狄 文	冷希圣	汪 海	汪受传
沈 岩	沈 岳	沈 敏	沈 铿	沈卫峰	沈心亮	沈华浩
沈俊良	宋国维	张 泓	张 学	张 亮	张 强	张 霆
张 澍	张大庆	张为远	张世民	张志愿	张丽霞	张伯礼
张宏誉	张劲松	张奉春	张宝仁	张宇鹏	张建中	张建宁
张承芬	张琴明	张富强	张新庆	张潍平	张德芹	张燕生
陆 华	陆付耳	陆伟跃	陆静波	阿不都热依木·卡地尔		陈 文
陈 杰	陈 实	陈 洪	陈 琪	陈 楠	陈 薇	陈士林
陈大为	陈文祥	陈代杰	陈红风	陈尧忠	陈志南	陈志强
陈规化	陈国良	陈佩仪	陈家旭	陈智轩	陈锦秀	陈誉华
邵 蓉	邵荣光	武志昂	其仁旺其格	范 明	范炳华	林三仁
林久祥	林子强	林江涛	林曙光	杭太俊	欧阳靖宇	尚 红
果德安	明根巴雅尔	易定华	易著文	罗 力	罗 毅	罗小平
罗长坤	罗永昌	罗颂平	帕尔哈提·克力木			
帕塔尔·买合木提·吐尔根			图门巴雅尔	岳建民	金 玉	金 奇
金少鸿	金伯泉	金季玲	金征宇	金银龙	金惠铭	郁 琦
周 兵	周 林	周永学	周光炎	周灿全	周良辅	周纯武
周学东	周宗灿	周定标	周宜开	周建平	周建新	周荣斌
周福成	郑一宁	郑家伟	郑志忠	郑金福	郑法雷	郑建全
郑洪新	郎景和	房 敏	孟 群	孟庆跃	孟静岩	赵 平

赵群	赵子琴	赵中振	赵文海	赵玉沛	赵正言	赵永强
赵志河	赵彤言	赵明杰	赵明辉	赵耐青	赵继宗	赵铱民
郝模	郝小江	郝传明	郝晓柯	胡志	胡大一	胡文东
胡向军	胡国华	胡昌勤	胡晓峰	胡盛寿	胡德瑜	柯杨
查干	柏树令	柳长华	钟翠平	钟赣生	香多·李先加	
段涛	段金廒	段俊国	侯一平	侯金林	侯春林	俞光岩
俞梦孙	俞景茂	饶克勤	姜小鹰	姜玉新	姜廷良	姜国华
姜柏生	姜德友	洪两	洪震	洪秀华	洪建国	祝庆余
祝㼆晨	姚永杰	姚祝军	秦川	袁文俊	袁永贵	都晓伟
晋红中	粟占国	贾波	贾建平	贾继东	夏照帆	夏慧敏
柴光军	柴家科	钱传云	钱忠直	钱家鸣	钱焕文	倪鑫
倪健	徐军	徐晨	徐永健	徐志云	徐志凯	徐克前
徐金华	徐建国	徐勇勇	徐桂华	凌文华	高妍	高晞
高志贤	高志强	高学敏	高金明	高健生	高树中	高思华
高润霖	郭岩	郭小朝	郭长江	郭巧生	郭宝林	郭海英
唐强	唐朝枢	唐德才	诸欣平	谈勇	谈献和	陶·苏和
陶广正	陶永华	陶芳标	陶建生	黄峻	黄烽	黄人健
黄叶莉	黄宇光	黄国宁	黄国英	黄跃生	黄璐琦	萧树东
梅长林	曹佳	曹广文	曹务春	曹建平	曹洪欣	曹济民
曹雪涛	曹德英	龚千锋	龚守良	龚非力	袭著革	常耀明
崔蒙	崔丽英	庾石山	康健	康廷国	康宏向	章友康
章锦才	章静波	梁显泉	梁铭会	梁繁荣	谌贻璞	屠鹏飞
隆云	绳宇	巢永烈	彭成	彭勇	彭明婷	彭晓忠
彭瑞云	彭毅志	斯拉甫·艾白		葛坚	葛立宏	董方田
蒋力生	蒋建东	蒋建利	蒋澄宇	韩晶岩	韩德民	惠延年
粟晓黎	程伟	程天民	程训佳	童培建	曾苏	曾小峰
曾正陪	曾学思	曾益新	谢宁	谢立信	蒲传强	赖西南
赖新生	詹启敏	詹思延	鲍春德	窦科峰	窦德强	赫捷
蔡威	裴国献	裴晓方	裴晓华	管柏林	廖品正	谭仁祥
谭先杰	翟所迪	熊大经	熊鸿燕	樊飞跃	樊巧玲	樊代明
樊立华	樊明文	黎源倩	颜虹	潘国宗	潘柏申	潘桂娟
薛社普	薛博瑜	魏光辉	魏丽惠	藤光生		

《中华医学百科全书》学术委员会

主任委员　巴德年

副主任委员（以姓氏笔画为序）

汤钊猷　　吴孟超　　陈可冀　　贺福初

学术委员（以姓氏笔画为序）

丁鸿才	于是凤	于润江	于德泉	马　遂	王　宪	王大章
王文吉	王之虹	王正敏	王声湧	王近中	王邦康	王晓仪
王政国	王海燕	王鸿利	王琳芳	王锋鹏	王满恩	王模堂
王澍寰	王德文	王翰章	乌正赉	毛秉智	尹昭云	巴德年
邓伟吾	石一复	石中瑗	石四箴	石学敏	平其能	卢世璧
卢光琇	史俊南	皮　昕	吕　军	吕传真	朱　预	朱大年
朱元珏	朱家恺	朱晓东	仲剑平	刘　正	刘　耀	刘又宁
刘宝林（口腔）		刘宝林（公共卫生）		刘桂昌	刘敏如	刘景昌
刘新光	刘嘉瀛	刘镇宇	刘德培	江世忠	闫剑群	汤　光
汤钊猷	阮金秀	孙　燕	孙汉董	孙曼霁	纪宝华	严隽陶
苏　志	苏荣扎布	杜乐勋	李亚洁	李传胪	李仲智	李连达
李若新	李济仁	李钟铎	李舜伟	李巍然	杨　莘	杨圣辉
杨宠莹	杨瑞馥	肖文彬	肖承悰	肖培根	吴　坤	吴　蓬
吴乐山	吴永佩	吴在德	吴军正	吴观陵	吴希如	吴孟超
吴咸中	邱蔚六	何大澄	余森海	谷华运	邹学贤	汪　华
汪仕良	张乃峥	张习坦	张月琴	张世臣	张丽霞	张伯礼
张金哲	张学文	张学军	张承绪	张洪君	张致平	张博学
张朝武	张蕴惠	陆士新	陆道培	陈子江	陈文亮	陈世谦
陈可冀	陈立典	陈宁庆	陈尧忠	陈在嘉	陈君石	陈育德
陈治清	陈洪铎	陈家伟	陈家伦	陈寅卿	邵铭熙	范乐明
范茂槐	欧阳惠卿	罗才贵	罗成基	罗启芳	罗爱伦	罗慰慈
季成叶	金义成	金水高	金惠铭	周　俊	周仲瑛	周荣汉
赵云凤	胡永华	钟世镇	钟南山	段富津	侯云德	侯惠民
俞永新	俞梦孙	施侣元	姜世忠	姜庆五	恽榴红	姚天爵
姚新生	贺福初	秦伯益	贾继东	贾福星	顾美仪	顾觉奋
顾景范	夏惠明	徐文严	翁心植	栾文明	郭　定	郭子光
郭天文	唐由之	唐福林	涂永强	黄洁夫	黄璐琦	曹仁发
曹采方	曹谊林	龚幼龙	龚锦涵	盛志勇	康广盛	章魁华

梁文权　　梁德荣　　彭名炜　　董　怡　　温　海　　程元荣　　程书钧

程伯基　　傅民魁　　曾长青　　曾宪英　　裘雪友　　甄永苏　　褚新奇

蔡年生　　廖万清　　樊明文　　黎介寿　　薛　淼　　戴行锷　　戴宝珍

戴尅戎

《中华医学百科全书》工作委员会

主任委员　郑忠伟

副主任委员　袁　钟

编审（以姓氏笔画为序）

开赛尔	司伊康	当增扎西	吕立宁	任晓黎	邬扬清	刘玉玮
孙　海	何　维	张之生	张玉森	张立峰	陈　懿	陈永生
松布尔巴图	呼素华	周　茵	郑伯承	郝胜利	胡永洁	侯澄芝
袁　钟	郭亦超	彭南燕	傅祚华	谢　阳	解江林	

编辑（以姓氏笔画为序）

于　岚	王　波	王　莹	王　颖	王　霞	王明生	尹丽品
左　谦	刘　婷	刘岩岩	孙文欣	李　慧	李元君	李亚楠
杨小杰	吴桂梅	吴翠姣	沈冰冰	宋　玥	张　安	张　玮
张浩然	陈　佩	骆彩云	聂沛沛	顾良军	高青青	郭广亮
傅保娣	戴小欢	戴申倩				

工作委员　刘小培　罗　鸿　宋晓英　姜文祥　韩　鹏　汤国星　王　玲　李志北

办公室主任　左　谦　孙文欣　吴翠姣

药　　学

总主编

　　甄永苏　　中国医学科学院医药生物技术研究所

本卷编委会

主　编

　　李大魁　　北京协和医院药剂科

常务副主编

　　朱　珠　　北京协和医院药剂科

副主编（以姓氏笔画为序）

　　文爱东　　第四军医大学西京医院药剂科

　　史录文　　北京大学药学院

　　李玉珍　　北京大学人民医院药剂科

　　翟所迪　　北京大学第三医院药剂科

学术委员

　　汤　光　　北京友谊医院药剂科

　　彭名炜　　北京天坛医院药剂科

编　委（以姓氏笔画为序）

　　马　珂　　浙江大学医学院附属邵逸夫医院药学部

　　王长连　　福建医科大学附属第一医院药学部

　　刘松青　　第三军医大学第一附属医院药剂科

　　刘高峰　　哈尔滨医科大学附属第二医院药学部

　　杜小莉　　北京协和医院药剂科

　　陈　孝　　中山大学附属第一医院药学部

　　屈　建　　中国科学技术大学附属第一医院·安徽省立医院药剂科

　　钟明康　　复旦大学附属华山医院药剂科

徐贵丽　　成都军区昆明总医院药学部

郭瑞臣　　山东大学齐鲁医院临床药理科

梅　丹　　北京协和医院药剂科

程能能　　复旦大学药学院

谢晓慧　　北京大学药学院

蔡卫民　　复旦大学药学院

学术秘书

杜小莉　　北京协和医院药剂科

前　言

　　《中华医学百科全书》终于和读者朋友们见面了！

　　古往今来，凡政通人和、国泰民安之时代，国之重器皆为科技、文化领域的鸿篇巨制。唐代《艺文类聚》、宋代《太平御览》、明代《永乐大典》、清代《古今图书集成》等，无不彰显盛世之辉煌。新中国成立后，国家先后组织编纂了《中国大百科全书》第一版、第二版，成为我国科学文化事业繁荣发达的重要标志。医学的发展，从大医学、大卫生、大健康角度，集自然科学、人文社会科学和艺术之大成，是人类社会文明与进步的集中体现。随着经济社会快速发展，医药卫生领域科技日新月异，知识大幅更新。广大读者对医药卫生领域的知识文化需求日益增长，因此，编纂一部医药卫生领域的专业性百科全书，进一步规范医学基本概念，整理医学核心体系，传播精准医学知识，促进医学发展和人类健康的任务迫在眉睫。在党中央、国务院的亲切关怀以及国家各有关部门的大力支持下，《中华医学百科全书》应运而生。

　　作为当代中华民族"盛世修典"的重要工程之一，《中华医学百科全书》肩负着全面总结国内外医药卫生领域经典理论、先进知识，回顾展现我国卫生事业取得的辉煌成就，弘扬中华文明传统医药璀璨历史文化的使命。《中华医学百科全书》将成为我国科技文化发展水平的重要标志、医药卫生领域知识技术的最高"检阅"、服务千家万户的国家健康数据库和医药卫生各学科领域走向整合的平台。

　　肩此重任，《中华医学百科全书》的编纂力求做到两个符合：一是符合社会发展趋势。全面贯彻以人为本的科学发展观指导思想，通过普及医学知识，增强人民群众健康意识，提高人民群众健康水平，促进社会主义和谐社会构建；二是符合医学发展趋势。遵循先进的国际医学理念，以"战略前移、重心下移、模式转变、系统整合"的人口与健康科技发展战略为指导。同时，《中华医学百科全书》的编纂力求做到两个体现：一是体现科学思维模式的深刻变革，即学科交叉渗透/知识系统整合；二是体现继承发展与时俱进的精神，准确把握学科现有基础理论、基本知识、基本技能以及经典理论知识与科学思维精髓，深刻领悟学科当前面临的交叉渗透与整合转化，敏锐洞察学科未来的发展趋势与突破方向。

　　作为未来权威著作的"基准点"和"金标准"，《中华医学百科全书》编纂过程中，制定了严格的主编、编者遴选原则，聘请了一批在学界有相当威望、具有较高学术造诣和较强组织协调能力的专家教授（包括多位两院院士）担任大类主编和学科卷主编，确保全书的科学性与权威性。另外，还借鉴了已有百科全书的编写经验。鉴于《中华医学百科全书》的编纂过程本身带有科学研究性质，还聘请了若干科研院所的科研管理专家作为特约编审，站在科研管理的高度为全书的顺利编纂保驾护航。除了编者、编审队伍外，还制订了详尽的质量保证计划。编纂委员会和工作委员会秉持质量源于设计的理念，共同制订了一系列配套的质量控制规范性文件，建立了一套切实可行、行之有效、效率最优的编纂质量管理方案和各种情况下的处理原则及预案。

《中华医学百科全书》的编纂实行主编负责制，在统一思想下进行系统规划，保证良好的全程质量策划、质量控制、质量保证。在编写过程中，统筹协调学科内各编委、卷内条目以及学科间编委、卷间条目，努力做到科学布局、合理分工、层次分明、逻辑严谨、详略有方。在内容编排上，务求做到"全准精新"。形式"全"：学科"全"，册内条目"全"，全面展现学科面貌；内涵"全"：知识结构"全"，多方位进行条目阐释；联系整合"全"：多角度编制知识网。数据"准"：基于权威文献，引用准确数据，表述权威观点；把握"准"：审慎洞察知识内涵，准确把握取舍详略。内容"精"："一语天然万古新，豪华落尽见真淳。"内容丰富而精炼，文字简洁而规范；逻辑"精"："片言可以明百意，坐驰可以役万里。"严密说理，科学分析。知识"新"：以最新的知识积累体现时代气息；见解"新"：体现出学术水平，具有科学性、启发性和先进性。

《中华医学百科全书》之"中华"二字，意在中华之文明、中华之血脉、中华之视角，而不仅限于中华之地域。在文明交织的国际化浪潮下，中华医学汲取人类文明成果，正不断开拓视野，敞开胸怀，海纳百川般融入，润物无声状拓展。《中华医学百科全书》秉承了这样的胸襟怀抱，广泛吸收国内外华裔专家加入，力求以中华文明为纽带，牵系起所有华人专家的力量，展现出现今时代下中华医学文明之全貌。《中华医学百科全书》作为由中国政府主导，参与编纂学者多、分卷学科设置全、未来受益人口广的国家重点出版工程，得到了联合国教科文等组织的高度关注，对于中华医学的全球共享和人类的健康保健，都具有深远意义。

《中华医学百科全书》分基础医学、临床医学、中医药学、公共卫生学、军事与特种医学和药学六大类，共计144卷。由中国医学科学院/北京协和医学院牵头，联合军事医学科学院、中国中医科学院和中国疾病预防控制中心，带动全国知名院校、科研单位和医院，有多位院士和海内外数千位优秀专家参加。国内知名的医学和百科编审汇集中国协和医科大学出版社，并培养了一批热爱百科事业的中青年编辑。

回览编纂历程，犹然历历在目。几年来，《中华医学百科全书》编纂团队呕心沥血，孜孜矻矻。组织协调坚定有力，条目撰写字斟句酌，学术审查一丝不苟，手书长卷撼人心魂……在此，谨向全国医学各学科、各领域、各部门的专家、学者的积极参与以及国家各有关部门、医药卫生领域相关单位的大力支持致以崇高的敬意和衷心的感谢！

《中华医学百科全书》的编纂是一项泽被后世的创举，其牵涉医学科学众多学科及学科间交叉，有着一定的复杂性；需要体现在当前医学整合转型的新形式，有着相当的创新性；作为一项国家出版工程，有着毋庸置疑的严肃性。《中华医学百科全书》开创性和挑战性都非常强。由于编纂工作浩繁，难免存在差错与疏漏，敬请广大读者给予批评指正，以便在今后的编纂工作中不断改进和完善。

刘德培

凡 例

一、《中华医学百科全书》（以下简称《全书》）按基础医学类、临床医学类、中医药学类、公共卫生类、军事与特种医学类、药学类的不同学科分卷出版。一学科辑成一卷或数卷。

二、《全书》基本结构单元为条目，主要供读者查检，亦可系统阅读。条目标题有些是一个词，例如"药品"；有些是词组，例如"药品供应"。

三、由于学科内容有交叉，会在不同卷设有少量同名条目。例如《临床药学》《药事管理学》都设有"药品采购管理"条目。其释文会根据不同学科的视角不同各有侧重。

四、条目标题上方加注汉语拼音，条目标题后附相应的外文。例如：

chǔfāng
处方（prescription）

五、本卷条目按学科知识体系顺序排列。为便于读者了解学科概貌，卷首条目分类目录中条目标题按阶梯式排列，例如：

药学服务 ……………………………………………………………………
　药品调剂 …………………………………………………………………
　　处方 …………………………………………………………………
　　　处方限量 …………………………………………………………
　　　处方审核 …………………………………………………………
　　药房 …………………………………………………………………
　　　门诊药房 …………………………………………………………
　　　急诊药房 …………………………………………………………

六、各学科都有一篇介绍本学科的概观性条目，一般作为本学科卷的首条。介绍学科大类的概观性条目，列在本大类中基础性学科卷的学科概观性条目之前。

七、条目之中设立参见系统，体现相关条目内容的联系。一个条目的内容涉及其他条目，需要其他条目的释文作为补充的，设为"参见"。所参见的本卷条目的标题在本条目释文中出现的，用蓝色楷体字印刷；所参见的本卷条目的标题未在本条目释文中出现的，在括号内用蓝色楷体字印刷该标题，另加"见"字；参见其他卷条目的，注明参见条所属学科卷名，如"参见□□□卷"或"参见□□□卷□□□□"。

八、《全书》医学名词以全国科学技术名词审定委员会审定公布的为标准。同一概念或疾病在不同学科有不同命名的，以主科所定名词为准。字数较多，释文中拟用简称的名词，每个条目中第一次出现时使用全称，并括注简称，例如：甲型病毒性肝炎（简称甲肝）。个别众所周知的名词直接使用简称、缩写，例如：B 超。药物名称参照《中华人民共和国药典》2015 年版和《国家基本药物目录》2012 年版。

九、《全书》量和单位的使用以国家标准 GB 3100～3102—1993《量和单位》为准。援引古籍或外文时维持原有单位不变。必要时括注与法定计量单位的换算。

十、《全书》数字用法以国家标准 GB/T 15835—2011《出版物上数字用法》为准。

十一、正文之后设有内容索引和条目标题索引。内容索引供读者按照汉语拼音字母顺序查检条目和条目之中隐含的知识主题。条目标题索引分为条目标题汉字笔画索引和条目外文标题索引，条目标题汉字笔画索引供读者按照汉字笔画顺序查检条目，条目外文标题索引供读者按照外文字母顺序查检条目。

十二、部分学科卷根据需要设有附录，列载本学科有关的重要文献资料。

目 录

línchuángyàoxué

临床药学（clinical pharmacy）

研究药物临床合理使用的综合性应用技术学科。基本任务是提高临床药物治疗水平，保证临床用药的安全、有效、经济和适宜性。临床药学是在药学学科发展中产生的新学科，是药学学科的一个分支。药学的传统概念是指研究防病治病所用药物的学科，具体讲是研究药物的来源、制造、加工、作用、用途、分析鉴定、调配分发及其管理的学科。临床医学通过对人体正常或病理状态的认识，研究临床诊断技术与疾病处理方法。临床药学是以药学相关学科为基础，融合临床医学相关学科的基本理论与方法产生和发展起来的学科。临床药学的产生和发展，完善了药学学科体系，扩展了药学学科的范畴。

简史　20世纪50年代，临床药学起源于美国；中国的临床药学于60年代中期引入，但直到21世纪初才有较大发展。

美国临床药学的形成与发展　20世纪40年代以后，由于化学制药工业的迅猛发展，新药品种不断增加，药品生产的工业化与社会化，使发达国家的医院制剂和调剂工作萎缩，药剂师的工作需要重新定位；另外，药物的滥用、误用等不合理使用导致药物不良反应发生率增加、药源性疾病增加，在此背景下临床药学应运而生，从药品供应转向关注。

临床药学一词于1953年出现于美国，从20世纪60年代开始逐渐发展，1988年，美国药学专家黑尔珀（Helper）首次提出了"pharmaceutical care"，即"药学监护"的概念。1990年黑尔珀和斯特兰德（Strand）把药学监护定义为：药师向受众（包括患者及家属、医护人员、其他卫生工作者、健康人群）提供直接的、负责任的与药物使用有关的服务，以提高药物治疗的安全性、有效性、经济性和适当性，目的在于改善患者生活质量，这些改善包括治愈疾病、消除或减轻症状、阻止或延缓疾病进程、防止疾病或症状发生。药学监护是临床药学发展的新阶段，是以患者为中心的全方位服务，旨在推进合理用药，提高人们的健康水平，降低卫生资源的消耗。

美国的临床药学概念被公众广泛接受和认可，药学监护成为临床的常规内容，特别是在高血压、糖尿病等慢性病治疗管理方面，药师成为治疗团队的重要成员，不仅直接为患者提供咨询服务，而且参与用药决策，提供药品和用药知识，观察用药后的疗效、不良反应和相互作用，加强用药的合理性。临床药学在英国等发达国家也有较好地发展。

中国临床药学的发展历程及现状　中国临床药学于20世纪60年代中期提出，80年代后有一定发展，1982年卫生部在《全国医院工作条例及医院药剂工作条例》中列入临床药学内容。1983年，上海医科大学（现为复旦大学医学院）、中国药科大学、华西医科大学药学院（现为四川大学华西药学院）等举办全国临床药学进修班，培训临床药学骨干。1987年，卫生部批准北京协和医院等12家重点医院作为全国临床药学试点单位；1989年，国家教育委员会（现为教育部）在华西医科大学试办五年制临床药学专业，培养正规的临床药师；湖北医科大学在其第一附属医院药学部设立临床药师专业；1991年，卫生部在医院分级管理文件中首次规定三级医院必须开展临床药学工作，并作为医院考核指标之一；2002年1月，卫生部和国家中医药管理局颁布《医疗机构药事管理暂行规定》，规定"临床药学工作应面向患者，在临床诊疗活动中实行医药结合。临床药学专业技术人员应参与临床药物治疗方案设计，建立重点患者药历，实施治疗药物监测，逐步建立临床药师制"，从而在政策法规上明确了临床药学和临床药师工作的职责、内容和目标。总体上，这一阶段中国临床药学发展缓慢。

从21世纪初开始，中国临床药学有了很大发展，主要体现在临床药学的实践、教育、科研和管理等方面。越来越多的药师真正走向了临床，参与患者的药物治疗工作，解决患者的用药问题。2003～2010年教育部分别批准8所学校建立临床药学硕士点、7所学校建立临床药学博士点。到2013年，教育部共批准35所学校招收临床药学本科生；到2014年，有198家临床药学药师培养基地。2010年，药学硕士得到国家的批准，2011年开始在全国招收药学硕士。药学硕士不同于以往药学科学学位的药学专业学位或职业学位，其中包括临床药学专业，这是中国药学教育的里程碑，是临床药学教育新的起点；正如美国临床药学的发展得益于其职业化、标准化、高度普及且在世界范围内享有盛誉的药学博士（pharmacy doctor）教育，药学硕士意味着我们也将侧重培养临床药学人才的实践能力。临床药学科研的进展体现在研究范围从实验室走向临床，高水平的文章逐渐增多。卫生部分别在2005年和2007年启动了"临床药师培训试点"和"临床药师制试点"项目；2011年3月1日起开始执行的卫生部《医疗机构药事管理规定》明确提出医疗机构要建立临床药师制，且规定不同级别的医院必须配备相应数量的临床药师，全职参与临床药物治疗工作，对患者进行用药教育，指导患者安全用药。2010年开展了全国临床药学重点学科评审，北京大学第三医院等5家医院入选；2014年1月，卫计委评选出12家第二批国家临床药学重点专科建设单位。这些举措促进了中国临床药学的发展，临床药学已成为药学学科最活跃的领域之一。

研究内容 临床药学的核心内容是合理用药，合理用药的四个要素是安全性、有效性、经济性和适当性。合理用药由具有一定教育背景的药剂师通过药学监护实施。在实施药学监护、促进合理用药的过程中，新的问题会不断涌现，临床药学的科研可以解决这些问题。在临床药学服务、教育和科研过程中，都需要规范的管理和相应的法律法规约束。临床药学的服务、教育、科研和管理四方面的发展相互促进、相辅相成，共同促进临床药学学科的发展。

药学服务 药师提供的与药品使用有关的服务，历经了三个阶段：即传统的以药品供应为中心的阶段，以参与临床用药实践、促进合理用药为主的临床药学阶段，以患者为中心、强调改善患者生命质量的药学监护阶段。药学监护阶段是临床药学的新阶段，是更高层次的临床药学服务，指医院药师运用系统临床药学专业知识与技能，参与临床药物治疗，发现、解决、预防潜在的或者实际存在的用药问题，优化治疗方案，保护患者免受或减少、减轻与用药有关的伤害，维护患者合理用药权益。

临床药学教育 培养临床药学人才的教育，分为学位教育和继续教育。

学位教育分为全日制学院教育和在职学位教育，全日制学校教育是指在校学生的教育模式，在职教育是指已参加工作的人边工作边学习的教育模式，两者均应有合理的课程设置、适宜的学习年限及获得特定的学位。从学位的层次来看，中国的临床药学学位教育分为学士学位、硕士学位和博士学位教育，这3种学位获得者均可获得药剂师的技术职称。从学位的性质来看，分为科学学位和职业学位，临床药学的科学学位侧重临床药学人才科研能力的培养，而职业学位侧重临床药学人才实践能力的培养；21世纪初，在中国药学领域，只有硕士这一层次有职业学位，称为药学硕士，药学硕士分若干方向，临床药学是方向之一。

继续教育是指专业人员为了保持专业能力、及时更新专业知识接受的教育，是强制性的。通常，作为药剂师每年都要接受继续教育，继续教育有一定的学时和学分要求；继续教育的内容分选修和必修，药剂师可根据个人的专业和兴趣进行选择；继续教育有多种形式，如课堂教育、网络教育、学术会议等等。

临床药学研究 在临床药学及其相关领域所做的研究，目的是为了发现和解决临床用药中出现的各种问题，提高临床合理用药水平。临床药学研究范围较广，侧重与临床药物使用有关的研究，分为实验室研究和非实验室研究。实验室研究指研究工作在实验室内借助各种实验仪器完成，非实验室研究指对各种临床或与临床相关的资料进行分析。有些临床药学研究同时包括实验室研究和非实验室研究。

临床药学研究的主要内容有：①药物临床试验。新药Ⅰ~Ⅳ期试验（见新药临床试验）。②药物利用研究（见药物利用评价）。从经济学的角度出发，结合临床疗效，对药物的合理使用进行评价，对节约卫生资源、药品使用的社会和经济效益进行综合评估。可针对某一类药物，或具有某些特性的药物，或某一疾病的药物治疗方案进行对照和评价，探讨其使用的合理性。评价参数包括药物利用指数、限定日剂量、处方日剂量、药物使用频度等。③药物经济学评价。包括最小成本分析、成本-效果分析、成本-效用分析、成本-效益分析。④临床药理学。探讨药物在患者体内的代谢规律和处置状况，寻找血药浓度和药物疗效间关系，为患者合理用药提供科学依据。⑤药物相互作用研究。开展体内外药物相互作用、联合用药后的药效学研究，探讨注射剂混合配伍（特别是输液时加入其他药物）后理化性质、药理作用的改变等；开展中药与中药、中药与西药、药物与食物相互作用研究等。⑥药物基因组学。⑦时辰药理学。⑧药物流行病学。⑨循证药学。⑩处方和病例分析。可探讨药品费用占医疗总费用的比例，及使用数量或全额排序靠前的药品品种；可探讨病情变化因药物选择、药物间相互作用或血药浓度监测而改变的病例。⑪治疗药物文献分析。用荟萃分析的方法为某类药物的有效性或安全性提供循证。⑫新制剂与新剂型。具体包括评价制剂原料、成品及工艺；体外质量比较；制剂稳定性考察和改善；脂质体、环糊精包合物、膜剂等的制备与体外作用的考察；开发临床紧缺的新制剂；评价改进后的处方或制剂工艺的优点；中药偏方、中西药成分的鉴别与检查；建立药效学评价的体外方法，考察药物在模拟生理条件下的体外效果。

与相邻学科的关系 药事管理学是应用社会学、法学、经济学、管理与行为等多学科理论与方法，研究所谓药事的管理活动及其规律的学科体系。医疗机构药事管理的主要内容有：①药品管理，包括药品采购、储存和调剂。②人员管理，包括药师、临床药师和执业药师。③药房设备管理，包括智能药柜、自动发药机、单剂量药品包装机、条形码给药识别系统、输液泵等。④部门管理，包括药事管理与药物治疗学委员会、新药试验伦理委员会、病房药房、门诊药房、药物信息中心等。⑤临床用药管理，包括药品遴选。⑥管制药品（麻醉药品、精神药品、易制毒药品）的管理。⑦药品说明书之外用法管理。⑧抗菌药物分级管理。⑨药品上市后监察等。

特点 与药学领域中其他学科比较，临床药学的学科特色可以概括为综合性、实践性及社会性三个方面。①综合性。临床药学是医药结合的产物；学科目的决定了临床药学是一门综合性学科；药物治疗具有综合性特色；临床药学实践需要综合技能。②实践性。临床实践内容构成临床药学的核心部分，离开临床药师的临床实践，临床药学学科就失去赖以存在与发展的基础。因此，相对于药学领域的其他学科而言，临床药学是一门临床实践

性很强的应用技术学科。③社会性。临床药学的产生和发展，体现了人性的关怀和丰富的人文思想。无论是临床药学研究还是实践，都体现出与社会的紧密联系，社会因素是影响临床药学学科发展和临床药学实践的重要因素。

发展方向 临床药学服务是医院药学的发展方向。以促进以合理用药为核心的临床药学的开展，可以合理使用有限的医药卫生资源，大大节省医院和患者的药费开支。更重要的是，临床药师作为患者合理用药的监护者，将最大限度地维护患者利益，保护患者的健康和生命免受各种药害事件的损伤。同时，临床药学的开展将促进医院药学的转型和学科发展，从以药品为中心的供应保障转向以患者为中心的临床药学服务，将大大改变传统观念上药剂师简单劳动的形象，提高药师作为医院合理用药团队重要一员的地位。

（李大魁）

yàoxué fúwù

药学服务（pharmaceutical care）药学人员利用药学专业知识和工具，向公众提供的直接、负责任的与药物使用相关的各类服务。又称药学监护。目的是提高药物治疗的安全性、有效性和经济性，改善和提高人类生命质量。这里的公众包括医院中的医药护人员、患者及其家属和其他关心用药的社会群体。

药学服务即"与药物有关"的"服务"。所谓服务，即不以实物形式，而以提供信息和知识的形式满足公众某种特殊需要。药学服务中的"服务（care）"不同于一般的行为上的功能（service）表现，它包含的是一个群体（药学人员）对另一个群体（患者）

的关怀和责任。这种服务涉及全社会使用药物的患者，包括住院患者、门诊患者、社区患者和家庭患者，监护他们在用药全程中是否符合安全、有效、经济和适宜的宗旨。药学服务不仅服务于治疗性用药，还要服务于预防性用药、保健性用药。

现代药学的发展主要经历了三个阶段：①传统的以药品供应为中心的阶段。②参与临床用药实践、促进合理用药为主的临床药学阶段。③更高层次的以患者为中心、强调改善患者生命质量的药学服务阶段。药学服务反映了现代医药学服务模式和健康的新观念，体现"以人为本"的宗旨。20世纪中叶，药师的工作主要局限在传统的药物调配、供应等基础工作上，伴随着药学事业的发展，现代社会对药师提出了更高的要求和希望。药学服务的概念最初是由美国明尼苏达州大学药学院黑尔珀（Helper）教授和斯特兰德（Strand）教授在20世纪90年代提出的，并在1990年与斯特兰德正式为"药学监护（也译为药学服务）"定义：药师直接、负责地向受众（包括患者及家属、医护人员、其他卫生工作者，健康人群）提供与用药有关的服务，以达到改善患者生命质量的效果与目的。中国药学界在70年代就接受了药学服务的概念，并在一定的范围内得到了发展，表现在药学人员的职责已发生了较大的变化。对于医疗机构的药学人员，由以前的制剂生产和处方调配为主要工作，转向为患者提供包括药物临床应用在内的全程化服务。

药学服务的主要内容包含与患者用药相关的全部需求的服务，因此现代药学服务的具体工作，

除传统的处方调剂工作以外，还包括参与并实施药物治疗、治疗药物监测、进行药物利用研究与评价、开展药学信息服务、不良反应监测与报告以及健康教育等多个方面。

药学服务要求药学人员利用自己的专业知识和技术来尽量保证对患者的药物治疗获得满意的结果，并且尽量降低总的医疗费用。这不仅要求有工作场所和工具以及信息技术的支持，还要求药学人员具有良好的教育背景、广泛的知识、良好的交流能力及丰富的实践经验。首先，药学人员应在药品的采购、验收、储存、效期等各个环节把好关，保证所提供的药品是合格的。在此基础上，应对所提供药品的适应证、药理作用、用法用量、不良反应、禁忌证以及注意事项等均有全面的了解，能够进行药品调剂和向患者讲解。对医院制剂亦应如此。同时还要掌握药学信息服务的各种技术和方法，具备药物治疗学的知识，能够进行药物治疗管理，熟悉特殊人群用药的需求和用药安全的原则，加强药品不良反应监测，及时发现任何可能存在的不良反应。此外，药学人员应该掌握一定的临床医学知识，善于发现医师处方中的不合理用药，并提出改进意见；医院药学人员应能深入临床，开展治疗药物监测，开展处方分析和医嘱审核，进行药物利用研究与评价，力争提供安全、经济、有效的药物治疗方案。

（李玉珍）

yàopǐn

药品（medication） 用于预防、治疗、诊断人的疾病，有目的地调节人的生理功能并规定有适应证或者功能与主治、用法和用量的物质，包括中药材、中药饮片、中成药、化学原料药及其制剂、抗生素、生化药品、放射性药品、血清、疫苗、血液制品和诊断药品等。《中华人民共和国药品管理法》管理人用药品。世界卫生组织对药品的定义是：任何用于生产、出售、推销或提供治疗、缓解、预防或诊断人和动物的疾病、身体异常或症状的；或者恢复、矫正或改变人或动物的器官功能的单一物质或混合物。药品作为一种特殊商品，除商品属性外，还有其本身特性。

复杂性 药品种类复杂、品种繁多，全世界有 20 000 余种。21 世纪初，中国使用的中药制剂5000 多种，西药制剂 4000 多种。根据不同的特点，药品分为不同的种类：①按照性质分类，包括中药材、中药饮片、中成药、化学药、抗生素、生化药品、放射性药品、生物制品等。②按照给药途径，可分为口服给药、注射给药、呼吸道给药、皮肤给药、黏膜给药以及腔道给药等剂型。③按照药理作用，可分为抗感染药、中枢神经系统用药、循环系统用药、消化系统用药、呼吸系统用药、血液系统用药等。④按照药品监督管理部门的管理分类，分为非处方药和处方药。⑤从生产和研发的角度，分为专利药（见原研药）和仿制药。此外，药品名称也很复杂，包括国际非专有药名、药品通用名以及药品商品名三类。有些药品包装上还有药品注册商标，是药品生产者为把自己的产品与他人的同类产品相区别的特殊标志。

医用专属性 药品不仅是一种商品，它的使用还与医学紧密结合，相辅相成。其中患者可以自我使用非处方药，但患者只有通过医师的检查诊断，并在医师的指导下合理使用处方药，才能达到防止疾病、保护健康的目的。

质量的严格性 药品不像其他商品有质量等级之分，药品只有符合规定与不符合规定之分，只有符合规定的产品才允许销售，否则不得销售。并且，药品质量符合规定不仅是产品质量符合其注册质量标准，其生产过程还应符合《药品生产质量管理规范》。合法药品应是具有国家批准的药品批准文号，由合法的药品生产企业生产的质量合格，包装、标签、说明书符合要求，并经合法药品零售企业（药店）销售或在合法医疗机构药房调配、销售的药品。

在美国，仿制药必须和被仿制产品的剂型、规格、给药途径一致；如不一致，则按新药申报。在中国，新药指未曾在中国上市销售的药品。已上市药品改变剂型、改变给药途径、增加新适应证的，均按照新药管理。

值得注意的是，药品具有两面性，既可以治疗疾病、造福人类，又有危害人类健康的毒副作用。因此，如何安全、有效、经济地合理使用药品是广大药学专业人员在药学服务中的核心内容和终极目标。

（李玉珍）

guójì fēizhuānyǒu yàomíng

国际非专有药名（international nonproprietary names for pharmaceutical substances，INN） 由世界卫生组织制定的药物唯一非专利性名称。又称非专利性名称、国际通用名，已被全球公认且属公共财产。鉴于各国药品名称混乱，世界卫生组织要求"发展、制定和推行代表生物制品、药品以及类似产品的国际标准"，并组织有关专家委员会从事统一药名的工作，制定了INN命名原则，并与各国专业术语委员会协作，为每一种在市场上按药品销售的活性物质起一个世界范围内都可以接受的唯一名称。INN是新药开发者在新药申请时向政府主管部门提出，并取得世界卫生组织批准的英文正式名称，不能取得专利及行政保护，是任何该产品的生产者都可以使用的名称，也是文献、教材、资料以及在药品说明书中标明的有效成分的名称。INN在复方制剂中只能作为复方组分的使用名称。

INN命名原则：①INN的发音和拼法应清晰明了，全词不宜太长，并应避免与已经通用的药名相混淆。②对于同属一类药理作用且作用相似的药物，在命名时应适当表明这种关系。但应避免可能给患者以有关解剖学、生理学、病理学或治疗学暗示的药名。为贯彻上述两项基本原则，可采用下列辅助原则：①在为一类新药的第一个药物制定INN时，应考虑到有可能成为这类新药的其他药物。②在为具有酸类结构药品制定INN时，宜用含一个词的名称。在为这类酸的盐类结构药品命名时，不应改变酸的名称。例如，苯唑西林（oxacillin）和苯唑西林钠（oxacillin sodium），异丁芬酸（ibufenac）和异丁芬酸钠（ibufenac sodium）。③对于以盐的化学结构形式提供应用的药物，其INN一般也应可用以表示该盐的活性碱或酸，例如"streptomycin sulfate"也可以用于表示硫酸链霉素。对于同一活性药物的不同盐类或酯类，其名称仅应在无活性的酸或碱的名称上有差别，例如硫酸氨基葡萄糖和盐酸氨基葡萄糖。对于季铵盐类结构的药

物，宜将其阳离子与阴离子结构分开命名，不宜以铵盐的形式命名，例如苯扎溴铵（benzalkonium bromide）。④INN应避免采用单个字母和数字；亦不宜采用连字符号。⑤为便于INN的翻译和发音，宜用f代替ph，t代替th，e代替ae或oe，i代替y。应避免采用字母h和k。⑥对于药物发现者或第一个研制和销售者所提出的药名，或在任一国家已经有法定的药名，如果符合上述原则，应受到优先考虑。⑦如有可能，应采用附录中的词干以表明同类药物的INN的相互关系。所列词干仅应用于相应类别的药物。不加连字符号的词干，可用于药物名称的任何部位。

中华人民共和国国家药典委员会根据INN的命名原则，结合具体情况编写了《药品通用名称命名原则》。

（李玉珍）

yàopǐn tōngyòngmíng

药品通用名（approved drug names） 由各国政府规定的、该国家药典或药品标准采用的药品法定名称。在中国，药品通用名即为中国药品通用名称（China approved drug names，CADN），由国家药典委员会按照《中国药品通用名称命名原则》组织制定，并报国家药品监督管理部门备案，是同一种成分或相同配方组成的药品在中国境内的通用名称，具有强制性和约束性。凡上市流通的药品的标签、说明书或包装上都必须使用药品通用名。

2007年5月1日起施行的《处方管理办法》中，规定医师必须使用药品通用名开具处方，而不能使用药品的商品名。规范药品的名称，同时规定处方实施通用名，促进了医院用药规范性。

中国药品通用名是以国际非专有药名为依据，结合中国具体情况制定的，其命名应当符合《中国药品通用名称命名原则》的规定。该命名原则中"药品"一词包括中药、化学药品、生物药品、放射性药品以及诊断药品等。规定：①药品命名必须遵循一药一名原则，对于某一特定的药物分子，通用名是唯一的。②药品的命名应避免采用可能给患者以暗示的有关药理学、解剖学、生理学、病理学或治疗学的药品名称。③药品名称应科学、明确、简短，词干应尽量采用已确定的译名，以使同类药品能体现出系统性，如头孢类抗感染药物头孢唑啉、头孢呋辛，其通用名在一定程度上表征了该类药物分子在结构上的关联性。

该命名原则还规定：药品的英文通用名应尽量采用世界卫生组织编订的国际非专利药名，如国际非专利药名没有的，可采用其他合适的英文名称；中文通用名大多采用国际非专利药名英文名称的音译，且以四字居多。现在使用的简体中文通用名均收录在由中华人民共和国国家药典委员会编纂的《中国药品通用名称》中，该文件规定中文药物通用名具有法律性质。

此外，药品通用名不采用药品商品名。药品的通用名（包括国际非专利药名）及其用于专用词干的英文及中文译名，均不得作为商品名或用以组成商品名，用于商标注册。

（李玉珍）

yàopǐn shāngpǐnmíng

药品商品名（drug brand names）

经国家药品监督管理部门批准的特定企业使用的某药品的专用名称。该名称是药品生产企业在

申请注册药品时，根据自身需要而拟定的药品名称，是厂商为药品流通所起的专用名称，体现了药品生产企业的形象及其对商品名称的专属权，其他厂商的同一制品不可使用。

药品商品名作为商品名称的标识或系列产品的品牌，其目的是区别于其他企业的产品，并让用户或患者容易辨认和记住，没有与药品相关的实在意义。在中国，一种药品通常有多个名称，如药品通用名、通俗名、音译名、商品名等。通用名比较标准，是医师处方中使用的名称，但不便记忆；通俗名易记但不标准，不仅处方中不会使用，通常正规文件中也不常出现；商品名富有想象力、易记，但处方中不会出现。但并不是所有的药品都可以使用商品名。按照国家药品监督管理部门颁布的《关于进一步规范药品名称管理的通知》，除了新的化学结构、新的活性成分的药物，以及持有化合物专利的药品外，其他品种一律不得使用商品名称。此外，同一生产企业生产的同一药品，成分相同但剂型或规格不同时也应当使用同一商品名称。

药品商品名称体现了药品作为商品的一般特征。一种药品通常有多个厂家生产，许多药品生产企业为了树立自己的品牌，往往给自己的药品注册独特的商品名以示区别。因此，当有多家企业生产同一药品时，同一药品就会有多个商品名，如对乙酰氨基酚是解热镇痛药，它的通用名是对乙酰氨基酚，不同厂家生产的含有对乙酰氨基酚的复方制剂，其商品名有百服宁、泰诺、必理通等。

由于不同厂家所生产的同一药品可能存在着质量差异，因此

药品商品名有助于对不同产品进行区别，但也造成了一药多名和异药同名现象，即不同企业生产的同一种药品有不同的商品名，或不同企业生产的不同药品却有相同的商品名，这不仅使得药品商品名和药品注册商标的权利冲突日益激烈，而且给临床用药和百姓用药带来安全隐患，可能造成因同一种药物名称不同而重复用药，致使药源性疾病增加。因此，患者在用药时，不论其商品名称是什么，都要认准其药品通用名，即药品的法定名称、国家标准规定的药品名称。

依据商标法规定，药品通用名不能作为药品商标或商品名注册，因此药品通用名可以帮助识别药品，避免因一药多名造成重复用药。为了识别药品通用名和药品商品名，《药品说明书和标签管理规定》要求厂家在印制药品标签和药品说明书时，应同时对药品商品名和药品通用名加以标注，但不得同行书写，药品商品名的字体和颜色不得比药品通用名更突出和显著，其字体以单字面积计算不得大于药品通用名所用字体的1/2。

（李玉珍）

yàopǐn zhùcè shāngbiāo

药品注册商标（registered trademark of drug）

由文字、图形、数字、三维标志和颜色等要素综合组成的可视性药品标志。是药品的销售包装及其他宣传品上专用的标志，也是药品生产者为把自己的产品与他人的同类产品相区别的特殊标志。经过商标局注册的商标为注册商标，注册商标受商标法的保护。

为了保证药品质量，保障人民身体健康，维护药品生产企业和药品经营企业的正当权益，药

品注册商标必须在药品包装和标签上注明。商标注册人享有商标专用权，受到法律保护。通过商标注册方式可以对药品实施保护，在10年保护期届满时，商标权人如及时办理续展注册即可以再获得10年保护期限；因续展次数不限，在及时且顺利续展情况下，商标权人可享有商标的占有权。

药品注册商标与药品通用名、药品商品名是完全不同的概念，但它们之间的关系十分密切。中国在2006年《关于在药品广告中规范使用药品名称的通知》中有明确规定，在药品广告中宣传注册商标的，必须同时使用药品通用名称。同时，根据商标法可知，药品通用名及其专用词干的英文及中文译名，均不得作为商品名或用以组成商品名或用于商标注册。而药品商品名经在商标局注册可成为注册商标。相对于药品通用名，药品商品名体现了药品生产企业的形象及其对商品名称的专属权。在成为注册商标前，药品商品名仅是一个药物的另一种通俗化或者区别性名称，没有任何一部法律法规可保护商品名的合法性和唯一性；但是通过注册，药品商品名即可变为一种受法律保护的商标，可以受到《中华人民共和国商标法》保护，此时的药品商品名已经成为一种注册商标，能被用到同类的一系列药品中，比如"息斯敏"，起初是西安杨森制药有限公司的抗过敏药阿司咪唑片的注册商标，之后也用于该公司生产的另一种抗过敏药氯雷他定片，即息斯敏®牌氯雷他定片。表明"息斯敏"已成为西安杨森制药有限公司的抗过敏药的注册商标，阿司咪唑片和氯雷他定片则是具有同类功能系列药品中两个不同药品的通用名。

值得注意的是，在药品注册管理办法中，化学药药品名称设置有商品名一项，而中药因不受商品名保护，导致部分医药企业忽视了中药商标注册，使得民族中药品牌流失严重；或者已注册商标到期后未及时进行续展注册，或缺乏国外注册商标意识，致使商标被抢注后又耗费高额代价购回。因此，应充分认识药品注册商标的内涵，并采取有效措施保护企业的产品商标。

(李玉珍)

chǔfāngyào

处方药（prescription drug；Rx）

需凭医师或其他有处方权的医疗专业人员开写处方后才能调配、购买和使用的药品。由国家卫生主管部门规定或审定，在医师、药师或其他医疗专业人员监督或指导下方可使用，目的是为了保证用药安全。药物作为维护人类健康的特殊商品，在研制、生产、销售、使用的各个环节都受到相应法规的严格管理。1999 年 6 月中国《处方药与非处方药分类管理办法（试行）》颁布，并自2000 年 1 月 1 日起正式实施，标志着中国药品分类管理制度的初步建立。

处方药大多属于以下几种情况：①上市的新药，对其活性或副作用还要进一步观察。②可产生依赖性的某些药物，如吗啡类镇痛药及某些催眠安定药物等。③药物本身毒性较大，如抗癌药物等。④用于治疗某些疾病所需的特殊药品，如治疗心脑血管疾病的药物。

进入药品流通领域的处方药，其相应的警示语应由生产企业醒目地印制在药品包装或使用说明书上，具体内容为："处方药：凭医师处方销售、购买和使用"，此外，它们无"OTC"标识。

世界上所有实行处方药和非处方药分类管理制度的国家均严格规定处方药不得对公众做广告宣传，但允许其产品信息在医学专业学术杂志上传播。中国规定："处方药只准在专业性医药报刊进行广告宣传，非处方药经审批可以在大众传播媒介进行广告宣传"。从 2005 年 12 月 1 日起，中国所有处方药都不得再在大众媒体上刊播广告，只能投放在医药专业媒体上。2015 年修订的《广告法》要求，处方药广告应当显著标明"本广告仅供医学药学专业人士阅读"。

(李玉珍)

fēichǔfāngyào

非处方药（nonprescription drug）

不需要医师或其他医疗专业人员开写处方即可购买的药品。又称柜台发售药品（over the counter drug，OTC）。一般公众凭自我判断，按照药品标签及使用说明就可自行使用。非处方药需经国家卫生主管部门规定或审定，目的是为了方便公众用药，大都用于多发病、常见病的自行诊治，如感冒、咳嗽、消化不良、头痛、发热等。为了保证人民健康，中国非处方药的包装标签、使用说明书中均应标注警示语"请仔细阅读药品使用说明书并按说明书使用或在药师指导下购买和使用！"，并明确规定药物的使用时间、疗程，并强调指出"如症状未缓解或消失应向医师咨询"。

在实行处方药和非处方药分类管理制度的国家，公开发售的非处方药绝大多数是从原有的处方药转变而来的，是经过长期应用、确认有疗效、质量稳定、非医疗专业人员也能安全使用的药物。从严格意义上讲，某种药物被批准为非处方药，只是获得了非处方药的身份，经法规许可放宽其出售和使用的自由度，并不是说这种药品只能作为非处方药使用，也不代表这种药物在任何情况下都无需医师处方便可自由使用。事实上，许多药物既有处方药身份，又有非处方药身份。例如，氢化可的松作为非处方药时只用于治疗皮肤过敏的外用软膏剂，而用于治疗急性炎症、风湿性心肌炎、类风湿关节炎以及支气管哮喘等其他疾病的氢化可的松制剂（如片剂和注射剂），则必须凭医师处方才能出售和使用，而且使用过程需要医药专业人员进行监护。

非处方药中，还可细分为甲、乙两类非处方药：乙类非处方药安全性更高，OTC 标识为绿底白字（图 1），除了可以在药店出售外，还可以在超市、宾馆、百货商店等处销售；甲类非处方药的安全性需要进一步验证，消费者应当在药师指导下购买、使用，其 OTC 标识为红底白字（图 2）。服用非处方药也不能随意，最好提前咨询医师。

一般来说，非处方药具有以下基本特点：①说明书通俗易懂，

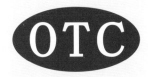

图 1　甲类非处方药标识

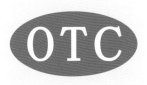

图 2　乙类非处方药标识

患者可以按照说明书安全用药。②适应证为可以自我诊断的疾病，疗效迅速并可为患者自身察觉。③能缓解疾病的初始症状或延缓病情进展。④适应证范围有一定限度。⑤不含具有毒性或产生依赖的成分，不良反应少，无蓄积，不会引发耐药。⑥贮存稳定。

非处方药是由政府部门按照"应用安全、疗效确切、质量稳定、使用方便"的原则遴选的，一般是从已上市的药品中选择、确定非处方药目录。药品按照非处方药规定实施后并非是一成不变的，每隔3～5年还要进行一次再评价，推陈出新，优胜劣汰，以确保非处方药的有效性和安全性。随着医药科技的发展，新药不断大量上市，对每一种非处方药的认识也在不断深入，需要增加一些安全有效的非处方药，淘汰一部分过时的非处方药。21世纪初，世界非处方药的主要类别有六种：解热镇痛药、镇咳抗感冒药、消化系统药、皮肤病用药、滋补药、维生素、微量元素及添加剂（如鱼油、软骨素等）；而止喘药、口服避孕药等可能经转换后上市成为非处方药。

此外，为了进一步方便群众自我药疗，国家药品监督管理部门根据《处方药与非处方药分类管理办法（试行）》的规定，按照《关于开展处方药与非处方药转换评价工作的通知》要求，开展处方药与非处方药的转换工作。转换程序为：首先由企业向国家药品监督管理部门提出品种转换申请，然后由国家药品监督管理部门组织专家进行审评，并公布通过审评的品种。

在国际上，非处方药在品牌和标识物上均有着自己独特的象征，如同一生产企业的非处方药品牌应尽力统一，以品牌作为保护自己产品的措施。中国规定："非处方药经审批可以在大众传播媒介进行广告宣传"，"非处方药广告应当显著标明'请按药品说明书或者在药师指导下购买和使用'"而其他国家对非处方药面向公众做广告的限制各有不同。

（李玉珍）

yuányányào

原研药（reference listed drug, RLD）

原创性的新药。原研药的开发一般需要花费15年左右的研发时间和数亿美元，经过对成千上万种化合物层层筛选和严格的临床试验才得以获准上市。

原研药的开发过程一般分为四步：①确定疾病靶标。疾病通常是因细胞内或细胞表面的某些生物大分子如蛋白、酶等的功能异常导致，这些生物大分子也称为疾病靶标，通过药物阻断或者增强该分子的活性可以达到治病的目的。研发新药首先必须明确关键的靶标分子，发现新的疾病靶标需要建立在对疾病认识和研究的基础上。②生物活性物质的筛选。制备靶分子的筛选模型，筛选对靶分子有生物活性的物质是创制新药的第一步，这些具有生物活性的物质包括合成的小分子化合物、天然产物、生物大分子、中药复方等。一般在大量的筛选物质中，只有极少数可显示出符合需要的生物活性与低的毒性。筛选的目的是确定活性较高、结构稳定并能进一步改造的化合物为先导化合物。③先导化合物的优化。理想的药品不仅需要吸收好、疗效好，还要避免多种不良反应。筛选获得的先导化合物需要经过设计进行结构改造，并经过反复的筛选试验，包括分子水平、细胞水平、离体器官水平及多种整体动物水平上的药效学、药物代谢、毒性等评价、比较，将先导化合物结构改造为符合临床使用的优化的分子结构，即药物候选物。④临床前药物候选物特性研究。药物候选物要根据国家规定的研究内容进行各种特性的考察研究，包括结构的确定和稳定性，药效学中的用药剂量与效应关系、药物代谢的途径、体内分布等，药物毒性特点及其与剂量的关系等，使用的剂型、剂型的稳定性以及剂型与药效的关系等，并需建立起对其进行质量控制的方法与符合国家要求的生产技术条件和操作规范等，从而获得符合国家有关法规的大量数据。这些数据通过严格的评审后，药物候选物才可以进入临床试验。经过严格、规范的Ⅰ期、Ⅱ期、Ⅲ期临床观察后，需通过最后的评审，才能进入药品的生产及临床使用。

由于原研药的投入大、周期长、风险高，所以在专利保护期内，其价格都比较高。一方面是为原研药厂家的创造性工作提供经济上的投资回报，另一方面则是鼓励继续研究推出新的药品，以治疗人类疾病。原研药过了专利保护期后，有些原研药公司会选择利用专利法规等策略来延长其专利保护时间，如申请延长专利保护期限，有的通过与非法仿制该药品的公司进行专利诉讼等措施来延缓仿制药的上市，以获取更多的高额利润。但是，这种行为增加了政府和公民的经济负担，为此各国不断修订和完善相应的法律法规，以加速仿制药的上市步伐。除申请专利外，商标注册方式也可以对药品实施保护，在10年保护期届满时，商标权人如及时办理续展注册即可以再获得 10 年保护期限；因续展次数不限，在及时且顺利续展情况下，商标权人可享有商标的占有权。

原研药的质量执行标准一般高于仿制药的标准，而且，由于原研药的研究时间和临床试验时间较长，临床试用病例数多，因此其疗效及安全性经过验证是可靠的，再加上 20 年专利保护期内的广泛、长期地使用，因此在一定意义上来说，临床上使用原研药更能确保其疗效及安全性。

（李玉珍）

fǎngzhìyào
仿制药（generic drug）

以原研药为参照，在分子结构、组成、剂量安全性、效力、质量、作用以及适应证上与其相同的一种药品。根据美国《食品、药品和化妆品法》及美国联邦管理法 21 CFR Part 21，专利期过后的通用名药均按简略新药申请程序申请上市。

仿制药起源于 1983 年美国食品药品管理局通过的《药品价格竞争与专利期补偿法》（Hatch-Waxman）法案。即对于仿制药，不需要重复进行原研药批准之前进行的多年临床前动物研究和人体临床研究，而是通过证明其和原研药的生物等效性即可获得批准。这意味着，仿制药只需要进行生物等效性研究，而不需要做大规模的临床前和临床研究试验。因此，仿制药在很多方面都节省下了资金，使得其价格远低于原研药（表）。

仿制药是与原研药相对应的

一对概念，是从药品研发的先后次序角度进行的药品分类。只有在原研药物的专利到期后，原研制药企业之外的企业方能申请上市和原研药化学成分完全一致的仿制药物，在保证药品质量的前提下大幅度降低药品的价格，降低患者的治疗费用。国际上各个国家都鼓励仿制原研药的行为，希望通过仿制药物降低整个社会的医疗费用支出，仿制药的上市时间也可以直接反映出制药公司的研发实力，研发实力强的公司才能在最短的时间内将原研药仿制上市。因此，首个仿制药物可得到适度的政策倾斜，如在定价、招标等过程中享受到优惠的政策。

与原研药相比，仿制药在价格上具有明显优势，为使仿制药能达到与原研药一样的治疗效果，全球通行的做法是：要求仿制药必须首先与原研药进行质量对比和生物等效性研究。仿制药以原研药为对照进行生物等效性对比研究，在 80% ~ 120% 可认为两者具有生物等效性。

虽然仿制药中的主药成分与原研药一致，但是辅料的成分、工艺等却并非总是一致。不同仿制药厂家之间的仿制能力也存在高低不同。此外，仿制药的临床观察病例数和考察时间有限，也难以全面、准确地反映其实际疗效。所以，可能造成仿制药的生物等效性研究虽符合法规要求，但是仿制药与原研药并不一定具有临床等效性。

美国家庭医师学会和不少国

外专家均指出，在某些情况下用仿制药替换原研药具有一定风险性。建议对于危急疾病、危急患者、危急时所需的药物，和对于治疗指数狭窄的药物，特别是神经系统、免疫抑制、抗凝血剂及抗心律失常方面的药物，尽量使用原研药。

（李玉珍）

yàopǐn shuōmíngshū
药品说明书（package insert）

药品生产企业对其生产药品的主要特性及技术标准的简要介绍。是载明药品重要信息的法定文件，是指导安全、合理使用药品的法定指南。药品说明书的内容应包括：药品通用名、药品成分、药品性状、药品适应证或者功能主治、药品规格、药品用法用量、药品不良反应、药品禁忌、药品注意事项、药品贮藏、生产日期、药品生产批号、药品有效期（或药品失效期）、药品批准文号、生产企业等内容。药品说明书应当列出全部活性成分或者组方中的全部中药药味，注射剂和非处方药还应当列出所用的全部辅料名称。药品处方中含有可能引起严重不良反应的成分或者辅料的，应当予以说明。

药品说明书是了解药品情况的重要来源之一，也是医师、药师、护师和患者治疗用药时的科学依据，还是药品生产、供应部门向医药卫生人员和人民群众宣传介绍药品特性、指导合理用药、安全用药和普及医药知识的主要媒介。医务人员应根据说明书内容综合考虑患者病情给予用药指导。当患者自行用药治疗时，应选择对应病症的药物，并严格遵照说明书的用法及用量用药，以不超过最大用量为原则。

中国关于药品说明书管理的

表　仿制药与原研药价格对比

药品	专利保护期价格	专利保护期过后价格
原研药	高	有所下降，但一般高于仿制药
仿制药	（不批准上市，但是可以进行前期仿制研发）	明显低于原研药，其中首家仿制药的价格一般高于其他后续的仿制药

法律体系按照法律地位不同，分为法律、行政法规、规章、规范细则四种形式。全国人民代表大会常务委员会于 2015 年 04 月 24 日颁布的《中华人民共和国药品管理法》（2015 年版）第五十四条是针对药品说明书的管理，要求药品必须附有说明书；由国务院颁布的《中华人民共和国药品管理法实施条例》也做出了相关的规定；另外，还有由国家药品监督管理部门颁布的一系列规章和细则，如《药品注册管理办法》和《药品说明书和标签管理规定》等，对药品说明书的内容和书写要求做出详细规定：药品说明书对疾病名称、药学专业名词、药品名称、临床检验名称和结果的表述，应当采用国家统一颁布或规范的专用词汇，度量衡单位应当符合国家标准的规定。《化学药品和治疗用生物制品说明书规范细则》规定了说明书的具体格式和内容。

药品说明书是药品管理领域一系列法律事实的认定依据，药品生产企业对药品说明书内容的真实性要承担法律责任。由于药品是特殊的产品，《中华人民共和国产品质量法》关于产品责任中的四十一至四十七条对于产品的相关规范规定可以作为药品侵权的参考，《中华人民共和国侵权责任法》第五十九条也对药品相关责任做出了规定。

新药审批后的说明书，不得自行修改。药品生产企业应当主动跟踪药品上市后的安全性、有效性情况，需要对药品说明书进行修改的，应当及时提出申请。根据药品不良反应监测、药品再评价结果等信息，国家药品监督管理部门也可要求药品生产企业修改药品说明书。药品说明书获

准修改后，药品生产企业应当将修改的内容立即通知相关药品经营企业、使用单位及其他部门，并按要求及时使用修改后的说明书和标签。药品说明书核准日期和修改日期应当在说明书中醒目标示。

（李玉珍）

yàopǐn shìyìngzhèng

药品适应证（drug indication）

药品所主治疾病或症状的范围。在此范围中合理使用该药物可显出安全确切的疗效。是药品说明书中应列出的内容。按照有关规定，在现代医药理论指导下研究和使用的药品（如化学制剂），该项用"适应证"表述；在中国传统医药理论指导下研究和使用的药品（如中成药），该项用"功能主治"表述。

除《药品注册管理办法》规定不需要进行临床试验的药品外，一般药品说明书中所列的适应证必须有充分的临床证据支持，应来源于规范的临床试验。说明书中所列的适应证都是经国家药品监督管理部门根据临床试验结果审查批准的，不得擅自更改或扩大。在说明书其他项目中，不得含有或暗示本项不包括的临床用途或主治病症。

（李玉珍）

yàopǐn yòngfǎ yòngliàng

药品用法用量（drug dosage and administration）

为达到药物治疗效果所采用的适宜的给药方法及给药剂量。是药品说明书中应列出的内容。

给药方法 包括给药途径、给药频次、给药前的药品处理等。各种药品由于用药目的不同、剂型不同、药理作用不同，因而其用法用量也不一样。根据病情，在合理选择药物的前提下使用得

当，才可最大限度地发挥药物疗效。给药途径主要包括口服、舌下含服、含漱、静脉注射、肌内注射、皮下注射、直肠灌注（直肠给药）、阴道给药、滴眼、鼻腔喷雾、口腔喷雾（吸入剂），也可皮肤局部（表面）或全身（经皮）用药等。给药频次是指每日服用药物的次数，如每日 1 次、每 6 小时 1 次。在给药前，注射用粉针需要用一定体积的适宜溶媒溶解，有的滴眼剂需要在开封时把药品放入溶媒中溶解后使用，这就是给药前的药品处理。

药物有其固有的吸收、分布、代谢和排泄速率，为了保持有效的血药浓度，必须按照一定的给药次数和给药间隔用药，同时由于药物性质及患者生理病理状态不同，需要确定具体的给药时间是饭前、饭后、空腹或睡前等。大多数药物是 1 日 3 次。在体内消除快的药物，给药次数可略予增加；在体内消除慢的药物，可每日服 2 次（如复方磺胺甲噁唑）、1 次（如莫西沙星），甚至 7 日服 1 次（如阿仑膦酸钠）。长期服药，要警惕可能引起的蓄积中毒。有的药物由于毒性较大或消除缓慢，因而对它的每日剂量和疗程均有限制性规定。至于药物的服用时间，如饭前、饭后等，需根据具体药物而定。胃黏膜保护药、抗酸药、胃动力药等建议餐前 30 分钟服用；非甾体抗炎药，如阿司匹林、对乙酰氨基酚等，以及对胃黏膜有刺激性的药物，推荐餐后服用；因体内胆固醇的合成受机体节律性影响，夜间合成增加，因此调脂药若 1 天 1 次给药，建议睡前服药；止喘药、镇痛药则在症状发作时服用。

药品用量 根据临床试验中的给药剂量的研究结果确定临床

推荐使用的剂量或常用的剂量范围、给药间隔及疗程。说明书上的药物用量通常是指成人（16～65岁）剂量，药品的剂量与疗效及不良反应紧密相关，用药时要掌握正确的用量才能获得最佳的治疗效果。如果少于这个量，可能产生不了治疗效果；如果超过这个量到一定程度，就可引起中毒现象，这种过大的用量叫作"中毒量"；严重中毒时引起死亡的量，叫作"致死量"。通常所称的"极量"，是指允许使用的最高剂量，除特殊情况外，一般不得超过。

用药剂量通常因适应证不同而异，如头孢呋辛酯片，用于下呼吸道感染患者时，1天2次，1次0.5g；用于单纯性下尿路感染患者时，1天2次，1次0.125g。此外，有些药物的剂量分为负荷量及维持量，如用替硝唑治疗厌氧菌感染，首剂量（即负荷量）加倍，维持量为1次1g，1天1次；有些药用药时从小剂量开始逐渐增量，以便得到适合于患者的剂量，如用两性霉素B治疗深部真菌感染；部分疗程用药或规定用药期限者，必须按照说明书注明的疗程、期限和用法使用，如口服阿奇霉素的说明书中，对其用于抗感染治疗时的疗程和期限及用法均有说明。值得注意的是，某些特殊人群，如肝肾功能不全患者、老年人、儿童等，因其自身特点对药物有着不同的代谢规律，故给药剂量要有所不同，肝肾功能不全者需要根据肝肾功能进行用药剂量的调整，老年人用药剂量需考虑其机体代谢减慢的因素，儿童剂量则需要根据年龄或体重计算。

（李玉珍）

yàopǐn bùliángfǎnyìng
药品不良反应 （adverse drug reaction，ADR）

合格药品在用于预防、诊断、治疗疾病或调节生理功能时，正常用法用量下出现的有害的和与用药目的无关的反应。有意的或意外的过量用药及用药不当引起的反应不属于药品不良反应。是药品说明书中应列出的内容。

药品不良反应发生的原因非常复杂，包括体质、种族、性别、年龄、个体差异、病理状态、血型、营养状态等，因此在正常用法用量下使用同一种药物，有人会发生不良反应，有人则不会；此外，长期用药、多药联用、误用药物、滥用药物、配伍不当用药等均可发生不良反应。

药物不良反应有多种分类方法。按其与药理作用有无关联而分为A型、B型和C型三类。A型药物不良反应又称为剂量相关的不良反应。该反应为药理作用增强所致，常和剂量有关，可以预测，发生率高而死亡率低。B型药物不良反应是与正常药理作用完全无关的一种异常反应，难以预测，发生率很低但死亡率高。C型药物不良反应是指A型和B型反应以外的异常反应。一般在长期用药后出现，潜伏期长，没有明确的时间关系，难以预测，有些与药物致癌作用、药物致突变作用以及药物致畸作用有关。

根据不良反应的性质分为：①副作用。药品按正常用法用量使用时，出现的与药品的药理学活性相关，但与用药目的无关的作用。一般较轻微，多为一过性、可逆性功能变化，伴随治疗作用同时出现。②毒性反应。由于患者的个体差异、病理状态或合用其他药物引起敏感性增加，在治疗量时造成某种功能或器质性损害。一般是药理作用的增强所引起，属于A型药物不良反应。③后遗效应。停药后血药浓度已降至阈浓度以下时残存的药理效应。④继发反应。由于药物的治疗作用所引起的不良后果，又称治疗矛盾，不是药物本身的效应，而是药物主要作用的间接结果。⑤变态反应（也称过敏反应）。药物或药物在体内的代谢产物作为抗原刺激机体而发生的不正常的免疫反应。这种反应的发生与药物剂量无关或关系甚少，治疗量或极少量都可发生。⑥特异质反应（也称特异反应性）。因先天性遗传异常，少数患者用药后发生与药物本身药理作用无关的有害反应。该反应和遗传有关，与药理作用无关。大多是由于机体缺乏某种酶，造成药物在体内代谢受阻所致的反应。⑦药物依赖。反复地（周期性或连续性）用药所引起的人体心理上或生理上或两者兼有的对药物的依赖状态，表现出一种强迫性的要连续或定期用药的行为和其他反应。⑧停药反应。一些药物在长期应用后，机体对这些药物产生了适应性，若突然停药或减量过快易使机体的调节功能失调而发生功能紊乱，导致病情或临床症状上的一系列的反跳回升现象和疾病加重等。⑨致癌作用、致畸作用、致突变作用。药物引起的三种特殊毒性，均为药物与细胞内遗传物质发生相互作用的结果。

（李玉珍）

yàopǐn jìnjì
药品禁忌 （drug contraindications）

药品不能适用的范围。包括使用该药品可产生严重过敏反应者；某些人群由于特殊年龄、性别、生理状态、疾病状态、伴随治疗、合并用药、中医证候或体质等，应用该药品时具有明显的安全风险；或出现不可接受的严重不良反应者。以上情况，用药的风险性明确地超出其可能的治疗价值。

在药品说明书中，应列有"禁忌"内容。药品说明书中还经常可以见到"忌用"、"慎用"等字样。这三个词虽只是一字之差，但各自的含义却有天壤之别。

禁用，是绝对禁止使用。之所以给药品标明禁用的范围，是因为某些人群使用后会出现严重的不良反应或中毒。如青霉素过敏患者应禁用青霉素类药物；支气管哮喘持续状态的患者禁用吗啡，因为吗啡可抑制呼吸中枢，导致支气管哮喘持续状态，使患者呼吸衰竭而死亡；活动性胃溃疡患者禁用阿司匹林，是因为阿司匹林极易引起胃溃疡患者出现胃出血或胃穿孔。

忌用，即避免使用或最好不用。标明忌用的药品，说明其不良反应比较明确，发生不良反应的可能性比较大。但因个体差异，不能一概而论，故用"忌用"一词以示对特定群体的警示。如肾功能不良者，忌用磺胺类等易损害肾脏的药物；肝功能不良者，忌用异烟肼等对肝细胞有损伤的药物等。如果因病情实际需要，不得不应用某些忌用药物时，应当使用药理极为相似但副作用较小的替代药品，且应同时寻找在应用时能够对抗或减弱其副作用却又不过分影响其药效的药品合并用药，尽可能在保证药效的前提下将其危险因素降至最低。如丙咪嗪有较强的抗抑郁作用，但可能引起新生儿畸形，故患者妊娠初期应忌用，若病情急需，应选用药理作用类似、不良反应较

小的其他药物代替。

慎用，即使用药物时应小心谨慎，该药物可能引起不良反应，用药期间应密切观察病情变化，一旦出现不良反应，应及时停药。常出现在一些特殊人群，如儿童、老年人、孕妇或心肝肾功能异常的患者，该类患者因为机体发育不完全、代谢功能低下、脏器已出现病症等因素，发生不良反应的风险较大，因此用药应分外谨慎，一旦出现问题要及时停药观察。对于慎用类别的药品并不是说不可使用，而是应在医师或药师的指导下谨慎使用。

综上所述，药品的禁用、忌用和慎用，在药物不良反应的严重程度及出现概率上是呈逐渐降低趋势，实际用药时应严格遵循，权衡利弊，才能使得用药更加科学安全合理。

（李玉珍）

yàopǐn zhùyì shìxiàng
药品注意事项 （drug precautions）

药品在使用过程中必须注意的问题。在药品说明书中应列有"注意事项"内容。

一般包括以下几个方面：①一般注意事项，包括使执业医师对药品安全性和有效性产生担忧的任何问题。②患者须知方面，提供给患者用药的安全性和有效性信息，如与驾驶有关的注意事项，以及合并用药可能使毒副作用和治疗作用改变的相关信息。③出现药品不良反应时需要采取的措施、方法以及应注意的情况。④实验室检查，包括哪些实验室检查项目有助于疗效随访，哪些实验室检查项目有助于发现可能的不良反应等。提供在某些特定状态下某些特殊实验室检查项目的正常值和异常值的范围，以及这些实验室检查项目推荐的检查

频次，包括在治疗前、治疗期间或治疗后的检查。⑤药物对实验室检查的干扰，简要说明已知药品会对实验室检查结果产生的干扰作用。⑥过敏试验，如用药前需进行过敏试验，应简要介绍过敏试验的方法、过敏试验用制剂的配制方法及过敏试验结果的判定方法。⑦可能产生药品滥用或药品依赖性的内容。⑧因为中医证候、病机或体质等因素（如肝肾功能异常等）需要慎用者，以及饮食、烟、酒、妊娠、哺乳期、配伍等方面与药物有关的注意事项。⑨如是中药和化学品组成的复方制剂，必须具体说明成分中化学药品的相关内容及注意事项。⑩当药品处方中含有可能引起严重不良反应的成分或辅料，应予以说明以及其他需要注意提醒的情况。

综上所述，药品注意事项涵盖广泛，内容丰富且极为重要，但通常容易被忽视，因此，使用药品时应注意仔细阅读该项，力争更加安全合理地使用药物。

（李玉珍）

yàopǐn yǒuxiàoqī
药品有效期 （drug validity date）

药品被批准的可使用期限。是药品在规定的贮存条件下能够保证质量的期限。表示该药品在规定的贮存条件下能够保证质量的期限。它是根据药品稳定性的不同，通过稳定性试验，经研究和留样观察合理制定，是控制药品质量的指标之一。在药品说明书中，应列有药品有效期。

为了保证药品质量，增进药品疗效，保证患者用药安全，药品有效期的规范化和加强药品的科学管理是十分必要的。《中华人民共和国药品管理法》为药品有效期的规范和管理工作提供了可

靠的法律依据，2015 版第四十九条明确规定：未标明有效期或更改有效期的；不注明或更改生产批号的；超过有效期的药品，都按劣药论处。这就明确了一种合格的药品必须标明其有效期，否则即为不合格药品。

在中国，药典中规定的有效期一般都是指药品的最短有效期。药品有效期通过企业申报资料，国家药品监督管理部门进行最终审批而确定。不同厂家、不同工艺生产的药品，尽管其质量可能有很大不同，但其最短有效期都要满足药典标准。

药品的有效期应以药品包装上标明的有效期限为准。对规定有有效期的药品，应严格按照规定的贮藏条件加以保管，尽可能在有效期内使用完。为了保证其质量，在有效期内使用时，要随时注意检查它们的性状，一旦发现有不正常现象，即使在有效期内，也要停止使用。

有效期应当按照年、月、日的顺序标注，年份用四位数字表示，月、日用两位数表示。其具体标注格式为"有效期至××××年××月"或者"有效期至××××年××月××日"；也可以用数字和其他符号表示为"有效期至××××.××."或者"有效期至××××/××/××"等。预防用生物制品有效期的标注应按照国家药品监督管理部门批准的注册标准执行，治疗用生物制品有效期的标注自分装日期计算，其他药品有效期的标注自生产日期计算。有效期若标注到日，应当为起算日期对应年月日的前一天，若标注到月，应当为起算月份对应年月的最后一天。例如：某药品的有效期至2006 年 7 月，则表示该药品可使用到 2006 年 7 月 31 日。生产企业在产品质量提高后，认为有必要延长有效期时，可向当地（省、自治区、直辖市）卫生行政部门提出申请，经批准后，可延长改订本厂产品的有效期。

（李玉珍）

yàopǐn shīxiàoqī

药品失效期（drug expiration date）

药品在规定的贮存条件下，其质量达不到国家认可的质量标准和要求、不能继续使用的日期。在进口药品的药品说明书中，经常用"失效期"代替"有效期"。药品失效期与药品有效期是含义不同的两种表示方法。失效期是指可以使用到药品标识物上所标明月份的前 1 个月的最后 1 天。如某药标明失效期为 2013 年 7 月，则该药品可使用到 2013 年 6 月 30 日，2013 年 7 月 1 日就失效不能再使用。有效期是指可保证药品安全有效的期限，可以使用到药品标识物上所标明月份的最后 1 天。如标明有效期为 2013 年 7 月，则该药可使用至 2013 年 7 月最后 1 天即 30 日。可见，失效期表明的是药品开始不能使用的起始时间，有效期表明的是药品能够使用的最后期限，二者极易混淆，一定要区分开。

进口药品常以"expiration date""expiry date""exp date""exp"（使用截止日期）或以"use before""use by"（在……之前使用）表示失效期，"validity""duration""DOE"等皆表示有效期。如某进口药品标明"exp date：June 2013"，则表示失效期是 2013 年 6 月，该药品可使用至 2013 年 5 月 31 日；如药品标明"validity：June 2013"，则表示有效期是 2013 年 6 月，该药品可使用至 2013 年 6 月 30 日。此外，各国药品失效期的标注不完全相同，有时难以辨别，为避免造成差错，应了解不同的写法，并注意识别。美国药品多按"月/日/年"顺序排列，例"9/10/2001"或"Sep. 10th 2001"，即 2001 年 9 月 10 日；欧洲国家药品多按"日/月/年"顺序排列，例"10/9/2001"或"10th Sep. 2001"，即 2001 年 9 月 10 日；日本药品按"年/月/日"排列，例"2001 - 9-10"，即 2001 年 9 月 10 日。

药品的失效期应以药品包装说明上标明的失效期限为准。其包装上注明有贮存方法和有效期的药物，应严格按照贮存条件妥善保管，尽可能在失效期前用完。在失效期前也应经常注意检查药物外观形状有无异常。凡是注明失效期的药物都应尽量少贮备。使用时应先使用近期要过期的药物，以避免造成浪费。

根据《中华人民共和国药品管理法》的有关规定，药品过期不得再使用，超过失效期或有效期的药品按劣药论处。因为药品过期不仅仅是药效降低，有些是毒性增加。同时，出售超过效期的药品要受法律制裁，如购买到过期失效的药品应及时持购药佐证及失效药品向药品监督管理部门投诉，以便得到合理处理，保护自己的权利。

（李玉珍）

yàopǐn zhùcáng

药品贮藏（drug storage）

药品从生产到消费领域的流通过程中，经过多次停留、短期或长期存放而形成的储备。是药品流通过程中不可避免的重要环节。药品的储存条件关乎药品质量，因此"贮藏"是药品说明书中应列出的内容。

药品的作用是由药物本身结构和性质所决定的，每种药物的成分因其结构和组分等内在因素时刻在不断变化，加上外界自然条件（如温度、湿度、空气等）的影响，必然会发生物理、化学以及生物学等方面变化。因此，在储存过程中，药品由于内外因素的影响随时可能出现质量问题，只有按照药品贮藏要求进行规范化管理，才能保障药品质量，充分发挥药品安全、有效的作用。

对于有独特储存要求的药品，要根据不同的要求进行储存；如无特殊说明时，通常把药品放置在密闭的瓶子里，并将其放在避光、通风、干燥、阴凉处为宜。为了消除光线、温度、湿度、时间等因素对药品储存的不利影响，在储存时还必须注意如下事项：①光线。绝大多数药品在储存时都要求避光保存，这是因为许多药品在光线照射下会发生化学变化，尤其是阳光中的紫外线对药品的影响较大，紫外线可以引起药品的变色、沉淀（如抗生素针剂见光变色、沉淀），还有些见光后易分解、析出固体（如银盐类药品见光后易生成黑色的金属银），颜色变深，毒性变大（如注射用水杨酸钠，要求注射剂应放在遮光纸盒内）。②温度。温度是对药品质量影响最大的因素。储存温度升高可加速药品的降解或挥发，降低有效成分的实际含量和疗效，如抗生素类药品和生物制品在高温下容易变质；有时温度过低也同样会对药品产生不良影响，如生物制品冻结后可能会失去活性；还有一些药品温度过高、过低均可引起质量的变化，如破伤风抗毒素等，最好放置在 $2 \sim 10^\circ\text{C}$ 的低温处。因此，在贮存药品时应按其说明书上的贮存条件进行放置。③湿度。湿度对存储药品的影响也是不容忽视的，

湿度即空气中水蒸气的含量。湿度过高，使药品因吸收空气中的水分而发生潮解、溶化、变性、结块、标签脱落等现象，不能再使用。所以防湿是保证药品质量的重要措施之一，药品不仅要求储存环境要干燥，在运输过程中也要在药品包装内加入干燥剂。④时间。贮存时间的长短对药品质量也有很大的影响，任何药品随着储存时间的增加，以上各影响因素的影响力度也会加强。因此，从生产到流通的历次储存过程中，均应达到储存要求，并做到"先进先出""近效期先出"，以确保药品质量和用药安全。

（李玉珍）

yàopǐn pīzhǔn wénhào

药品批准文号 （drug approval number）

国家药品监督管理部门在批准药品生产企业生产新药或者已有国家标准的药品时，在批准文件上规定的该药品的专有编号。是药品说明书中应列出的内容。

由于历史原因，中国以往的药品批准文号格式不尽相同，为加强药品监督与管理，2001 年国家下发了《关于做好统一换发药品批准文号工作的通知》规范了药品批准文号格式。

药品批准文号的格式为：国药准字+1 个字母+8 位数字；试生产的药品批准文号为：国药试字+1 个字母+8 位数字。其中化学药品使用字母"H"，中药使用字母"Z"，保健药品使用字母"B"，生物制品使用字母"S"，体外化学试剂使用字母"T"，药用辅料使用字母"F"，进口分装药品使用字母"J"。药品批准文号中的数字，第 1、2 位数字为原批准文号的来源代码，其中"10"代表原卫生部批准的药品，"19"、

"20"代表 2002 年 1 月 1 日前由国家药品监督管理局批准的药品，其他使用各省行政区划代码前两位的（如"11"代表北京市，"12"代表天津市），为原各省卫生主管部门批准的药品；第 3、4 位数字为换发批准文号的年份，取公元年号的后两位数字，但来源于国家卫生主管部门和国家药品监督管理部门的批准文号仍使用原文号之年号的后两位数字；第 5～8 位数字则为顺序号。如：国药准字 J20030019，国药准字 Z20040033，国药准字 S20010001，国药试字 H20023408 等。

同一生产企业生产的同种药品的不同规格有不同的批准文号。除经国家药品监督管理部门批准的药品委托生产和异地加工外，经不同生产企业生产的同一种药品，其药品批准文号不同。如，某药品生产企业生产的阿魏酸钠注射液，规格为 0.1g/5ml 与规格为 50mg/2ml 的批准文号分别是国药准字 H22023986 和国药准字 H22023985；又如，规格为 0.1g/支的注射用硫酸奈替米星，由两个不同生产厂家生产，甲药品生产企业所生产的该药品的批准文号是国药准字 H20020414，而乙药品生产企业的则是国药准字 H20020435。

（李玉珍）

yàopǐn shēngchǎn pīhào

药品生产批号 （drug batch number）

用于识别药品生产过程中，同一次投料、同一次生产工艺所生产的药品的一组数字或字母加数字。"批"的含义为在同一生产周期中生产出来的一定数量的药品，在规定限度内具有同一性质和质量，用一个生产批号来表示。是药品说明书中应列出的内容。

在生产过程中，药品生产批号主要起标识作用。它在药品生产计划阶段产生，并可随着生产流程的推进而增加相应的内容，同时形成与之对应的生产记录。根据生产批号和相应的生产记录，可以追溯该批产品的原料来源（如原料批号、制造者等）、药品形成过程的历史（如片剂的制粒、压片、分装等）；在药品形成成品后，根据销售记录中的药品生产批号，可以追溯药品的市场去向以及药品进入市场后的质量状况；在需要的时候还可以控制或回收该批药品。另外，对药品监督管理者来说，可以依据该批药品的抽检情况及使用中出现的情况进行药品质量监督和药品控制。

药品生产批号一般分为正常批号、返工批号和混合批号。正常批号的编制常用六位数字表示"年－月－日（或流水号）"，前两位为年份，中间两位为月份，后两位为日期或流水号。对于该批产品部分返工的情况，批号编制的一般做法为在原产品批号前或后加"R"以示区别。混合批号是针对多批药品混合加工时采用的批号形式，其编制方法与正常批号相同，只是批号前或后加"H"代表混合。

综上所述，中国药品批号多与药品生产日期相联系，并把批号作为识别药品新旧程度甚至推算药品有效期的依据。然而上述批号编制的规定带有一定的专业性质，对药品使用者来说并不能从中理解到生产过程的有关信息；对药品生产者来说，如果既要把涉及药品生产过程中影响药品质量的关键工艺或设备反映出来，又要满足批号表示生产时间的要求，批号往往变得很长，批号标识的编制可能因此增加难度和成本。把批号与生产日期和有效期联系起来编制药品生产批号是否完全合适还具有争议。

进口药品和中国某些合资厂生产的药品批号由各国制造厂家自定，在形式上几乎没有规律可循，其特点是不把批号、生产日期和药品有效期相联系，因而较简短。如"Bat. No. 456"，表示批号为456；"Lot No. LR853"表示批号为LR853；"Batch Number 5N643"表示批号为5N643。进口药品，虽然从生产批号上看不出生产日期，但在药品外包装上都会有所标识，如"manu. date Nov. 15. 2012"的字样就表示该药品是2012年11月15日生产的。再如，某药生产批号标为"45805006"，其中4表示2004年，58指在中国大陆生产，05为厂家品种代号，006表示批次数。

（李玉珍）

yàopǐn gōngyìng

药品供应（pharmaceutical supply）

从药品生产到药品使用过程中涉及的各个环节。主要是流通环节。药品供应是影响人民用药的安全性、有效性和可获得性的重要环节，建立合理、高效的药品供应体系对于保障人民生命健康、提高人民的生活质量至关重要。中国的药品供应主要由市场来进行自主调节，由成为市场独立主体的各级各类药品经营、流通企业来负责全国药品的供应。药品生产企业为了开拓市场、增强自身的竞争力，都形成了自己的销售网络和销售队伍。由于生产经营的一体化，减少了中间环节，药品供应的效率大大提高。在由市场自主调节全国药品供应的同时，国家为了保证基本药物的供应，对基本药物采取了集中采购制，以保证其供应的高质量、低价格，促进其可及性。

供应流程　一般的药品供应流程顺序是：药品从药品生产企业流通到药品批发企业，再进一步流通到药品零售企业或医疗机构药房，最后交到患者手中。

其中药品采购、药品入库验收、库房药品储存、药品效期管理是药品供应的关键环节。为保证药品供应安全顺利进行，每个环节都要有管理制度的保证：①药品采购管理制度。②药品入库、出库管理制度。如入库做验收，出库执行发放、检查、复核的制度。③库房药品要按剂型、性质和药理作用分类贮存，采用先近期后远期发放。要求每季度盘点，账物相符。④麻醉药品、医疗用毒性药品、限制性剧药、精神性药品、易燃易爆药品、贵重药品等管理，要有专人、专柜管理、发放（见特殊药品储存）。

药品供应是一条合作链、责任链，安全链，不能断链、缺链。如工作中有一个环节有问题，就会对患者造成不可逆的人身伤害，对医院造成经济损失。因此应规避药品供应过程隐藏的各种风险，包括药品滞销、药品的破损、药品过期、药品质量问题、药品保存不当等风险。随着供应链管理理论和现代物流技术的广泛应用，越来越多的药品零售企业或医疗机构药房引入信息化管理系统，减少药品供应风险，提高药品流通效率和药品调剂质量，更高效地使用药品采购经费，并已经积极的探索并取得了良好的效果。

（文爱东）

yàopǐn cǎigòu

药品采购（drug procurement）

医药商品经营者（医药批发、零售企业）以医药市场的需求为依据，向医药生产企业购进药品，转售给药品商业用户（如医疗机构）的业务活动。是衔接药品生产与消费的第一桥梁，影响和制约着药品的使用和销售，既决定着患者的用药质量也决定着医药企业的经济效益。医疗机构药品采购要以市场调查为前提，需要对药品的货源和药品销售趋势进行调查，其基本要求包括适销、适量和适时。适销是指药品的质量要好，品种规格要符合要求；适量是指购进的数量与销售的容量相符合；适时是指掌握好进货时机，确保药品使用。总之，要以实际消耗药品量为基础，增大每一种药品周转的次数，避免每一种药品的积压，减少药品流动资金，确保药品销售。要以市场调查为前提，需要对药品的货源和药品销售趋势进行调查。

原则 ①按需订购的原则，是医疗机构在医药商品采购业务中应遵循的首要原则。②公平、公开、公正的原则。③主动协调与各方利益关系的原则。④注重质量、加强核算、合理库存的原则。⑤统一、规范、简洁、高效的原则。⑥勤进快销、进销结合的原则。

程序 ①首先是要盘库，药品采购首先要以药品账目为依据，以实际库存为标准，对药品的情况进行认真排查，明确需要购进的药物，不需要购进的药物和需要通过外调进行调整的药物。②通过市场调查，掌握和了解药品的信息行情和供货企业资质，力争保质保量地采购到物美价廉的药品。③根据药品盘库情况，结合对药品信息和供销企业等市场信息的了解，对所需药品的采购进行计划管理，制订采购计划。④实施采购计划。⑤按照采购计划签订采购合同。⑥检查并履行合同，完成药品采购。

根据医药商品消费情况选择采购品种时，要以常见病、多发病所需药品为基础，与患者、医师的需求相适应。根据医药市场销售情况选择采购品种时，要慎重考虑畅销、平销、滞销和特殊品种。药品采购主要分为三种方式：①联合采购，指多个药品采购单位联合在一起，共同从某一产地大批量地采购药品，然后再分开销售的采购方法。②集中采购，指一个用药单位的几个业务部门，集中在一个业务部门进行采购的方法。③分散采购，指所有业务部门和经营单位分别单独地从外部进货的采购方法。

另外，药品采购必须依法进行，严格管理，并要做好购进的药品入库验收和入库管理工作。

（文爱东）

yàopǐn cǎigòu guǎnlǐ

药品采购管理 （drug procurement management）

对医疗机构药品采购实施的由计划制订、供货客户资质验证、首营企业首营品种审核、采购合同签订、药品购进记录及供货质量评审等一系列环节的管理。药品采购管理要贯彻药事管理的法律法规，保证所采购的药品质量有保障，安全有效，符合医院经济、财政管理政策和制度；贯彻减轻患者和国家负担的原则；保证医疗、科研所需药品供应及时、准确无误。

法律法规依据 相关法律法规，对医疗机构的药品采购做了明确规定。

《中华人民共和国药品管理法》规定：①医疗机构必须从具有药品生产、经营资格的企业购进药品。但是，购进没有实施批准文号管理的中药材除外。②医疗机构购进药品，必须建立并执行进货检查验收制度，验明药品合格证明和其他标识；不符合规定要求的，不得购进和使用。

2016年7月颁布实施的《药品经营质量管理规范》规定"记录及凭证应至少保存5年"；2017年4月颁布的《中华人民共和国药品管理法实施条例》第二十六条规定"医疗机构……药品购进记录必须注明药品的通用名称、剂型、规格、批号、有效期、生产厂商、供货单位、购货数量、购进价格、购货日期以及国务院药品监督管理部门规定的其他内容"。《医疗机构药事管理规定》规定：医疗机构应当根据《国家基本药物目录》《处方管理办法》《国家处方集》《药品采购供应质量管理规范》等制订本机构《药品处方集》和《基本用药供应目录》，编制药品采购计划，按规定购入药品。医疗机构应当制订本机构药品采购工作流程；建立健全药品成本核算和账务管理制度；严格执行药品购入检查、验收制度；不得购入和使用不符合规定的药品。医疗机构临床使用的药品应当由药学部门统一采购供应。经药事管理与药物治疗学委员会（组）审核同意，核医学科可以购用、调剂本专业所需的放射性药品。其他科室或者部门不得从事药品的采购、调剂活动，不得在临床使用非药学部门采购供应的药品。

药品集中招标采购程序 2010年的《医疗机构药品集中招标采购工作规范》规定，药品集中招标采购由各省（区、市）集中采购管理机构负责，主要按以下程序实施：①制订药品集中采购实施细则和集中采购文件等，并公开征求意见。②发布药品集中采购公告和集中采购文件。

③接受企业咨询，企业准备并提交相关资质证明文件，企业同时提供国家食品药品监督管理局为所申报药品赋予的编码。④相关部门对企业递交的材料进行审核。⑤公示审核结果，接受企业咨询和申诉，并及时回复。⑥组织药品评价和遴选，确定入围企业及其产品。⑦将集中采购结果报药品集中采购工作管理机构审核。⑧将集中采购结果报药品集中采购工作管理机构审核。⑨受理企业申诉并及时处理。⑩价格主管部门按照集中采购价格审核入围药品零售价格。⑪公布入围品种、药品采购价格及零售价格。⑫医疗机构确认纳入本单位药品购销合同的品种及采购数量。⑬医疗机构与药品生产企业或受委托的药品经营企业签订药品购销合同并开展采购活动。

（文爱东）

ABC kùcún fēnlèi guǎnlǐ

ABC 库存分类管理（ABC classification for inventory management）

对各种库存药品按关键因素和次要因素分类实行重点有效的分级管理与控制的活动。是加强库存物资管理的一种方法。又称重点管理法。其核心思想是在决定一个事物的众多因素中分清主次，识别出少数的但对事物起决定作用的关键因素和多数的但对事物影响较少的次要因素。在实际工作中，常常少数库存药品占用着大部分库存资金，相反，大多数的库存药品只占用着小部分库存资金，ABC 库存分类管理就是对各种库存药品，按价格高低、用量大小、重要程度、采购难易等方式分为 A、B、C 三类，针对库存物料的累计百分比不同，实行重点有效地分级管理与控制。要注意的是，特殊管理药品不纳入 ABC 库存分类管理法进行分类和管理，而是按照国家专门的规定进行管理。

分类法 最常用的分类法是根据库存药品金额进行分类，具体步骤为：①确定每种药品的年计划使用量。②计算每种药品的年消耗金额。单种药品年消耗金额=单种药品年计划使用量×单种药品单价。③按每种药品年消耗金额从大到小排序。④计算所有药品总年消耗金额，总年消耗金额=药品 a 年消耗金额+药品 b 年消耗金额+……+药品 n 年消耗金额。⑤计算每种药品的金额构成比，药品 a 金额构成比=药品 a 年消耗金额÷总年消耗金额×100%。⑥计算年消耗累积金额百分比，将每种药品的金额构成比累积相加。⑦根据年累积消耗金额百分比，将库存药品分类，分类方法见表。⑧调整分类，考虑影响药品重要性的其他因素，如用量较大、单价较高以及近效期的品种，如果必要，可以把药品的分类级别提高。

分类后的库存管理方法 ①A 类库存项目：通常是价格高、使用量大、必须批量购买的品种，可实行重点控制。采用定期订货方式，每月核定一次库存量，按库存需要订货。②B 类库存项目：通常是价格中等、使用量中等、无需批量购买的品种，可实行一般控制。采用定期订货与定量订货相结合的方式，定期盘点与保养，进行记录。③C 类库存项目：通常价格低、使用量小，但品种数多，可实行简单控制。采用定量订货方式，按订货点组织订货，定期盘点保养，进行记录。

存在问题 在使用 ABC 分类管理方法时，必须注意两个问题，即库存药品的单价和重要性。①用来对库存药品进行分类的标准为库存药品占用库存的金额，其与库存药品的单价关系很大，单价高的药品，其数量的变动对占用库存资金的变化影响很大，因此当单价高的药品属于 A 类药品时应引起特别关注，该药品的管理应当尽可能地向零库存方向发展。②此管理方法没有考虑药品对临床医疗的重要性，有些被划为 C 类的药品可能在临床用药中有着至关重要的作用，这种药品的重要性并不体现在资金占用上，而是体现在如果缺货会严重影响正常的临床用药。③该分类法未考虑某些药物品种属于市场短缺品种，缺货后不易补充。为了弥补这些不足，建议该分类法与药品重要性分析方法相结合，可以更准确地对库存进行分类管理。

（文爱东）

yàopǐn kùcún kòngzhì

药品库存控制（drug inventory control）

使药品的申请量、库存量和发放量三者之间达到平衡的管理方法。贯穿于药品的申请、发放、库房管理、药品使用的过程，是药品管理工作的核心和基础。药品库存控制依循药品流通的客观规律，在确保临床用药的同时，采取有效的方式促进药品的周转速度，可以科学、合理和

表 ABC 分类方法

分类	年累积消耗金额百分比	管理方法
A	75%~80%	重点控制，定期订货
B	20%~25%	一般控制，定期与定量结合订货
C	5%~10%	简单控制，定量订货

方便地确定药品的申请数量和对库存的有效管理，使医院药品的库存量得到有效地减少与控制，同时也减少药品过期失效带来的经济损失，让医院的资金得到良好的周转流通，提高医院的整体效益。

相关指标包括：①缓冲库存，为防备药品消耗水平突然的增加、药库或药品供应企业发货时间延迟，并考虑近期患者数量的波动，以及库房与药品供应企业的距离和患者获得药品的方便程度而设立，一般将药库的药品缓冲库存使用的月份数定为 1 个月（即 1 个月的药品使用量）。②供应周期，指常规向药品采购部门申请药品供应的时间。③运输时间，指从"需要药品"到"申请的药品入库"的时间，由两部分组成：第一部分为提出药品发放申请、决定申请数量以及获得相关领导的批准后填写药品发放申请单的过程，应控制在 2 天内完成；第二部分为将申请表提交药品采购部门以及药品运输的过程，一般情况约为 5 天。因此，运输时间一般设为 7 天。④平均月消耗量，指一段时间内，平均每个月消耗的药品数量。一段时间通常应在 6 个月以上，推荐使用 12 个月。平均月消耗量 = 该时间内药品总消耗数量÷（12 个月 - 该时间段内断货天数÷30.5 天）。⑤最小库存，指现有库存量不应低于的最小数量。最小库存 = 平均月消耗量×（缓冲库存 + 运输时间）。⑤最大库存，指现有库存量不应高于的一个最大数。最大库存 = 平均月消耗量×（缓冲库存 + 供应周期 + 运输时间）。⑥现有库存。现有库存 = 当前库存量 + 已申请量（已申请并获得批准的数量），每季度初进行常规检查。同时，医院每周需要对现有库存进行一次监测以应对药品需求突然发生的变化。⑦每次药品申请的数量。每次药品申请的数量 = 最大库存 - 现有库存。如果药品消耗突然增大，降到最小库存时，可向上级提出紧急申请。

用缓冲库存、供应周期、运输时间和平均月消耗量可以计算出最小库存和最大库存；用最大库存量和现有库存可以计算出药品领取数量；用最小库存衡量现有库存是否太少，以决定是否启用紧急申请；用最大库存衡量现有库存是否过量。

（文爱东）

yàopǐn rùkù yànshōu

药品入库验收（drug acceptance check）

对入库药品的品名、规格、数量、质量和包装方面的验收。是药库管理的一个重要环节。《中华人民共和国药品管理法》中明确规定："医疗机构购进药品，必须建立并执行进货检查验收制度，验明药品合格证明和其他标识；不符合规定要求的，不得购进和使用"。

验收依据 在药品正式入库前要按照一定程序和手续进行检查验收，验收应根据法定标准和合同规定的条款逐批进行，分为数量依据和质量依据。国产药品根据《中华人民共和国药典》、国家药品监督管理部门颁布的标准验收；进口药品依据国家药品监督管理部门授权的口岸检验机构出具的检验报告书或盖章的复印件验收。

验收内容 包括药品通用名、规格、外观性状、包装、标签、药品批准文号、药品生产批号、药品有效期、数量、药品说明书以及有关的证明文件。合格后填写验收凭证办理入库手续。注意

事项：①凡质量验收不合格、非药用规格或包装及其标志内容不符合规定要求，以及未经药品监督管理部门批准生产和颁发批准文号、无生产批号的药品，不准验收入库。②几批药品同时入库时，应逐批次、逐品种分别验收。③验收中要注意"四个关系"和"五个重点"。"四个关系"即药品颜色与质量的关系、出厂时间长短与质量的关系、包装好坏与质量的关系、药品剂型与质量的关系。"五个重点"即首营企业的药品、首次采购的药物品种、注射用制剂、糖衣片、有效期的药品及不稳定药品均应作为检查重点。④验收麻醉药品、精神药品、医疗用毒性药品和放射性药品、贵重药品、遇空气易变质药品等要有两人以上参加验收。⑤按药品说明书要求，对易受温度影响的药品，应尽快送至冷藏库，等待验收。⑥验收时如发现可疑问题且无法解决时，应拒绝收货。

加强药品入库验收是保证药品质量、减少差错、防止假劣药品和不符合包装规定要求的药品入库的安全措施。验收时要进行药品数量、质量、包装的检查，三者缺一不可。各部门应按国家相关规定建立药品入库验收的相关制度和细则。

（文爱东）

kùfáng yàopǐn chǔcún

库房药品储存（drug storage in warehouse）

药品在医疗机构库房的储备。是医疗机构药品供应中的必不可少的重要环节。科学、合理的库房药品储存对于确保药品质量，提高作业效率，充分利用库房空间等方面具有重要意义。医疗机构需要按国家相关规定建立库房药品储存的相关制度和细则。根据国家有关法律法

规，库房药品的储存包括以下几方面内容。

药品储存方式 主要有三种方式：①货架储存，主要适用于零星的或进出频繁而数量又不太大的药品，可以不因取货临时开箱而影响发货速度，同时也有利于防止零星药品丢失。货架储存不仅整齐美观、方便作业，而且有利于提高仓库利用率。②码垛储存，也称堆垛储存，是将整箱（整件）药品整齐地堆叠好。优点是简便易行，不需设施，节约空间；缺点是不便于库房的机械化作业，也不利于收发和保管作业。是存放药材的一种方法。③托盘储存，大宗包装成件的药品应利用托盘储存，并将托盘堆码，即把上一层药品按同一方向直接摆在下一层药品的上面。优点是便于码垛和统计；缺点是稳定性差，往往容易出现分裂、倾斜、倒垛等问题。

药品储存要求 在药品储存时需根据不同的分类方法进行分类储存，同时储存位置、储存高度、储存标志、储存条件都有相关要求。

分类储存 按药品的自然属性分类，科学储存。①"六分开"：处方药和非处方药分开；基本医疗保险药品目录药品与其他药品分开；内服药与外用药分开；性能相互影响，容易串味的品种与其他药品分开；新药、贵重药品与其他药品分开；配制的制剂与外购药品分开。②麻醉药品、第一类精神药品、医疗用毒性药品、放射性药品专库或专柜存放。③危险性药品、易燃、易爆物专库存放。④准备退货药品、过期、霉变等不合格药品单独存放。

储存位置 存储药品应依据先进先出、近期先出、易变先出的原则，按生产批号堆放。堆放时应符合防火规定，要与防火门、电器装置等保持一定距离，以利对药品进行检查、搬运和消防。药品较重、体积庞大或不需入储的药品，应堆放在离装卸地点较近的区场中，以便于搬运；药材较轻者可堆入在中心区场，可尽量堆高；若同种药品件别大小不一，应将大件放在下层，小件放在上层。

储存高度 库房的高度决定药品可能的储存高度。要计算好仓库每个区场的最大储存量限制。做到既能充分利用空间，又不超过高度限制。加大药品储存高度是提高药库空间利用率、降低货物储存成本的一个重要方面。

储存标志 储存药品的库房可分为待验区（黄色）、合格品区（绿色）、发货区（绿色）、不合格品区（红色）、退货区（红色），并设有明显的标示。

药品储存条件 ①对易受光线影响变质的药品，存放室门窗可悬挂黑色布、纸遮光，或者存放在柜、箱内。②易受湿度影响变质的药品，应控制库房湿度，一般保持在45%~75%。③易受温度影响变质的药品，应分库控制药品温度，冷库2~8℃，阴凉库不超过20℃，常温库10~30℃。④采取防虫、防鼠措施。

（文爱东）

yàokù zhuāngbèi

药库装备 （drug warehouse equipment）

药品储存和供应所配备的专用技术装置。根据装备用途包括储存保管装备、装卸搬运设备以及计算机管理系统。药库是药品储存和供应的基地，担负着医院药品的验收、分发、保管、分包、维修和运输等工作，是医院的一个重要组成部分。药库装备属于库房药品储存的重要条件。

传统药库装备 主要由货架、托盘及装卸搬运装备组成。①货架，专门用于存放成件货品的保管设备，其作用是利于货物存取、拣选、计量、清点等作业，提高库容利用率，有效扩大仓库的储存能力。②托盘，是用于集装、堆放、搬运和运输的装置，与叉车配合利用，可以大幅度提高装卸搬运效率。③装卸搬运设备，是在仓库技术作业中，为实现储存、收发物资和检斤、计量等所必需的进行物资空间位移而采用的劳动设备。常用的装卸搬运设备有叉车（步行操纵叉车、内燃动力叉车、电动叉车、双动力叉车）、输送机（皮带输送机、辊式输送机、链板输送机、悬挂式输送机）以及其他装卸搬运设备（双轮手推车、四轮手推车、平板拖车）。

自动化医院药库装备 随着计算机技术和网络技术的快速发展，自动化的医院药库物流管理信息系统已成为药品流通和药库管理的主要装备，主要由货架、传输设备、存储设备、堆垛机、控制系统、通讯系统、计算机管理监控系统等部分组成，从而实现了从药品采购、入库、存储到销售出库整个医院药品内部流通全过程的信息化。

药品出入库的信息化 应用手持机无线射频技术设备，通过无线网络与药品供应企业进行实时的条码关联。药品入库时，药库管理员用手持机扫描药品装箱条形码标签，即可直接下载药品供应商的发货信息和装箱信息，并进行核对和确认，同时将药品信息和入库信息自动添加到医院的药库管理信息系统中。

药品库位管理信息化 根据医院药库的实际情况，药库管理人员可以在系统中合理设定药品的入库库位。药品入库时，手持机会根据系统预先的设定提示药品库位信息，工作人员可直接根据库位显示进行药品摆放，对于需要变化的库位，系统还可提供移库功能，实现药品与库位的一一对应关系。

自动补货信息化 当药库库存小于或等于设定的库存下限时，系统会根据药品分类的算法进行计算，生成采购订单进行补货，药品供应企业通过系统直接接收采购计划单并进行发货处理。

药品效期管理信息化 手持机对出入库的药品批号进行管理，入库时一个批号对应一种商品，并对应一个库位进行存储管理，同样，出库时提示出库药品的批号信息，以供工作人员进行核对，做到先进先出，避免发生大量药品过期的现象或是过期药品被使用的情况，真正意义上实现了药品批号的跟踪，保障了药品安全。

盘点信息化管理 在进行盘点时，只需要扫描库位编码，系统会提取该库位的存储信息并进行显示，工作人员核对数量的多少，系统会自动进行盘盈、盘亏，实现盘点的信息化管理。

（文爱东）

tèshū yàopǐn chǔcún

特殊药品储存 （storage of controlled drugs）

麻醉药品、精神药品、医疗用毒性药品和放射药品的保管。是库房药品储存环节中的重要内容。特殊药品的储存须遵循《中华人民共和国药品管理法》《麻醉药品和精神药品管理条例》《易制毒化学品管理条例》《处方管理办法》等相关法律条例的规定。

麻醉药品和第一类精神药品储存 ①必须配备专用保险柜，同时在药库的门、窗处设置防盗设施，并安装与公安机关报警系统联网的报警装置。②保持合理库存，并实行双人、双锁保管制度。③建立进出专用账册，专人登记，定期盘点，做到账物相符。专用账册的保存期限应当自药品有效期期满之日起不少于5年。④药品入库前，应坚持双人开箱验收、清点，双人签字入库制度。药品出库时要有专人对品名、数量、质量进行核查，并有第二人复核，发货人、复核人共同在单据上盖章签字。⑤对于破损、变质、过期失效而不可供药用的品种，应清点登记，单独妥善保管，并列表上报药品监督管理部门批准，监督销毁，并由监销人签字，存档备案。

第二类精神药品储存 ①必须有专人负责。②储存在专用保险柜内。③建立专用账册并由专人负责，做到账物相符，专用账册保存5年。

医疗用毒性药品储存 ①必须由专人负责。②保存在专用保险柜内，实行双人双锁管理。③库内需有安全措施，如报警器、监控器等。④建立专用账册，定期盘点，做到账物相符。⑤验收、发货时均应坚持双人开箱、双人收货、发货，并共同在单据上签名盖章。

放射性药品储存 ①必须由专人负责。②必须有适当的专门贮存场所，实行双人双锁管理。③建立专用账册，定期盘点，做到账物相符。④出库时要有专人对品种、数量进行复查。⑤过期失效而不可供药用的药品，不得随便处理。

（文爱东）

yàopǐn xiàoqī guǎnlǐ

药品效期管理 （drug expiration date management）

为保证药品安全有效，针对药品被批准的使用期限进行的一系列管理。是医疗机构药品供应中应格外重视的内容。《中华人民共和国药品管理法》第四十九条规定：超过有效期的药品按劣药论处。药品效期管理不当，不但影响临床治疗效果，而且还造成一些不必要的浪费。因此，为保证药品的安全有效，加强药品效期管理十分重要。

药品的效期有两种表示方法：一种是药品有效期，另一种是药品失效期。药品效期管理不仅体现在药品采购和药品入库验收的环节上，也体现在库房药品储存期间的管理中。

分类管理 在库房药品储存期间，需要做到：①对于大多数药品，一般有效期在3~5年的，而且使用量比较大的，可以半年一查效期，如大部分口服药和一些化学性质比较稳定的粉针及水针注射剂。②对于部分用量较小，或有效期在2~3年的，需要3个月一查效期。③只有极少部分药品，有效期为1年或1年半的，如一些临床急诊常备的抢救药品，应每月排查效期，对于这种短效期而用量不大，但又是临床必需的药品，可以使用到效期1个月内，如有特殊情况（医药公司缺货），必须有专门方式提示预警，才可以用到效期前1~2周，过期不可再用。④近效期药品是指药品距离失效期小于或等于1年的药品，如果药品的有效期在1年以内，近效期药品即指药品距离失效期小于或等于8个月的药品。近效期药品多产生于临床需要常备、但平时却用量不大的药品。

近效期药品发放更应坚持"先产先出，先进先出，近期先出，易变先出"的原则。对不到半年的近效期药品仅特殊情况下才可酌情领用。

效期管理制度　为了强化药品效期的管理，建立完善的效期管理制度尤为重要。①药品的采购应根据医院临床用药的需要对购进药品的数量进行科学预计，并应遵循勤购勤销的原则，尽量减少药品库存。②采购药品时尽量选择距失效期较远的药品（生物制品不少于 6 个月、其他药品不少于 1 年），按照药品的储存条件，采用避光、干燥、冷藏等措施加以保管。③购入的药品在验收入库时除要求质量合格外，保管人员在验收单上应详细注明生产日期、有效期时间，以备执行药品有效期监控。④药品的有效期应专门登记，并由科室药品质量管理人员定期（每周）到各药房、药库检查并做好登记，发现临近失效期且用量较少的药品要及时向科室报告，以便各药房间调剂使用，不能调剂或调剂后不能在有效期内用完的品种应及时与药品供应商联系退货事宜。⑤有效期药品应按生产批号存放，遵循先进先出、近期先出和按批号发货的原则出库。⑥药库、药房应按规定配备空调、冰箱、换气扇、干湿温度计、专用登记簿，效期药品一览表等设施，同时由专人每天上、下午两次登记干湿温度，随时监测贮存环境，出现异常时采取相应措施，或降温或除湿等调节环境。⑦各药房从药库领取药品时，应控制品种、数量和有效期，既要保障临床用药的需要，又要防止药品过期失效。⑧药房对距失效期还有 3 个月的常用药品不能领

用，发给患者带走的效期药品，必须计算在药品用完前有一个月的时间，院内使用的效期药品应在距失效期前 1 个月发出。⑨凡过期失效的药品不得上架，更不得继续发出，应及时填写申请报损品种表，经药房负责人审核后，报药剂科、主管领导审批及时报废，并监督销毁。⑩普通过期药品属医疗废物，按医疗废物管理条例执行，麻醉药品、第一类精神药品过期，按《医疗机构麻醉药品、第一类精神药品管理规定》执行。

（文爱东）

yàopǐn tiáojì

药品调剂（drug dispensing and compounding）　从接受处方至给患者或病房护士发药并进行交代和答复询问的全过程。简称调剂。是专业性、技术性、管理性、法律性、事务性、经济性综合一体的活动过程；以药师为主，也有医师、药师、护士、患者（或其家属）、会计协同活动的过程。处方是医师在诊疗活动中向患者开具的、由取得药学专业技术职务任职资格的药学专业技术人员审核、调配、核对，并作为患者用药凭证的医疗文书。医师开具处方时，需遵循相关的处方限量等规定。进行药品调剂的主要场所为药房；传统的药品调剂是由手工进行，有条件的医疗机构使用药品调剂智能化设备，减轻劳动强度，降低调剂差错发生率。针对注射用细胞毒药物和肠外营养的溶解和稀释操作而开展的静脉用药调配，加强了医嘱审核与职业防护。

调剂人员资格　按照《处方管理办法》规定，取得药学专业技术职务任职资格的人员方可从事处方调剂工作。具有药师以上

专业技术职务任职资格的人员负责处方审核、评估、核对、发药以及安全用药指导；药士从事处方调配工作。药师需经规范化培训并经考核合格取得麻醉药品和第一类精神药品调剂资格后，方可在本机构调剂此类药品。

工作流程　调剂过程可分以下六个步骤：①收方。从患者或病房护理人员处接收处方或药品请领单。②审核处方。调剂人员收方后按照"四查十对"的原则审核处方的书写和内容是否符合规定。如发现有用量、用法不当，配伍禁忌，缺药或处方书写不规范等情况，调剂人员不得自行改动，应及时与医师联系，经医师改正并签字确认后方可调配。③处方调配。按照处方调配药剂或取出药品，药品配齐后，与处方逐条核对药名、剂型、规格、数量和用法，核对后签名、盖章。④包装与贴标签。用通俗的语言在包装袋与药瓶标签上标示患者姓名、药品品名、规格、用法用量等，必要时，加贴特殊标签注明个体化用药方法、特殊保存条件以及服药期间注意事项等。⑤核对处方。贴好标签后，核对患者姓名及就诊的科室，并逐一核对药品与处方的相符性，发现配方错误时，将药品退回配方人，并及时更正，确认无误后，签字。⑥发药。发药时要向患者（或家属）交代每种药品的服用方法和特殊注意事项。

药品调剂部门分类　药品调剂部门即药房，按性质可分为医院药房和社会药房。医院药房又可分为门诊药房、急诊药房、病房药房。不同药房具有不同的工作方式及工作特点。门诊药房按调剂区域又可分为门诊西药房、门诊中药房，它们和急诊药房实

行大窗口或柜台式发药。门诊药房和急诊药房根据医院门诊量和调配处方量的不同，又实行不同的配方方法。病房药房按调剂区域可分为口服药品调配室、针剂调配室、静脉用药调配中心及出院带药调配室。社会药房针对普通群众，以销售非处方药和普通处方药物为主，普遍采用柜台式发药方式。

药品调剂方式　现代药事管理模式要求以患者为中心提供药学服务，调剂要求从药品保障供应向技术服务型转变，自动化药品调剂系统（见药品调剂自动化）通过将计算机网络与智能发药设备相结合，实行智能管理和自动发药，可以优化药品调配流程，不仅提高了处方的调配效率和准确性，而且极大地降低了药师的工作强度，从而有利于药学服务的开展。

（文爱东）

chǔfāng

处方（prescription）　由注册执业医师和执业助理医师在诊疗活动中为患者开具作为患者用药凭证的医疗文书。除门诊用药处方和麻醉药处方，还包括医疗机构病区用药医嘱单，是药房进行药品调剂的依据。医师开具处方时，需遵守相关的处方限量规定；依据处方进行调剂的人员，必须是取得药学专业技术职务任职资格的药学专业技术人员，且调剂前需进行处方审核。处方既是医师为预防和治疗疾病而为患者开写的取药凭证，也是药师为患者调配和发放药品的依据，还是患者进行药物治疗和药品流向的原始记录。医师通过设定的程序开具的处方成为电子处方，其格式与手写处方一致。

格式　由各医疗机构按照规定的格式统一印制处方。传统处方用纸张的颜色区分，实现电子处方系统的医疗机构则在处方右上角标注处方类别。普通处方的印刷用纸为白色；急诊处方为淡黄色，右上角标注"急诊"；儿科处方为淡绿色，右上角标注"儿科"；麻醉药品和第一类精神药品处方为淡红色，右上角标注"麻"、"精一"；第二类精神药品处方为白色，右上角标注"精二"。处方由前记、正文和后记三部分组成。前记包括医疗机构名称、费别、患者姓名、性别、年龄、门诊或住院病历号、科别或病区和床位号、临床诊断、开具日期等。麻醉药品和第一类精神药品处方还应当包括患者身份证明编号，代办人姓名、身份证明编号。正文以拉丁文"Rp"或"R"［recipe（请取）的缩写］标示，分列药品名称、剂型、规格、数量、用法和用量。后记包括医师签名或者加盖专用签章，药品金额，审核、调配、核对发药药师签名或者加盖专用签章。

书写规范　处方应按规定书写。患者一般情况、临床诊断应填写清晰、完整，并与病历记载相一致。每张处方限于一名患者的用药。手写处方应字迹清楚，不得涂改。处方如需修改，应在修改处签名并注明修改日期。药品名称应使用规范的中文名称书写，没有中文名称的可以使用规范的英文名称书写。西药和中成药可以分别开具处方，也可以开具一张处方，中药饮片应单独开具处方。开具西药、中成药处方时，每种药品应另起一行，每张处方不得超过5种药品。药品用法、用量应按照药品说明书规定的常规用法、用量。手写处方开具后于空白处画一斜线以示处方完毕。处方医师的签名式样和专用签章应与院内药学部门留样备查的式样一致，不得任意改动，否则应重新登记留样备案。

作用及意义　处方具有法律上、技术上和经济上的意义。在医疗工作中，处方反映了医、药、护各方在药物治疗活动中的法律权利与义务，并且可以作为追查医疗事故责任的证据，具有法律上的意义。处方记录了医师对患者药物治疗方案的设计和对患者用药方法的指导；处方经过审核后，由药剂人员按照处方进行调剂，具有技术上协调配合的意义。处方的经济意义表现在它是患者药费支出的详细清单，可以作为调剂部门统计特殊管理和贵重药品消耗的单据。

（文爱东）

chǔfāng xiànliàng

处方限量（prescription limit）　按照诊疗规范，根据医疗、预防、保健需要，医师在开具处方时需严格遵守的国家相关法规中关于可开具的药品、病情与疗程等限量规定。是药品临床应用管理的重要组成部分，在药品调剂中需要遵守并审核，能够促进临床合理用药，保障患者用药安全、有效、经济。处方限量和抗菌药物分级管理在门诊处方质量的提升中可以起到宏观管理的作用。

内容　依据《处方管理办法》第四章规定，对处方限量包括：①处方开具当日有效，特殊情况下需延长有效期的，由开具处方的医师注明有效期限，但有效期最长不得超过3天。②处方一般不得超过7日用量；急诊处方一般不得超过3日用量；对于某些慢性病、老年病或特殊情况，处方用量可适当延长，但医师应当注明理由。③医疗用毒性药品、放射性药品的处方用量应当严格按照国家有关规定执行。④除需长期使用麻醉药品和第一类精神药品的门（急）诊癌症疼痛患者和中、重度慢性疼痛患者外，麻醉药品注射剂仅限于医疗机构内使用。⑤为门（急）诊患者开具的麻醉药品注射剂，每张处方为一次常用量；控缓释制剂，每张处方不得超过7日常用量；其他剂型，每张处方不得超过3日常用量。第一类精神药品注射剂，每张处方为一次常用量；控缓释制剂，每张处方不得超过7日常用量；其他剂型，每张处方不得超过3日常用量。哌甲酯用于治疗儿童多动症时，每张处方不得超过15日常用量。第二类精神药品一般每张处方不得超过7日常用量。对于慢性病或某些特殊情况的患者，处方用量可以适当延长，医师应当注明理由。⑥为门（急）诊癌症疼痛患者和中、重度慢性疼痛患者开具的麻醉药品、第一类精神药品注射剂，每张处方不得超过3日常用量；控缓释制剂，每张处方不得超过15日常用量；其他剂型，每张处方不得超过7日常用量。⑦为住院患者开具的麻醉药品和第一类精神药品处方应当逐日开具，每张处方为1日常用量。⑧对于需要特别加强管制的麻醉药品，盐酸二氢埃托啡，处方为一次常用量，仅限于二级以上医院内使用；盐酸哌替啶处方为一次常用量，仅限于医疗机构内使用。

处方用量延长原则 处方用量必须在充分评估病情稳定性、所用药品的适宜性后开具，以期不会对患者造成不利影响。一般不超过30日用量，若超出，医师宜注明理由。对于某些慢性病、老年病或特殊情况，处方用量可

适当延长：主要指病情稳定慢性病（如高血压、糖尿病等慢性病）、需要长期或者较长时间服药，期间不需要作检查，且多为价格较便宜的药品、某些肿瘤患者的辅助用药，或某些外地患者需回当地治疗而当地又无此药等情况。外地患者必要时应取得当地医师或药师的用药指导。抗菌药物（除抗结核外的某些药品外）一般不宜延长处方用量。

（文爱东）

chǔfāng shěnhé

处方审核（prescription review）

具有药师以上专业技术职务任职资格的人员调剂处方时，按照"四查十对"逐项审核处方的前记、正文和后记相关内容，判断处方是否存在不规范、用药不适宜、超常用药等现象的用药干预行为。调剂处方时，药师须做到"四查十对"：查处方，核对科别、姓名、年龄；查药品，核对药名、剂型、规格、数量；查配伍禁忌，核对药品性状、用法用量；查用药合理性，核对临床诊断。这是发现存在的或潜在的用药问题的环节，能促进临床药物合理应用，保障患者用药安全、有效、经济，是医疗质量持续改进和药品临床应用管理的重要组成部分，是提高临床药物治疗水平的重要手段。

处方审核结果主要有不规范处方、用药不适宜处方和超常处方三种。

不规范处方包括：①处方的前记、正文、后记内容缺项，书写不规范或者字迹难以辨认的处方。②医师签名、签章不规范或者与签名、签章的留样不一致的处方。③药师未对处方进行适宜性审核的（处方后记的审核、调配、核对、发药栏目无审核调配

药师及核对发药药师签名，或者单人值班调剂未执行双签名规定）处方。④新生儿、婴幼儿处方未写明日、月龄的处方。⑤西药、中成药与中药饮片未分别开具的处方。⑥未使用药品规范名称开具的处方。⑦药品的剂量、规格、数量、单位等书写不规范或不清楚的处方。⑧用法、用量使用"遵医嘱""自用"等含糊不清字句的处方。⑨处方修改未签名并注明修改日期，或药品超剂量使用未注明原因和再次签名的处方。⑩开具处方未写临床诊断或临床诊断书写不全的处方。⑪单张门急诊处方超过五种药品的处方。⑫无特殊情况下，门诊处方超过7日用量，急诊处方超过3日用量，慢性病、老年病或特殊情况下需要适当延长处方用量未注明理由的处方。⑬开具麻醉药品、精神药品、医疗用毒性药品、放射性药品等特殊管理药品但未执行国家有关规定的处方。⑭医师未按照抗菌药物临床应用管理规定开具抗菌药物的处方。⑮药物未按照"君、臣、佐、使"的顺序排列，或未按要求标注药物调剂、煎煮等特殊要求的中药饮片处方。

不适宜处方包括：①适应证不适宜的处方。②遴选的药品不适宜的处方。③药品剂型或给药途径不适宜的处方。④无正当理由不首选国家基本药物的处方。⑤用法、用量不适宜的处方。⑥联合用药不适宜的处方。⑦重复给药的处方。⑧有配伍禁忌或者不良相互作用的处方。⑨其他用药不适宜情况的处方。

超常处方包括：①无适应证用药的处方。②无正当理由开具高价药的处方。③无正当理由超说明书用药的处方。④无正当理

由为同一患者同时开具 2 种以上药理作用相同药物的处方。

（文爱东）

yàofáng

药房（pharmacy）

医疗机构或诊疗所里供应药品的部门或社会上出售药品的零售商店。随着医院药房功能的变化，医院里的药房名称现已改为药剂科或药学部。

中国医药分设始于周，据《周礼·天官》记载，当时已有正式藏药机构，并设管理医和药的各种官职；药品经营上，只有私人开设的药铺。宋神宗熙宁九年（公元 1076 年）出现了世界历史上最早记载的公办药房。到明清两代都设有官办御药房，个人开办的街市药房遍布大中城市和农村集镇。当时的药房以经营和炮制中药为主。19 世纪 50 年代，西方各国大量派遣传教士和医师来中国设立诊所，开办医院，出售西药，随后在中国设立零售药房，开办药行。从 19 世纪 90 年代开始，中国开始经营与制造西药。20 世纪 30 年代，医院随着社会的发展转变为具有近代特点的医疗组织，逐步建立了中药房和西药房。早期的医院药房主要以照方配药或配制制剂为主。随着现代医学模式的转变，医院药房工作的内容和范围也随之发生变化，药房工作更加具体化、细化，根据医院医疗需求不同，可设不同类型的药房。

随着现代医学模式转变，药房因其面向服务对象不同产生多种类型，主要分为医院药房和社会药房。根据医疗需求，医院药房主要分为：门诊药房、急诊药房、病房药房。①医院药房是在医院药学部门管理下，遵照《中华人民共和国药品管理法》《处方管理办法》《医疗机构药事管理规定》等法规以及本医疗机构的《药品调剂质量管理规范》开展相应药学服务，医院药房是集管理、技术、经营、服务等于一体的综合性科室。社会药房是区别于医院药房的药品供应部门，亦称社会药店或零售药店（含零售连锁药店）。社会药房的开办要经过国家药品监督管理部门批准并取得《药品经营许可证》，遵照《中华人民共和国药品管理法》《药品经营质量管理规范》开展相应的药学服务。社会药房以销售非处方药为主的零售药品商店，以面向广大市民的开放性、兼营化妆品及日用品等经营范围的多样性及出售处方药的限制性为其特点。随着社会发展，无论是医院药房还是社会药方，均需要从单一的药品保障功能，转变成以信息化建设为导向，服务患者为宗旨，保障药品质量为基础，具备合理用药咨询功能，且更贴近百姓需求、更符合临床医疗服务及日常健康保健需求的现代化、综合药学服务窗口。

（文爱东）

ménzhěn yàofáng

门诊药房（out-patient pharmacy）

直接服务于门诊患者的医院药学服务部门。负责本部门的药品请领、储备、效期管理和调剂，麻醉药品、精神药品等特殊药品的请领、储备、效期管理和发放等工作。是医院多个药房中的重点服务窗口之一，承载着直接面向患者的药学服务。药师要根据医师处方为患者提供药品，指导患者合理用药，为患者提供较详细的用药咨询，尽力解决患者的用药疑难，监察医师的不合理用药。现代化医院门诊药房的发展趋势是具备先进的信息化管理系统、优质化服务流程、开放式柜台发药，有药学咨询窗口或咨询室等，有些医疗机构还设立非处方药专柜，通过提升药师服务水平，提高药学服务能力等，以专业的服务确保患者安全、有效、合理用药。

特点 ①门诊调剂业务呈现一定的随机性。虽然工作随门诊患者数量、病种等情况的变化而不断变化，但药品的消耗根据每一个地区、每个季节的患者发病率又有一定的规律性。②既要严格按照医师处方调配给患者的药品，又要严格执行调剂操作规程，拒绝调配错误的处方。③既要保证药品供应，又要提供咨询服务。④实行大窗口或柜台式发药。

根据医院门诊量和调配处方量的不同，常见的配方方法有三种形式：①独立配方法，即各发药窗口的调剂人员从收方到发药均由 1 人完成，该法适合于小药房。②流水作业配方法，即收方发药由多人协同完成，1 人收方和审查处方，1~2 人调配处方、取药，1 人专门核对和发药，该法适用于大医院门诊药房以及候药患者比较多的情况。③结合法，即采用独立配方和分工协作相结合的方法，每个发药窗口配备 2 名调剂人员，1 人负责收方、审查处方和核对发药，另外 1 人负责配方，该法适合各类医院门诊药房。

传统门诊药房的工作任务主要以保障供应为主，药师与患者之间通过小窗口传递药品，患者得不到药师的直接用药指导。现代医院药事管理要求：①药师应转变观念，开展以患者为中心的药学服务，加强与医师沟通，为患者用药负责。②加强审方工作，使不合格的处方、不合格的用药得到事前纠正。③药师由窗口发药方式转变为柜台发药方式，以方便与患者面对面交流，更好地指导患者用药，提供优质服务。④介绍药品知识和供应情况。⑤积极筹措抢救危重患者用药。⑥加强麻醉药品、精神药品、医疗用毒性药品的管理。

设置 根据以患者为中心的服务思想，既方便门诊患者就医，又使医院各科室工作秩序井然的原则设置门诊药房的位置。通常门诊药房宜设于门诊部建筑物底层，与各诊疗科室的距离基本相等，宜与收费部门比邻，便于患者缴费、取药同时进行。根据医院的性质、规模和门诊量的大小，门诊药房一般可设西药房、中药房、儿科药房、传染科药房等。设计原则主要有：①保证药品配方工作的顺利进行。②方便患者取药。③位置适中，便于调配处方及药品请领。④药品货位布局适宜，提高工作效率。⑤具有良好的卫生条件，与其他诊疗科室隔离。⑥具有充足的光线、供水、供暖及适当的空气调节装置。

（文爱东）

jízhěn yàofáng

急诊药房 （emergency pharmacy）

为急诊患者提供用药、为夜间住院患者提供临时医嘱用药、为突发公共事件提供应急性药品的部门。是医院药剂科的基本职能部门之一。

特点 急诊药房与门诊、住院类药房相比具有以下特点：①服务的人群主要是急诊患者，这些患者病情紧急，有的甚至是危重，因此，急诊调剂工作经常需要应急作业，需平时充分做好应付突发事件的准备。②急诊药房服务于急诊医疗，所配备的药品种类、数量等应和急诊医疗基本配套，做到急救药品可随时供

应。③急诊药房提供 24 小时全天候药学服务，全年无节假日休息，以确保急诊患者抢救和用药的绿色通道畅通。

设置 急诊药房的位置和布局应合理，不然会延长患者的取药时间、耽误患者用药。一般毗邻急诊科，具有醒目的大字标示，使急诊患者一眼就能找到其位置所在；急诊药房和门诊药房前后应连通，发药窗口各自分开，这样布局的优势表现在：药品品种齐，不易发生药品短缺，紧急时应对能力强；日夜通用，药品周转快，不易过期积压；工作人员要熟悉药房内药品的存放位置、品种类型，应对各种紧急情况的应急能力强。

发展方向 ①改变药房格局，使药品分类摆放，做到中西药分开，口服、外用药分开，注射剂单独设立专架。适当设立低温库，以确保需 2～8℃贮存的药品保持有效。设置独立的空调系统，避免使用中央空调，全年确保药品在合适的温湿度下贮存。应设立独立的生活、休息区域，以便工作人员换衣等日常生活。②设立急救药品专区，按急救的类型分类摆放，使得急诊调剂人员在调配药品时忙而不乱。并根据本地及季节等因素合理、适量地领用急救药品，避免造成药品过期而浪费。药房负责人应加强检查急救药品质量，确保抢救药品的质量和用药安全。③引进自动发药机等先进的智能设备和信息管理系统，提高服务能力。④注重人才培养，提高急诊药房人员素质，更好服务急诊患者。

改善急诊药房工作条件以及提升药剂人员的业务素质是确保急诊药房工作顺利开展的重要因素。坚持以患者为中心的原则，

是急诊药房为急诊患者提供优质药学服务的根本宗旨。

（文爱东）

bìngfáng yàofáng

病房药房 （in-patient pharmacy）

承担住院患者用药的调剂工作的部门。又称住院调剂室、住院配方室（包含中心摆药室）、住院药房及卫星药房，是药剂科的重要组成部门。

病房药房的基础工作是药品调剂，21 世纪初期，中国住院患者药品调剂大多采用以下方式：①凭方发药。医师给住院患者开具处方，治疗护士凭处方到住院调剂室取药，调剂室依据处方逐件配方。这种方式多用于麻醉药品、精神药品、医疗用毒性药品等少数的临床用药。②病区小药柜制。病区凭药品请领单向住院调剂室领取协商规定品种和数量的病区常用药品，存放在病区专设的小药柜内。每日医师查房后，治疗护士按医嘱取药发给患者服用。③集中摆药制。根据病区治疗单或医嘱由药剂人员或护士在病区药房将药品摆入患者的服药杯（盒）内，经病区治疗护士核对后发给患者服用。

静脉药物配制中心（pharmacy intravenous admixture services, PIVAS）作为病房药房重要的组成部分之一，它是在符合《药品生产质量管理规范》、依据药物特性设计的操作环境下，由受过培训的药学技术人员，严格按照操作程序，进行包括全静脉营养液、细胞毒性药物和抗生素等静脉用药的配制（见静脉用药调配）。建立 PIVAS 的目的是为了加强对药品使用环节的质量控制；保证药品质量体系的连续性；提高患者用药的安全性、有效性；实现医院药学由单纯供应保障型向技术

服务型转变。

除此之外，药学咨询服务逐渐成为各医疗机构提升医疗服务的重要手段（见用药咨询）。在病房药房设立药学服务窗口，由富有临床药学服务经验的药师值班，负责解答医师、护士和患者的用药咨询，解答其用药疑虑，宣传合理用药理念，确保患者用药安全、有效、经济。病房药房作为医院药剂科的重要部门，要求其管理水平、服务质量、专业知识水平必须要达到一个更深更高的层次，同时要求病房药房的工作不仅是为住院患者提供质量合格的药品，还能提供临床药学服务，承接用药咨询，指导合理用药，进行用药宣传，实现全方位、全过程保证公众健康的服务目标。

（文爱东）

shèhuì yàofáng

社会药房（community pharmacy）

将购进的药品直接销售给消费者并提供相应服务的药品经营企业。包括零售药店和零售连锁企业，是向人们提供药品、保健品和服务的零售机构。社会药房不同于医疗机构药房，前者为企业性质，要承担投资风险；后者是医疗机构的组成部分，不具法人资格。

零售药店是指依法取得《药品经营许可证》的单一门店的药品零售经营企业，这类药房在中国药品零售企业中占的比例很大；药品零售连锁企业是指经营相同类别药品，使用同一商号的若干门店，在同一总部的管理下，采取统一采购配送、统一质量标准、采购同销售分离、实行规模化管理的组织形式。

社会药房为公众带来了方便快捷的服务，分类方法多样，形成了各种类型药房。按照销售的药品类型，可分为处方药房（也可以卖非处方药）和非处方药药房（不能卖处方药）；也可以分为中药房和西药房；还可以按组织形式、所有制、规模、销售方法等进行分类。在中国实行医疗保险制度后，社会药房又有定点药房和非定点药房之分。定点药房或称定点零售药店，是指经统筹地区劳动保障行政部门审查，并经社会保险经办机构确定的、为城镇职工基本医疗保险参保人员提供处方外配服务的零售药店。处方外配是指参保人员持定点医疗机构处方，在定点零售药店购药的行为。

（文爱东）

yàopǐn tiáojì zìdònghuà

药品调剂自动化（drug dispensing automation，DDA）

应用自动化设备代替传统手工操作的新型药品调剂模式。20 世纪 90 年代初德国率先推行 DDA，随后欧、美、日等发达国家加快了对 DDA 系统的研究，逐步开发出一系列适合 DDA 的设备，并积累了较为丰富的管理使用经验。随着科技的发展，中国自主研发的药房自动化设备也逐渐成熟，在中国经济较发达的地区，不少医院药房已引进自动化调剂设备并投入使用。实施 DDA 的目的是提高药品调剂的安全性和药品管理的科学性，同时将药师从繁重的体力劳动中解放出来，将更多精力用于为患者提供专业性更强的服务。

DDA 的工作原理是将计算机技术、自动化控制、现代物流与医院信息系统、自动化设备进行数据无缝对接，实现药品分拣、调配、发药智能化和自动化。药品调剂自动化涉及的主要智能调剂设备包括自动发药机、智能药柜、单剂量药品包装机、全自动注射剂摆药机、特殊药品指纹管理机柜、条形码药品调剂系统。

自动发药机 主要由触摸屏、药品输出端和储药轨道组成，适合于门诊药房 DDA。该系统的特点为：药品依靠重力下落，由电磁控制增加可靠性；条码控制加药信息，滑道发光二极管灯识别药品。其工作流程为：①加药。首先扫描药品条形码，当系统获得数据后，药品信息显示在计算机屏幕上。此时将药品放到入库传送带上接受电子测量，随后药品通过机械手寻址、抓取，放入相应的摆放位置上。②发药。取药过程与医院信息系统无缝链接，当指令发出或确认处方信息后，机械手就会自动寻址抓取指定药品，核对条形码后再通过个性化的传送技术把药品送至指定的出药口。（见自动发药机）

智能药柜 以垂直旋转运动进行认址，控制系统按最优路径取药，采用液晶触摸屏操作，药品位置、取药数量、药品批号、处方信息和药品信息清晰，确保药师取药的准确性；设备与医院信息系统实现无缝隙连接，自动接收和处理处方信息，并能对药品效期进行评估，做到近效期的先出库，另外，该系统具有药品时时盘点功能和强大的处方跟踪功能，可准确记录系统内药品的患者流向，及时向医院反馈相关药品的出库记录和患者信息。（见智能药柜）

单剂量药品包装机 通过医院信息系统传送医嘱信息，按单患者、单剂量将药片或胶囊自动包入同一个药袋内的调剂系列设备。对于机器内部没有的药品或需使用半片药品等特殊情况，可通过手工加药盘来实现摆药。若接收到错误处方时，显示器中处方表会变为红色，并退回医师工作站。药品包装设计方便核对，避免了分发错误、药品污染等问题的发生。该系统还具有药品药量监测、药品添充、药品消耗量统计等功能。该系统原理：将药品存放到经校验的药匣中。每个药匣上都印有所含药品的编号和名称，药匣在机柜中配有相应编号的插槽，以确保每次收到指令时仅释放一粒药片。其工作流程为：医嘱、处方经药师审核，通过医院信息系统传入药单，分包机识别现存的药品，然后选出并进行打包和印制标签。分包机会自动将每个患者一次服用剂量的药品按医嘱装入一个药袋，密封包好传送出分包机，这些药包将以流水排列的形式从设备中滑出。（见单剂量药品包装机）

全自动注射剂摆药机　用于小容量注射液按单患者的全自动分发。系统由供筐机、摆药机、电脑控制系统、打印系统和自动码筐机等5个部分组成，其中摆药机有整列式、散列式、异形药品专用柜、冷藏注射剂药柜等可供选择，并可根据需要自由组合。系统可根据医嘱按单患者将药品自动摆入药筐，再通过排出装置送入自动码筐机完成摆药的全过程。由于摆药和标签打印等操作均在机器内部进行，整个过程安全、高效。该机还可与静脉药物配制中心有机结合，将原来分散在各个病区配置的静脉滴注药品，在药学监护下集中配制、混合、检查和发放。

特殊药品指纹管理机柜　适用于贮存和发放特殊药品（尤其是麻醉、精神、贵重、毒性等需要特殊管理的药品），通过设定指纹识别，自动判断调剂人员的身份，根据电子医嘱所列药品种类和数目发放药品和打印标签。该机柜可按单患者发药与医院信息系统联网直接记录取药人的取药信息。可分散到各个需要使用贵重药品、麻精药品的部门，通过网络系统统一集中管理。机柜通过指纹校验核实取药人的身份，经授权的取药者可以在系统中的任何一个机柜取药，从而实现了分散取药、统一管理，做到安全、便捷和自动化，确保特殊药品的安全使用。

条形码药品调剂系统　借助药品信息平台，应用条形码识别技术完成药品核对与处方调配。（见条形码药品调剂系统）

药品调剂自动化代表了现代药房药品调剂的发展趋势。但是，在推广应用方面除了需要先进的医院信息系统的支持外，还存在着一些问题：①购置各种智能调剂设备及其配套设施的价格较昂贵，且设备的运行成本和维护费用较高；供自动化设备打印标签、医嘱单的纸张及药品包装袋等均为特制专用，有的还需要依靠进口，这也增加了日常开支。②单剂量药品包装机只识别普通片剂和胶囊，且需配备与其形状规格相适应的专用贮药盒，对软胶囊、口服液等剂型暂时无法使用；当药品生产厂家改变、药品的形状与大小随之改变时，需要将新的药品样本送至设备生产厂家重新设计出相应的贮药盒后方可使用。③单剂量药品包装机需提前将除去外包装的药品装进贮药盒放入机器内方可进行摆药；由于缺少大包装的散装药品供应，药师需花大量时间除去药品的外包装，无形中加大了工作量、浪费包装资源和人力成本；而且当药品脱离外包装的保护后，也可能影响其稳定性。这些技术问题正在持续改进中。

（文爱东　王长连）

zhìnéng yàoguì
智能药柜（automated dispensing cabinets，ADC）　供医院病房医务人员使用的自动化药品调剂装置。也称为自动摆药柜或自动化药品管理柜（图1）。是一种药品调剂自动化设备。主要用于药品的安全存储与自动化调剂。医务人员执行简单操作，即可及时获得住院患者所需的药品，节省了药品从药房到病房的周转时间。同时，通过医院信息系统可以精确追踪药品的使用情况，实现临床用药监测与管理的功能。

智能药柜操作界面简单且人性化，采用授权的指纹或密码登录系统，护士或药师在进行取药或补充药品过程中，相应位置的指示灯会闪烁，对操作者起到位置提示作用。

智能药柜功能系统包括登录系统、查询系统、加药系统、取

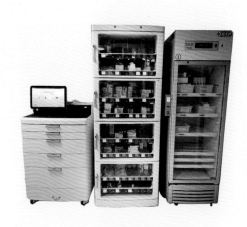

图1　某款智能药柜外形

药系统和退出系统（图2）。

智能药柜工作模式：医师处方用药医嘱通过医院信息系统传给服务器，服务器通过接口将处方信息传输至智能药柜，护士取药操作后数据回传，信息系统自动记录并减掉药房相应药品的库存数量。消耗药品的补充通过加药系统人工操作完成。

智能药柜的优点：①安全。可有效地避免因药品放置混乱引起的差错隐患，提高取药安全性。特定用户特定权限，拥有身份识别系统。用户可以通过指纹扫描或输入密码访问药品柜。②简便。取药快速、准确、方便。由于简化了取药流程，大大提高了工作效率，减轻了护士和药师的劳动强度。③可追踪。药品存、取全过程信息系统准确记录，可提供信息服务和分析报告。④远程管理。基于信息网络的应用程序，允许有权限的医务人员或管理人员使用任意工作站单元查询信息。⑤分级管理。麻醉药品、精神药品或高危药品的调剂，可通过设定不同的流程权限与普通药品加以区分管理。

智能药柜的不足：①设备成本较高，普及使用存在经费问题。②硬件系统的远程控制功能还有待进一步完善。③智能药柜空间有限，药品存储需根据使用情况及时调整，以避免药品短缺或滞销失效。

智能药柜在国外使用较普遍，国内部分医疗机构已购置和使用。

（王长连）

zìdòng fāyàojī

自动发药机 （automated dispensing machine）

供医院门诊药房药师使用的自动化药品调剂装置。也称整盒自动发药机或整盒自动发药系统（图）。

自动发药机由智能存取系统、快速出药系统和智能配发药系统等组成。智能存取系统是通过计算机进行控制和管理的多回转机构的存取系统，由双储药单元、双出药单元、传送系统和管理控制单元等构成。快速出药系统是一套结合自动化控制与计算机管理的盒装药品的自动化储存、出药和发送系统。在接收到调剂指令后，机械手立即从一个或多个出药机构按照处方取出指定数量的药品，快速完成自动调剂。调配好的药品可通过传送系统直接输送到发药窗口或任何指定位置。智能配发系统通过与医院信息系统接口，实时与发光二极管显示屏及呼叫连接，实现后台自动预摆药，前台自动显示与呼叫，前台药师可以专心为患者核发药品与用药交代，使调剂发药过程更加流畅。

自动发药机的优点：①保证药品存放质量。自动发药机内存放的各种药品均采用合理配仓，每种药品都有一个专属的储药槽，可分类摆放、调控适宜的温度和湿度，保证药品贮存质量；还能智能显示药品的使用量和库存量，减轻药房定期盘点工作量。②降低工作强度，缩短候药时间。药品调剂由系统自动控制，无需工作人员找药和计算取药数量，处方调配流程快速、准确，减轻了药师的工作强度，节省了患者取药等候时间。③减少调剂差错，确保医疗质量。智能系统和人工审核相结合，进一步降低了调剂差错率，有利于保障患者用药安全。④有利于药房信息化建设。利用电子系统对药品信息进行实时监控功能，智能提示补充药品，药房管理人员可以随时掌握所有

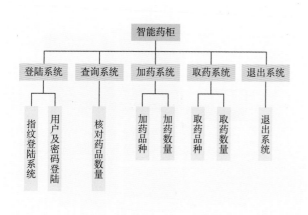

图2 智能药柜功能系统示意

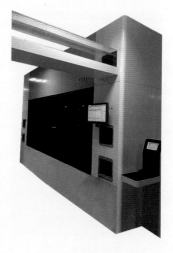

图 自动发药机

药品的使用动态，免除人工巡回的麻烦。⑤促进药师工作重心的转变。自动发药机投放药房后，药师将有更多的时间与患者沟通，更好地为患者提供用药交代和用药咨询服务，有利于提升药学服务质量，提高患者对药师的信任与美誉度。

自动发药机的不足：①提供自动调剂的药品剂型和包装种类有限。虽然自动发药机可满足90%以上的瓶装和盒装药品的自动调配和预摆药，但还有部分异型包装药品、玻璃包装药品、瓶装自制药、大输液等仍需依靠手工调配。②及时上药的问题。某些用量大的药品，需密切关注其出药量，及时补充发药机内药品库存的不足，以保证快速出药系统的准确性和流畅性。③成本和维护问题。设备较为昂贵，维护费用和运行成本较高。设备还处于发展阶段，运行中会出现故障，需要用户熟练掌握常见故障的排查及处理方法，并制订发生疑难故障时的应急方案。

自动发药机在国外的部分社会药店使用，国内已有仿制和自主研发。国内部分大型医院有配置和使用。

（王长连）

dānjìliàng yàopǐn bāozhuāngjī

单剂量药品包装机（unit dose drug packager）

提供口服药品单剂量摆药的自动化药品调剂装置。全称全自动单剂量药品分包机，又称全自动单剂量锭剂分包机（automated unit-dose drug dispensing machine; tablet autopack system），见图。是一种药品调剂自动化设备，主要用于医院病区药房为住院患者服务。根据医院信息系统传送来的患者用药医嘱（处方）指令，该机可将所调配的药品片剂或胶囊剂按单次服用剂量自动分装于同一个药品袋（即单剂量药品袋）内，并在包装袋上打印出病房和病床编号、患者姓名、药品名称、剂量、服药时间以及条形码等信息。

单剂量药品包装机主要由四个部分组成：①储药系统。包括药品盒及药品装载柜，用于药品的储存。药品盒位于药品装载柜中，可以根据片剂（或胶囊）的形状大小和储存量的多少定制与配备相应的规格。不同型号的装置对应不同的药品盒数量。②备用药槽系统。机内含摆药托盘，用于机器中未存储的药品，或半片、特殊形状药片（或胶囊）的手工添加。③分包打印系统。进行药品的自动调剂装袋及信息打印，包括药袋的熔封、碳带打印、传送、切刀。④控制面板系统。采用触摸屏以交互式图文显示设备的各种信息，主要功能包括：预警提示、药品的添加提示、设备的自检信息提示、运行状态的设定等。

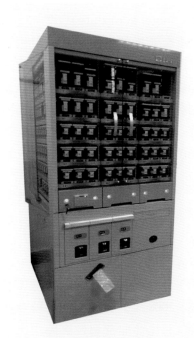

图　单剂量药品包装机

单剂量药品包装机的优点：①高速高效。自动化分包速度最高可达60包/分钟，大大提高了工作效率，减轻了药师调剂药品的劳动强度。②低污染。药品调剂全过程在密闭的装置中自动化操作，减少了常规开放状态下手工调剂可能存在的污染。③避免差错。自动化调配准确率极高，可以避免人为差错。另一方面药袋上打印有明确的患者信息和用药信息，可以减少护士发药差错及患者服药差错。④加强了药品管理。信息系统对调剂药品的信息，包括药品编码、药品名、药品盒号、库存数量等，均有详细记录，并可自动统计、方便管理。

单剂量药品包装机的不足之处：①设备价格较贵，耗材费用高。分包机使用的药袋由可降解材料制成，成本较高。打印碳带亦为一次性，不可重复使用。药袋、碳带均为消耗品，费用高。②前期准备工作量大。在药品添加入盒前，如有铝箔包装都需去掉原包装，因此药品准备工作量较大，也可能导致易碎药品破损浪费。③药盒需根据药品的不同外形量身定做，一旦品种或规格发生变化，当药品形状、大小不同导致原药盒不可使用时，需要定做新药盒，造成部分资源浪费。

21世纪初，单剂量药品包装机在发达国家使用较为普遍，如美国、日本，中国正逐步推广。

（王长连）

tiáoxíngmǎyàopǐn tiáojìxìtǒng

条形码药品调剂系统（barcode drug dispensing system）

应用条形码识别技术和医院信息系统平台，进行药品调剂的装置。是一种药品调剂自动化装置。因为无论是采用人工药品调剂，还是自动化设备药品调剂，均可通过条形码扫描器读取药品条形码信息（图），并经医院信息系统与处方信息自动比对，只有两者的信息完全一致时，才可进行处方调剂与确认发药，否则提示错误，须重新核实后再次扫描确认。条形码识别技术与自动化调剂装置联用，即组成一类新型智能调剂设备。

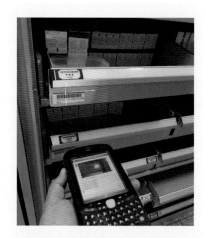

图 扫描器扫描药品条形码

条形码识别系统由条形码扫描器、放大整形电路、译码接口电路和计算机系统等部分组成。

条形码系统应用于药品调剂与管理的优点：①成本低。条形码比较易于制作，可以通过打印直接使用。条形码扫描器成本相对较便宜。识别模块较为简单，易与医院信息系统连接。②准确性高。由于条形码具有唯一性，经计算机识别可有效避免药品因包装相似、名称相似或多规格而造成的调剂差错。③速度快。条形码信息采集、比对速度快，可缩短调剂时间，相对可延长药师给患者用药交代与用药咨询时间。④方法简单。条形码识别技术对药师的计算机专业知识要求少，简单培训后即可熟练掌握。

使用条形码药品调剂系统的最大优点是可以很大程度上减少差错的发生。研究表明，药房应用条形码系统可使常见的调剂差错减少85％，包括药品的错、漏，剂量的错误，剂型的错误以及调剂过期的药品。同时，由于药房调剂错误导致的不良反应事件也在条形码系统应用后减少了60％。

21世纪初，条形码识别技术应用存在的最大障碍是药品外包装条形码覆盖率不足。美国食品药品管理局于2004年制订政策，要求药品制造商使用药品条形码标签。韩国于2007年制订了药品条形码标签的管理规定，要求处方药或指定的药品标注药品条形码。中国对药品条形码尚缺乏统一的标准和强制性要求。有条形码标识的药品大约只占所有药品品种70％，且大部分是非处方药，处方药带条形码标识的更少。药品包装条形码的缺失或不统一，虽然医疗机构可以通过自行设计打印条形码，但增加了成本、工作量及识别上的困难。

（王长连）

jìngmàiyòngyàotiáopèi
静脉用药调配（pharmacy intravenous admixture） 采用注射剂混合调配技术将静脉注射用药品配制成可供临床直接使用的成品注射液的操作过程。又称静脉用药配制，是药品调剂的重要内容。静脉用药调配需由专业人员在医疗机构静脉用药调配中心（室）洁净条件下进行操作。

传统的静脉用药调配一般由护士在病区药品准备室内进行操作，存在诸多安全隐患。1969年，世界上第一个静脉用药调配中心建于美国俄亥俄州立大学附属医院。2008年，美国93％的营利性医院和全部非营利性医院均建立了静脉用药调配中心，欧洲、澳大利亚和日本等发达国家的医院也均建有静脉用药调配中心。1999年，中国第一个静脉用药调配中心在上海市静安区中心医院建成。2002年，中国颁布了《医疗机构药事管理暂行规定》，首次明确指出医疗机构要根据临床需要逐步建立全肠道外营养和肿瘤化学治疗药物等静脉液体配制中心（室），实行集中配制和供应。2010年，正式颁布了《静脉用药集中调配质量管理规范》和《静脉用药集中调配标准操作规程》，是中国卫生主管部门首次正式对静脉用药调配做出细化的管理和规范的规定，对静脉用药调配工作的推广起到了积极的作用。2011年颁布的《医疗机构药事管理规定》，再次明确肠外营养液、危害药品静脉用药应当实行集中调配供应。

工作流程 临床医师开具静脉输液处方或用药医嘱→信息传递→药师审核、打印标签→摆药、贴签→核对→混合调配→输液成品核对→输液成品包装→置密闭容器中加锁或加封条→运送（传送）至病区→病区药疗护士开锁（或启封）核对、签收→再次与处方或用药医嘱核对→为患者静脉输注用药。

静脉用药调配中心要求 静脉用药调配是一个专业化、高要求、高强度的工作，必须建立健全各项管理制度、人员岗位职责和标准操作规程，在特定的环境下、采用专业设备，经专业培训的人员共同协作完成。

调配中心（室）总体区域的设计 调配中心（室）布局、功能室的设置和面积应当与工作量相适应，并能保证洁净区、辅助工作区和生活区的划分，不同区域之间的人流和物流出入走向合理，不同洁净级别区域间应当有防止交叉污染的相应设施。

有相应仪器、设备和规章制度 为保证静脉用药调配操作规范以及成品质量和供应服务，所配备的仪器设备应经国家法定部门认证合格。①应配置百级洁净环境生物安全柜，供抗菌药物和危害药品静脉用药调配使用。②设置营养药品调配间，配备百级洁净环境水平层流洁净台，供肠外营养液和普通输液静脉用药调配使用。③调配过程中必须严格执行静脉用药集中调配操作规程，包括审核处方或用药医嘱、打印标签与标签管理、贴签摆药与核对、静脉用药混合调配、成品输液的核对、包装与发放、静脉用药调配所需药品与物料领用管理规程、电子信息系统调配静脉用药规程、静脉用药调配人员更衣、静脉用药调配清洁、消毒、生物安全柜、水平层流洁净台等操作规程。

严格执行人员准入资格 无论静脉用药调配设备、程序如何先进，决定静脉用药调配质量的第一要素是人员。要进行专业化的培训，充分调动员工积极性、发挥专业特长以保证静脉用药调配质量。

注意事项 因每次调配至少有 1 种或 1 种以上的药物是需要经过溶解后加入或直接加入稀释溶媒中，因此在调配过程中应特别关注注射剂溶媒选择问题和静脉用药调配配伍禁忌问题。另外，还应注意：①危害药品调配和抗菌药物注射液调配时，应注意职业防护，必须使用生物安全柜，调配区与外界需呈 5～10 帕负压差。危害药物调配时，必须熟悉废弃药瓶的处理、药物溢出的处理和清洁程序。成品输液外包装要有明显标识。抗菌药物注射液

调配时，特别是高致敏药物，如 β-内酰胺类抗菌药物，连续用药时应尽量选择同一批号药物。②肠外营养液调配。肠外营养液由葡萄糖、脂肪乳、氨基酸、维生素、电解质和微量元素等各种营养要素混合配制而成，需执行正确的混合配制顺序，尽量避免与其他药物混合，可防止出现配伍禁忌。为了保证成品输液的稳定性，还需要注意调配环境、温度及储存时间。③电解质注射液调配时，应特别关注药物间配伍变化，高浓度电解质安全使用管理问题。

静脉用药集中调配的优势在于能充分发挥药师在合理用药中的作用，确保成品输液的安全，而且有利于医务人员的职业防护和控制环境污染，避免重复的操作程序，有效减少药品浪费，加强质量控制，还能节约护理人力资源。

（王长连）

wēihàiyàopǐntiáopèi

危害药品调配（hazardous drug admixture）

危害药品采用注射剂混合调配技术将其配制成可供临床直接使用的成品输液的操作过程。又称细胞毒药物配制。属于静脉用药调配。危害药品通常指抗肿瘤药物等具有细胞毒作用的一类静脉注射用药物制剂。根据《静脉用药集中调配质量管理规范》和《静脉用药集中调配标准操作规程》，危害药品调配需由医疗机构静脉用药调配中心（室）专业人员在洁净条件下的生物安全柜内进行操作。生物安全柜属于垂直层流台，通过层流台顶部的高效过滤器，可以滤除粒径超过 0.3μm 的微粒达 99.99%，使操作台空间形成局部 100 级的洁净环境，并且通过工作台面四周

的散流孔回风形成相对负压。用于危害药品调配的生物安全柜还应当加装活性炭过滤器以除去排出空气中可能污染的细胞毒成分，最大程度地避免操作者的职业暴露风险和对环境的危害。

危害药品调配过程中可出现肉眼看不见的逸出物，形成含有毒性微粒的气雾污染环境，如果采取传统方式分散配制，操作者及其他人员可通过皮肤接触、呼吸道吸入和经口吞食等途径受到低剂量细胞毒药物的影响，可能导致严重的健康危害。20 世纪 80 年代后期，随着对危害药品认识的加深，各国陆续颁发了危害药品使用管理规则。2002 年中国发布的《医疗机构药事管理暂行规定》明确指出，医疗机构要根据临床需要逐步建立全肠道外营养和肿瘤化疗药物等静脉液体配制中心（室），实行集中配制和供应。通过集中调配措施，可以把以往分布在各病区的危害药品污染源和危险源集中起来，实施科学的管理，预防和控制环境污染，有效地降低了职业健康安全与环境污染风险。2011 年，颁布的《医疗机构药事管理规定》，再次明确肠外营养液、危害药品静脉用药应当实行集中调配供应。

操作规程 危害药品调配应严格执行静脉用药集中调配操作规程：①调配前准备。应执行更衣操作规程和生物安全柜操作规程，将摆好药品容器的药车推至安全柜操作台附近相应的位置。药学技术人员应当按照输液标签复核药品名称、规格、用量、有效期等的准确性和药品完好性，确认无误后，进入调配。②调配中，应执行加药混合调配操作规程，结束后，再次核对输液标签与所用药品名称、规格、用量，

准确无误后，调配操作人员在输液标签上签名或盖章，标注调配时间，并将调配好的成品输液和空西林瓶、安瓿与备份输液标签及其他相关信息一并放入筐内，以供检查者核对。③调配后。应通过传递窗将成品输液送至成品核对区，进入成品核对包装程序；每完成一组输液调配操作后，应当立即清场，用蘸有75%乙醇的无纺布擦拭台面，除去残留药液，不得留有与下批输液调配无关的药物、余液、用过的注射器和其他物品。结束后执行清洁消毒操作程序进行清洁消毒处理。

注意事项 ①应当重视操作者的职业防护，调配洁净区和二次更衣室之间应当呈5~10帕负压差。调配时应当拉下生物安全柜防护玻璃，前窗玻璃不可高于安全警戒线，以确保负压。②调配过程中，所有的物品应轻拿轻放于生物安全柜内的布上操作，尽量避免溅洒或溢出事件的发生。③调配完成后，必须将留有危害药品的西林瓶、安瓿等单独置于适宜的包装中，与成品输液及备份输液标签一并送出，以供核查。④用过的一次性注射器、手套、口罩及检查后的西林瓶、安瓿等废弃物，应放在专用的塑料袋中置于垃圾桶内，特别强调的是对废弃药瓶应至少包裹两层，按规定由本医疗机构统一集中封闭处理。⑤操作人员应熟悉药物溢出的处理和清洁程序。在随手可及的地方备有"溢出工具袋"，袋内应包括两副一次性手套、护镜、呼吸面具、吸附剂、塑料背面吸水垫、一次性毛巾及至少2只厚塑料袋（标有警告标志），还应备有用于收集玻璃碎片的一次性药匙以及防破的容器。所有的溢出和破裂均应立即按步骤操作。

⑥危害药品成品输液的外包装上应当有明显标识。

（王长连）

chángwàiyíngyǎngyètiáopèi

肠外营养液调配（parenteral nutrition admixture，PN） 采用注射剂混合调配技术将静脉注射用营养药品配制成可供临床直接使用的成品输液的操作过程。又称全静脉营养液配制或全肠外营养液配制（total parenteral nutrition admixture，TPN）。属于静脉用药调配。肠外营养液通常由葡萄糖、脂肪乳、氨基酸、维生素、电解质和微量元素等各种营养要素按照临床治疗需要采用相应的比例混合配制而成，是经静脉途径为患者提供治疗的一种全合一溶液。肠外营养液调配的药品成分必须具有自身稳定性并对体内代谢不起破坏作用。中国2002年发布的《医疗机构药事管理暂行规定》及2011修订的《医疗机构药事管理规定》，均明确指出了医疗机构要对肠外营养液实行集中配制和供应；《静脉用药集中调配质量管理规范》和《静脉用药集中调配标准操作规程》规定，肠外营养液调配需由医疗机构静脉用药调配中心（室）专业人员在洁净条件下的水平层流洁净台上进行操作。水平层流洁净台属于局部净化设备，通过加压风机将室内空气经过高效过滤器过滤送到净化台内区域，从而达到局部百级洁净操作环境，是对操作人员和环境无伤害的药物调配操作平台。

肠外营养是临床营养支持的重要组成部分。1968年，美国杜德里克（Dudrick）教授首次通过中心静脉对患者进行营养支持。经过几十年的临床实践，肠外营养从理论、技术到营养制剂都得到了很大的发展。21世纪初，肠外营养已被临床普遍接受，其疗效也得到医患的共识，成为临床上肠功能衰竭和危重症患者治疗中不可或缺的重要措施之一。各种肠外营养处方药物组分有所不同，一般涉及的药物制剂达十余种。由于肠外营养液化学成分复杂，如果没有专业的技术人员和规范的配制环境及严格的无菌操作技术，调配过程极易被细菌、霉菌及杂菌等污染，一旦输入体内将导致无法预知的损害。而且，营养配方中不同药物制剂之间存在可能因配伍产生的成分变化、稳定性变化也使其混合技术变得更为复杂，调配技术水平将直接影响到混合配制后营养液的质量，如混合顺序不当会出现浑浊、沉淀、变色、乳析、凝聚等现象。

操作规程 肠外营养液调配应严格执行《静脉用药集中调配操作规程》。①调配前准备：应执行更衣操作规程和水平层流洁净台操作规程，将摆好药品容器的药车推至洁净台附近相应的位置。药学专业技术人员应当审核处方，并按输液标签核对药品名称、规格、数量、有效期等的准确性和药品完好性，确认无误后进入调配。②调配中：加药混合调配，即在葡萄糖、氨基酸或脂肪乳等输液中加入某些药物的营养液，通常是先将电解质、微量元素或胰岛素等加至葡萄糖或氨基酸输液中，将磷酸盐加入另一瓶氨基酸输液中；将水溶性维生素和脂溶性维生素混合加入脂肪乳中；然后将氨基酸、磷酸盐、微量元素的混合液加入到脂肪乳中；最后可将脂肪乳、维生素混合加入静脉输液袋中。调配结束后，再次核对输液标签与所用药品名称、规格、用量，准确无误后，调配操作人员在输液标签上签名或者盖签章，标注调配时间，并将调配好的成品输液和空西林瓶、安瓿与备份输液标签及其他相关信息一并放入筐内，以供检查者核对。③调配后：通过传递窗将成品输液传送至成品核对区，进入成品核对包装程序。每完成一组输液调配操作后，应当立即清场，用蘸有75%乙醇的无纺布擦拭台面，除去残留药液，不得留有与下批输液调配无关的药品、余液或用过的注射器和其他物品。调配结束后执行清洁消毒操作程序进行清洁消毒处理。

注意事项 ①调配环境：肠外营养液调配必须在1万级净化环境加上百级超净工作台上严格按标准规程操作。每次调配前后应对调配室做好清洁消毒，以最大限度减少各种污染机会。②注意配伍禁忌：调配过程中，多种组分的混合及相互作用可能导致营养液中原有微粒颗粒变大，引入或产生新的微粒影响其稳定性，产生不溶性微粒和乳析现象。因此，为防止在输液过程中产生危害，应尽量避免将营养液随意与其他药物相混合，除非已有资料报道或实验依据。（见静脉用药调配配伍禁忌）③混合顺序：应注意正确的混合调配顺序。钙剂和磷酸盐应分别加入不同的溶液内稀释，然后再混合，以避免高浓度时混合发生磷酸钙沉淀；氨基酸和葡萄糖注射液混合后，应检查有无沉淀生成，确认没有沉淀后再加入脂肪乳液体。④温度：肠外营养液性质不稳定，温度高可能导致药物分解或产生沉淀，因此须保持调配室温度18~26℃，未及时使用时必须置于2~8℃冰箱中储存。⑤成品检查：检视调配好的肠外营养液是否有沉淀、

龟裂、异物。调配时即使溶液在刚配制完成时是澄清的，但当溶液被输注至体内时或从冰箱取出后的回温过程中，都有可能因温度的升高而有沉淀产生。⑥保存时间：肠外营养液由于成分复杂，受各种因素的影响，一般建议应现配现用，于24小时内持续匀速输完。

（王长连）

diànjiězhì zhùshèyè tiáopèi

电解质注射液调配 （electrolyte injection admixture） 采用注射剂混合调配技术将电解质注射液配制成可供临床直接使用的成品输液的过程。电解质注射液也称为电解质平衡调节药。当疾病发展到一定阶段，电解质、水和酸碱平衡紊乱成为威胁生命的重要因素，为纠正这种紊乱以挽救患者的生命所使用的重要静脉用药。在临床药物治疗中占有重要地位。

临床常见的电解质主要为钠（Na^+）、钾（K^+）、镁（Mg^{2+}）、钙（Ca^{2+}）、磷等，其主要功能是维持体液渗透压平衡和酸碱平衡，维持神经、肌肉和心肌细胞的静息电位并参与其动作电位的形成，参与新陈代谢和生理功能的活动等。①钠对保持细胞外液容量、调节酸碱平衡、维持正常参透压和细胞生理功能具有重要意义。②钾是维持细胞新陈代谢、调节体液渗透压、维持酸碱平衡和保持细胞应激功能的重要电解质之一。③镁在机体内的重要生理生化作用仅次于钠、钾和钙的阳离子。④钙、磷是体内最丰富的无机元素，可共同参与成骨和凝血功能，分别在机体内发挥其他重要的生理功能。

药物种类 临床常用的注射用电解质平衡调节药物包括：氯

化钠注射液、氯化钾注射液、复方氯化钠注射液、复方氯化钾注射液、氯化钙注射液、氯化钙葡萄糖注射液、葡萄糖酸钙注射液、硫酸镁注射液、门冬氨酸钾镁注射液、甘油磷酸钠注射液等。一些高浓度的电解质注射液如10%氯化钠注射液、10%氯化钾注射液和25%硫酸镁注射液等，由于电解质含量高，如果用药不当或用药错误，将会导致严重不良后果甚至直接威胁生命，属于高警示药品，必须设置专用警示标识，单独固定位置存放，不得与其他药品混杂。

注意事项 电解质注射液的调配应高度关注药物稳定性与配伍变化问题。①稳定性问题。加入电解质的注射液稳定性往往会有所变化，因此应尽量即配即用，储存时间不宜过长。脂肪乳剂颗粒表面磷脂带负电荷，加入电解质注射液后，阳离子可与之结合并产生中和作用，引起电位改变，从而使稳定性发生变化。故不宜直接将电解质与脂肪乳剂相混合。阳离子浓度必须控制在$Na^+ < 100mmol/L$，$K^+ < 50mmol/L$，$Mg^{2+} < 3.4mmol/L$，$Ca^{2+} < 1.7mmol/L$范围内，才能保证脂肪乳剂的稳定。②电解质配伍问题。如，钙剂和磷酸盐应分别加在不同的溶液内稀释，以免出现磷酸氢钙（$CaHPO_4$）沉淀。强电解质不宜与水溶性维生素在同一容器中混合使用，否则会产生同离子效应、电位中和作用、盐析作用等。抗菌药物，如头孢曲松，不能与含有钙离子的溶媒混合。脂质体注射液不能与含电解质溶媒混合等。③含有电解质溶媒的调配问题：一些溶媒已经含有电解质，除了考虑与其他药物配伍问题，还应注意重复加药可能导致电解质补

充过多带来的危害（见静脉用药调配配伍禁忌）。

（王长连）

kàngjūnyàowùzhùshèyètiáopèi

抗菌药物注射液调配（antibiotics admixture）

采用注射剂混合调配技术将抗菌药物配制成可供临床直接使用的成品输液的过程。属于静脉用药调配。抗菌药物指能抑制或杀灭细菌，用于预防和治疗细菌性感染的药物。如果在普通环境下进行抗菌药物注射剂调配，注射器进出安瓿瓶等操作可能导致细菌污染或不溶性微粒引入抗菌药物药液，且调配过程中漂浮到空气中的微量抗菌药物可污染环境，还可能成为细菌耐药性产生的原因之一，这将给操作人员、患者及环境带来危害。因此，需对抗菌药物注射液实行集中调配。

根据《静脉用药集中调配质量管理规范》和《静脉用药集中调配标准操作规程》，抗菌药物注射液调配需由医疗机构静脉用药调配中心（室）专业人员在洁净条件下的生物安全柜内进行操作。操作规程、注意事项等与危害药品调配要求一致。

抗菌药物注射液调配还应该注意的问题：①调配前处方审核。按照规定，某些药物如青霉素类在使用前必须进行过敏试验，确保患者过敏试验结果为阴性。②溶媒的选择。应正确选择溶媒，包括溶媒的品种及用量，避免药物配伍后产生沉淀或加速分解等。如头孢曲松不能与复方氯化钠等含钙的溶媒配伍，阿莫西林不宜与偏酸性溶媒葡萄糖注射液配伍，培氟沙星不能与含氯化钠的溶媒配伍等。③调配所用药物的选择。同种药物，调配时应选择相同批号的药品，尤其是易引起过敏反应的 β-内酰胺类抗菌药物，如青霉素、哌拉西林等。④配伍稳定性。抗菌药物配伍稳定性各不相同，储存条件和时间也不尽相同。抗菌药物注射液调配后放置时间不宜过长，否则可导致其成分分解增多，不仅会降低疗效，还可能产生致敏物质。因此，抗菌药物注射剂调配原则上尽量做到即配即用。

（王长连）

zhùshèjì róngméi xuǎnzé

注射剂溶媒选择（injection solvent selection）

为注射剂的溶解或稀释选择适宜溶媒的过程。在临床实践中，溶液型注射剂多数可以直接使用。注射用无菌粉剂（粉针剂）则需要临用前加入适当的溶剂（通常为灭菌注射用水）溶解或混悬后使用。大多数抗菌药物、抗肿瘤药物、维生素类药物、激素类药物等，往往需要选择适宜的注射剂溶媒作为载体供静脉滴注使用。因此，溶媒选择是静脉用药调配的第一步，也是关键的一步。

临床常用的注射剂溶媒有：①专用溶媒。某些药物制剂基于稳定性、溶解度等特殊要求，会配以专用溶媒，一般多含 pH 调节剂、助溶剂或增溶剂，用于药品的溶解，如注射用硫普罗宁的专用溶媒为 5%碳酸氢钠注射液。某些药物为减少刺激和疼痛，也会配有专用溶媒，如注射用甲泼尼龙的专用溶媒为苯甲醇注射液。在注射药品使用过程中，不应该随意丢弃配备的专用溶媒。如果不使用专用溶媒，很可能导致药品稳定性下降，甚至注射液出现浑浊、沉淀等，有的还可能直接造成患者的痛苦。②灭菌注射用水。pH 值为 5.0~7.0，属于较中性溶媒，主要用于注射用无菌粉末的溶解，因其渗透压低，不宜作为静脉注射用药的稀释溶媒。③0.9%氯化钠注射液。俗称生理盐水，是常用的注射剂溶媒，pH 值 4.5~7.0，属于近中性电解质类溶媒。不能作为奥沙利铂、氟罗沙星、培氟沙星等药品的溶媒，因这些药品与氯离子（Cl^-）有配伍禁忌；不宜用于洛铂、乳酸红霉素、两性霉素 B 等注射剂的溶媒，因 0.9%氯化钠注射液为电解质溶液，与这些药物存在盐析作用、等离子效应等，可发生沉淀或降解；紫杉醇脂质体、两性霉素 B 脂质体等也不能用 0.9%氯化钠注射液稀释，以免发生脂质体聚集。④葡萄糖注射液。临床常用的注射剂溶媒之一。pH 值 3.2~5.5，属于偏酸性营养型输液，不宜用于 β-内酰胺类抗生素的溶解或稀释，包括大部分的青霉素类和头孢菌素类。因其分子结构中的 β-内酰胺键不稳定，在偏酸或偏碱的溶液中易发生水解。有些药物如呋塞米、布美他尼、羟喜树碱等不宜选择葡萄糖注射液为溶媒，因易析出结晶或沉淀。⑤葡萄糖氯化钠注射液。pH 值 3.5~5.5，属于偏酸性溶媒，不宜与碱性溶液配伍。与葡萄糖或氯化钠存在配伍禁忌的药品也不适宜与葡萄糖氯化钠注射液配伍。⑥其他。适合糖尿病患者使用的注射剂溶媒，包括转化糖、果糖、木糖醇等；复方氯化钠注射液、转化糖电解质等含有电解质的溶媒混合使用时应特别慎重，以避免配伍禁忌。

选择注射剂溶媒时最好先仔细阅读有关的药品说明书或相关书籍，单凭印象选择注射剂溶媒，可能引起配伍变化，造成药品浪费。若配伍变化产生的微粒或有害物质输注入患者体内，会导致患者出现输液反应，甚至发生严重的不良反应。中药注射剂一般药用成分较复杂，而且多含有助溶剂、稳定剂等成分，其 pH 值、溶解度、稳定性等极易受溶媒的影响，故中药注射剂溶媒的选择应慎重，溶媒选择不当可能会大大增加中药注射剂不良反应发生的概率。此外，还应该注意根据药物的使用剂量选择适宜的溶媒用量，溶媒用量过小，配制药物浓度过高，可能出现浑浊、沉淀，还会导致输注部位不适等不良反应；溶媒用量过大，一方面可能会降低配制溶液稳定性，另一方面也增加患者身体负担。

（王长连）

jīngmài yòngyào tiáopèi pèiwǔ jìnjì

静脉用药调配配伍禁忌 （intravenous admixture incompatibility）

两种或两种以上的静脉用注射剂混合调配出现的配伍不相容现象。又称注射剂配伍禁忌、注射剂配伍变化。如出现产气、变色、沉淀或肉眼觉察不到的变化；或使药物的治疗作用减弱，导致治疗失败；或使副作用或毒性增强，引起严重不良反应；或使治疗作用过度增强，超出了机体所能耐受的能力，乃至危害患者等。这些均属配伍禁忌。

分类 可分为物理配伍禁忌、化学配伍禁忌和药理性配伍禁忌三种。①物理配伍禁忌指某些药物配伍后发生物理变化，改变了药物原先的溶解度，导致析出沉淀，既影响药物的剂量，又影响药物的使用。②化学配伍禁忌指某些药物配伍后发生化学反应，不但改变了药物的性状，更重要的是使药物减效、失效或毒性增强等，常见的外观现象有产气、变色、沉淀等。③药理配伍禁忌指药物配伍后引起药效降低或增

加毒性。一般说来，物理配伍变化和化学配伍变化是发生在体外，多数可以通过肉眼觉察判断，所以也称为可见配伍变化；药理配伍变化是发生在体内，属于药物相互作用，无法通过肉眼觉察判断，所以也称为不可见配伍禁忌。

常见原因 产生注射剂配伍禁忌的常见原因有：①溶媒组成改变。有些药物水溶性差，为了增加药物的溶解度和稳定性，往往与非水溶媒如乙醇、丙二醇、甘油等合用。当这些含药的非水溶媒与输液配伍时，由于溶媒组成改变，往往导致药物析出，出现结晶或浑浊、沉淀现象。如地西泮注射液（含 40% 丙二醇、10% 乙醇）、氯霉素注射液（含 25% 乙醇、55% 甘油或 80% 丙二醇），与 5% 葡萄糖或 0.9% 氯化钠配伍时药物易析出。②pH 值改变。注射剂发生物理化学配伍变化，往往是由于溶媒 pH 值改变所引起，不仅影响某些药物的溶解度，而且也影响其稳定性。一般，不同注射剂之间的 pH 值差距越大，发生配伍变化的可能性也越大。如盐酸四环素注射液（pH 1.8~2.8）与磺胺嘧啶钠注射液（pH 10.2）混合时，可能发生配伍变化。葡萄糖注射液偏酸性（pH 3.2~5.5），不适用于青霉素（pH 6.0~6.5）、呋塞米（pH 8.5~10.0）等酸不稳定药物的配制。③氧化还原反应。酚类药物（如间羟胺、去氧肾上腺素）以及儿茶酚胺类药物（如肾上腺素、异丙肾上腺素注射剂、去甲肾上腺素、多巴胺等）均含有酚羟基结构，在碱性环境、重金属离子等影响下，极易氧化成醌及其他产物而失去活性。④水解。药物分子结构中含有不稳定的化学键，如氯霉素（分子含有酰胺结构）、

普鲁卡因（酯）、地西泮（分子含有亚胺结构）、青霉素类和头孢菌素类（分子含有内酰胺结构）等，在酸、碱、二价金属离子等条件催化下易发生水解反应。⑤盐离子效应。胶体溶液型注射剂，如两性霉素、胰岛素、白蛋白和右旋糖酐等，当与氯化钠、氯化钾、乳酸钠或葡萄糖酸钙等含强电解质的注射剂混合时，因盐类的离子效应可使胶体凝聚而析出沉淀。甘露醇注射液是过饱和溶液，当加入氯化钾等电解质时，则可析出甘露醇结晶。⑥络合作用。如 β-内酰胺类、四环素类药物能与多价金属离子（Al^{3+}、Ca^{2+}、Mg^{2+}、Fe^{2+} 等）络合而失效。⑦复分解反应。如青霉素注射液与普鲁卡因注射液混合，因生成难溶于水的青霉素普鲁卡因盐而析出沉淀。⑧附加剂。如辅酶 A 中的赋形剂葡萄糖酸钙可与地塞米松中的磷酸盐发生相互作用，生成磷酸钙沉淀。⑨中药注射剂因成分复杂，与其他注射剂配伍时容易受 pH 值等因素影响而出现沉淀。⑩不合理配伍。可造成药理作用的拮抗或毒性作用加强，如将强效利尿药呋塞米与氨基糖苷类药物合用，因两者耳毒性相加更容易发生听力减退。

防范措施 避免或减少配伍禁忌的措施有：①配伍前充分了解药物的性质，对新上市药物和缺乏配伍经验的药物，应尽可能分开使用。②改变调配顺序，可避免一些配伍禁忌。③改变溶媒用量或使用混合溶媒，常用于防止或延缓溶质的析出沉淀或分层。④调整 pH 值，可能会增强很多微溶性药物溶液的稳定性。⑤中药注射剂尽量单独输注，如用同一输液器时，在更换注射液前，应当用盐水或注射用水冲管。⑥加

强处方审核，发现配伍问题及时与处方医师沟通解决。

（王长连）

医院制剂（hospital preparations）

yīyuàn zhìjì

医院根据本单位临床需要常规配制、自用的固定处方制剂。又称医院自制制剂。固定处方制剂，指制剂处方固定不变，配制工艺成熟，并且可在临床上长期应用于某一病症的制剂。

发展简史 中国医院制剂的历史由来已久。古代的太医院和私人诊所就已经开始配制药剂且剂型多样，诸如丸、散、膏、丹、汤剂及药酒剂等。19世纪西方医学进入中国以后，医院逐步开始制备合剂、片剂、软膏剂等制剂。20世纪50年代，医院制剂不仅为临床医疗用药提供了补充来源，还能为医院带来可观的经济效益，弥补部分卫生事业经费的不足，因此国家鼓励和支持发展医院制剂。60年代以后，由于临床需求与经济效益的驱动，许多医院开始扩建制剂室，配制大容量注射剂（俗称大输液）等。同时，配合临床中西医结合工作的需要，不少医院制剂室又增加了中药制剂及中西药复方制剂的研究与配制。70年代，很多药品的市场供需矛盾仍然存在，特别是在静脉用注射液供不应求的情况下，医院药师配制的输液类制剂为保障临床用药做出了积极的贡献。80年代，中国首次颁布的《中华人民共和国药品管理法》规定，医疗单位制剂必须经所在省、自治区、直辖市卫生行政部门审查批准，并发给《制剂许可证》，医院制剂得到法律认可，进入了大发展的时期。20世纪90年代，医院制剂的发展达到高峰，几乎所有二级以上医院都拥有了相当规模的制剂室，配制制剂的品种少则几十种，多达上百种。在当时的历史条件下，既开发出了医院特色制剂，弥补了市场供应品种或数量的不足，也为医院创造了一定经济收入。

2015年8月《中华人民共和国药品管理法》重新修订颁布，有关医疗机构配制制剂的条款中明确规定：医疗机构制剂，应当是本单位临床需要而市场上没有供应的品种，并须经所在地省、自治区、直辖市人民政府药品监督管理部门批准后方可配制。配制的制剂必须按规定进行质量检验；合格的，凭医师处方在本医疗机构使用。特殊情况下，经国务院或者省、自治区、直辖市人民政府的药品监督管理部门批准，医疗机构配制的制剂可以在指定的医疗机构之间调剂使用。医疗机构配制的制剂，不得在市场销售。之后，陆续颁发了《医疗机构药事管理暂行规定》（2002年）、《医院药剂工作条例》（2004年）、《医疗机构制剂注册管理办法（试行）》（2005年）、《医疗机构制剂配制监督管理办法（试行）》（2005年）等，各地物价部门也限制了医院制剂的销售利润。此时，中国的制药工业进入了新的发展时期，国外的各种新药大量进入中国市场，药品市场的供应基本能满足各级医院的常规需要，医院制剂弥补市场药品供应的功能已不复存在。21世纪初，药品生产与市场供应逐步趋向稳定，与现代化的制药企业相比，医院制剂设施总体相对简陋、产量少、价格低，致使医院制剂品种不断减少，除部队医院为了特殊需求外，很多医院缩小了制剂规模或取消了制剂室。随着药品市场供应形势的变化和医院服务模式的改变，医院制剂规模整体趋向萎缩。

分类 医院制剂通常可分为普通制剂、灭菌制剂和中药制剂等，或按照给药途径分为口服制剂、外用制剂和注射剂等。医院制剂中，常见的口服液体剂型包括溶液剂、糖浆剂、胶浆剂、合剂等；口服固体剂型包括散剂、颗粒剂、片剂、胶囊剂等；常见的外用制剂为酊剂、搽剂、洗剂、糊剂、乳剂、软膏与乳膏剂、栓剂、滴耳剂、滴鼻剂、滴眼剂与眼膏剂及口腔用制剂等；注射剂包括大容量注射剂和小容量注射剂（俗称小针剂）等。

配制规模 医院制剂配制规模一般不像药厂大批量生产，其特点是品种较多但制备数量较少，供应及时而贮存周期短，方便患者使用。有的医院制剂来源于经过临床长期使用证明疗效确切的处方，在一定程度上体现了某些专科或医院的特色和医师的临床经验，对促进优势专科及医院的建设和发展具有积极意义。

（王长连）

医院制剂配制（production of hospital preparations）

yīyuàn zhìjì pèizhì

医院药师按照批准的固定处方和生产工艺将原料药制备成符合质量标准的药物制剂的过程。医院制剂配制必须经过审批，法规对配制场所、配制人员的要求等均有明确的规定。

申报与审批 医院制剂室必须经所在省、自治区、直辖市药品监督管理部门审核批准，获得《医疗机构制剂许可证》，方可进行医院制剂配制。另外，医院配制的每种制剂还必须申请《医疗机构制剂注册批件》及制剂批准文号。

申请医院制剂应当填写《医疗机构制剂注册申请表》，并报送有关资料和制剂实样；应当进行相应的临床前研究，包括处方筛选、配制工艺、质量指标、药理学、毒理学研究等。医院制剂所用的化学原料药及实施批准文号管理的中药材、中药饮片必须具有药品批准文号，并符合法定的药品标准；使用的辅料和直接接触制剂的包装材料、容器等，应当符合有关规定。医院制剂的名称，应当按照国家药品监督管理部门颁布的药品命名原则命名，不得使用商品名称。医院制剂的说明书和包装标签由省级药品监督管理部门根据申请人申报的资料在批准制剂申请时一并予以核准，印制时其文字、图案不得超出已核准的内容，并需标注配制单位和"本制剂仅限本医疗机构使用"字样。

省级药品监督管理部门收到全部申报资料后，在规定的时间内组织完成技术审评。符合规定的，予以核发《医疗机构制剂注册批件》及制剂批准文号，同时报国家药品监督管理部门备案。医院制剂批准文号的格式为：X药制字 H（Z）+4 位年号+4 位流水号，其中 X 为省、自治区、直辖市简称，H 代表化学制剂，Z代表中药制剂。

配制要求　应在医院制剂室中进行，需遵守《医疗机构制剂配制质量管理规范》、配制规程和标准操作规程。配制规程包括：制剂名称、剂型、处方、配制工艺的操作要求；原料、中间产品、成品的质量标准和技术参数及储存注意事项；成品容器、包装材料的要求等。标准操作规程指配制过程中涉及的单元操作（如加热、搅拌、振摇、混合等）具体

规定和应达到的要求。

医院制剂配制的原、辅料应符合国家"药用"标准。配制的每批制剂均应有一份能反映配制各个环节的完整记录。操作人员应及时填写记录，填写字迹清晰，内容真实，数据完整，记录应保持整洁，不得撕毁和任意涂改，需要更改时，更改人应在更改处签字，并需使被更改部分可以辨认。为防止制剂被污染和混淆，配制操作应采取下述措施：每次配制后应清场，并填写清场记录。每次配制前应确认无上次遗留物；不同制剂（包括同一制剂的不同规格）的配制操作不得在同一操作间同时进行。如确实无法避免时，必须在不同的操作台配制，并应采取防止污染和混淆的措施；在配制过程中应防止称量、过筛、粉碎等可能造成粉末飞散而引起的交叉污染；使用的容器须有标明物料名称、批号、状态及数量等的标志。

配制机构与人员　进行医院制剂配制需要在医院药学部门设制剂室、药检室和质量管理机构，各机构应配置相应的设备并达到空间面积的规定，机构与岗位人员的职责应明确，配备具有相应素质和数量的专业技术人员。医院制剂配制必须由受过专业训练，具有基础理论知识和实际操作技能，并取得相应资质的人员方可配制。如有传染病、精神病及严重皮肤病等不得从事制剂工作，制剂室工作人员每年必须进行体检，并将体检报告存档备案。

（王长连）

yīyuàn zhìjì jiǎnyàn

医院制剂检验（quality test of hospital preparations）

医院药检室按照规定和制剂标准对医院制剂进行的质量检验。制剂检验

合格的，经医院制剂质量管理组织审查后，可凭医师处方在本医疗机构使用；检验不合格的，不得使用。

质量管理组织职责　医院制剂质量管理组织负责制剂配制全过程的质量管理：①制订质量管理组织任务、职责。②决定物料和中间品能否使用。③研究处理制剂重大质量问题。④制剂经检验合格后，由质量管理组织负责人审查配制全过程记录并决定是否发放使用。⑤审核不合格品的处理程序及监督实施。

药检室职责　药检室负责制剂配制全过程的质量检验：①制订和修订物料、中间品和成品的内控标准和检验操作规程，制订取样和留样制度。②制订检验用设备、仪器、试剂、试液、标准品（或参考品）、滴定液与培养基及实验动物等管理办法。③对物料、中间品和成品进行取样、检验、留样，并出具检验报告。④监测洁净室（区）的微生物数和尘粒数。⑤评价制剂用水、原料、中间品及成品的质量稳定性，为确定物料储存期和制剂有效期提供数据。⑥制订药检室人员的职责。

药检室应按制剂规模、品种、职责等设立化学、生物、仪器等检测室和留样观察室等。制剂规模小的可酌情合并，并应符合检验工作的需要。应能对制剂原料、辅料、水质、包装材料等依法按标准进行检验，对医院制剂应按药品监督管理部门批准的方法进行检验。

项目　不同药品、不同剂型有不同的检验项目。根据制剂的制备过程，一般可分为物料检验、中间品检验和成品检验。

物料检验　配制制剂的原料

应符合法定药品质量标准。辅料及包装材料应按规定进行检验；内服制剂的辅料应符合药用和食用的标准。物料在规定贮存期内如有特殊情况应及时复验。

中间品检验 又称半成品检验。检验项目为性状、鉴别、检查和含量测定等。

成品检验 据制剂不同剂型，按规定做全项检验或重点项目检验：①性状。外观形状与颜色、感官嗅与味、溶解度等。化学药物制剂还包括晶型、相对密度、熔点、凝点、黏度、折光率、比旋度、吸收系数、碘值、酸值和皂化值等。②鉴别。利用制剂中所含成分的理化性质或光谱、色谱特性等选择有效的方法。③检查。包括有效性、均一性、纯度和安全性检查等（包括微生物限度或无菌检查）。④含量测定。医院制剂必须建立主要成分含量测定方法，优先选择简便、准确、快速的方法，尽可能采用仪器分析方法。

分析方法 医院制剂检验包含定性分析和定量分析；具体包括快速分析、容量分析、仪器分析、生物检查等。①快速分析：采用外观鉴别、化学鉴别、仪器分析等方法对医院制剂进行快速检验的方法。主要用于制剂中间品检验、制剂现场抽检等。②定性分析：一般要求准确、迅速，基本采用微量或半微量技术。如无机离子的定性反应试验、有机物的定性反应试验、荧光鉴别试验、纸色谱法和薄层色谱法等。③容量分析：根据与被测样品完全反应时所消耗的标准溶液的量来计算被测样品含量的方法。根据化学反应类型和介质的不同，可分为中和法（酸碱滴定法）、容量沉淀法（沉淀滴定法）、络合滴

定法、非水滴定法、氧化还原法等。④仪器分析：主要包括旋光度法、紫外分光光度法、高效液相色谱法、气相色谱法等。⑤生物检查：包括无菌检查、微生物限度检查、热原检查（家兔法）、细菌内毒素检查（鲎试剂法）等。

质量要求 不同的制剂有不同的要求。

口服液体制剂质量要求 ①溶液剂、混悬剂的分散介质常用纯化水。②根据需要可加入适宜的附加剂。③不得有发霉、酸败、变色、异物、产生气体或其他变质现象。④乳剂应均匀，放置不应出现分层现象。⑤混悬剂应分散均匀，放置后的沉淀物经振摇应易再分散。⑥滴剂包装内一般应附有滴管、吸球或其他量具。⑦单剂量口服混悬剂、口服乳剂的含量均匀度等应符合规定。⑧除另有规定外，应密封、遮光贮存。

软膏剂质量要求 ①基质均匀、细腻，无粗糙感。②稠度适宜，易涂布。③性质稳定，无酸败变质现象。④无刺激性、过敏性及其他不良反应。用于创面的软膏还应当无菌。

滴眼剂质量要求 ①pH 值：正常眼可耐受的 pH 值为 $5.0 \sim 9.0$，pH $6 \sim 8$ 时无不舒适感觉，小于 5.0 和大于 11.4 有明显的刺激性。②渗透压：眼球能适应的渗透压相当于浓度为 $0.6\% \sim 1.5\%$ 的氯化钠溶液，超过 2% 就有明显的不适。③无菌：不得检出铜绿假单胞菌和金黄色葡萄球菌；用于眼部有外伤或手术患者的制剂必须绝对无菌；多剂量剂型要加抑菌剂。④澄明度：溶液应澄明。⑤黏度：$0.04 \sim 0.05$ Pa·s 为宜。⑥粒度：混悬型滴眼剂 50μm 直径的粒子不能超过 10%。⑦稳定

性符合相关要求。

注射剂质量要求 ①无菌。②无热原：供静脉注射和脊椎腔注射的注射剂必须符合无热原的质量指标。③澄明度。④pH 值：一般注射剂要求 pH $4 \sim 9$，脊椎腔注射要求 pH $5 \sim 8$。⑤渗透压：供静脉注射和脊椎腔注射时应当与血浆渗透压相等或接近。⑥安全性。⑦稳定性。

(王长连)

yàoxué xìnxī fúwù
药学信息服务（drug information service） 在对药学信息进行收集、分析和加工的基础上，药师为药物治疗决策提供信息与指导的过程。目的是帮助医务人员和患者解决临床实际问题。属于药学服务的内容之一。

20 世纪 50 年代，国外医院开始重视药学信息工作，将其与调剂、制剂、管理工作并列。1962年美国肯塔基大学药学院最早成立医院药学情报中心。药学信息服务逐渐发展成为药师的基本技能之一。1981 年，中国卫生主管部门在《医院药剂工作条例》中规定，医院药剂科有条件的应设情报资料室。随着临床药学的发展，药学信息日益彰显重要。药师主动担负起药学信息的收集、整理、传递和利用任务，标志着中国医院药学信息服务工作已开始起步发展。

服务内容 ①为临床合理用药提供支持。为各种疾病的药物治疗决策提供信息与指导，为医务人员和患者提供用药咨询，帮助解决临床工作中遇到的药学相关问题，保证患者用药安全、有效、经济。这是临床药学服务工作最重要的组成部分。②合理用药知识宣传教育。收集、整理药品信息，选择公众易于接受的方

式，以药品快讯、合理用药宣传册、专栏等形式开展专业的或科普的宣传。③药品安全性评价。收集、评价和反馈药品安全信息，为药品不良反应监测及药物上市后再评价提供信息支持与技术保障。④为医院管理决策提供建议。如为医院药事管理与药物治疗学委员会进行医院药品遴选、用药监管、药物临床应用评价等工作提供准确、专业的信息证据。⑤医学和药学继续教育等。

服务方式 药学信息服务主要利用计算机和网络信息技术，通过医院信息系统、药物信息中心、药物信息检索、临床药学服务计算机软件及用药咨询等方式加以实施。①利用医院信息系统进行药品及其临床使用的管理。涉及与药品有关的所有数据与信息的收集、分析和加工，管理内容包括药库管理、药房管理、调剂管理、合理用药审核、用药咨询服务等。药师主动参与信息系统的规划、设计和改进，使得信息系统的功能不断得以完善。②利用药物信息中心，为患者、医务人员、管理部门随时提供准确无误的药学相关信息。③利用药物信息检索技术，从大量的药物信息情报集合中查找出所需信息。随着网络信息技术飞快发展，虽然公众利用电脑、智能手机等都可以实现各种信息的快速检索，但由于网络信息来源复杂且良莠不齐，要求药师必须从专业的角度加以客观、合理的分析评价，筛选出具有专业证据的高质量信息。④临床药学服务计算机软件。从以往最初的药物信息查询、用药咨询软件发展为临床用药决策支持系统、处方审核点评系统、用药安全监测系统等应用软件系统，为促进临床合理用药发挥了

重要作用。⑤利用用药咨询平台，进行包括患者用药咨询与医务人员用药咨询的服务。

必要条件 ①医院和科室对药学信息服务的理解和重视。如果没有足够的重视，往往只局限于收集资料和提供少量咨询等工作，不能在临床药物治疗决策和促进合理用药方面发挥重要作用。②培养专业药学信息人才。若缺乏既有扎实的药学基础知识和丰富的临床药学知识以及具备高水平信息技术的专业人才，药学信息服务难以完成。③对药学信息服务工作要有足够的投入，缺少资金、缺少设备和必要信息资源等都会阻碍药学信息服务工作的发展。④积累充分的药学资料。因不少一级信息资源缺乏可信度，继而影响到二级、三级信息资源缺乏有效的循证证据。

（王长连）

yīyuàn xìnxī xìtǒng

医院信息系统（hospital information system，HIS） 医院管理和医疗活动中进行信息管理和联机操作的计算机应用系统。又称医院管理信息系统。是药学信息服务的重要条件。这是利用计算机软硬件技术、网络通信技术等现代化手段，在对医院及其所属各部门的人流、物流、财流进行综合管理的基础上，对在医疗活动各阶段中产生的数据进行采集、存贮、处理、提取、传输、汇总、加工，生成各种可以检索的信息，从而形成可为医院的整体运行提供全面的、自动化的管理及各种服务的信息系统。医院信息系统是现代化医院建设中不可缺少的基础设施与支撑环境。

20世纪60年代初，美国、日本、欧洲各国开始建立医院信息系统，70年代已建成不少规模较

大的医院信息系统。中国卫生部于1995年开始正式启动医院信息系统建设试点，2002年发布《医院信息系统基本功能规范》，推动了医疗卫生信息技术的规范化发展。数据的管理是医院信息系统运行成功的关键，因此，数据必须准确、可信、可用、完整、规范及安全可靠。

医院信息系统的结构主要包括以下五个模块：①临床诊疗模块。主要以患者信息为核心，以患者就医诊疗过程为主线，医院中各部门沿此主线展开工作。所有诊疗活动过程及其信息主要由各种与诊疗有关的工作站采集，并对这些临床信息进行加工处理、汇总分类、统计分析等。包括的工作站有：门诊医生工作站、住院医生工作站、护士工作站、临床检验系统、输血管理系统、医学影像系统、手术麻醉系统等。②药品管理模块。处理与药品有关的所有数据与信息，主要包括药品的供应管理与药品的临床使用管理，如合理用药审核及用药咨询与服务。③经济管理部分。属于医院信息系统中的最基本部分，它与医院中所有发生费用的部门有关，处理的是整个医院中各有关部门产生的费用数据，并将这些数据整理、汇总、传输到各自的相关部门，供各级部门分析、使用并为医院的财务与经济收支情况服务。包括：门急诊挂号，门急诊划价收费，住院患者的入院、出院、转院，住院收费、物资、设备，财务与经济核算等。④综合管理与统计分析部分。主要包括病案的统计分析、管理，并将医院中的所有数据汇总、分析、综合处理供领导决策使用，包括：病案管理、医疗统计、院长综合查询与分析、患者咨询服

务等。⑤外部接口部分。提供了医院信息系统与医疗保险系统、社区医疗系统、远程医疗咨询系统等接口。

21世纪初期，中国的医院信息系统建设主要以各家医院自主投资、委托软件公司设计的方式进行，由于各种软件标准缺乏统一，相互兼容性差，存在重复投资、资源浪费、数据无法共享等不足。医院信息系统的高级阶段将会普遍采用医疗专家系统，以完善的医疗质量监督和控制体系进一步提高医疗水平和保健水平。

(王长连)

yàowù xìnxī zhōngxīn

药物信息中心 (drug information center)

承担药物信息的收集、整理和传递等工作的机构或部门。是药学信息服务的关键部门。在医疗领域，药物信息以往也被称为药物情报，主要是指与合理用药相关的各种药学信息，包括药物适应证、用法用量、禁忌证、不良反应、相互作用、配伍禁忌、特殊人群（老年人、儿童、孕妇、哺乳期妇女、肝肾功能不全患者）用药、中毒解救等信息。

1962年美国肯塔基大学医学院建立了最早的药物情报中心，在提供药物情报、开展药物情报教育以及接受药物咨询、参与药事管理活动等方面发挥了重要的作用。中国卫生部在1981年颁布的《医院药剂工作条例》中，对医院药学部门提出了设立药物情报资料室的要求，1995年正式启动了医院信息系统建设试点，推动了各级医院的信息化进程。2002年卫生部对1995年印发的《医院信息系统软件基本功能规范》重新修订公布，对药品管理部分的要求是协助整个医院完成

对药品管理的计算机应用程序，其主要任务是对药库、制剂、门诊药房、住院药房、药品价格、药品会计核算等信息的管理以及辅助临床合理用药，包括处方或医嘱的合理用药审查、药物信息咨询、用药咨询等。这些任务都需要药物信息中心提供全面、完整的药物信息数据支持。

建立药物信息中心是开展药物信息服务的有力措施。药物信息中心的具体工作内容包括：①药物信息资料的收集、整理、保管、评价与传递。②为临床医师、护士、药师及患者提供药物信息咨询（见患者用药咨询和医务人员用药咨询）。③修订医院处方集，编辑药讯，宣传最新的药物信息。④参与院内药物不良反应的收集、报告及分析。⑤药物信息专业人员的培训。⑥开展药物信息及文献检索技术的研究。⑦与其他药物信息中心的沟通与交流。

21世纪初期，大部分综合性医院的药学部门承担了药物信息中心的日常工作。但由于药物与临床资源信息量巨大且递增速度快，各家医院分散进行信息的收集和处理，效率低下，还可能出现重复性的劳动。如果能把各医院的药物信息并联起来，分工负责，互相协作，资源共享，构成一个大型的信息网络，乃至汇聚成省、市级药物信息中心或实现全国联网，药物信息中心就会得以系统、完整、持续地发展。

(王长连)

yàowù xìnxī jiǎnsuǒ

药物信息检索 (search for drug information)

从大量的药物信息集合中查找出所需信息的活动、过程与方法。包括对药学文献、专利、产品等信息的检索，最重要的是有关文献的检索。从药学专业角度来看，检索的内容主要包括药理学、毒理学、药物不良反应与药物流行病学、临床药物治疗学等信息。

药物信息分级 根据信息的加工整理程度，药物信息可以分为三个等级。

一级文献 即原始文献，包括实验性和观察性研究论文、报告等，集中在专业期刊和学术会议论文中。特点是信息量大、品种多、周期短、报道快，是重要的参考文献源。

二级文献 把分散的一级原始文献加以整理组织，使之成为系统的文献，以便查找利用。包括索引服务、文献数据库和文摘等。常用的索引服务和文献数据库包括国家科技图书文献中心网络资源、国家知识基础设施、万方数据资源系统、Medline数据库、Embase数据库、Toxnet毒理网数据库等。常用的国内外文摘包括中国药学文摘、国际药学文摘、化学文摘、生物学文摘、医学索引、医学文摘等。

三级文献 在一级和二级文献的基础上归纳、综合、整理后的出版物。除各个版本的教科书外，还包括药品标准类、药品集、年鉴、专著、数据库和其他工具书或手册。

药品标准类 关于药品和医院制剂质量控制的工具书。最常用的是各国药典。其中《中华人民共和国药典》，由中国药典委员会编制，每5年更新1版。2015年版，共4部：一部收载药材及饮片、植物油脂和提取物、成方制剂和单味制剂等；二部收载化学药品、抗生素、生化药品、放射性药品以及药用辅料等；三部收载生物制品；四部收载制剂通

则和检验方法及药用辅料等。其他国家药典，如美国药典（United States Pharmacopoeia，USP）、英国药典（British Pharmacopoeia，BP）和日本药局方等。

药品集　面向临床，以介绍合理用药为主，是药师必备的参考书。包括：①《中国药典临床用药须知》，2011 年版分为三卷：化学药和生物制品卷、中药成方制剂卷和中药饮片卷，覆盖《国家基本药物》《国家基本医疗保险和工伤保险药品目录》及临床常用药物品种，内容丰富、准确。②《中国国家处方集》，2010 年出版，中国第一部权威性国家处方集，既是合理用药的指导性文件，也是实施国家药物政策的重要文件。各论按疾病系统分为 20 章，收录药物 1336 种，涵盖国家基本药物目录收载的 205 个西药品种和 2009 版医保目录收载的 1164 个西药品种。采取"以病带药"的编写模式，以优先使用的基本药物为药物选用原则，充分结合各专业临床经验和国际共识，就临床上 20 个治疗系统中常见、多发和以药物治疗为主的 199 种疾病提出了用药原则和具体药物治疗方案，体现了各疾病药物治疗的精髓，并结合用药指导、重要提示、合理用药原则等为重点，强化了实用性。2013 年出版了儿童版。③《新编药物学》，2011 年出版的第 17 版，收载近 2100 种药物，详细介绍了药物的性状、药理、适应证、用法和用量、不良反应、禁忌证、注意事项及制剂等。书中的引论和附录部分有助于解决药学实践中遇到的问题。④《马丁代尔药物大典》（Martindale：the Complete Drug Reference）于 1893 年发行第 1 版，是世界公认的权威的药学巨著。

2014 年第 37 版的中译本信息丰富，包含 5930 余种药物专论、161 700 种制剂、引用 54 500 篇参考文献、675 种疾病治疗资料。旨在向专业医师和药师提供全球使用的药品的准确、公正、广泛而适度的以及定期重估的简要信息，是一部世界各国医师、药师及制药企业必备的参考书。

年鉴　涉及药学专业各方面的知识。如中国药学年鉴、中国医药年鉴、中国中医药年鉴等。

专著　为突出某一专业或某一专题而汇总成的文献，属于三级文献。如《古德曼 吉尔曼 治疗学的药理学基础》《Clarke's 药物和毒物分析》《妊娠和哺乳期中的用药》等。

数据库　如常用的 Micromedex 数据库，系临床暨循证医药学数据库，含有 5 大类信息，提供医药专业人员所需的药物咨询、疾病和毒理学咨询以及对患者的卫生教育信息等。

其他工具书　临床常用的有《中国药品通用名称》（药典委员会办公室编）、《英汉化学化工词汇》等。

药物信息资源　根据获得信息的途径，可分为纸质药物信息资源和网络药物信息资源。纸质药物信息资源即各种公开发行的期刊、专著等。随着信息技术的迅猛发展，互联网提供了一个迅捷方便的信息资源平台，其中蕴涵大量药物信息。掌握熟练的检索方法和技巧，有效地利用网络药学资源，已成为药师开展药学信息服务工作的重要技能。在网络上搜索药学网络信息资源时需要使用搜索引擎，最常见的英文搜索引擎如 Google（网址 http://www.google.com.hk）等和中文搜索引擎如 Baidu（网址 www.baidu.

com）等可查找所需的专业信息。常用国外药学信息资源有 3 个，中国专业文献网站有 4 个。

美国国立医学图书馆（NLM）　Medline Plus 的一个药物信息数据库，Drug Information（网址为 http://www.nlm.nih.gov/medlineplus/druginformation.html）共有 9000 多种处方药和非处方药相关信息。可从药品商品名或通用名的首字母入手查找所需的药品信息，每一个字母类目下列出药品的商品名或通用名，再按照信息来源的方式列出 Med Master 或 USP DI 的 1 或 2 个链接，每一种药品的信息包括药品的商品名、通用名、分类、一般介绍、用法用量、适应证、禁忌证、用药前注意事项（如过敏史、变态反应、妊娠、哺乳、儿童、老人等）、不良反应、贮藏、包装、过量等紧急情况的处理等。

美国国立医学图书馆生物医学数据库（PubMed）　网址 http://www.ncbi.nlm.nih.gov/pubmed。该数据库是美国国立医学图书馆下属的国家生物技术信息中心（NCBI）开发的基于互联网的查询系统。数据库来源 Medline 是国际上最有权威的医药文献数据库，收录了世界 70 多个国家和地区的 4500 余种生物医学期刊，共录入 1966 年以来的题录或文摘式条目 1100 余万条。PubMed 收录的论文 80% 以上有英文摘要，每周更新，年文献报道量近 40 万条。PubMed 是一个免费的搜寻引擎，提供生物医学方面的论文搜寻以及摘要，其核心主题为医学，但亦包括其他与医学相关的领域。PubMed 的资讯并不包括期刊论文的全文，但一般可提供指向全文提供者（付费或免费）的链接。

荷兰医学文摘（EM）　网址

http://www.embase.com/。是全球最大最具权威性的生物医学与药理学文献数据库，收录世界70多个国家/地区出版的7000多种期刊，覆盖各种疾病和药物信息，尤其涵盖大量欧洲和亚洲医学刊物，能满足生物医学领域的用户对信息全面性的需求。EMBASE数据库收录药物方面的文献量大，占40%左右。

国家科技图书文献中心 网址http://www.nstl.gov.cn。是中国最大的公益性科技文献信息服务平台，拥有各类外文印本文献26 000余种，其中外文科技期刊17 000余种，外文回忆录等文献9000余种。学科范围覆盖自然科学、工程技术、农业科技和医药卫生等四大领域的100多个学科和专业。

中国知网（CNKI） 网址http://www.cnki.net。是全球领先的数字出版平台，能提供知识与情报服务的专业网站。收录了：①中国期刊全文数据库，收录9035种期刊，内容覆盖自然科学、工程技术、农业、哲学、医学、人文社会科学等各个领域，全文文献总量2600多万篇。②中国优秀博硕士论文全文数据库，是国内最完备、质量最高、更新最快的博硕士学位论文全文数据库。③中国重要会议论文全文数据库，收录了中国自2000年以来国家二级以上学会（协会）、高等院校、科研院所、学术机构等单位的论文集，年更新约10万篇论文。④中国重要报纸全文数据库，收录了2000年以来国内重要报纸刊载的学术性、资料性文献的连续动态更新的数据库。⑤中国年鉴全文数据库，收录了国内中央、地方、行业等各类年鉴的全文。⑥中国工具书数据库，收录了近

200家出版社的语言词典、专科辞典、百科全书、图鉴（谱）、年表共2000多种，以及作者直接向该网投稿的辞书约20种，词条近千万，图书70万张，并提供精准、权威、可信的知识搜索服务。

维普期刊资源整合服务平台 网址http://lib.cqvip.com。是维普公司集合所有期刊资源从一次文献保障到二次文献分析再到三次文献情报加工的专业化信息服务整合平台。包含"期刊文献检索"模块、"文献引证追踪"模块、"科学指标分析"模块和"搜索引擎服务"模块。还提供相互内容的互联互通和互相验证的整合服务。

万方数据库 网址为http://www.wanfangdata.com.cn。包含了医药卫生、中华医学会系列刊物、工业技术等10多个科技门类的500多种核心期刊，并配有高效的文章查询检索系统和可供读者、编者及作者双向沟通的系统功能。

其他药学信息网站 ①中华人民共和国国家卫生健康委员会网站（网址http://www.nhc.gov.cn）和国家市场监督管理总局网站（网址http://samr.saic.gov.cn），均是与药学相关的政府网站，提供政策法规、新闻等权威信息。②国家药品不良反应监测中心（网址http://www.cdr.gov.cn），提供各期《药品不良反应信息通报》和《药物警戒快讯》等国内外对药品不良反应的最新研究和安全警示信息。③药学专业网站，丁香园（网址http://www.dxy.cn）和中国临床药师论坛网站（网址http://www.clinphar.cn），均是具有影响力的医学药学专业网站，开展药学知识和信息交流、学术专题实时讨论、疑难问题解答和求助以及网络会议等服务。

文献检索 文献检索要求首先应熟悉所检索项目的目的、要求，进行主题分析，明确主题内容；其次要确定检索范围；最后要确定选择一定的检索工具进行具体查找资料的工作。

检索方法 利用现有的各种文献检索工具进行查阅的常用方法包括：①按时间顺序分为顺查法和倒查法。顺查法是一种从旧到新的顺时间顺序的查阅方法。这种逐年顺时的查阅方法费时间，检索效率不高。倒查法是由近而远地逆时间顺序查阅方法，多用于一些新的课题或了解老技术现状的课题，故近期文献比较重视。②按照关键词查找。可从文献题名、文摘或正文中直接提取具有实质意义、词汇。多用于检索一级或二级文献。③按照文摘或全文查找。适用于计算机或网络检索。④按照文摘标题或期刊名查找。⑤按照作者查找。另外，还有追溯法，即查到适用的文献后，以所附参考文献为基础的查找方法。此法较为简单，但所能查到的资料较少，难免存在局限性；综合法，为常用法和追溯法的综合利用。图书馆资料不全的情况下，采用此法较为适用。

检索关键步骤 ①根据检索目的、涉及的学科范围及主题、内容特征以及文献类型、出版类型等，选择合适的数据库检索。②制订检索策略选择适合的系统及数据库后，确定检索词、构造检索式。在确定检索词时，应先选用主题词，再选用数据库规定的代码、常用的专业术语、同义词与相关词等。检索式能充分而准确地反映信息需求的内容；能适应所检索数据库的索引体系、用词和匹配规则，即与数据库中的信息标识匹配。构造检索式时

恰当应用逻辑运算符号"AND"、"OR"和"NOT"以及通配符"＊"和"？"，避免可能产生多种逻辑判断的组配。③实施检索并调整检索策略。在检索过程当中，应及时分析检索结果是否与检索要求一致，根据检索结果对检索式作相应的修改和调整，避免信息量过多引起不必要的增加工作量或过少导致漏检。④输出检索结果，获取全文。CNKI、Ovid等全文数据库可以直接下载需要的文献全文。Medline 数据库中也给出了部分文献的全文链接，可以通过全文链接获取全文。如果文摘型数据库中无法直接获取全文，可以通过摘要中的作者、发表刊物、发表时间、页码等出版信息从图书馆或其他途径获取全文。

（王长连）

línchuáng yàoxué fúwù jìsuànjī ruǎnjiàn

临床药学服务计算机软件

（computer software for clinical pharmacy service） 开展临床药学服务过程中使用到的计算机应用软件。是开展临床药学信息服务的支撑和保证。临床药师除了提高自身专业素质外，应用现代计算机网络技术和软件是提供优质药学服务的有力保障。临床药学服务计算机软件主要包括医院信息系统中各平台软件和合理用药软件。

医院信息系统各平台软件 随着网络技术和设备的不断发展，药师主动参与医院信息系统的规划、设计和改进，使得医院信息系统功能不断得到完善。以临床用药数据库为基础构建的药物信息平台，成为临床信息辅助系统的一部分，为医师和药师提供及时的药物信息。①处方审查点评系统和用药安全监测系统等，可

为合理用药提供信息服务。②计算机合理用药临床决策支持系统，为临床提供辅助工具服务，功能包括：药物过敏史审查，提示处方或用药医嘱中是否存在与患者既往过敏物质相关的、可能导致类似过敏反应的药物；药物剂量审查，包括给药剂量是否合理，是否超过极量；重复用药审查，提示处方或用药医嘱中可能存在的相同药物治疗分类的重复用药问题；药物相互作用审查，提示联合用药时可能出现的药理学效应；注射剂配伍审查，提示可能存在的配伍禁忌；禁忌证审查，提示患者处方用药是否存在相关的禁忌证；特殊人群用药审查，包括老年人、儿童、孕妇、乳妇、肝/肾功能异常患者的用药警示等。③电子病历，正在逐步取代传统病历，药师可以通过医院信息系统平台查阅患者的用药医嘱、检验报告和影像学资料等信息，开展临床药学服务。④药学服务网站，利用医院信息系统中的局域网，可以建立药学服务网站，为临床提供强有力的信息支持。

合理用药软件 随着信息技术的发展，合理用药软件从最初的药物咨询软件发展为集医药信息查询和医嘱审查于一体的应用软件系统。根据软件接口不同，合理用药软件可分为网络版和单机版。网络版可直接嵌入到医院信息系统中，实现实时处方审核、预警提醒、医药信息查询等功能。单机版包括电脑版和手机版。随着智能手机的普及，医药手机应用程序逐步成为医务人员不可缺少的掌上工具。截至 21 世纪初期，中国医院药学常用的合理用药软件有以下几种。

合理用药软件网络版 ①合理用药监测系统（Prescription Au-

tomatic Screening System，PASS）。利用该系统可实现医嘱自动审查和医药信息在线查询，及时发现潜在的不合理用药问题，帮助医师、药师等临床专业人员及时有效地掌握和利用医药知识，促进合理用药。②临床药学管理系统。该系统根据临床药师的专业特点和基本要求，结合相关管理规范，运用信息技术实现了处方（医嘱）审查与点评等功能。③MCDEX 合理用药信息支持系统。数据来源包括国内外药物注册管理机构审评及发布的权威信息、药物专论、药品说明书、药物相互作用、医药学临床与基础研究权威文献和数据库；采用药物文献利用评价原理和循证医学方法评价，每年升级更新。是医务人员获取医药信息的有效工具。包括单机版（MCDEX PC）、网络版（MCDEX NET）、网页版（MCDEX WEB）和手机版（Medihand）四种产品形式。以上 3 个软件均由四川美康医药软件研究开发有限公司研发。④临床用药决策支持软件、药物咨询及用药安全监测系统、处方审核与点评系统、抗菌药品使用分析及控制系统、医疗风险控制互动系统药物版、临床药物咨询软件等一系列软件，由爱思唯尔·大通公司研发，能较全面体现国家卫生部对药品使用的政策要求和相关规定，充实医院药学服务的内容、扩展医院计算机应用领域、强化医疗事故的防范措施。⑤临床安全合理用药决策支持系统，由北京太元通软件科技有限公司研发，包含了治疗用药规范、安全用药审查、合理用药监管、处方监测与预警、抗菌药物管理、在线医药知识库六大模块，主要功能对于规避用药差错和医疗风险，提高医院诊疗水

平，实现有效的监督管理，提供了技术手段。

合理用药软件单机版 ①临床用药参考软件：北京金叶天翔科技有限公司研发的临床合理用药和审查的参考类工具，数据量庞大，可提供临床常用药物的基础信息查询，是临床医师和药师的得力助手。包括电脑版和手机版（支持 iOS 系统和 android 系统）该公司开发的其他产品如医脉通、新编全医药学大词典、临床指南、用药参考、医学计算公式、检验助手等深受医务人员喜爱。②用药助手：丁香园观澜网络（杭州）有限公司研发，用来查询药品说明书，查看用药指南摘要及全文，使用常用医学计算工具。有电脑版和支持各种系统的手机版，可满足医务工作者随时随地查询药物说明书等信息的需求。③《MIMS 中国药品手册》：美迪医讯（medical information management system，MIMS）开发，以多种语言和信息媒介为 13 个国家和地区的医药工作者及公众提供临床工具和参考资料、临床决策辅助信息、医药新闻和保健常识教育资料。《MIMS 药品信息参照系统》通过以药品手册及相关刊物、网站、光盘、区域网等方式，全方位地满足不同医药专业人士不断变化的信息需求，还推出了免费的 MIMS 应用程序，但 21 世纪初期只支持 iOS 系统。内容涵盖常用药物处方信息、临床常见疾病诊疗指南、医药新闻和继续教育文章。

（王长连）

yòngyào zīxún

用药咨询（drug consultation）

药师利用药学专业知识和工具向医务人员、患者、患者家属以及公众提供药物信息，宣传合理用药知识，交流与用药相关问题的过程。用药咨询是医院药师的工作职责之一，是临床药学服务的重要内容。

用药咨询面向不同的群体，关注的重点内容有所不同。患者用药咨询，主要涉及药物的一般知识，包括服用时间、副作用、孕妇或乳妇用药、药物相互作用、饮食对药物的影响、药品价格、有效期等。医务人员用药咨询，主要涉及药物临床使用的专业性问题，包括药物的选择与联合应用、配伍禁忌、药物相互作用或药物与食物的相互作用，药物不良反应、替代药品、特殊人群的剂量调整等。

常见服务方式包括：①现场咨询。门诊药房设立咨询窗口、咨询专区或咨询室，主要方便门诊患者日常用药咨询。临床药师在病区及查房过程中提供的咨询服务也属于现场咨询。②电话咨询。有助于延伸药学服务时间和的空间。如医务人员使用内部专线进行信息咨询；患者离开医院后遇到用药问题，可根据药袋上或宣传单上的用药咨询电话进行咨询。③其他平台。随着计算机、网络及智能手机的发展，还出现了许多新的快捷咨询方式，如电子邮件、微信或微博等。

药师履行用药咨询服务需要注意做到以下几点：①要具备扎实的药学专业知识和业务能力，还应具备相关的临床知识，建立临床药学思维，善于从药学角度提出自己的观点和看法。②尊重患者和其他医务人员，平等交流，同时注意语言表达。药师在接待患者咨询的过程中要耐心、细致、平易近人，衣着整洁、态度谦和、举止端庄、热情自信、语言通俗、流畅，不应以命令的语气，更不能当着患者的面贬低他人。对治疗方案有不同意见，应与医务人员共同协商解决问题，彼此尊重，创造良好的合作氛围。药师在医患交流中表现出谦和和自信的神情，可以提升患者的信任感，增强患者对药物治疗的信心与依从性，提高患者的满意度。药师对患者的用药咨询应持鼓励态度，设法获得患者最真实的情况。药师要多站在患者的立场思考问题，为患者着想，多留意患者的情绪状态和心理感受。③勤奋好学，谦虚谨慎。遇到暂时无法解决的问题时，不能不懂装懂，应诚恳表示歉意，尽快查找答案解决问题。这也需要药师能够熟练掌握相关信息工具的使用，便于提高工作效率。

提供用药咨询是药师责任和义务。对患者而言，用药咨询有助于患者提高治疗效果和生活质量，包括提高依从性，避免用药差错，减少药物不良反应。对于医务人员，用药咨询可以有效解决药物治疗中的问题。例如医师对某个药品的用途和禁忌证可能比较了解，但有时对该药品的药理、毒理、药动学特点可能不太关注，这些细节有时候可能影响治疗的结果，及时的用药咨询有助于既达到理想的药物治疗效果，又能减轻或避免药物不良反应的伤害。药师长期在医院日常工作中主要承担药品的供应和管理，用药咨询为药师提供了展示专业技术性的途径，也有利于促进药师专业知识的积累和更新，不断提高了药师自身的业务水平。

（王长连）

huànzhě yòngyào zīxún

患者用药咨询（drug consultation for patients）

药师及其他医务人员与患者就药品使用及相关

问题进行的交流与沟通过程。属于用药咨询内容的一部分。药师为患者解答药物治疗相关问题，提供药物信息及合理用药知识教育，目的是为了帮助患者从用药中获得最大的收益。医药领域的专业性很强，大多数患者对自己的疾病和所用药物缺乏足够的认识，有的患者对药物疗效与不良反应有顾虑，导致自行减药、停药等不遵医嘱的现象发生，直接影响药物治疗的效果。药师有责任为患者提供用药咨询服务，及时发现和有效处理患者用药中遇到的问题，帮助患者正确地认识疾病与药物治疗的关系，提高患者用药依从性，争取获得最佳治疗效果。

患者用药咨询主要涉及的内容：①药物一般知识。如药物的主要成分、规格、储藏保管、有效期及价格等。②药物正确使用方法。包括药品用法用量、用药时间，如饭前还是饭后服用等。③药物副作用及注意事项。这是患者最关心的用药问题，尤其是需要长期接受药物治疗的慢性疾病患者。④联合用药问题。药物与其他药物或食物之间的相互作用。⑤特殊人群患者用药问题。包括老人、儿童、孕妇、乳妇及肝、肾功能不全患者的用药剂量与用药安全性。⑥药物治疗效果。

患者用药咨询过程因人因事有所不同，一般可以分为五个阶段：①建立和睦的医患关系。药师应热情对待患者，使患者对药师有信任感。②领会咨询内容的要点。药师应倾听对方的叙述，收集关键信息，评估患者的身心健康，了解患者用药的依从性、服药前后身体和心理状态、对于疾病和药物治疗的认识以及接受教育程度。③分析问题与解决问题。药师应回答患者关心的主要问题，必要时结合患者具体情况制订药学服务计划。④提供用药信息和用药教育。在此过程中，应充分考虑患者的需求，并注意患者的文化程度和接受能力等。⑤谈话结束前要重申和强调咨询内容中最重要的部分，并且检验患者的理解是否正确全面，必要时重新解释或予以示范。

患者用药咨询是医患双方交流沟通的桥梁。药师运用所掌握的专业知识，向患者提供药物信息，解答患者关心的用药问题，宣传合理用药知识，指导患者正确用药，有利于提高药物治疗效果。另一方面，用药咨询过程使药师的工作能被更多的患者理解和认可，进一步增进了药师与患者之间的相互了解和信任，有利于构建和谐的医患关系。同时，用药咨询也是促进药师队伍自身建设、更新知识的动力。每天面对患者各种各样的用药问题，药师有时需要通过查阅文献，医药同行相互学习与交流，不断地总结经验，才能更好地为患者提供满意的服务。

（王长连）

yīwù rényuán yòngyào zīxún
医务人员用药咨询（drug consultation for medical personnel）
药师与医师、护士等关于药物信息和药品使用相关问题交流与沟通的过程。药师主动向医护人员提供药品信息，医护人员向药师咨询临床药物治疗中存在的问题，目的都是为了促进合理用药，保障患者用药安全。

随着医药科学技术的进步和制药工业的发展，新药、仿制药和新制剂不断涌现。医师面临着更多治疗药物的选择，遇到一种药物具有多个药名或多个剂型时，更需要医师对所需用药做出决断。而且，随着临床专业科室分工的细化，不同专科的医师对其他专科药物的特性因了解较少很难掌握所有药物的正确用法及药物相互作用等信息。由此药师可以发挥业务专长，运用所掌握的药学知识为医务人员提供用药咨询服务。这是药师的职责与药学服务实践的组成部分。

医务人员用药咨询中医师和护士咨询的内容有所区别。医师通常关注的问题包括：①国内外新药动态。②药物相互作用。③药物不良反应。④老人、儿童、孕妇、乳妇及肝、肾功能不全患者等特殊人群用药。⑤联合用药。⑥替代药品。⑦剂量调整等。护理人员通常关注的问题是：①新药知识。②有关输液溶媒的选择。③注射剂配伍变化。④过敏性休克等药物不良反应等。

医务人员用药咨询的方式除了现场咨询外，电话咨询是较为常见的沟通方式。内线电话和手机是最常用的通信工具。随着计算机软件和网络技术的开发，医院信息系统已成为传递药物信息与合理用药的咨询平台。医务人员在线咨询极为方便，而且实现了不少合理用药自动审查功能，可提供处方或医嘱中潜在的不合理用药审查和警告功能。包括：①药物过敏史审查。审查处方或医嘱中是否有患者曾经过敏的药物或同类药物。②药物相互作用审查。审查处方或医嘱中两种或两种以上药物的配伍禁忌。③药物剂量提示。对处方或医嘱中的药物进行剂量分析，给出标准剂量范围，提示低于或超过有效剂量的情况。④禁忌证提示。提示处方或医嘱中的药物对各种病症的禁忌。⑤适应证提示。提示处方或医嘱中的药物是否符合适应证。⑥重复用药提示。对处方或医嘱中可能存在的同物异名药物或不同药物中可能含有的相同成分进行审查。另外，医务人员在线咨询还可提供药物信息查询功能，包括：①用药指南。②最新不良反应信息。③单一药品对其他药品的相互作用信息。④正确用药信息等。医务人员在线咨询还可以简要提示药品的功能，包括提供药品最主要的用法、用量和其他注意事项等。

（王长连）

yàowù zhìliáo guǎnlǐ

药物治疗管理（medication therapy management）

药师为患者提供最佳治疗方案并改善治疗结果的药学服务。药物治疗管理涵盖面广，是药学服务的主要内容。

目的　药物治疗管理的目的是：①通过用药教育或指导，让患者对所使用的药物有更正确、更完整的理解。②提升患者依从性。③及时发现药物不良反应以及不合理的用药医嘱。

与用药咨询的区别　药物治疗管理与用药咨询或疾病管理具有很大区别：药物治疗管理是以人为中心进行的协调活动。药师以患者为中心，给予患者指导，改善其原本的行为方式，以达到预期健康目标。而用药咨询侧重于强调及时的信息服务。在用药咨询中，药师主要向患者解释药物使用目的、给药途径、疗程、药物储存方式等内容，并不涉及对于患者所服用的其他药物以及患者健康状况加以考虑。用药咨询是典型的单方向的沟通，即药师至患者方向。而药物治疗管理是药师与患者双向的沟通。其次，药物治疗是指将处方药、非处方药、中草药以及营养品等物质用于机体疾病，使疾病好转或痊愈，保持身体健康。药物治疗管理包含了对于药物和疾病的管理，范围较疾病管理更广，但更侧重于药物。

必要性　对于正在接受多种药物治疗的患者，开展药物治疗管理很有必要。一个患者同时服用的药物越多，其发生治疗不合理或药物不良事件的概率越大。药物治疗管理可系统地整理患者既往用药以及多次转诊和就诊经历，并根据患者的个体情况设定最佳治疗药物方案，降低治疗不合理或药物不良事件的概率。不良的用药依从性可导致不理想的治疗结果。通过药物治疗管理，患者对其所服用的药物会有更清晰的理解，从而提升用药依从性，降低药物治疗费用，提高治疗效果。通过实现上述结果，临床药师可得到患者的认可。

核心内容　药物治疗管理的核心内容包括进行药物治疗回顾、为患者建立个人用药记录和药物治疗方案、干预和（或）建议咨询医疗服务人员、文件记录和随访。药物治疗回顾是药师通过对患者进行系统地询问，获得患者和药物相关信息的过程。在药物治疗回顾中，药师需要识别并优先处理药物相关问题。药师需要为患者建立个人用药记录，这包括处方与非处方药物的使用记录，并需要定期更新。在确认和评价药物相关性问题后，药师需要为患者建立个性化的药物治疗方案以及合适的干预措施，其中包括为到达设定的健康目标而建立的患者自我管理计划。药物治疗管理期间，药师常常需要与医护工作者联系，解决已发现的问题，即干预和（或）建议咨询医疗服务人员。此后定期随访观察干预效果，并记录交谈和随访内容。

实现方式　为了实现药物治疗管理的核心内容，临床药师通过开展药学查房和药物治疗会诊、个体化药物治疗、患者用药教育、治疗药物监测等工作。

药学查房和药物治疗会诊　在药学查房和会诊方面，有专科药师跟随医师进行医学查房、专科药师单独进行药学查房、临床药师跨科室对重点病例进行药学会诊等模式。临床药师根据实际情况需要，选择不同的模式深入临床，不仅有助于解决患者药物治疗过程中的棘手问题，也有利于药师的成长和药师形象的树立。中国药师在为患者提供优质服务的同时，已形成了一套完善的工作记录形式，包括建立门诊药历、住院药历、交给患者使用的药历以及用药重整服务记录等，并基于中国国情，创造了适合初学者使用的教学药历、糖肽类等特殊药物使用检测表、妊娠和哺乳期患者用药管理记录表等。（见药学查房、药物治疗会诊）

个体化药物治疗　在个体化药物治疗方面，药学服务已不仅仅是传统的根据患者药动学特点、患者所处生活环境、药物的可及性以及依从性等因素对患者进行的给药方案设计，更是引入了基因组学研究的结果，并在临床开展了部分易受遗传因素影响的药物的检测工作，以保证个体化药物治疗。如对需服用华法林的患者进行细胞色素 P_{450} 的 2C9 亚型（CYP2C9）以及维生素 K 环氧化物还原酶复合体 1（VKORC1）基因多态性的检测，对需服用曲妥珠单抗的患者进行 HER-2 基因检测，对需服用卡马西平的患者进行 HLA-B * 1502 基因位点的检

测，对需服用硫唑嘌呤的患者进行硫嘌呤甲基转移酶（TPMT）和三磷酸肌苷焦磷酸酶（ITPA）基因多态性的检测等，因为只有检测结果为阳性者，才适合使用这些药物。（见个体化药物治疗）

患者用药教育　在患者用药教育方面，中国已开展在院患者用药教育、出院患者带药教育、社区用药教育宣传，主要包括呼吸系统疾病特殊给药装置的使用、慢病患者的用药管理和健康等。虽然尚无完整的基于循证医学的患者用药教育数据库，药师可参考 Clinical Evidence，Micromedex，CareNotes，MD Consult，Uptodate 等外文数据库开展此项工作。并且，中国药师在药物说明书的可读性、药物说明书外使用药物问题的解读、基于移动电子设备患者用药教育等方面已进行了创新性的工作。（见患者用药教育）

治疗药物监测　在治疗药物监测方面，中国大型三甲医院已形成了由医师、药师、护士以及检验人员等多学科人员组成的团队医疗模式，并具备完整的工作流程，包括治疗药物监测的申请、生物样品的采集、生物样品的测定、结果解析、临床决策等。随着分析技术的不断发展，越来越多的检测中心和实验室开始采用气相色谱-质谱联用仪（GC-MS）和液相色谱-质谱联用仪（LC-MS）来进行体液药物浓度的测定，大大提高了检测的灵敏度和精确度。治疗药物监测室可对常见治疗窗窄的药物或是由于某些特殊原因需要进行体内血药浓度测定的药物进行检测并对结果进行解读，如治疗指数和是否有药物过量问题。（见治疗药物监测）

发展现状　中国已认识到药物治疗管理服务的重要性和必要

性。药物治疗管理的进行有赖于法律法规的保障、完善经济政策的支持、专职临床药师的参与等。2009 年《中共中央国务院关于深化医药卫生体制改革的意见》指出，应逐步改革"以药补医"机制，设立药事服务费，发挥执业药师指导合理用药的作用。2011 年颁布的《医疗机构药事管理规定》也指出二级以上医院应设立药事管理与药物治疗委员会，药学部门应开展以患者为中心，以合理用药为核心的临床药学工作。中国医疗机构药学人员已在药物治疗管理的分支领域和相关学科进行了许多具有建设性贡献的工作。到 2014 年，许多医院的药学工作者已从传统的药房内业务，如药品采购、存储、调配、制剂制备的工作中走出来，开展了包括治疗药物监测、临床药师下临床参与查房和会诊、用药重整、门诊用药咨询，甚至是合理收费的药师门诊等开创性工作。中国医院药学工作正从"以药为中心"向"以患者为中心"转变。

（瞿所迪）

yīxiàn yòngyào
一线用药（first-line drugs）临床上在治疗某种疾病时的首选药物。通常是标准治疗方案中的组成部分。各类药物的官方或协会制定的指南建议，在治疗每种特定疾病时，根据长期大样本临床试验结果及对同类药物治疗效果、安全性进行评价基础上，结合药物的经济性、易得性和易于使用等原则，对一类药物进行顺序排列，选出的最占优势的 1~2 种药物。将一线用药作为临床上首选药物是药物治疗管理的内容之一。

一线用抗菌药物、抗肿瘤药物、治疗糖尿病和心血管类疾病的药物、抗病毒类药物等均制订

了一线用药目录。在分线管理的药物类别中，在开始进行临床治疗时，医师应首先考虑使用一线用药，只有在一线用药对患者没有明显治疗效果或患者产生耐受性的情况下，才会选择二线用药。以治疗某些癌症时广泛采用的化学治疗过程为例，由于治愈的难度极高，因此很可能会从一线药物开始尝试，在没有取得明显治疗进展的情况下，再推进到二线用药或三线用药。

值得注意的是，某些药物在不同种族的患者中可能存在药效、药动学等方面的差异。例如，左氧氟沙星用于治疗肺炎链球菌性肺炎时，在多个国家的用药指南中均被推荐为一线用药，但在日本，由于其容易产生耐药性而被列为二线用药。类似的情况还包括，在其他国家和地区通常作为抗癫痫一线用药的卡马西平，由于在中国台湾的人群中进行药物治疗监测发现，在同样的用药剂量下其血药浓度水平较高，导致毒副作用增强，因此中国台湾省省不适宜将卡马西平作为抗癫痫的首选药物。

（瞿所迪）

èrxiàn yòngyào
二线用药（second-line drugs）
在一线用药治疗效果不明显或者出现不可避免的、较为严重的副作用时，可供选择的替代药物。二线用药与一线用药相比，主要的特点是疗效好，但同时毒副作用较大；或是疗效好，但价格昂贵。由于二线用药在治疗效果、安全性、药物相互作用、药品价格等方面有一定的局限性，临床上应谨慎使用。

二线用药的使用有明确的指征：一种情况是临床证据提示患者如使用同类一线用药将无法获

得可靠的治疗效果，需要直接使用二线用药；另一种情况是一线用药疗效不佳，即已经使用一线药物，但未能有效控制病情发展；还有一种情况是根据患者病情，必须使用二线用药。

以结节病的治疗药物选择为例（图）。糖皮质激素是结节病治疗的首选用药，二线治疗药物主要为细胞毒类药物，包括甲氨蝶呤、来氟米特、硫唑嘌呤以及羟基氯喹等，三线治疗药物包括肿瘤坏死因子-α抑制剂英夫利昔单抗和阿达木单抗等。当应用糖皮质激素导致出现无法耐受的副作用或者糖皮质激素使用后无法控制病情进展时，医师需根据患者病情选择适宜的二、三线药物治疗方案。

在临床药物治疗中，熟练掌握二线用药、三线用药的优缺点是完成药物治疗的基本能力。

（翟所迪）

sānxiàn yòngyào

三线用药（third-line drugs）

临床治疗某种疾病时，一线用药及二线用药疗效均不明显时，可供选用的第三种替代治疗药物。此为狭义的三线用药。广义上，三线用药可指治疗某种疾病的第三个可供选择的药物治疗方案，可以是单一药物，也可指多种药物。在用药指南或者专家共识中，三线用药常常以备选方案的形式出现。如在对肝炎、结核病、艾滋病等进行抗感染治疗，肿瘤化学治疗，对癫痫进行药物治疗等过程中，常常需要根据患者治疗疗效反应、疾病进展程度、药物治疗风险获益比、患者及家属意愿等多个方面，选择和更替药物治疗方案。

三线用药有以下特性：①临床疗效或安全性证据较少。如拉替拉韦加阿巴卡韦或拉米夫定用于成人人类免疫缺陷病毒感染的抗逆转录病毒治疗，因尚无充分证据表明该用药方案的疗效和安全性，因而被2014年国际抗病毒学会专家组推荐作为三线用药。②毒副作用大。如铂类药物毒副作用大，在大多数肿瘤化学治疗方案中，不作为一线治疗方案，但可作为一线治疗方案疗效不佳时的替代方案。③针对性强。三线用药是根据患者的具体病理生理特性、疗效反应而制订的药物治疗方案。④可与一线、二线用药发生更替。在抗生素的临床使用中，可发现某些被人们"遗忘"的老药，在许久不用后，抗菌活性和临床疗效有所提高；甚至在一定程度上，权衡利弊，可作为药物治疗的首选方案。

三线用药应注意的事项：①以可产生疗效最大化、风险最小化为目的。在三线联合用药方案中，最好选择作用机制、代谢途径及副作用不同、药物间相互作用少或无相互作用的药物联合应用。②尽量选择简便的用药方案，以增加患者依从性。如在高血压治疗效果不理想时，应通过与患者和家属交谈了解患者服药种类、数量、频率和时间，并根据每次处方的药量和患者取药的频率计算患者服药依从性。耐心听取患者对用药方案的意见并有针对性地进行调整，是提高治疗依从性的有效方法。

（翟所迪）

zhìliáo yàowù tìhuàn

治疗药物替换（therapeutic interchange）

用化学结构不同但疗效等同的药物替换医师原来开具药物的活动。适用于治疗药物替换的药物往往在药效学上属于同一类，但其化学结构存在差异，因而在作用机制、不良反应、毒性、药动学性质以及药物相互作用等方面有所不同。大多数情况下，互相替换的药物在疗效和安全性方面很相似。治疗药物替换需要必要的法规、药师的胜任力考核、医师给药学人员的授权以及通过相应程序，使药师在不经

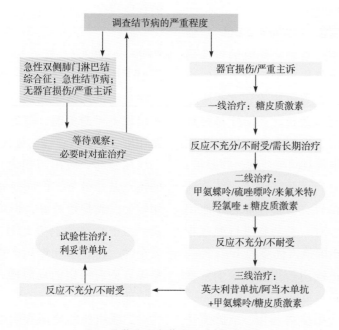

图　结节病患者药物治疗管理示意

处方开具者同意的情况下替换药物,让药师和医师在专业知识和经验上通力合作,为患者提供最佳的治疗。是药物治疗管理中的一项重要内容。

治疗药物替换实施的主要内容有:①医院里跨学科的委员会制订相应的规定和程序,包括治疗药物的选择标准,适用的患者、医务人员和患者的教育,以及监测替换后药物的疗效、不良反应和对经济的影响。②建立治疗药物的选择标准,包括所使用药物的范围、药物的可获得性,以及不同药物的花费和疗效差别。③处方开具者要支持治疗药物替换,支持其每种治疗方法,且支持可用于任何患者。④在治疗药物替换之前,要完成对患者当时的临床状态、体征、禁忌、不良反应风险、依从性以及卧床时间长短等因素的评估。⑤对治疗药物替换有预见性,提前准备好替换药品并告知患者。⑥可连续监测接受治疗药物替换的患者的疗效和不良反应。⑦定期总结确保实现治疗目标,必要时对项目内容做相应的修改。⑧对参与药物替换的医务工作者及患者进行教育,告知预期的目的、原因和途径,以实现通力配合。治疗药物替换的规定和程序通常由制订药物使用规定的部门,如药房和治疗委员会,来制订和指导。这些规定和程序的执行是否成功和高效,直接取决于药房和治疗委员会发挥功能的效率以及其他相关医务工作者的配合程度。

治疗药物替换已在欧美和澳大利亚等国被医疗机构广泛采纳,有两个主要原因:一是相同或可比的治疗药物大幅增加,为治疗药物替换提供了可能性;二是政府要控制药品和相关医疗的支出,而治疗药物替换能有效减少重复治疗,产生积极的临床结果,从而控制治疗费用,促进更合理的药物治疗。

以下几个方面的努力将有利于做好治疗药物的替换:①制订相应指南,保证治疗药物替换的结论是通过循证的方法得到。②临床治疗指南和其他的国家标准指南要支持治疗药物替换所得出的结论,介入治疗也包括在替换的手段之中。③医师的支持是这一过程中最重要的环节,在设计治疗用药项目的整个过程中要保证医师的参与,实现医务工作者间有效的沟通。④需要训练有素的医务工作者去关注处方开具者是否配合治疗药物替换,患者在替代后的结果如何。⑤医护工作者有效的沟通是执行治疗药物替换的关键因素,可以通过共同培训或药房公告栏等方式实现。⑥通过企业竞标,将用于替换的等效药品的价格压低,以利于进行治疗药物替换。⑦将处方中同一类型的药物进行规范化表述,不仅有助于管理药品的库存,也可增强患者用药的安全。⑧介绍积极的治疗效果有助于支持治疗药物替换,重要的是说明治疗药物替换不会对临床药物治疗带来负面影响。⑨由于医疗服务也是一种商业行为,要注意治疗药物替换所带来的经济价值。⑩治疗药物替换不是让患者得不到必要的药物,而是让其得到更经济的医疗服务。

(瞿所迪)

l|
| lianhé yòngyào

联合用药(combined drug therapy) 为达到治疗目的而采用的两种或两种以上药物同时或先后应用。目的是提高疗效、减轻不良反应、减缓耐受性、延缓耐药性、治疗多种或复杂的病症等。临床联合用药治疗的效果往往优于单一药物,其初衷多是由于患者存在需要用多种药物治疗的适应证,但并非所有联合用药都能获得有益的效果,由于一些药物间具有相互作用,多数情况下产生的作用可能是有害的。因此,联合用药时要十分谨慎,尽量减少药物相互作用引起的药物不良反应。这是药物治疗管理常用的手段。

原理 联合用药往往会发生体内或体外相互影响。药物在体外发生相互影响称为配伍禁忌,药物在体内发生相互影响称为相互作用。在药动学方面,联合用药可使其中某一药物的吸收、分布、代谢或排泄过程受到其他药物的影响,导致体内药物活性成分含量的增减变化,从而影响了药物效应;在药效学方面,联合用药可使其中某一药物与受体靶点间的作用受到其他药物的影响,不同活性的药物对同一受体可发生激动或阻滞的两种相反的作用,在总效应上可产生药效增强或减弱的不同结果。此外,特别注意的是药理效应或毒副作用相同的药物联合应用,剂量控制不当,就有导致毒副作用的风险。

目的 联合用药可以使药物的作用相加或增加疗效:①作用于不同靶位的药物联合用药时,可产生协同作用。如磺胺甲噁唑与甲氧苄啶,有协同抑菌或杀菌作用,这是因为磺胺药和甲氧苄啶分别作用于二氢叶酸合成酶和二氢叶酸还原酶,使细菌的叶酸代谢受到双重阻断。②保护药品免受破坏,从而增加疗效。如亚胺培南制剂中加入西司他丁钠,因亚胺培南可在肾脏中被肾肽酶破坏,而西司他丁钠为肾肽酶抑制剂,它可以保护亚胺培南在肾脏中不受破坏，阻断亚胺培南在肾脏的代谢，保证药物的有效性。③促进吸收，增加疗效。如铁剂与维生素 C 联用，维生素 C 可作为还原剂使铁剂转变并维持二价铁离子形式，从而促进人对铁离子的吸收。④延缓或降低耐药性，以增加疗效。如磷霉素与 β-内酰胺类、氨基糖苷类、大环内酯类、氟喹诺酮类抗菌药物联合应用，具有相加或协同作用，并减少耐药菌株的产生。联合用药还可减少药品不良反应，如普萘洛尔与硝酸酯类合用，可产生抗心绞痛的协同作用，并抵消或减少各自的不良反应。

联合用药要避免毒性增加和药品不良反应，如氨基糖苷类抗生素与依他尼酸、呋塞米和万古霉素合用时，可增加耳毒性和肾毒性，使听力损害可能发生，且停药后仍可发展至耳聋。联合用药临床治疗期望达到提高疗效和（或）减轻毒性的目的，力求避免毒性加大和（或）疗效降低的不良药物相互作用，如利尿药氢氯噻嗪和降压药联用，可对抗舒张血管产生的水钠潴留副作用，加强疗效、减少药物用量。临床应用的一些复方制剂也据此设计出来，如左旋多巴和外周多巴胺脱羧酶抑制剂、β-内酰胺类抗生素和 β-内酰胺酶抑制剂等。

适用条件与应用 联合用药时要重视药物间的相互作用，充分考虑患者身体状况，如疾病状态、体重、年龄、性别等，尤其是肾功能衰竭或肝功能损害的患者。联合用药时应尽量认清患者疾病的性质和病情严重的程度，并据此确定当前用药所要解决的问题，能够用一种药物治愈的就不要联用两种及以上药物。除非单一用药无效或不能完全控制病

情时可以考虑联合用药。以 2 型糖尿病的治疗为例，二甲双胍作为一线用药，当单药治疗作用不显著的情况下，应根据情况增加噻唑烷二酮类、二肽基肽酶 4（DPP-4）抑制剂等其中一种进行联合治疗。在 3~6 个月双药联合治疗仍无明显治疗效果的情况下，可以再调整方案增加一种药物。联合用药应根据药理学特点慎重选择联用药物，提前排除或解决配伍禁忌。

联合用药应注意：①采取个体化给药，尤其是老幼体弱孕者，对药物的耐受力差，易出现不良反应，应适当减少剂量。②联合用药时应注意检测药物在血浆中的浓度，应用对器官功能可能有损害的药物时，要定期检查器官功能。③记录患者用药历史，对治疗过程做好详细的用药计划，认真观察和分析必要的指标和试验数据，及时判定药物的疗效和毒副作用，并随时修订和完善用药方案。

（瞿所迪）

gètǐhuà yàowù zhìliáo

个体化药物治疗（personalized medicine，PM）

在标准化治疗的基础上，对患者病因进行分子水平探究，综合性别、年龄、体重、生理病理特征以及合并用药等情况，制订更为安全、有效、适当、经济的药物治疗方案的方法。属于药物治疗管理范畴。

个体化药物治疗不仅是现代临床药学发展中的重大进展，也是对基因组学研究成果的应用，是将遗传信息首次应用于为人类个体服务的医学临床实践的结果，具有里程碑的意义。患者在使用某些药物时，当用药治疗窗窄、个体差异大、合并用药多、易发生毒性反应或治疗反应差等情况

时，传统治疗只能在用药出现相关反应后再对用药方案进行调整，而个体化药物治疗通过对患者病因、药物代谢等与其基因型之间关系的研究，可以预测患者用药后的情况，从而在治疗前设计或调整治疗方案。基于患者基因检测后的个体化药物治疗已在部分临床实践中应用。如患者在接受华法林抗凝治疗时，可根据患者的 CYP2C9 以及维生素 K 环氧化物还原酶复合体 1（VKORC1）的基因型进行个体化药物治疗方案的设计，以降低国际标准化比值超出治疗范围的百分比及药物不良事件发生率。再如曲妥珠单抗只适用于人表皮生长因子受体-2 基因型阳性乳腺癌患者的治疗。

原理 个体化药物治疗是根据患者的基因信息、病生理特点、环境因素等多方面因素，对患者进行量体裁衣式的治疗方案设计。

基因对于药物治疗的影响可分为四大类。①药动学影响。不同患者的基因变异可影响药物血浆浓度。②药效学影响。不同患者的基因变异可改变药物作用靶点，改变治疗效果。③特异质反应。某些药物的超敏反应可因不同患者的基因变异而发生。④针对某些疾病的特殊治疗。可针对因有基因缺陷诱发的肿瘤发生进行特殊靶向性的治疗（见药物基因组学）。

病理生理特点对于药物治疗的影响 可根据患者的药动学特点进行药物的选择。药动学特点包括：①肝肾功能。如格列喹酮相对于其他磺脲类药物具有肝肾双通道特点，可用于肾功能不全患者。②特殊人群。如老年人脂肪组织增加、水分减少，地西泮等脂溶性药物分布广，更易蓄积，发生毒副作用，因而应慎重使用。

生活环境、药物的可及性及患者依从性等对于药物治疗的影响 个体化药物治疗也包括根据患者所处生活环境、药物的可及性以及依从性等多方面因素进行给药方案的设计。如在根除幽门螺杆菌的治疗方案设计中，可根据患者的依从性与疾病严重程度，制订根除治疗的疗程以及三种药物联合使用或四种药物联合使用的选择。如患者根治幽门螺旋杆菌感染的同时，在服用氯吡格雷时，可考虑使用对其代谢影响小的泮托拉唑或兰索拉唑；对阿莫西林过敏的患者可建议使用甲硝唑替代阿莫西林；老年女性因存在抗生素暴露风险，应避免选择甲硝唑和克拉霉素；而对于同时服用有影响心脏 Q-T 间期的药物或影响 CYP3A 药物的患者，应避免使用克拉霉素。

内容 ①对患者进行基因等分子水平的分析。②在掌握患者病情和监测结果的基础上，制订个体化用药方案。③根据治疗药物监测结果进行评价。可通过开展药学监护，观察患者用药后疗效和不良反应，对患者用药进行指导和教育，包括适宜的用药方法，药物治疗依从性的必要性，影响治疗的药物与药物（或食物）相互作用，可能的药物不良反应及应对措施等，保障患者用药安全有效。④为患者建立用药档案，即药历，完整记录患者住院期间用药及相关情况，对用药方案进行分析，制订药学监护计划，监测患者用药结果等。

适用条件与应用 个体化药物治疗通常需要针对以下几种人群：①长期甚至终身接受某种药物治疗的患者。②有过严重药物不良反应史或首次接触药物但是家族成员中有过不良反应的患者。③同时接受多种药物治疗的患者。④使用某种药物效果不理想，病情控制不稳定的患者。⑤老年人和儿童等特殊人群。

药物基因组学的发展使得个体化药物治疗上升到一个新的台阶，药物基因组学研究应用到实践中的实例有许多，如汉族人群中携带基因 HLA-B * 1502 的患者使用卡马西平时，发生重症多形红斑（Stevens-Johnson 综合征）或中毒性表皮细胞坏死溶解症（TEN）的风险增加 1000 倍以上，如果患者在使用卡马西平前检测到结果呈阳性，则应该停药或者选择替代药物治疗；再如将华法林药物治疗初始剂量计算公式应用于临床实践，华法林因治疗窗窄，并且药效受到基因型（CYP2C9 和 VKORC1）、种族、年龄、性别、体表面积、是否与胺碘酮等合并用药、吸烟等多重因素的影响，所以国际华法林遗传药理学联合会综合各种影响因素，制定了相关算法以帮助临床医师为患者制订更适当、有效的用药剂量。

（翟所迪）

yàoxué cháfáng

药学查房 （pharmaceutical ward round） 临床药师独立在病区内对患者进行以合理用药为目的的查房过程。是临床药师对患者进行重点监护的主要手段，也是临床药师需掌握的一项基本技能。是药物治疗管理的内容之一。

查房前准备工作 在进行药学查房前，要求临床药师进行一系列的准备工作，包括储备临床知识及药学知识，搜集和整理患者与治疗相关的信息，并掌握一定的沟通技巧。具体包括学习该科室常见疾病的治疗原则及国内外最新的治疗指南和专家共识，并且掌握该科室常用药物的说明书上的相关内容。在进行对特殊人群的药学查房前，应掌握特殊人群个体化治疗方案制订的方法。同时，每天在查房之前，认真阅览该患者的病历，并听取负责医师对患者病情的介绍，掌握患者入院前后病情变化以及各种检验检查结果和病理生理特征、正在进行的药物治疗和当前主要的矛盾问题。

查房内容 主要包括以下三点：①自我介绍。首次查房时告知患者临床药师的药学服务工作性质和内容，说明药学查房的目的、意义和预期，以便患者及其家属了解临床药师在医疗团队中所起的作用，再次查房时可不必重复介绍。②与患者进行交流。详细了解患者本次就诊的诱因、病情、治疗情况、用药史、用药依从情况，过敏史，治疗过程中有无不适以及治疗前后的变化，结合患者的病情及用药情况对患者进行相应的用药教育，必要时可用图、文等形式告知患者药物的使用方法及服药的注意事项，在与患者及家属交流的过程中取得信任，并注意保护患者的隐私。对即将出院的患者要做好完整的用药教育，不仅要告知患者治疗情况及疾病发展现状，还要告知患者用药时间、用法用量、潜在的药物不良反应及预防和处理措施。③与医护人员进行交流。重点就查房过程中药物相关性的问题与医护人员进行交流和沟通，尽量防止潜在的药物不良事件发生，在优化患者治疗方案的同时保证患者的用药安全。

药学查房模式 药学查房的模式有以下几种：①在专科跟随医师进行医学查房。设立专科临床药师是临床药师制的发展方向之一。作为一名药师，了解所有药物的作用、用法是其职责，在对一般疾病病理、病生理、药理方面知识大致掌握的情况下，就需要专科的临床药师对本科室的疾病、检查检验结果、药品信息等知识精通，这样才能更好地参与临床合理用药。②跨科室对重点病例进行药学查房。一些重点病例，患者本身可能存在多脏器多系统的问题，需要各科的临床药师针对主要矛盾提出相应的解决方法，并将信息反馈给临床医师，促进临床的合理用药。③专科药师单独进行药学查房。这种模式不仅要求药师知晓一定的医学知识和药学知识，而且更重要的是要有责任心和一定的沟通协调能力。在对患者疾病过程了解的前提下，可真正做到以患者为中心的药学服务。临床药师需要根据实际的情况，选择不同的药学查房模式，但最终的目的都是要保证患者治疗过程中用药的安全、有效。

查房记录　药学查房后，所得的患者信息应建立详细的药学查房记录表，查房记录可采用药历的格式，将查房过程、药品咨询内容和建议等在药物治疗日志部分中具体体现出来。普通患者应不超过每3天记录1次，危重患者要随时记录。可按患者的主诉（subjective）、客观检查记录（objective）、评价（assessment）、治疗方案（plan）的模式（即SOAP模式）书写；若有需反馈给医师的问题，应及时与医师沟通，并提出合理的用药建议；有需要针对护理人员及患者的用药指导时，要归纳整理后及时进行；对于查房出现的药物不良反应，应按相关的制度上报。

（瞿所迪）

yàowù zhìliáo huìzhěn

药物治疗会诊（pharmacotherapy consulting）　临床科室或医院医务部门针对临床案例中用药的相关问题，特别是在使用某些特定种类药物时，与临床药师共同讨论用药问题的过程。通常由2名以上不同专科、有一定资历的医师与1名以上有一定资历的相关领域的临床药师参加。药物治疗会诊是临床药师工作的重要组成部分。临床药师在掌握相关临床过程与治疗信息的基础上，通过对患者的直接观察以及与医护人员的沟通，提供准确的用药指导，可提高临床用药的安全性和有效性。是药物治疗管理的重要环节。

美国临床药学会（American College of Clinical Pharmacy，ACCP）在1997年曾就药师参与临床药物治疗过程发表声明，鼓励具有资质的临床药师积极参与临床药物治疗管理过程。鉴于临床药师进行药物治疗会诊已经成为医疗机构药师日常工作的重要内容之一，自2008年起，美国各州相继通过了合作药物治疗管理（collaborative drug therapy management，CDTM）的立法，到2010年，美国已有46个州正式通过相关法案，目的在于加强会诊工作中临床药师的管理，规范会诊过程中临床药师行为，明确临床药师治疗会诊的职责和责任。截至2015年底，中国尚无此类法律法规，临床药师的会诊行为主要依靠各个医院自己制订的制度条例加以规范。

准备工作　在进行药物治疗会诊前，临床药师需要进行一系列的准备工作。首先，做好临床知识及药学知识的储备，包括学习该科室常见疾病的治疗原则及

国内外最新的治疗指南和专家共识，并且掌握该科室常用药物的说明书上的相关内容。其次，各级临床药师应充分了解患者诊断、症状、体征、辅助检查信息，全面了解患者疾病状况和相关药物治疗情况，并进行药学查房，听取负责医师对患者病情的介绍，掌握患者入院前后病情变化以及各种检验检查结果和病理生理特征、正在进行的药物治疗和主要的矛盾问题，整理、汇总患者病历资料，填写药物治疗会诊单（图）。

会诊方式　根据涉及的科室和范围可以分为以下几种方式：①科室会诊。②多科会诊。③院内会诊。④院外会诊。根据紧急程度也可分为：①急诊会诊。通常要求会诊参与人员10分钟之内到位。②普通会诊。通常要求会诊参与人员24小时内将会诊意见反馈至临床科室。

流程　药物治疗会诊的一般流程如下：①医师向医务处提出药物治疗会诊要求。②医务处确认会诊人员名单。③医务处向药剂科及临床相关科室下达会诊通知或电话会诊请求组织会诊。④临床药师接到通知后，可以重点就查房过程中药物相关性的问题与医护人员进行交流和沟通，尽量防止潜在的药物不良事件发生，在优化患者治疗方案的同时保证患者的用药安全。⑤会诊讨论决定药品使用的品种、剂量、时间等事项。⑥由培训考核合格后具有高级专业技术任职资格的医师开具药物。⑦收治科室、主管医师严格执行会诊后的治疗方案并及时向医务处汇报治疗情况。

药物治疗会诊中药师职责　主要包括：①全院会诊期间，高级职称临床药师准备会诊意见并

药物治疗会诊单

患者姓名		性别		年龄		住院号	

临床诊断：

病史及诊疗情况摘要：
药物使用情况：

用药意见：

申请人：＿＿＿＿＿＿＿（技术职称：＿＿＿＿＿＿＿）
日期：＿＿＿＿＿＿＿

会诊意见：

会诊人员签名：＿＿＿＿＿＿＿
日期：＿＿＿＿＿＿＿

图　药物治疗会诊单

发表药物治疗相关建议，主管或初级临床药师作会诊记录，主要记录会诊时间、地点、参与会诊医师、药师的建议。②完成会诊单，接到住院会诊记录单之日查看患者及其病历，并在规定时限内将会诊意见反馈至临床科室。③会诊后对患者随访，主要包括治疗结果的评估、全程用药教育和出院后随访，完成会诊记录。④会诊工作安排，由临床药学负责人安排人员及日程。

（瞿所迪）

yàolì

药历（pharmacy documentation）　临床药师在临床药学实践中形成的患者药物治疗过程的记录。是对患者治疗或预防疾病进行药物治疗过程的全面、客观记录和评价，包括药师对患者进行的与医疗有关的教育与指导，以及对药物治疗过程的干预。是药师进行药物治疗管理的工作之一。

药师为保证用药的安全有效而进行的影响患者预后结果的专业活动必须书面记载于患者的病历中，具体规定为：①药师所提供的临床药物治疗建议以及依照此建议所实施的措施，必须以长期惯用的形式记录在案。②药师的文书记录应符合易懂、清楚、使用非裁判性语言、完整、为病历所需要、应用适当的标准模式，同时要记录药师的联络方式。③强调使用非裁判性的语言，注意避免使用带有责备意味或不符合标准的文字。

记录内容　包括以下几个方面：①患者基本情况。包括姓名、性别、出生日期、住院号、籍贯、身高、体重、民族、工作单位、联系方式、入院日期、出院日期、过敏史（药物、食物、其他等）、药物不良反应史及临床处置过程、既往病史、家族史、现病史、检查检验指标及结果、入院诊断等。②药物治疗记录。即入院后的用药史，是药历的主要部分。应详细记录患者住院期间的用药情况，包括药物的名称、剂量、用法、开始时间、结束时间、不良反应、用药原因及分析等。③药物治疗总结。对患者在住院期间的治疗情况进行分析，判断用药是否合理，并以患者为中心、围绕患者所患疾病进行整体分析，既要包括临床方面的内容，即疾病简介、患病率、常见患病人群、疾病危险因素、确诊方法、主要治疗方法等，也要包括药学方面的内容，即同种类药的比较。该患者本次治疗选择某种治疗方案的依据等。合理的评价主要从是否有选用药物的适应证、用药品种、剂量用法，疗程是否合理，联合用药是否符合要求，药物的选用是否安全、经济等。④用药教育。包括住院期间和出院以后的用药教育，主要是向患者讲述出院后需要继续服用药物的主要适应证、服用方法、药物相互作用、不良反应及如何应对等方面的药物知识。特别强调的是，要告知患者服药期间饮食对药效的影响及需要定期检查的项目等内容，最好可以做成用药教育材料方便患者及家属阅读。

常用药历模式　主要有六种。

SOAP 模式　SOAP 式药历是常用的一种格式，主要以文字叙述为主。它从患者的主诉（subjective）、客观检查记录（objective）、评价（assessment）和提出治疗方案（plan）四个方面对住院患者每天的药物治疗方案进行记录与分析。

PH-MD-ROME 模式 可以针对患者使用的药物出现的相关问题进行分析、鉴别，并列出药师应提供的针对特定患者的重要监护方案等。它使患者住院过程中的药学相关问题更明显，能反映临床药师的能动性。

英格兰模式 英格兰模式药历以表格为主，包括了患者基本情况、住院信息、相关非药物治疗情况、临床处理（诊断和药学需求）、治疗药物、药学监护计划、实验室数据和治疗药物监测，分别设计成表格来体现，对于药师及查阅药历的其他医务工作者来说，重点突出，内容一目了然。

教学药历 主要内容包括：一般资料、既往用药史、现用药史、建议药物治疗方案、药程记录、出院小结等（图）。是中国临床药学初级工作者在学习和工作过程中最常用的一种药历模式。

教学药历首页

建立日期：_____年____月____日   建立人：_____

姓名		性别		出生日期		年	月	日	住院号	
住院时间	年	月	日		出院时间		年	月	日	
籍贯		民族			工作单位					
家庭电话 手机号		联系地址				邮编				
身高（cm）			体重（kg）				体重指数			
血型			血压（mmHg）				体表面积（cm²）			
不良嗜好（烟、酒、药物依赖）										

主诉和现病史：主诉、起病情况、主要症状、病情的发展与演变、诊疗经过、一般情况、常规检查、特殊检查。

既往病史：填写本次入院以前的内容，包括预防接种及传染病史、手术外伤史及输血史、过去健康状况及疾病的系统回顾。

既往用药史：填写本次入院以前患者所有药物使用的情况，包括药店购买的非处方药及偶尔使用的中草药制剂。尽量包括用药的途径及用药剂量。

家族史：记录与疾病及药物治疗相关的内容，包括：明确家族性的疾病的危险因素、职业和工作环境有无毒物、粉尘、放射性物品接触史、生活习惯及嗜好：（烟、酒、麻醉毒品），使用量及年限；婚史、配偶健康状况、性生活状况；月经史、生育史。

伴发疾病与用药情况：系指入院时仍需治疗的伴随疾病的症状、时间及演变过程，以及用药情况，各伴随症状之间尤其是与主要症状之间关系。

过敏史：含药物、食物及其他物品过敏史。

药物不良反应及处置史：系指本次入院治疗中发生的药物不良反应与处置手段、结果。

入院诊断：

图　教学药历首页

门诊药历 为门诊患者提供药学服务及咨询指导的一种药历模式，主要针对患有慢性病的患者及病情复杂的患者建立，以提高用药的安全性，减少药物相互作用等。

治疗药物监测药历 适用对象主要是服用的药物需要定期来医院进行监测血液或体液中药物浓度的患者。这种药历可以帮助药师及医师更好地了解患者服药的有效性和依从性，并为今后的治疗提供重要的信息。

（翟所迪）

diànzǐ bìnglì

电子病历 （electronic medical records）

由医务人员客观、连续、完整地记录患者的病情变化及诊疗经过的电子记录。是病历的一种形式，包括患者的个人基本资料、病程记录、药物治疗、生命体征、既往病史、实验室数据和影像检查等各种检验及检查报告（图）。电子病历的推广可以简化临床医师的工作流程，提高医师的工作效率，降低医院管理成本。通过电子病历，医师可随时获取患者的医疗信息，为正确诊断提供了有效的参考，还可以避免重复及不必要的检查，合理、有效的给药，避免医疗差错，提高医疗质量，降低患者诊疗成本。电子病历的使用可以有效地帮助临床药师进行药物治疗管理。

计算机的智能化服务功能推动了电子病历的发展，电子病历系统已在欧美等发达国家应用于科研的文献检索、临床决策、医疗研究设计、医疗教育、健康评估等，同时保险公司从电子病历系统获得费用合理性的自动评估，并直接与费用支付系统对接，实现了不同保险种类的自动结算。

中国大部分医疗机构正在使用的电子病历是基于局域网的内嵌于医院信息系统的病历电子化记录，共有七个子系统：医生工作站、医生等级管理子系统、模板制作子系统、病历浏览子系统、电子病历管理子系统、编辑器子系统、病历修改子系统。其中医生工作站是最主要的子系统，它可分为首页、病程、医嘱和检验四个组成部分，各部分数据可相互关联、整合和共享。电子病历可以借助计算机强大的计算功能，快速检索数据的同时接受多个终端访问，并在相关医学信息处理软件的帮助下进行病历资料的分类、整理、统计等工作，为临床、循证医学等研究提供原始材料。同时公共卫生部门亦可以借助于对电子病历系统的监控实现对突发公共卫生事件的监测、预警和救治。

电子病历的安全通过医师分组授权的方式来保证：首先建立医师分组分级树状体系，分配授权号，上一级权限包含部分同组以下级别的权限，使用指纹确认身份。安全控制流程如下：下级医师完成患者病历并确认后，上级医师可打开本组下级医师确认的记录，进行批改或补充；经上级医师确认的记录，下级医师则不能修改。这样做可以避免患者病历的随意修改。最后必须经过科室主任签字确认并提交后，病案室管理人员才能打开，检查后即可确认并归档，任何人无权修改，这样可以保证患者病历的真实性、完整性。

电子病历已经不再是静态的病历本身，而是智能化和知识化的信息源，可使病历书写更为规范、方便和高效，也使病历信息资源能够在有限范围内共享，同时病历的质量也可接受自动化监控和管理。

（翟所迪）

gěiyào zhuāngzhì

给药装置 （drug delivery devices）

可实现特殊给药方式，使药物作用于特定部位的给药工具。不同的给药装置可通过其给

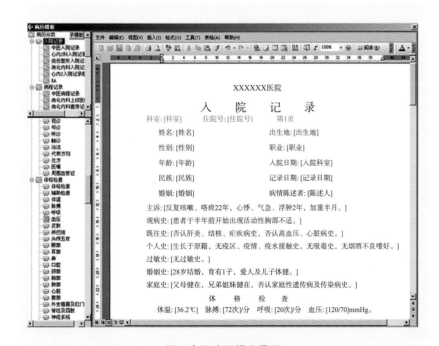

图　电子病历操作界面

药途径进行定量、定时的给药，如静脉给药装置（包括输液泵、胰岛素泵等）和吸入给药装置（包括定量吸入气雾器、干粉吸入器等），从而达到提高治疗药物有效性、减少不良反应、精确给药、简化给药方式、确保用药安全以及辅助疾病诊断的目的。给药装置还包括医护工作者给药过程中使用的条形码给药系统等能够提供准确给药所需信息并记录给药过程的装置。是实施药物治疗管理的工具之一。

自中国古代《伤寒论》《金匮要略》记载的外敷贴剂的给药装置，到19世纪西方吸入器，再到20世纪初机械性输液泵的发明，人们意识到通过使用适当的给药装置能够优化治疗方案，提高患者依从性。常见给药装置包括注射器、吸入器、条形码识别系统、透皮贴剂（transdermal patch）、薄膜给药装置（thin-film drug delivery）和宫腔给药装置等。

注射器（syringe） 由前端带有小孔的针筒以及与之匹配的活塞芯杆组成。在芯杆拔出的时候液体或者气体从针筒前端小孔吸入，在芯杆推入时将液体或者气体挤出。针筒可与针头或管口连接，从而将药液导入或输出针管。在东方，最早使用的注射器见于中国汉代医学著作《伤寒论》，张仲景在书中写道："以小竹管……内入谷道中。"这种小竹管就是注射器的雏形，在当时作为灌肠器使用。作为最常见的给药装置，注射器包含了从普通的一次性使用注射器到价格不菲的输液泵、微量注射泵和特殊用途的胰岛素泵等多种类型。

透皮贴剂和薄膜给药装置 常见的经皮肤和黏膜途径的给药装置。透皮贴剂是辅助药物通过皮肤吸收途径起效的薄片状制剂。相比与口服、注射等其他给药方式，透皮贴剂的优点在于可有效控制药物的释放，缺点是仅有小分子药物可通过皮肤屏障被机体吸收。常见的透皮贴剂包括硝酸甘油、尼古丁、芬太尼、可乐定等。薄膜给药装置是一种由亲水聚合物构成的可溶性、快速吸收的给药装置，常见给药途径为口腔颊黏膜或舌下黏膜途径。口腔薄膜给药装置的优点在于给药途径方便，提高患者用药依从性；避免肝脏首过效应，提高药物的生物利用度；可针对口腔局部用药，也可发挥全身药物治疗作用。国内外部分已上市的经口腔薄膜给药途径的药物包括：硝酸甘油、地塞米松、替硝唑、普鲁氯哌嗪等。

宫腔给药装置 一种呈"T"形或"Y"型的携带缓控释药物剂型给药装置，常用于避孕节育或治疗妇科疾病。用于避孕节育的宫腔给药装置常称为节育器或节育环，通常以不锈钢、塑料、硅胶等材料制成。不带药的节育器称惰性宫内节育器；如宫内节育器携带孕激素或铜，可提高避孕效果，称之为带药宫内节育器或活性宫内节育器。在第一年使用中，含铜节育器避孕失败率为0.8%，含左炔诺孕酮宫内节育器避孕失败率为0.2%。

多样的给药装置，可从不同方便改善药物治疗目的，包括提高药物有效性、减少副作用、改善依从性等。

(瞿所迪)

shūyèbèng

输液泵（infusion pump） 由微电脑系统控制，在输液管材外施加挤压、旋转或蠕动等驱动力，达到给药定时、定量、速率精确可控，异常情况下可报警的给药装置（图）。输液泵常规应用于需持续输注的治疗中，如麻醉、镇痛、肿瘤化学治疗、控制血糖等临床治疗。

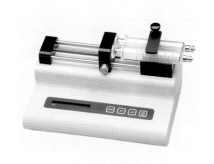

图 输液泵

输液泵主要由微电脑系统、泵系统、检测系统、报警系统、输入和显示系统组成。泵系统是整个系统的心脏，提供液体输送的动力，常见驱动原理有挤压、旋转、蠕动等多种方式；检测系统是可对输液中异常情况（如气泡、阻塞、无液等）进行检测并反馈至微电脑系统；微电脑系统是执行输入的信息并智能控制检测、报警、泵系统。

输液泵具备以下特点：①可定时、恒速输入药物，减轻护理负担。②可精确控制药物输注剂量、输注液体量，保持药物最佳血药浓度以及控制液体入量。③既可微量给药，又可快速输液。输液泵的流速为1～1200ml/h。④安全性高。具备气泡、阻塞、无液等多种事故报警功能。相比于通过重力或人为施加推力的传统输液方式，输液泵给药大大降低了护理人员的工作强度，提高了医疗安全性。输液泵的使用可有效控制药物的给药速度，从而有效减少肠外营养输液过快导致的恶心、呕吐等不良反应，有效减少硝酸酯类药物输注过快导致低血压现象。

输液泵种类有多样，可根据不同临床需要灵活选择，包括阿片类强镇痛药专用输液泵、气雾剂输液泵、便携式输液泵等。输液泵可作为抗肿瘤药，如阿糖胞苷、表柔比星等的给药辅助装置；也可用于激素类药物，如缩宫素、甲泼尼龙琥珀酸钠等的给药辅助装置；也可作为肠外营养液、调节水电解质的辅助给药装置。

虽然输液泵具备传统输液方式无法比拟的优势，但在实际工作中，输液泵的使用仍存在许多问题，如因输液泵种类繁多，与输液管材型号不匹配、输液泵滴数换算标准不一致、药物浓度或输液速度不符合要求、不易发现药物配伍禁忌现象等。上述问题可通过智能输液泵有效解决。

智能输液泵具备经条形码给药、具有多种药物知识库功能、可进行无线数据收集实时监控等功能，可有效减少普通输液泵使用过程中的用药差错，确保患者的用药安全。其中药物的知识库包括静注药物的浓度、剂量单位、最小和最大剂量等，可精确控制药物的输入时间、液体流速、液体总量；当条形码的信息输入智能泵后，该泵可根据患者医嘱进行操作并进行合理性检验。此外，在某些情况下，使用普通输液泵时，护士需要对输液泵进行 30 多次的键入操作，而使用智能输液泵时则仅需键入数次即可完成。这不仅节约了宝贵的时间，也减少了出错概率。

（翟所迪）

wēiliàng zhùshèbèng

微量注射泵（microinjection pump）　由微电脑系统控制，通过螺杆推进注射器，可将少量药液精确、微量、均匀、持续地泵入体内的给药装置（图）。微量注

射泵的发展改善了临床治疗质量。1945 年，早期机械式注射泵作为抗生素持续给药的辅助装置，用于克服时间依赖性抗生素给药时难以人为控制时间的缺陷。1977 年，美国马丁·赖特（Martin Wright）博士发明了便携式微量注射泵，用于去铁胺持续性皮下注射给药，改善了地中海贫血患儿的生活质量。随后，微量注射泵逐渐应用于手术麻醉、术后镇痛、胰岛素依赖糖尿病的患者。

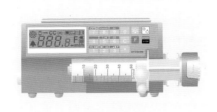

图　微量注射泵

微量注射泵在结构组成上与输液泵相近，都具备微电脑系统、泵系统、检测系统、报警系统、输入和显示系统。微量注射泵主要采用螺杆推进原理控制给药。在微电脑系统的调控下，步进电机带动旋转丝杆，螺母将丝杆的旋转运动转变为直线运动，螺母推动注射器的活塞，从而进行药物注射。微电脑系统可通过控制步进电机的旋转速度控制给药速率。由于泵速设定单位通常为 ml/h，临床实践中常采用的泵速计算公式为：

$$F = DW(60/C)$$

式中 F 为拟设定泵速，单位 ml/h；D 为拟用药剂量，单位 $\mu g/(kg \cdot min)$；W 为患者体重，单位 kg；C 为所配置药物浓度，单位 $\mu g/ml$。

微量注射泵因工作原理与输

液泵不同，故受输液器材的影响小，给药剂量更加精确。临床常用微量注射泵的最小给药速率可控制在 0.1ml/h，而输液泵为 1ml/h。因微量注射泵一次给药总容量有限，通常根据给药剂量选择 20ml 或 50ml 等规格的一次性无菌注射器，少数注射泵可装配 100ml 的注射器，因此不适用于快速、大剂量输液。

因为微量注射泵具备精确可控、安全性高、节省护理人员劳动力的特点，被广泛应用于临床，特别适用于重症监护室、冠心病监护室以及手术室等科室进行小剂量、精确、恒速注射升压药、降压药、化疗药、催产剂、抗凝剂、麻醉剂以及给予营养和输入血液等，具体包括：①溶栓药，如肝素钠、尿激酶等。②镇静抗焦虑药，如硫酸镁、地西泮、咪达唑仑。③调节水、电解质、酸碱平衡药，如浓氯化钠、氯化钾。④麻醉镇痛药，如枸橼酸芬太尼、氟哌啶醇、盐酸哌替啶等。⑤拟肾上腺素药，如盐酸异丙肾上腺素、肾上腺素、盐酸多巴胺、盐酸多巴酚丁胺。⑥循环系统用药，如硝酸甘油、尼莫地平、单硝酸异山梨酯、盐酸乌拉地尔等。⑦胰岛素，胰岛素泵作为特殊的微量注射泵，可用于糖尿病患者持续皮下胰岛素输注。《2010 中国 2 型糖尿病防治指南》推荐使用胰岛素泵作为 2 型糖尿病患者强化降糖治疗的方案之一。

（翟所迪）

yídǎosùbèng

胰岛素泵（insulin pump）　按照人体需要的剂量设置输注参数，将胰岛素持续地推注到使用者的皮下，以保持全天血糖稳定的微型化电子产品（图）。是微量注射泵的一种。

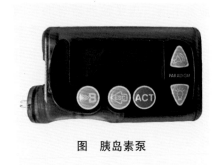

图 胰岛素泵

大小如同 BP 机，主要由三个部件组成：泵容器、小型电池驱动泵、微处理器即计算机芯片（用于患者准确控制泵释放胰岛素的剂量）。泵容器通过称为"注入部件"的细塑料管向人体释放胰岛素，针头或软管置于皮下，通常定位于腹部，可长年使用。

胰岛素泵可模拟人体健康胰腺分泌胰岛素的生理模式，按照人体需要的剂量将胰岛素持续地推注到使用者的皮下。每数分钟可自动释放微量短效胰岛素，称基础率，使患者的血糖在餐间及夜间睡眠期间保持平稳。进餐时，通过设置泵的程序使胰岛素泵可迅速输出较大剂量胰岛素，有效降低餐后高血糖。胰岛素注射量由微处理器控制，一般设置为基础量和餐前注射量两种，以使全天血糖控制在理想水平。

胰岛素泵的使用能模拟生理胰岛素基础分泌，使血糖平稳、正常，与注射胰岛素方法相比有以下优点：1 胰岛素泵的使用使患者不同时段的血糖值均稳定控制，且能够减少全天胰岛素用量。如胰岛素泵能够减少餐前胰岛素用量，避免了使用大剂量短效、中效胰岛素注射后在体内的重叠作用，减少了日间低血糖的发生；1 型糖尿病患者即使注射胰岛素治疗，餐后高血糖也常不可避免，使用胰岛素泵则可有效降低患者餐后血糖；胰岛素泵夜晚仅输出微量胰岛素，可避免注射中效或长效胰岛素出现的夜晚高峰降糖作用，减少患者夜间低血糖的发生，而后半夜又能自动增加胰岛素输入，降低患者凌晨高血糖的发生率。由于避免血糖大幅度波动，降低糖化血红蛋白水平，从而延缓甚至防止糖尿病多种并发症的发生与进展。②不需每天多次注射。③使用方便，提高了糖尿病患者生活质量。

胰岛素泵适合人群：经多次注射胰岛素血糖仍控制不佳的 1 型糖尿病、2 型糖尿病、妊娠糖尿病患者；糖尿病急性并发症者，如酮症酸中毒、高渗性昏迷等患者；糖尿病慢性并发症，特别是痛性神经病变者；糖尿病患者必须接受较大外科手术时，使用胰岛素泵可保证安全度过手术危险期；生活极不规律的各种职业的糖尿病患者，以及用胰岛素注射治疗但血糖稳定控制十分困难者。

（刘高峰）

xīrùqì

吸入器（inhaler） 通过抛射剂驱动或吸气驱动等方式，使药物从储存容器进入呼吸道或肺部发挥局部或全身作用的给药装置。吸入器被广泛应用于慢性阻塞性肺疾病和哮喘等疾病治疗中，在戒烟治疗、糖尿病治疗等方面也有应用的前景。

吸入器可分为三种，包括：定量吸入气雾器（metered-dose inhaler, MDI）、干粉吸入器（dry powder inhaler, DPI）以及雾化器（nebulizer）。

定量吸入气雾器由储罐、定量阀以及塑料罐三者组成，可配有储雾罐。储罐内含有药物、抛射剂、助溶剂和表面活性剂（图1）。又称压力式定量气雾装置。药物通过手压驱动，抛射剂在突然减压瞬间急剧气化，将药物切割成微粒并形成气溶胶，可供患者吸入呼吸道和肺内。小儿或年老患者容易出现呼吸与手部驱动不协调，可使用储雾罐辅助用药。定量吸入气雾器使用特点：①使用前需用力摇匀，确保吸入器内物质被充分混合。②在首次使用前或每次当气雾剂已超过一星期未被使用时，需先向空气中试喷。③需要呼吸与手部驱动相配合。临床常用的定量吸入气雾器有异丙托溴铵气雾剂、硫酸沙丁胺醇气雾剂等。

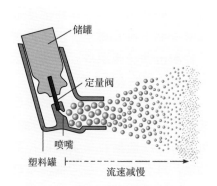

图 1 定量吸入气雾器结构示意

干粉吸入器可细分为准纳器（图 2）、碟式干粉吸入器（图 3）、旋转式干粉吸入器（图 4）和单剂量胶囊吸入装置（图 5）四种。各种类型的结构和原理各异。共同原理是通过内置的针刺装置，刺破已预装药物的外膜，由患者将药物粉末吸入肺内。例如，准纳器的原理是将药物的微粉密封在铝箔制成的盘状输送带的囊泡内，输送带缠绕在一个塑料转盘装置中，并通过该转盘输送。吸口外有一个保护性外部封盖，当操作杆滑回后，吸口打开，刺破一个囊泡，然后药粉被患者吸入肺部。大部分干粉吸入器有剩余剂量显示窗口，可告知剩余剂量。

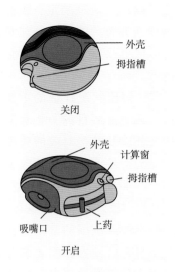

图2 准纳器结构示意

外壳
拇指槽
关闭

外壳
计算窗
拇指槽
吸嘴口
上药
开启

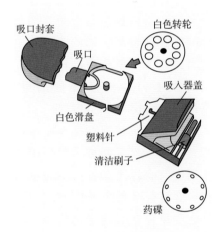

图3 碟式干粉吸入器

吸口封套
吸口
白色转轮
吸入器盖
白色滑盘
塑料针
清洁刷子
药碟

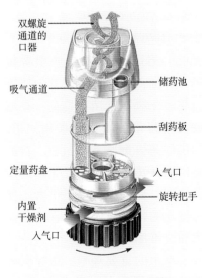

图4 旋转式干粉吸入器

双螺旋通道的口器
吸气通道
储药池
刮药板
定量药盘
入气口
内置干燥剂
旋转把手
入气口

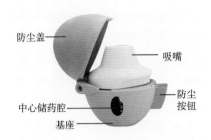

图5 单剂量胶囊吸入装置

防尘盖
吸嘴
中心储药腔
防尘按钮
基座

雾化器有喷射雾化器和超声雾化器两种类型。喷射雾化器利用已被压缩的空气或氧气产生的高速气流将液体药物雾化，以供患者吸入。该装置虽然笨重且使用时噪声大（常达到60分贝），但是使用价格低廉。超声雾化器通过产生1MHz的超声振动药液而使药液雾化。

临床工作者需根据患者年龄、疾病程度以及医疗条件合理选择。例如，雾化器对于患者配合程度和协调性要求最小，但是具有使用不便和耗时的缺点；定量吸入气雾器易携带且可快速使用，但是需要对患者进行多次用药教育，从而确保患者正确使用；吸气驱动的干粉吸入器比定量吸入气雾器更易使用，但需要患者有较快的吸气流量以确保药液雾化。

（翟所迪）

tiáoxíngmǎ gěiyào shíbié xìtǒng
条形码给药识别系统（bar-code verification of medication）整合计算机、条形码标签机、可移动条形码扫描器、无线数据传输设备等硬件以及医嘱给药及病案系统、合理用药数据库等软件，具有显示、接受、图示患者和药物信息，并向医护工作者提供准确给药记录的系统。又称条形码给药技术（bar-code medication administration，BCMA）。属于给药的管理系统。

条形码技术是在计算机技术与网络技术基础上逐步发展起来的一种信息存储和传递技术，集编码、制作、识别、数据采集与处理、传输为一体，具有安全可靠、准确高效、结构设备成本低、易于制作等优点。条形码是由一组规则排列的条、空以及对应的字符组成的标记，"条"是指对光线反射率较低的部分，"空"是指对光线反射率较高的部分。这些条和空组成的数据表达一定的信息，并能够用特定的设备识读，转换成与计算机兼容的二进制和十进制信息。条形码可以分为一维码和二维码两种。一维码较常用，信息存储量小，仅能存储一个代号，使用时可通过这个代号调取计算机网络中的数据，初期的商品条形码是一维码。二维码能在有限的空间内存储更多的信息，包括文字、图像、指纹、签名等，并可脱离计算机使用，21世纪初使用较多的是二维码。

条形码给药识别系统由计算机、条形码标签机、可移动条形码扫描器、无线数据传输设备以及支持软件构成。条形码标签机可打印患者身份识别腕带以及药品识别条形码（图1）。患者入院后，需佩戴配有独一编码的腕带（图2），编码带有患者身份识别的信息。护士在给药操作前，可通过自身的身份识别徽章与条形码扫描器链接，确认给药操作执行者身份。随后，护士在床旁用扫描器分别识别患者腕带条码和药品条码，系统会通过无线传输设备将药物与患者的用药医嘱进行比较，核实是否符合"5R（right，R）"原则，即正确的患者、药品、剂量、时间、给药途径，如有不符，系统将立即发出警示，显示和追踪任何不匹配细

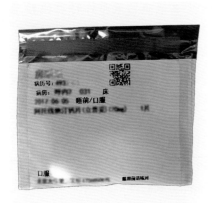

图1 带有药品识别条形码的药品

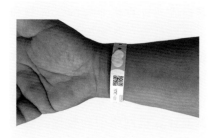

图2 患者佩戴的身份识别腕带

节并记录，待错误处理后，才可继续执行给药。给药完成后，系统远程完成电子给药记录。

条形码给药识别系统广泛应用于住院和门诊患者给药、药房管理、静脉药物配制中心药物管理、药库的药品出入库及存储管理。在住院患者给药过程中，该系统不仅有效减少了用药错误的发生，也提高护士工作的满意度和患者满意度，有助于改善医患关系。在门诊患者给药过程中，该系统可嵌入到门诊发药界面。在确认发药前，通过条形码扫描器将所发药品进行扫描，确认无误后方可发放药品。条形码给药识别系统的应用可减少调配差错的发生、减轻药学工作人员的精神压力、缩短窗口药品核对发放时间，从而创造患者用药教育服务条件。在药房管理中，药师可以运用该系统完成药物信息查询、

药品请领、发药核对、药品盘点、麻醉精神药品的特殊调剂流程等。在静脉药物配制中心，工作流程包含审方、打签、摆药、配制、核对等多环节，再加上投送、护士接收、给药等环节，无论时间和空间上均具有较大的跨度，该系统适用于这种涉及多人次、多环节的物流过程，使整个工作过程更为精细、快速、准确，减少配制和投药差错的发生、提高工作效率、降低劳动强度和节约人力成本。在药库管理中，该系统可完成药品入库验收、电子发票转入、批号电子传递、药品与货架相互关联、改进药品采购实施计划，简化手续，提高工作效率和质量，有利于计划、采购、入库、出库、盘点以及各种统计工作的开展。

(翟所迪)

jiànkāng zhuàngkuàng pínggū

健康状况评估（health status assessment） 研究诊断被评估对象的健康现状或潜在的健康问题发展趋势的医疗方法。由医疗机构针对特定对象的具体情况，设计评估项目，系统采集被评估对象的健康资料，判断资料价值和评估对象的健康状况及后续发展状况。被评估对象可以是个体也可以是群体。此评估方法属于药物治疗管理的一个环节。

针对群体进行的健康状况评估，目的在于考察某些健康问题是否在被评估群体中集中发生，并描绘出这种健康问题在该群体中的发生情况和潜在的威胁情况，以降低该健康问题在该群体的发生率和可能引起的死亡率。健康状况评估的结果可以用于健康需求评估，例如，描述被评估群体的流行病学情况，并与另一个群体进行比较。同时，健康状况评

估还可以用于政策制定、协助规划制订（如有关的资源分配和设定目标）、长期研究项目的评估和确定等。

群体健康状况评估的主要步骤：①确定评估目的。②确定被评估人群以及其他对应的比较人群。③确定被评估人群的健康状况特点。④确定并回顾已有数据。如：是否有较好的本地资源可用，是否有当地或全国的常规数据可用，是否有已发表的相关调查结果可用。⑤选择最适合的已有数据进行分析。依据：CART分析，即符合完整、精确相关、及时、偏差和适应性要求的分析。⑥充分利用所得数据进行分析。⑦具体问题具体分析，如特殊情况出现时，是否需要单独进行一项专门的调查。⑧沟通评价结果。⑨评价健康状况评估的结果。

进行健康状况评估，操作过程"简单"至关重要。评估中的术语应符合以下条件：①简单易行。②具有标准且结果易于量化。③在变量存在时结果仍然易于测定。④不同人士均可操作。⑤同一执行者的结果重复性较高，即评估的重现性好。

(翟所迪)

huànzhě yòngyào jiàoyù

患者用药教育（patient medication education） 医疗服务提供者通过直接与患者及其家属进行交流，解答其用药疑问，介绍安全用药相关知识和疾病知识，提供用药咨询服务的过程。目的是使患者及其家属接受正确的用药知识，受医疗服务提供者态度和行为的影响而纠正错误用药观念和改善用药依从性。是药物治疗管理中的重要环节。医疗服务提供者包括医师、药师和护士。交流的方式可以是公开、半公开

或秘密的。例如，一名患者起初认为他的高血压是由于精神紧张而导致，因此只有在感到"紧张"时才需要使用药物治疗。医疗服务提供者可通过正确、有效地传递有关高血压疾病的信息、药物治疗的目的等知识，从而帮助该患者改变以往对高血压疾病的错误认识以及用药误区并形成规律服用降压药的习惯。

在国外，患者教育最早源于19世纪中后期。20世纪50年代，美国医疗卫生界率先实施了患者教育的做法，旨在提高患者的住院适应能力和自我保健能力，减少长期住院患者的医疗费用，并有专门机构负责该项工作，使其步入了制度化、规范化、科学化的轨道。到21世纪初，该机构的研究涉及多个领域，如糖尿病、心血管疾病、癌症、精神疾病等。中国的患者教育起步较晚，90年代后才在全国范围内开展，是药品使用的一个薄弱环节。据中国非处方药协会2009年对北京、上海、广州、成都、沈阳、南京、深圳七个城市的抽样调查结果显示，超过半数的被访者表示能读懂药品说明书中60%的内容，15%的被访者表示仅能读懂说明书中不足20%的内容，有7%的被访者表示会超剂量服药，4%的被访者会增加服药次数。因此，医院应重视对患者进行用药知识的教育，患者用药教育对提高患者依从性、发挥药物的最佳效应、避免或减少药物毒副反应的发生、提高患者生命质量具有重要作用。

实施者 医师、药师和护士都有进行患者教育的责任，但是各自侧重点不同。因为药师具备药学专业背景和知识技能，能为患者提供更为专业的合理用药相关资讯和指导，因此应该责无旁贷地承担起提供此服务的责任。药师可以通过各式各样的教育方法，如授课、印刷品、技术示范（和操作练习）以及网络教育等，对患者进行用药教育。

过程 患者用药教育可以分为六个阶段。

开始谈话 药师需先确认患者是否懂得什么是用药教育，因在此过程中可能涉及一些隐私问题，需患者有一定的心理准备。

收集信息和确定需求的谈话 在此阶段，药师需收集患者的信息和可能的用药问题，以及确定患者对用药信息的需求。在收集处方信息时，应注意用药细节、药物治疗的有效性以及不良反应信息的收集。在向患者介绍药品的不良反应发生率信息时，应避免使用"很常见"或"很罕见"之类的说法，因为这类描述往往会使患者错误估计不良反应发生的可能性，不如使用数字化的描述更好，如将1/100 000表述为十万分之一。

解决问题和制订药学监护计划的谈话 收集了所有的信息之后，药师需要解决已经发现的问题，并制订监护计划。一般情况下，推荐使用问题导向的医疗记录系统，遵循SOAP格式进行信息的整理（主观指标、客观指标、评估、计划）。

提供信息和患者教育的谈话 需要向患者提供的信息类型包括：药物名称和药理作用、用药目的、服药方法和时间、不良反应、注意事项、禁忌证和相互作用、储藏说明、复诊信息和随访监测计划等，同时可提出坚持用药和自我监测的建议。

结束谈话 在患者教育中，应给予患者思考获得的信息并提出问题的机会。谈话结束前要重申和强调咨询内容中最重要的部分，目的是增加患者记忆和教育的条理性。

复诊患者的用药教育 对于复诊患者，药师应重点关注患者依从性、不良反应等问题。如果发现患者有不坚持用药的问题，药师需弄清楚原因，然后采取相应的措施，如改变用药方案、教育患者判断不良反应发生等，达到改善用药的依从性及减少不良反应的目的。

技巧 ①认可患者。药师要用一种无偏见的方式与患者交流，用语言来鼓励患者表达自己的担忧和情绪，理解并接受患者的情绪和担忧，同时传达出关心和接受的态度。药师的认同和接受有助于患者减轻焦虑，并更加乐于讨论自己的问题。②自信。药师与患者建立帮助和信任的治疗关系时，所需的另一个重要技巧或者特质就是自信。药师介入患者教育最有效的方法就是在过分积极和消极之间寻求平衡，以自信的姿态开展工作。

（瞿所迪）

huànzhě yīcóngxìng

患者依从性（patient compliance；adherence） 患者的服药、调节饮食或改善生活方式等行为与医疗指导或健康指导一致的程度。提高患者依从性是进行患者用药教育的目的。据世界卫生组织2003年的报告，在发达国家中仅有50%的慢性病患者依从治疗方案。在哮喘、糖尿病以及高血压治疗方面，低依从性给患者和社会带来了不必要的痛苦和经济负担。

依从性差的原因有：①患者因素。首先，患者依从性与患者对自身疾病严重性的认识相关。

低依从性者认为自己的病情未严重到值得注意的程度，或者拒绝承认自己的健康有问题。其次，患者依从性也和个人治疗价值观有关，如治疗痤疮药物与服用降压药物相比，前者患者依从性更好。同时，个体对于疗效的认识也是坚持用药的影响因素。如抗抑郁药阿米替林用药后数周才会起效，在此期间，患者可能看不到任何变化，会认为药物无效。②沟通因素。患者和医疗专业人员沟通中的多种因素对用药依从性的影响。如果患者得到的医疗指导非常有限，他就不容易坚持用药。同时，患者对于交流的满意度越低，依从性就越低。如医师是否愿意花时间来解释胆固醇和冠状动脉硬化性心脏病的关系会影响患者对于服用降脂药的依从性。③其他因素。治疗方案的复杂性和执行处方的难易程度，以及治疗时间、患者文化水平、认知能力或语言障碍等都可能成为影响坚持用药的因素。

用于提高依从性的策略有很多种，主要包括：①和医师一起简化治疗方案，包括减少药物种类，减少每日用药次数，调整给药方案，以使其更好地适应患者的日常生活。②提供药物治疗备忘录和特殊的盛药容器，在需要服药时采用适当的方式提醒患者，如建议患者使用带有计时器和闹钟的药盒，使用药片提醒包装等。③通过电话或邮件提醒患者坚持用药。④争取患者配偶或其他家庭成员的支持，帮助提醒及鼓励患者服用处方开具的药物。这些方法不仅有助于预防由于服药困难导致的不坚持用药，并且也有助于改变患者的态度和信念，获得更好的治疗效果。

(翟所迪)

治疗药物监测（therapeutic drug monitoring，TDM） 在药动学原理的指导下，运用各种灵敏的现代分析手段，测定血液或其他体液中的药物浓度的方法。目的是通过研究体内药物浓度与疗效及毒性的关系，设计或调整给药方案，以实现个体化给药，提高药物疗效，减少不良反应。治疗药物监测是重要的药物治疗管理的手段。治疗药物监测与个体化治疗密切相关，个体化治疗依赖于治疗药物监测。血药浓度测定是一种重要的治疗药物监测手段，治疗药物监测不局限于血液样本的测定，还包括尿液、唾液等体液，后者的检测具有取样容易、无创等优点。

治疗药物监测自20世纪60年代起，在临床药理学、药动学和临床治疗学发展的基础上，结合现代分析检测技术灵敏度的提高发展起来。欧美发达国家的医院从20世纪60~70年代起，陆续建立了治疗药物监测研究室。中国的治疗药物监测工作始于20世纪80年代中期，现行的医院分级管理明确规定，三级甲等医院必须开展血药浓度监测以及个体化用药工作，并在2007年原卫生部印发的《医疗机构临床检验项目目录》中明确规定了抗生素、强心苷、免疫抑制剂等药物的体液浓度测定项目。为适应医疗服务需要，提高临床检验水平，国家卫生主管部门组织专家对2007年版目录进行修订并印发《医疗机构临床检验项目目录》（2013年版）。

实现条件 ①生物样品（血液或其他体液）的药物浓度与药理作用存在一定相关性，即药理作用的强弱和持续时间与药物在体内作用部位（即受体部位）的浓度呈相关性。然而因技术有限，难以实现直接测定药物在作用部位的浓度，因此，治疗药物监测通过测定血液中的药物浓度，间接获知药物在作用部位的浓度。大部分药物的血药浓度与药理作用之间具有较好的相关性，但也有例外，如细胞抗癌剂等。②已具备可供参考的药物治疗浓度范围，即通过对被监测药物进行群体药动学的研究，已确定该药在普通人群中的最低有效浓度和最低中毒浓度。实施治疗药物监测的重要目标就是通过确保血药浓度控制在治疗窗内，以实现安全、有效的药物治疗。③已建立适宜的生物样品测定方法，治疗药物监测需根据实验室条件及日需处理样品量建立准确、灵敏、特异、快捷的测定方法。

对于以下情况可考虑实施治疗药物监测：①药物的治疗窗窄或药物治疗失败后果严重。强心苷类与氨基糖苷类药物是典型的治疗窗窄需要进行治疗药物监测的药物。糖肽类抗生素，如万古霉素，在治疗耐甲氧西林金黄色葡萄球菌感染中，如果药物浓度未达到目标范围，则感染得不到及时控制，可导致严重后果；如果大剂量使用，可导致肾损伤等不良反应，因此需要进行治疗药物监测。需进行血药浓度监测的常见药物及其有效浓度范围见表。②患者存在特殊生理和（或）病理状况。药物的常规推荐剂量和监测范围多是基于普通人群获得，而老年人、幼儿、妊娠妇女、肥胖患者或是患者的肝、肾功能异常等病理状况，因可显著影响药物的吸收、分布、代谢和排泄过程，服药后的药动学行为与普通人不同，可考虑实施治疗药物监测。

表　需要进行血药浓度监测的常见药物及其有效浓度范围

药物名称	有效浓度范围	药物名称	有效浓度范围
庆大霉素	4~8μg/ml	卡马西平	4~12μg/ml
地高辛	0.8~2ng/ml	普萘洛尔	20~50ng/ml
利多卡因	2~5μg/ml	地西泮	0.5~2.5ng/ml
茶碱	7~20μg/ml	甲氨蝶呤	<40μmol/ml（24 小时）
苯妥英	10~20μg/ml		<0.5μmol/ml（24~48 小时）
他克莫司[a]	10~15ng/ml（0~1 个月）		<50nmol/ml（48~72 小时）
	10ng/ml（1~3 个月）	环孢素[a]	400~800ng/ml（5 天~4 周）
	5~10ng/ml（3 个月~1 年）		300~700ng/ml（5~12 周）
	5ng/ml（1 年~）		200~600ng/ml（13~26 周）
丙戊酸	50~100μg/ml		150~400ng/ml（27 周~）

注：a，器官移植后

方法　治疗药物监测是由医师、药师、护士以及检验人员等多学科人员协作完成的一项团队医疗行为。基本工作流程包括：①申请治疗药物监测。由临床医师以申请单的形式提出申请，并填写患者的基本信息，如姓名、年龄、肝、肾功能以及联合用药情况（及其他可能会影响样品浓度测定的因素）。在此环节，临床药师可提醒医师进行必要的及合理的治疗药物监测。②采集生物样品。一方面需要确定采集样品的类型、样品量、采样的时间点、取样容器（包括是否需要加入抗凝剂）以及样品保存条件等；另一方面根据被监测药物的药动学特点，确定不同的监测指标。如，万古霉素需要测定第 4 或 5 次给药前的稳态血药浓度，环孢素 A 需要测定给药后 2 小时的血药浓度等。③测定生物样品。体液中药物浓度多在 μg/ml 或 ng/ml 水平，其主要检测方法包括光谱法、色谱法、免疫化学法等。20 世纪 90 年代出现的质谱技术得到不断发展，越来越多的检测中心和实验室开始采用气相色谱-质谱联用仪和液相色谱-质谱联用仪来进行体液药物浓度的测定。④结果解析。首先，药师需根据药物的药动学信息、患者的既往疾病史、用药史、此次入院后的病理生理状况以及给药方案对监测结果进行解析。其次，药师应根据血药浓度是否落在相应治疗窗范围内来判断是否存在药物中毒、治疗无效等情况，并可判断患者依从性。当用药后的临床表现和血药浓度结果不符时，应根据临床实际疗效或毒性反应调整剂量。同时，正确的给药、采样、测定是正确解析的前提，所以药师在对治疗药物监测结果解析过程中，也应考虑监测操作过程对结果的影响。⑤临床决策。药师在给予医师给药建议时，需综合考虑给药途径、给药方式、给药次数、药物自身药动学性质等因素。医师应根据患者相关病生理以及用药情况，综合药师提出的用药调整建议，做出最终的临床决策。

（翟所迪）

xuèyào nóngdù cèdìng

血药浓度测定（determination of drug concentration in human blood）

在药动学原理的指导下，运用各种灵敏的现代分析手段，测定血液中的药物浓度的活动。相对于治疗药物监测而言，血药浓度测定是一项基础工作，主要指血液样品的测定过程，不包括根据血药浓度结果给予个体化给药方案的内容，也不包括其他体液的测定。进行血药浓度测定的基本条件与治疗药物监测的要求相同。在药物治疗过程中，大部分的药物可以通过观察临床疗效调整治疗方案，不需要血药浓度监测；小部分药物由于剂量不足可导致治疗失败或耐药性的产生，剂量过大可导致毒性和组织损伤，或是由于某些特殊原因需要进行血药浓度测定。

适用范围　需要进行血药浓度监测的药物包括：①药物治疗窗范围狭窄，治疗指数低、毒性较大的药物。如洋地黄毒苷、地高辛、茶碱、环孢素 A 等。②因个体差异原因，患者药动学参数或体内药物浓度会有较大差异的药物。如三环类抗抑郁药丙咪嗪、阿米替林等。③具有非线性药动学特征的药物。如普萘洛尔、苯妥英钠等。

以下状况也需要进行血药浓度监测：①患者肝肾功能不全，所使用药物及其药物在体内代谢过程中产生的活性代谢物对肝肾有损害，或是药物要经肝通道代谢和肾通道排泄。②患者依从性不佳。③患者需要合并用药，但可能产生药物相互作用进而影响疗效。④怀疑中毒，尤其是药物中毒症状与剂量不足的症状类似，临床难以辨别，如地高辛。⑤仅凭临床观察无法达到最佳治疗效果的药物。

方法　浓度的测定包括测定血液中游离型药物（即没有与血中蛋白质等分子结合的药物）浓度、结合型药物（即与血中蛋白质等分子结合的药物）浓度和总药物浓度，其中监测药物总浓度是最常见的方法。血药浓度测定的方法很多，光谱法、色谱法、免疫化学法是最常用的三种方法。①光谱法：有可见分光光度法、紫外光度法和荧光光度法，所需仪器一般临床实验室都具备，检测成本低，便于推广。但这些方法都存在需要样品量大、灵敏度低、干扰因素多、专属性差的问题。②色谱法：是发展最快、适用性最强的一种方法。这类方法较光谱法最大的优势就是它不仅具有优越的定量作用，更具有一次分离多种样品的作用，加之这种方法灵敏度高，能够测到的药物质量浓度可达 $0.001\sim1\mu g/ml$，尤其是质谱的发展使得监测范围更加扩大，越来越多的检测中心和实验室开始采用气相色谱-质谱联用仪和液相色谱-质谱联用仪来进行体液药物浓度的测定。③免疫化学法：免疫化学法根据测定时所使用标志物的性质不同，分为放射免疫法、荧光免疫法和酶免疫法三类。根据测定中是否要分离与抗体结合的标志物和未与抗体结合的标志物，又可分为多相（需分离）和均相（不分离）免疫分析法两种。免疫化学法灵敏度高，可达纳克（10^{-9}g）甚至皮克（10^{-12}g）检测水平。该法所需标本量少，一般不需预处理，操作简便，测定时所用试剂可制成商品化试剂盒。

（翟所迪）

zhìliáochuāng

治疗窗 （therapeutic window）

介于最小有效浓度和最小中毒浓度之间的药物浓度范围。又称治疗范围（therapeutic range）。最小有效浓度即能够获得治疗效果的最低药物浓度。最小中毒浓度即产生毒副反应的最低药物浓度。药物治疗的基本原则就是使患者的体内药物浓度尽快达到并维持在治疗窗范围内（图）。如果药物浓度高于治疗窗，药物在体内产生毒副作用；如果药物浓度过低，达不到治疗效果。定期监测或检查，可使药物浓度的峰值与谷值都维持在治疗窗范围内，达到治疗效果的同时，避免因药物过量而导致的毒副作用。因此设法使血药浓度达到药物的治疗窗是进行药物治疗管理的关键。为了使药物浓度维持在治疗窗内，需要长期规律地使用药物。当然，患者在正确服用药物的治疗过程中，药物浓度也有可能超出或低于治疗窗范围，这主要是因个体差异，即药物在服药者体内的分布、代谢过程或清除速率与预期有所改变所致。

决定药物体内浓度的因素主要来自药物、机体和外部环境三个方面。①药物因素：包括剂型、工艺和药物相互作用。剂型、生产工艺、给药途径的不同以及由于药物联用，均可导致药物在体内吸收、分布、代谢和排泄过程的改变，由此可导致药物浓度波动在治疗窗之外。②机体因素：包括年龄、性别等。不同年龄的患者，药物在体内的药动学过程有所不同，尤其是不同机体各自的特点，如儿童机体的药物蛋白结合力低、肝药酶活力低，药物代谢能力弱；老年人肝肾功能已降低，对药物代谢和排泄的能力均有下降，易造成药物浓度超出治疗窗范围。女性在妊娠、分娩和哺乳期由于体重、激素水平、循环血量等机体功能发生变化，可导致药物浓度变化，如孕期循环血量增加可降低血药浓度。另外，环境中的某些化学物质也会对药物浓度产生影响。

某个药物的治疗窗是一个相对概念，即在此浓度范围内，产生希望的临床反应的概率相对较高，产生毒性反应的概率相对较低，并且治疗窗是通过对典型人群的治疗数据进行统计分析而获得，并不完全适用于每一个具体的个体。所以，在临床实践中，还需紧密结合患者实际病生理特点进行药物指导。

（翟所迪）

zhìliáo zhǐshù

治疗指数 （therapeutic index）

药物的半数致死剂量（half lethal dose，LD_{50}）或半数中毒剂量（half toxic dose，TD_{50}）与半数有效剂量（half effective dose，ED_{50}）的比值。是评价药物安全性的指标之一。在药物的剂量与效应关系研究的曲线中，可使群体中有半数个体出现药物疗效所对应的剂量为半数有效剂量。同理，可使群体中有半数个体中毒或死亡所对应的剂量分别为半数中毒剂量和半数致死剂量。在动物实验中常用 LD_{50}/ED_{50} 作为治疗指数，在人体试验中以 TD_{50}/ED_{50} 作为治疗指数。一定程度上讲，治疗

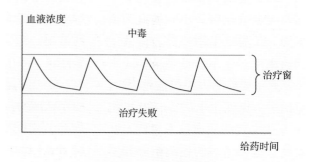

图 治疗窗示意

指数越高，药物安全性越好，所以，医师和患者更倾向于选择具有高治疗指数的药物。治疗指数低的药物更常用于存在危及生命但又无备选药物的治疗方案。治疗指数常与安全指数（safety index）共同用于药物安全性评价。安全指数表达式为 LD_5/ED_{95}，更适用于描述那些没能充分发挥疗效时就已导致少数患者中毒的药物。掌握所用药物的治疗指数是进行药物治疗管理的重要条件。

药物的有效性和安全性是基于特定组织暴露于药物的程度（药物的浓度）而非药物的剂量。如，对于接受相同药物剂量的不同患者，可能由于药物代谢水平不同以及药物之间的相互作用、体重差异或者其他环境或疾病因素的不同，致药物暴露程度不同，从而导致药物的有效性和安全性不同，治疗指数有差异。治疗指数也可表示为半数中毒浓度（half toxic concentration，TC_{50}）与半数有效浓度（half effective concentration，EC_{50}）的比值。暴露程度的计算是基于血浆暴露程度可替代组织暴露程度的假设，即通过计算血浆药物浓度来反映药物在组织中的浓度。同时应注意，游离药物是发挥药理活性的药物。游离药物浓度并不等于总药物浓度或者药物结合于血浆蛋白或组织中的浓度。

治疗指数在指导药物治疗方案制订中有重要作用。在使用治疗指数小（narrow therapeutic index，NTI）的药物时，如地高辛、苯妥英、卡马西平、环孢素、华法林等，应进行治疗药物监测。美国食品药品管理局定义治疗指数小药物为：体内药物浓度发生小范围变化就可导致明显药效改变的药物。轻微的过量或药物不

足可导致药物中毒反应或治疗无效。小范围变化指 20% 以内的变化。治疗指数小于 2 的药物属于 NTI 药物。因患者服用 NTI 药物发生药物不良事件的概率比非 NTI 药物要高，因此服用 NTI 药物需要进行个体化给药方案设计、密切的患者用药监测以及进行服用药物的疗效和安全性利弊评价。影响 NTI 药物治疗的因素包括：患者自身疾病情况、药物治疗期间的照顾（如患者用药教育、药物治疗监测）以及药品质量三方面。所以，在使用 NTI 药物时，临床医师应根据患者疾病情况，选择相对固定厂家的药品并进行适当的用药指导和定期药物监测。

（瞿所迪）

yàowù guòliàng

药物过量（overdose） 通过口服或静脉注射等途径使用超过医师处方用药剂量或常规用药剂量，而增加毒副作用发生风险或导致严重药物反应甚至死亡等的情况。这种情况可以在用药者本人或他人蓄意或无意的情况下发生。美国歌星迈克尔·杰克逊因短时间内多次使用丙泊酚和苯二氮䓬类药物而致过量，使心脏骤停。

相关概念 在用药过程中，应注意区分药物与毒物、过量与中毒的概念。根据世界卫生组织对药物的定义，药物是指任何以有利于接受者为目的物质。毒物指在一定条件下，较小剂量就能够对生物体产生损害作用或使生物体出现异常反应的外源化学物。过量指超过适当的剂量限度。中毒指当外界某化学物质进入人体后，与人体组织发生反应，引起人体发生暂时或持久性损害的过程。过量并不等同于中毒，一方面，由于药物作用于人体时存在个体差异，有的患者耐受性强，有的

无明显不适；有的患者耐受性弱，即可出现中毒症状。另一方面，药物过量并不一定导致毒副作用的发生，可以只导致毒副作用发生风险增加，如使用华法林过量患者，可导致出血风险增加，但未必导致出血事件甚至中毒。规避药物过量发生是药物治疗管理的内容。

临床表现 常见药物过量导致中毒的临床表现包括：①神经系统损害。主要由镇静安眠及麻醉药物引起，除了损害中枢神经、周围神经外，常可伴有程度不等的精神情绪方面改变。②消化系统症状。多见于经胃肠途径给药的药物，如口服洋地黄类中毒早期表现为恶心、呕吐、腹痛、腹泻等。③呼吸系统和循环系统改变。如呼吸受抑制和低血压等。

治疗 怀疑药物过量后，应快速进行合理、有效的诊断与救治。治疗的首要原则是以对症治疗为先为主。总体治疗可分为四个方面：①清除毒物，包括停止接触毒物、催吐、洗胃、应用活性炭吸附等。②促进毒物排出，包括导泻、利尿、血液净化等。③使用特效治疗药物，如使用乙酰半胱氨酸解救过量服用对乙酰氨基酚的患者，硫酸鱼精蛋白用于过量使用肝素的患者。④对症支持治疗，包括吸氧治疗、维持血压、保温等。对于口服药物中毒，洗胃是首选抢救措施。在洗胃过程中，应注意洗胃时间、方法、洗胃液种类、洗胃液用量、洗胃液温度以及压力等方面的选择。一般洗胃时间在药物过量后 6 小时内进行。洗胃液温度在 30～35℃ 之间为佳，因温度过低刺激毛细血管收缩、寒战、增加氧耗量，刺激胃蠕动，促进毒物移向远端肠道，毒物吸收增加。

温度过高促使胃内血管扩张、血液循环加快，也可能增加毒物吸收从而加重病情。另外，血液净化疗法是抢救急性药物中毒的疗法之一。血液净化疗法包括血液透析、血液滤过、血浆置换、血液灌流等。血液透析可以有效地清除相对分子质量小、蛋白结合率低、沉积于血液中的药物。对于相对分子质量大、脂溶性高、与血浆蛋白亲和力大的药物，则要以血液灌流清除。

在药物治疗过程中，临床药师可以通过了解患者的用药效果及不良反应观察患者的病情变化，将药物使用过程中可能出现的问题及时反馈给医师，从而避免用药过量的发生。在药物过量导致中毒的治疗过程中，临床药师可以通过收集病史了解患者所服用药物的种类和剂量，分析药物在体内的过程，辅助医师选择合理的治疗措施。

(瞿所迪)

yàowù zhìliáoxué

药物治疗学 (pharmacotherapeutics)

研究药物预防、治疗疾病的理论和方法的学科。任务是针对疾病的病因和临床发展过程，依据患者的病理、生理、心理和遗传特征，制订和实施合理的个体化药物治疗方案，以获得最佳的治疗效果和最低的治疗风险。药物治疗学系统地阐述药物治疗疾病的基本理论和方法，对临床用药实践有重要指导意义，有助于提高医师和药师临床药物治疗的科学水平，从而保证患者得到合理的药物治疗。药物治疗学的研究与实践是临床药师进行药学服务的重要内容。

简史 药物治疗学的发展经历了由简单到复杂、由初级到高级、由经验逐步上升到科学的几个阶段。在 19 世纪以前，人们对药物的本质特征、机体的结构和功能、疾病的发展过程等均缺乏辩证唯物的科学认识，使药物治疗长期处于经验主义的探索阶段。中外许多古代的药物学和治疗学著作中，均有药物治疗疾病积累经验的记载，对行医用药防治疾病有重要意义，有些理论和观点时至 21 世纪还发挥着重要作用。20 世纪初药理学建立，开始用科学方法研究药物对机体生理生化功能的影响，许多传统药物的药理作用机制相继被证实或发现，大量新药亦不断出现，药物治疗开始逐步向科学化方向发展。但直到 20 世纪 70 年代末，以美国为代表的西方发达国家才开始重视药物治疗学的研究和教学，1980 年，美国为其药学博士在校生开设了药物治疗学课程；同年 8 月，国际药理学联合会和英国药理学会在伦敦联合召开了第一届国际临床药理学与治疗学会议，以后每隔 3~4 年召开 1 次国际会议；世界著名的药物治疗学杂志 *Pharmacotherapy* 于 1981 年在美国创刊；世界卫生组织于 1982 年成立了基本药物应用专家委员会，对临床合理应用基本药物提出了指导性原则意见。

到 21 世纪，世界上许多国家或学术机构对临床常见疾病都制订有规范的药物治疗指南，这对推行合理用药和规范治疗具有重要意义，并随着科学的发展而不断完善。药物治疗学与各学科结合，例如药物基因组学将功能基因组学的信息应用于用药剂量调整中，提高了药物治疗的有效性和安全性，减少了药物不良反应发生率，有力地促进个体化用药。

研究内容 药物治疗学在传统的药理学和医学之间起衔接作用。药物治疗学主要研究内容包括七个方面。

如何对患者实施合理用药 帮助临床医师和药师依据疾病的病因和发病机制、患者的个体特征、药物作用特点，对患者实施合理用药。合理用药着眼于用药的安全、有效、经济、方便，主要包括以下几层含义：①能针对疾病的病因和病理生理改变选用具有合适药理作用的药物。②明确遗传多态性与药物反应多态性的关系，对药物产生的特异反应有应对措施。③设计的给药途径和方法能使药物在病变部位达到有效治疗浓度并维持一定时间。④治疗副作用小，即使有不良反应也容易控制或纠正。⑤患者用药的费用与风险最低，但获得的治疗学效益最大。

影响药物对机体作用的因素 药物治疗的对象是患者，产生的效应是药物-机体-疾病相互作用的结果，因此，药物、机体、疾病成为影响药物作用的三个重要方面。在药物方面，除了药物本身的理化性质、生产质量和药理作用特性外，给药的剂量、途径、时间、疗程等都能影响药物疗效，合并使用的药物也能产生药物反应方面的相互影响；在机体方面，除了个体遗传差异和种族特征外，机体的心理（如乐观、悲观）、生理状态（如男性、女性、老人、儿童、妊娠期）等也都影响药物疗效；在疾病方面，除了疾病的病因和病理变化外，疾病的分类、分型、病程和病情也影响药物的疗效，患者同时患有的其他疾病也可能影响机体对药物的反应。因此，对疾病的药物治疗不能简单地把病名和药名对号入座，而是要将相关药学知识与特定患者的实际生理特征和病情变化相结合，才能实施个体化的药物治疗。

评价临床治疗用药的必要性、安全性和有效性　药物治疗过程中，应从病情和诊断出发，以循证医学为依据，选择适当的药物。为使患者接受药物治疗的预期获益大于药物可能对机体造成的伤害，通过利弊权衡，可选择适当的药物剂量、疗程与给药方法。随着新药大量涌现，许多药物对人体的有效性和安全性还需要在治疗实践中作进一步的评价，如由于治疗用药不合理造成的危害，包括造成病原生物的抗药性、药物不良反应和药源性疾病等，不仅构成了安全用药的主要问题，而且造成药物资源的浪费，使政府和患者的用药经济负担不断加重，这已成为全球性的社会问题。

特殊人群的药物治疗　妊娠妇女、哺乳妇女、新生儿、婴幼儿、儿童及老年人等特殊人群在生理、生化功能等方面与一般人群相比存在明显差异，这些差异影响药物的吸收、代谢和排泄过程，若对这些人群按照常规的给药方案进行药物治疗，药物在体内不能达到最低有效浓度，可使治疗失败；也可因在体内超过最高有效浓度，或产生不良反应甚至中毒。药物治疗学研究特殊人群的基本给药原则、药物治疗注意事项、慎用及禁用的治疗药物。

药物相互作用　药物相互作用也是影响机体对药物反应的重要因素。药物相互作用可发生在吸收、分布、代谢、排泄的药动学过程中，也可通过影响药物对靶点（如基因、离子通道、酶或受体）的作用，影响药效的发挥，甚至产生新的更严重的不良反应。

药物成千上万种，若两种、三种或四种药物合用，加上不同的剂量、用药时间等因素，就可以产生几十万、上百万种组合结果，对每一种组合的效应不可能都研究得很透彻。许多药物之间是否存在相互作用，存在什么样的相互作用，明显的有益或不利的药物相互作用发生概率尚不清楚，需要在药物治疗过程中对患者作细致入微的观察，对临床出现的异常情况要树立从药物方面去找原因的思路，而不要简单归咎于疾病本身。

药物治疗的个体化　不同患者对同一药物的反应差异甚大，出现这种差异的原因是个体差异和遗传多态性。药物基因组学通过研究遗传多态性和药物反应个体差异的关系，阐明了个体间药物反应多样性的分子基础，可以根据个体基因变异与药动学、药效学的关系设计临床个体化给药方案，并结合药物治疗监测，指导个体化的药物治疗。但是，药物基因组学的研究还刚起步，许多遗传多态性对药物反应有没有影响，有什么影响，还需要进行长期的研究和观察。

药物不良反应的预防与识别　药物在发挥防治疾病作用的同时，也可能对机体产生不良反应或改变病原体对药物的敏感性。药物不良反应可能造成机体器官功能和组织结构的损害，甚至产生药源性疾病。药物治疗学研究不良反应的预防、识别和监测以及对不良反应的治疗。药物不良反应预防原则包括：详细了解患者病史，正确对症用药，合理联合用药，避免不必要的联合用药，密切观察用药反应，必要时进行血药浓度监测等。药物不良反应识别要点包括：药物治疗与药物不良反应的出现在时间上有合理的先后关系，药物剂量和不良反应之间具有相关性，符合药物的药理作用特征，并可排除药物以外因素造成的可能性等。

研究方法　药物治疗学的基本原则和方法，不仅来自科学理论，也源自循证医学。循证医学应用到临床药物治疗学中，就是尽可能应用最佳证据，指导药物治疗方案的制订，以获得最佳的药物治疗效果。这就需要临床药师在临床治疗中进行具体的实践，如镇痛管理药学实践、感染性疾病治疗药学实践、神经系统疾病治疗药学实践、精神疾病治疗药学实践、肿瘤治疗药学实践、抗凝药学实践、心血管疾病治疗药学实践、糖尿病治疗药学实践、骨质疏松治疗药学实践、甲状腺疾病治疗药学实践、肾病治疗药学实践、呼吸系统疾病治疗药学实践、消化系统疾病治疗药学实践、移植药学实践、营养支持药学实践、急诊药学实践、重症监护药学实践等，根据不同疾病用药的特点，研究影响药物产生疗效和不良反应的因素，包括药物方面因素和机体方面因素，并利用这些研究证据来指导合理地选择并正确地使用药物。

与相关学科的关系　药物治疗学是以药理学、病理学、生理学、生物化学和分子生物学等为基础，实施合理的药学治疗。药物治疗学不同于临床药理学，两者研究内容虽有小部分交叉重叠，但药物治疗学紧扣临床用药这个主题，重点研究药物治疗的基本原则、基本过程和影响临床用药的共性因素，而临床药理学更重视血药浓度和药动学变化对临床用药的指导作用。

（钟明康）

zhèntòng guǎnlǐ yàoxué shíjiàn

镇痛管理药学实践（pharmacy practice in pain management）

临床药师参与镇痛管理的相关活动、提供药学技术指导、发现和解决问题、促进镇痛药物合理使用的过程。目的是持续、有效地消除患者疼痛，降低药物的不良反应，将疼痛及治疗带来的心理负担降到最低，最大限度地提高患者生活质量。是实施药物治疗学的实践活动。2011年，中国卫生部发布的《癌痛规范化治疗示范病房标准》中提出，至少有1名临床药师负责癌痛用药指导。由此打开了临床药师在中国发展疼痛管理服务的大门。镇痛管理的药学实践也要以疼痛治疗目标为宗旨，开展相关的药学服务，实践证明，药师是疼痛管理组织中必不可少的一员，并且重要性日益突出。

内容 ①在掌握患者病情和治疗药物监测结果的基础上，与医师共同制订个体化用药方案。②治疗监测。药师负责监测药物治疗情况，治疗药物监测大多以查房和药物复查/回顾的形式进行，在镇痛治疗前，应回顾患者以前的相关用药经历，包括镇痛药用药种类、药物剂型、药物剂量、给药途径、用药间隔、治疗的有效性和不良反应以及是否有阿片用药史，甚至药物滥用等。③治疗评估。药师应定期评估镇痛药治疗的情况，一般分别在给药后4、6、8、12、24、48小时，采用疼痛评估工具视觉模拟评分法和数字评分法对患者的疼痛进行动态评估，通过分数变化，评估患者药物治疗是否充足或过量，动态评估有利于监测疼痛病情变化及镇痛治疗的疗效及不良反应，有利于滴定和调整镇痛药的用药

剂量，以获得理想的镇痛效果。④提供用药变化的建议。药师在对治疗情况评估后，应针对不同情况，根据三阶梯镇痛原则，提出合理的用药方案，经医师允许后改变药物治疗方案，包括用药不足和过量时调整药物剂量的建议、由一种阿片类药物向另一种阿片类药物过渡时的建议。⑤药师应当管理所有自控式镇痛泵使用者和硬膜外镇痛的患者，负责药物的制备和自控式镇痛泵参数的调整，对所有自控式镇痛泵患者进行巡房检查，此外药师要负责镇痛药物剂量的过渡和计算，提供良好的储存环境以保证药物的安全性和稳定性。⑥药师应负责对全体医护人员和患者及其家属进行镇痛知识的教育培训，从观念上解除对镇痛的误解，使医护人员认识到镇痛不是一种辅助的治疗措施，而是整个疾病治疗过程中不可分割的一部分，对患者的镇痛教育包括用药教育、生活习惯方面的教育、自控式镇痛泵使用方法、非药物疗法的作用、合理的预防措施等。⑦监控镇痛药物不良反应。药师应在上报可疑药品不良反应、判定临床表现是否与药物相关以及对不良反应的处理的过程中发挥独特的作用。

方法 ①在疼痛治疗之前，药师要与医师一起为患者制订用药计划，争取为患者制订个性化的治疗方案或最优化疼痛治疗方案；经验丰富的药师还应与医师共同制订疼痛治疗指南、用药协议等政策指导文件。②融入镇痛团队，参加临床查房并进行独立的药学查房。临床查房过程中，药师应对患者进行全面检查并与患者进行有效沟通，直接获得第一手临床资料。药学查房时，一

般遵循"4R"原则，即：正确的药物（right drug）、正确的剂量（right dosage）、正确的给药途径（right route of administration）、正确的使用时间（right time）。③通过药学查房，开展药学监护，观察患者用药后疗效和不良反应，对患者用药进行指导和教育。用药指导和教育包括适宜的用药方法，药物治疗依从性的必要性，影响治疗效果的药物与药物（或食物）相互作用，可能的药物不良反应及应对措施等，保障患者用药安全有效。④药师可以通过合理用药软件系统进行医嘱审核，对于审核中发现的用药问题，临床药师应及时与医师沟通，从而减少问题医嘱。⑤为疼痛患者建立用药档案，即药历，完整记录患者住院期间用药及相关情况，对用药方案进行分析，制订药学监护计划，监测患者用药结果等。⑥为患者提供临床药学服务。包括对患者进行出院指导、健康宣教和随访计划，确保患者出院后的药物治疗效果和用药安全，改善患者依从性，减少因过度担心药物不良反应而拒绝服药，或急于缓解疼痛而自行服药的现象。⑦进行心理疏导。疼痛不仅是一种简单的生理应答，同时还伴有主观心理感受，常见心理行为包括焦虑、抑郁、害怕、失眠、恐惧、绝望和孤独感等，倾听患者对疼痛的感受，向患者解释疼痛治疗的基本知识，与患者及家属进行开放性语言交谈，及时进行心理疏导。

与镇痛临床医学实践的区别
镇痛临床医学实践侧重于病情诊断，包括了解疼痛的原因、部位、程度、疼痛加重或减轻的相关因素，既往患病史、有无合并疾病、重要器官功能状况是否改

变，同时进行神经系统检查、影像学检查等辅助诊断，以及采取手术、放射治疗、化学治疗及分析靶向、药物治疗等方式对疼痛进行治疗。镇痛管理药学实践是临床药师利用药学专业优势与医护人员进行专业互补，侧重于从药物的药动学和药效学特点、药物不良反应、血药浓度监测与剂量调整等方面配合临床医师进行药物治疗，对于疼痛患者实施镇痛管理药学实践，还可通过个体化给药使患者的疼痛处于持续有效的缓解状态，保障安全合理用药，减少不良反应，对改善患者治疗结果、最大限度地提高生活质量具有重要的意义。

（钟明康）

sānjiētī zhèntòng yuánzé

三阶梯镇痛原则 （three-step analgesic ladder）

将疼痛分为三个阶梯，根据患者的疼痛程度选择作用强度逐步递进的镇痛药物的原则。1986 年世界卫生组织出版了《癌症疼痛治疗》第一版作为癌症疼痛治疗指南，提出了简便易行、具有广泛指导意义的癌症疼痛治疗五项基本原则：按阶梯给药、按时给药、个体化给药、尽可能口服给药和注意个体细节。该指南又被称为癌症三阶梯镇痛治疗原则。是临床药师进行镇痛管理药学实践中需要掌握的原则。1990 年，在广州，中国首次与世界卫生组织共同组织全国性专题会议，开始推行世界卫生组织癌症三阶梯镇痛治疗原则。1991 年，中国卫生部颁布了《关于在中国开展癌症患者三阶梯止痛治疗工作的通知》。1999 年，中国出版了《癌症患者三阶梯止痛治疗指导原则》（修订版）。

按阶梯用药 根据疼痛程度和原因按阶梯选择镇痛药物。轻度疼痛，选用解热镇痛剂类的镇痛药，即第一阶梯镇痛药物；中度疼痛，选用弱阿片类药物如可待因、曲马多，即第二阶梯镇痛药物；重度疼痛，选用强阿片类药物如吗啡、羟考酮、芬太尼等，即第三阶梯镇痛药物。第一阶梯药物多有胃肠道不良反应，且剂量增加其毒性加重，所以用了一段时间疼痛仍持续存在时应加用或改用第二阶梯药物，此类药物还可依镇痛需要作为第二、三阶梯药物的辅助用药。第二阶梯药物适用于第一阶梯用药后仍有疼痛的患者。第一、第二阶梯药物在使用时，其镇痛作用有一个最高极限，即有镇痛药天花板效应。因此，在正规使用一、二阶梯药物后，如果疼痛不能控制，不应再加量、换用、联用同一阶梯的镇痛药物，应选择更高阶梯的镇痛药物。第三阶梯药物适用于重度疼痛和应用了第二阶梯药物后疼痛仍持续存在的患者。如吗啡因有极强的镇痛作用而作为第三阶梯用药。小剂量使用吗啡可使患者达到血药浓度平稳、峰值低、不产生欣快感的效果，且临床不易产生成瘾性和药物依赖性。第三阶梯药物没有"天花板效应"，如果常规剂量控制疼痛效果不佳，可以逐渐增加吗啡剂量，直至完全控制疼痛为止。

按时用药 按药物的有效作用时间定时给药，按照规定间隔给药，在此基础上有暴发性疼痛出现可临时追加。不能因为患者不痛就停服，这样便于患者维持恒定有效的体内药物浓度，保证疼痛连续缓解。同时也避免了患者急性疼痛发作时，临床不得不反复加用针剂控制疼痛。反复加用针剂控制疼痛可使强阿片类药物血药浓度短期内峰值过高，增大患者产生欣快感的可能性，临床容易产生成瘾性和药物依赖。

个体化用药 用药剂量以使患者达到有效镇痛为准来调整。不同患者的痛阈和对麻醉性镇痛药品的敏感度个体间差异很大，同一个患者在癌症不同病程阶段，疼痛的程度也在变化，所以阿片类药物使用时并没有标准量。另外，长期使用阿片类药物多易形成耐受性，每个人耐受性形成的速度不一，耐受剂量也会不断提高，因此应以能有效镇痛为准来调整，不受药典等规范介绍的"极量"的限制。凡是能够使疼痛缓解的剂量就是正确的剂量。

尽可能口服给药 绝大部分癌症疼痛可以通过口服镇痛药物得到良好的控制，阿片类药物口服给药与注射给药相比更不容易产生依赖性。对于确实不能口服药物的癌痛患者才可考虑其他给药途径。

注意个体细节 镇痛治疗时的细节是指可能影响镇痛效果的所有潜在因素，既包括疼痛的全面评估、准确的药物治疗、动态随访等，又包括患者的心理、精神、宗教信仰、经济状况、家庭及社会支持等诸多方面。

（钟明康）

zhèntòngyào tiānhuābǎn xiàoyìng

镇痛药天花板效应 （analgesic ceiling effect）

非阿片类镇痛药和一些阿片类镇痛药达到一定剂量后，其镇痛效果不会随着剂量增加而增强的药理学现象。非阿片类镇痛药主要是指非甾体抗炎镇痛药。是镇痛管理药学实践中需要掌握的重要知识。

非甾体抗炎镇痛药种类众多，包括阿司匹林、吲哚美辛、布洛芬、萘普生、塞来昔布等。尽管化学结构各异，但均能抑制中枢和外周环氧化酶，阻断花生四烯酸转化为前列腺素和白三烯，从而减少这些炎症介质引起的疼痛刺激向中枢传递，达到镇痛效果。而对乙酰氨基酚抑制前列腺素的作用以中枢为主，几乎无外周抗炎作用，但具有解热镇痛作用，剂量也具有"天花板效应"。由于"天花板效应"的存在，非甾体抗炎镇痛药在临床应用时剂量应个体化，每个患者适用的非甾体抗炎镇痛药种类、剂量以及产生的副作用，都存在个体差异。

阿片类镇痛药中的激动-拮抗药，也称为部分激动药，具有"天花板效应"。阿片受体分为 μ、κ 和 δ。阿片类镇痛药由于作用的受体不同，可产生不同的效应。部分激动药主要通过激动 κ 受体产生镇痛和呼吸抑制作用，对 δ 受体也有一定的激动作用，而对 μ 受体则有不同程度的拮抗作用。部分激动药和 κ 受体结合后只产生部分效应，而随着与 μ 受体结合的增多，反而会产生拮抗作用，从而出现了"天花板效应"。代表性药物是纳布啡、布托啡诺、喷他佐辛。由于这些部分激动药物的"天花板效应"，它们的镇痛作用有限，并且还可能使正在使用阿片类单纯激动药的患者出现戒断症状和疼痛加重，因此不推荐在治疗癌痛中使用。

相对非甾体抗炎镇痛药的"天花板效应"，强阿片类镇痛药如吗啡、羟考酮、芬太尼等无"天花板效应"，即随着剂量增加镇痛效果会增强。但是，随着剂量增加，药物不良反应也会随之增强。因此，所谓无"天花板效应"并不等于药物剂量可以无限增大，应对疼痛进行评估，执行阶梯给药、按时给药、个体化给药，用药剂量应该在最佳镇痛效果与不良反应耐受之间寻求平衡点。此外，除药物等治疗措施之外，镇痛治疗还应重视心理因素的干预与抗抑郁焦虑治疗。

（钟明康）

mǎfēi jìliàng tiáozhěng

吗啡剂量调整（morphine dose titration）逐渐调整吗啡剂量，以获得最佳用药剂量的过程。阿片类镇痛药的疗效及安全性存在较大差异。通过计算实际过程中消耗的药物总剂量求出控制该患者疼痛每日所需阿片药物的总剂量，称为阿片类药物滴定。根据美国国立综合癌症网络（National Comprehensive Cancer Network，NCCN）2010 年成年人癌痛临床实践指南、癌症疼痛诊疗规范，在使用强阿片类镇痛药物之前，需要使用吗啡进行快速滴定。

对于初次使用阿片类药物镇痛的患者，可以以 5~15mg 吗啡即释片或 2~5mg 吗啡静脉输注作为起始剂量，每 4 小时给药 1 次；用药后疼痛不缓解或缓解不满意者，于 1 小时后根据疼痛程度给予剂量调整，剂量调整增加幅度标准见表，过程中需密切观察疼痛程度及不良反应。

对于阿片类药物耐受的患者，给药方式可以是口服或由医护人员进行静脉推注或患者自控镇痛，均以前 24 小时所需药物总量的 10%~20% 作为起始剂量，后续剂量需根据用药后的疼痛评分进行增减，直到达到理想的剂量，即：第 1 天治疗结束后，计算第 2 天药物剂量，次日总固定量 = 前 24 小时总固定量+前日总量。第 2 天治疗时，可将计算所得次日总固定量分 6 次口服，静脉推注的次日滴定量为前 24 小时总固定量的 10%~20%。依法逐日调整剂量，直到疼痛评分稳定在 0~3 分。治疗中如出现不可控的不良反应，只要疼痛强度<4，不需换药，可考虑将剂量下调 25%，并重新评价病情。

对于已使用缓释阿片类药物治疗疼痛的患者，继续使用吗啡缓释片作为背景给药，在此基础上加用即释吗啡，并根据患者疼痛强度，按照剂量调整增加幅度标准要求进行调整（表）。

阿片类药物的处方、剂量调整和维持应当注意以下原则：①恰当的止痛剂量，指在作用时间内既能充分镇痛且无不可耐受的不良反应的剂量。②根据前 24 小时内使用阿片类药物的总剂量（按时给药以及按需给药的剂量）计算增加剂量。③增加按时以及按需给药的剂量，剂量增加的速度应参照症状的严重程度。

NCCN 指南重视短效阿片药物在未使用阿片药物的未控疼痛患者中的滴定治疗，并且在轻度疼痛（疼痛评分 1~3 分）的患者中也开始考虑进行短效阿片药物剂量调整。指南将重度疼痛（疼痛评分 7~10 分）的患者视为疼痛急症患者，要求快速使用短效阿片药物。指南强调，在不同疼痛程度的患者中，均应在给予镇痛滴定治疗后，尽快予以全面的疼痛再评估，以满足患者对舒适

表 剂量调整增加幅度标准

疼痛强度	剂量调整增加幅度
7~10	剂量增加 50%~100%
4~6	重复相同剂量
0~3	最初 24 小时按照当前有效剂量按需给药

度和功能需求的期望目标。在重度疼痛患者开始快速滴定后，应当在 24 小时内完成全面的疼痛再评估。指南推荐口服为最常用给药途径，亦可考虑其他给药途径，最大限度地使患者感受舒适，如经胃肠外输注、静脉或皮下给药用于吞咽困难或阿片类药物吸收障碍的患者。

（钟明康）

huànzhě zìkòng zhèntòng
患者自控镇痛（patient-controlled analgesia，PCA）

使用镇痛泵，在设定给药剂量下，患者自行给药，以达到有效镇痛的给药方法。该方法是由医师为患者安装自控镇痛泵并设定范围，患者自己调控镇痛药的用药时机和用药量，以达到不同患者不同疼痛强度下对镇痛的需求，从而减少镇痛缺口的发生。可用于不同类型的手术后镇痛和癌性疼痛等。该方法节省用药且副作用较小，使用过程安全便捷，患者舒适，创伤小。是镇痛管理药学实践中的一种新技术。

使用工具 患者自控镇痛泵（图）主要由注药泵、输注管和自动控制装置三部分组成。采用微电脑控制，医师根据患者镇痛需用药情况设定各项技术参数，当患者感觉疼痛时，只需按动按钮，镇痛药便通过导管慢慢输入体内，

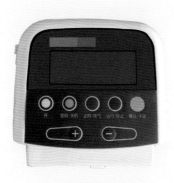

图 患者自控镇痛泵

其量小且输入均匀，使药物在体内保持稳定的血药浓度，又不产生过度镇静，避免了传统给药方法血药浓度波动大、副作用大和有镇痛缺口的情况。

给药模式 患者自控镇痛的给药模式主要有：①患者完全自控，感觉疼痛时即按压镇痛泵，给予 1 次单次剂量。②在连续输注一定镇痛药的基础上，在患者感觉疼痛时再增加 1 次单次剂量。③在患者疼痛时首先给一个最低有效镇痛浓度，也称负荷量，快速消除疼痛，再连续输注一定药物，在疼痛时患者可再增加 1 次单次剂量。

分类 根据给药途径的不同，该方法可分为：①硬膜外患者自控镇痛（patient-controlled epidural analgesia，PCEA），利用患者自控镇痛装置将药物用于硬膜外腔，主要适用于胸背部及其以下区域疼痛的治疗，常用局部麻醉药或阿片类镇痛药。②静脉患者自控镇痛（patient-controlled intravenous analgesia，PCIA），利用患者自控镇痛装置经静脉途径用药，操作容易，使用药物广泛，包括麻醉性镇痛药和非甾体镇痛药。一般只用单次剂量输入法。③神经丛患者自控镇痛（patient-controlled nerve analgesia，PCNA），利用患者自控镇痛装置在神经丛或外周神经用药治疗外周疼痛，常用药物是局部麻醉药布比卡因和若比卡因等，可在局部麻醉药中加适量麻醉性镇痛药。④经皮患者自控镇痛（patient-controlled subcutaneous analgesia，PCSA），利用患者自控镇痛装置经皮下给药镇痛。该方法用于静脉穿刺困难的患者及长期需要镇痛治疗的患者，可避免其他给药方法引起的并发症，常用药物有吗啡、丁

丙诺啡和氯胺酮等。适于患者在家中应用的给药途径是静脉患者自控镇痛和经皮患者自控镇痛两种方式。

应用 患者自控镇痛是一种较理想的镇痛药使用方式，可做到用药个体化。患者自控镇痛在临床应用广泛，包括：①术后急性疼痛的治疗。②分娩镇痛。一般采用硬膜外患者自控镇痛方法。③癌性疼痛的治疗。属于三阶梯治疗原则中第三阶梯治疗方法之一，适用于口服吗啡无效的癌性疼痛患者，多用吗啡行硬膜外患者自控镇痛方法或经皮患者自控镇痛方法。④烧伤性疼痛的治疗。多采用静脉患者自控镇痛方法。⑤创伤性疼痛的治疗。车祸、外伤等创伤往往导致患者处于极度痛苦之中，在明确诊断的情况下应积极控制疼痛。⑥内科急性疼痛的治疗。常用于内科治疗无效的心绞痛、心肌梗死引起的胸痛及镰状细胞危象等治疗。⑦儿童患者的疼痛治疗。⑧其他急性疼痛的治疗。如急性发作的腰、下肢疼痛的治疗，神经痛等亦可用此方法进行治疗。

注意事项 使用患者自控镇痛泵镇痛时应加强药学监护：①根据不同药物的药动学参数和不同患者药物代谢的差异决定患者自控镇痛的设置。不同患者药物浓度不同，患者自控镇痛设置的最终目的是达到最低有效镇痛浓度。如患者按压患者自控镇痛泵给予单次用药剂量后仍镇痛不完全，则应将剂量增加 25% ~ 50%，相反如出现过度镇静，则将剂量减少 25% ~ 50%。②同类药物（如吗啡与芬太尼）不要联合应用，不同类药物联合应用可增强镇痛效果，并减少不良反应，如镇痛药+局麻药、镇痛药+氟哌

利多或氯胺酮。③根据患者情况选择药物。吗啡是静脉患者自控镇痛中最常用的药物，其活性代谢物6-葡萄糖醛酸吗啡经肾脏排泄，肾功能不全患者使用吗啡时发生镇静和呼吸抑制的风险可能增加。芬太尼起效快，作用时间短，没有活性代谢物，可在严重肝、肾功能不全患者中使用。哌替啶由于神经毒性很少用于静脉患者自控镇痛，若使用，其最大剂量为10mg/（kg·d），且使用时间不要超过3天。④由于患者自控镇痛中常用的药物主要为阿片类受体激动剂（如吗啡、芬太尼），在镇痛的同时可能会产生恶心、呕吐、呼吸抑制、皮肤瘙痒、尿潴留等不良反应，应加强监护，及时处理。

（刘高峰）

áitòng guīfànhuà zhìliáo shìfàn bìngfáng

癌痛规范化治疗示范病房

（standardized treatment of cancer pain in the service demonstration ward） 中国为加强肿瘤规范化诊疗管理，提高癌症疼痛规范化治疗水平，完善重大疾病规范化诊疗体系，提高肿瘤患者生存质量，保障医疗质量和安全，改善医疗服务而建立的规范化示范病房。是规范镇痛管理的干预方式，也是镇痛管理药学实践的切入点。随着医学模式的转变，癌症的治疗不仅仅是为了延长患者寿命，更重要的是提高患者的生存质量。癌症治疗更多强调整体性治疗，即在积极进行抗癌治疗的同时，缓解疼痛等其他不适症状，兼顾患者的社会、心理需要，从而有效提升患者及家属的生活质量。

卫生部于2011年3月启动了"癌痛规范化治疗示范病房"创建活动。由卫生部医政司负责制订方案并组织实施，成立了卫生部癌痛规范化治疗专家组，确定了"示范病房"创建和审核标准，制订机构具体负责"示范病房"创建活动，组织对"示范病房"申请单位进行审核，审定"示范病房"名单，对创建活动开展情况进行监督、指导和评估等。"癌痛规范化治疗示范病房"创建活动重点在于进一步规范对肿瘤患者的诊疗行为，加强医院的麻醉和精神药品管理，提高麻醉和精神药品临床合理应用水平，提升医务人员癌痛规范化诊疗水平，提高患者对癌痛治疗的认知度和用药依从性，保障麻醉和精神药品临床合理应用。通过创建示范病房的带动和示范作用，以点带面，提高中国癌症疼痛规范化诊疗水平，提高麻醉性镇痛药的合理应用与管理水平，提高肿瘤患者的生存质量。

为保证"癌痛规范化治疗示范病房"创建活动的顺利开展，在借鉴国外经验基础上，结合中国医疗实际，卫生部医政司于2011年7月印发了《癌痛规范化治疗示范病房标准》，针对开展癌痛规范化治疗示范病房的科室基本标准、人员基本标准、科室基本管理标准对医务部、药剂科、麻醉科等提出了具体要求，旨在将过去的宣传教育转变为对具体治疗行为的规范上，并挑选出一批示范病房向全国推广。

创建"癌痛规范化治疗示范病房"活动已在全国许多三级医院、二级医院积极开展，许多省市卫生管理部门也积极推进该项目地开展。癌症疼痛规范化治疗示范病房创建活动的第一批示范病房经过自评、推荐、严格现场审核及评选，67家顺利通过审核，并于2012年11月20日由卫生部正式授牌。

（钟明康）

gǎnrǎnxìng jíbìng zhìliáo yàoxué shíjiàn

感染性疾病治疗药学实践

（pharmacy practice in infectious disease） 临床药师参与抗感染疾病治疗，提供药学专业技术服务，促进临床合理用药的过程。是临床药师参加药物治疗学实践的一个专业领域。感染性疾病是临床最常见的疾病之一，抗菌药物也是临床上应用最广泛的药物之一，然而抗生素的广泛使用也给治疗带来了许多新的问题，如药物的毒性反应、过敏反应、二重感染以及多重耐药菌、泛耐药菌、全耐药菌的日益增加及蔓延等。临床药师了解和掌握药物的特性，规范和合理使用抗菌药物，积极参与抗感染疾病治疗的药学实践，对于避免和减少不良反应发生、提高感染性疾病治愈率、降低病死率、延缓耐药菌产生、减少医疗费用至关重要。

内容 ①审核用药医嘱或处方。审核抗菌药物处方是药师日常工作的内容，也是岗位赋予的基本职责。临床药师应该成为药师团队中抗菌药物处方（医嘱）审核的主力和指导者。②查房与会诊。参与所在临床专科对感染性疾病患者的日常性查房、病例讨论，参与感染性疾病的院内会诊，提出对药物治疗的意见或建议，应特别关注患者在抗菌药物治疗过程中可能发生的与药学相关的已存在或潜在的药物治疗问题，如抗生素相关性腹泻、菌血症等。③药学监护。对所在临床科室的所有感染性疾病患者进行药学监护。对药物治疗难度较大的患者，临床药师应建立药历，将患者列入重点药学监护对象。④药物监测。根据感染性疾病患者的药物治疗实际需要开展治疗药物监测，根据使用抗菌药物的最低抑菌浓度设计个体化给药方案，并注意观察抗生素后效应和防耐药突变浓度。⑤指导患者合理用药。按照用药医嘱或处方，对患者的抗菌药物治疗进行用药教育和安全用药指导，宣传合理用药知识，提升其用药依从性。⑥监测抗菌药品不良反应。在临床工作实践中，与医师、护师共同做好抗菌药品不良反应、用药错误等事件监测，并及时做好收集、整理和反馈工作。⑦协助指导护士工作。协助指导护士作好药品请领，以及病房（区）药品适宜、合理的保管和正确、适当地给患者使用药品。⑧参与合理用药教育。承担与合理用药相关内容的讲课，宣传与实施合理用药有关的工作。⑨结合临床用药实践开展药学科研工作。如药物评价和合理用药调研，临床药物治疗经验总结和用药病例分析，与医师共同观察新药上市后的临床安全性和有效性。

方法　参与感染性疾病临床药物治疗工作的药学实践方法包括六个方面。

医嘱审核　首先应确保为病原微生物感染（主要为细菌或某些支原体、衣原体、螺旋体、病毒等）方可应用抗微生物药物。医嘱审核应依据《处方管理办法》，主要审核的内容有：处方（医嘱）用药的规范性；处方（医嘱）用药的适宜性；处方（医嘱）是否存在超常行为。

协助制订抗感染治疗方案　一个合理的抗菌药物治疗方案，包括合适的抗菌药物品种、正确的用药剂量与溶媒、给药次数、给药途径等。

抗菌药物品种选择　原则上应根据病原菌种类及细菌药物敏感试验（即药物敏感性试验）的结果而定。危重患者在未获知病原菌及药敏结果前，可根据患者的实际情况推断最可能的病原菌，并结合当地细菌耐药状况先给予抗菌药物经验治疗，获知细菌培养及药敏结果后，对疗效不佳的患者调整给药方案。同时，各类抗菌药物的药效学（抗菌谱和抗菌活性）和人体药动学（吸收、分布、代谢、排泄过程）特点不同，因此各有不同的临床适应证，应根据病情正确选用抗菌药物。抗菌药物的联合应用也需符合联用适应证。

药动学与药效学（PK/PD）参数优化　抗菌药物可细分为两种：①时间依赖性抗生素，给药原则是增加给药频次，缩短给药间隔，尽量延长血药浓度高于最小抑菌浓度的时间（T > MIC 时间）。②浓度依赖性抗生素，在不增加药物不良反应的前提下，可适当增加给药剂量，提高血药浓度，延长给药间隔，减少给药次数，这样既可保证疗效又可降低不良反应。药师应熟悉抗菌药物的药动学和药效学参数，并据此优化抗感染治疗方案。

剂量调整　按各种抗菌药物的治疗剂量范围给药。治疗重症感染和抗菌药物不易达到部位的感染，剂量宜较大；而单纯性下尿路感染时，由于多数药物尿药浓度远高于血药浓度，则可应用较小剂量。肝肾功能异常时也需要根据抗菌药物药动学过程地改变及发生毒性反应的可能性进行剂量调整。

抗菌药物使用疗程　抗菌药物疗程的掌握因感染类型不同而异，一般宜用至体温正常、症状消退后 72~96 小时，特殊情况妥善处理。但是，败血症、感染性心内膜炎、化脓性脑膜炎、伤寒、布鲁菌病、骨髓炎、溶血性链球菌咽炎和扁桃体炎、深部真菌病、结核病等需较长的疗程方能彻底治愈，并防止复发。

溶媒选择　静脉输注是临床使用抗菌药物时常用的给药途径，溶媒选择不当会造成抗菌药物理化性质等改变，影响治疗效果。抗菌药物一般应根据说明书选择溶媒，此外，还应根据抗菌药物输液浓度范围调整溶媒体积。

输液速度　输液的速度可影响药物的疗效及不良反应的发生，应根据患者的年龄、病情、药物的性质来调节滴速。药师护士应与患者及家属加强沟通，告知患者使用的药物对输液速度的要求，不要随意调整滴速，避免造成不良后果。

参与会诊　临床药师可以通过对疑难、重症感染患者的会诊，参与抗菌药物的合理使用，以提高疗效、减少不良反应。尤其是对于特殊人群，如肝肾功能异常的感染患者、妊娠期感染患者、老年以及使用了需要进行血药浓度监测药物的患者等，应该对其用药品种的选择、剂量的调整计算、采血的时机等提供药学专业意见。对经济性指标要求较高的患者，临床药师还可根据抗生素序贯疗法、抗生素轮换的原则，协助医师做替代药物的选择，如万古霉素与去甲万古霉素的替换；静脉注射转为口服途径的序贯疗法等。

药学监护　①安全性监护。临床药师应首先防范不良反应的发生，并能协助医师判断和处理已发生的不良反应。当使用抗菌药物的患者出现新的皮疹、肝肾功能异常、中枢神经系统症状等病情变化时，临床药师应根据抗菌药物不良反应特点，判定与药物使用的相关性，并进行有针对性的观察和监测。使用具有肝肾毒性的抗菌药物时，应注意患者转氨酶及尿量、血肌酐等指标的检测，以便及时发现并纠正药物对肝肾功能造成的损伤。②疗效监护。对于感染性疾病而言，抗感染治疗的疗效是首要的，药师作为治疗团队的一员，必须制定实施治疗后症状和体征等的疗效监测指标，判断抗菌药物治疗方案的临床疗效，为治疗方案的使用疗程和进一步的治疗方案修订做准备。临床上联合用药的现象非常普遍，尤其是病情危重患者，用药品种繁多，较易发生药物相互作用。药师可根据药物的理化性质、药理作用及药品不良反应的知识，在相互作用方面进行切入，关注药物之间药动学或药效学的相互作用，避免配伍禁忌。

治疗药物监测及个体化给药 抗菌药物使用中需要进行治疗药物监测的有几种情况：①使用毒性大、治疗浓度与中毒浓度接近的氨基糖苷类药物时，需进行治疗药物监测。包括庆大霉素、妥布霉素、阿米卡星以及临床沿用多年的链霉素、卡那霉素等。②新生儿使用易发生严重毒性反应的药物时，需进行治疗药物监测。如氯霉素。③肾功能减退时使用抗菌药已发生毒性反应的患者再次使用抗菌药物时，需进行治疗药物监测。抗菌药物包括氟胞嘧啶等。④某些特殊部位的感染者，需要确定感染部位是否已达到有效药物浓度。若血药浓度过低，无法控制感染；若血药浓度过高，有可能发生毒性反应。

例如，脑膜炎感染应用青霉素时最好测定脑脊液中青霉素的浓度。通过测定患者治疗用药的血液或其他体液浓度，以药动学原理和计算方法拟定最佳的适用于不同患者的个体化给药方案，包括药物剂量、给药间期和给药途径，可提高疗效和降低不良反应，从而达到有效而安全治疗的目的。

加强患者用药教育 患者教育以提高患者抗菌药物使用的依从性、安全性为目标，可采取口头教育与书面材料相结合的方式进行，包括院内用药教育和出院用药教育两种。入院治疗期间，药师可根据患者治疗方案对用药目的（联合用药、抗菌药物调整、序贯治疗等）、用药方法（用药时间、食物对药物的影响等）及相关注意事项对患者进行床边用药教育。患者出院时，为其制订书面的出院用药教育指导单，详细标明患者出院后需继续使用的药物名称、用法用量、注意事项及随访要求。

与感染性疾病治疗医学实践不同，药学实践更侧重临床药师利用抗菌药物药动学和药效学、药物不良反应、治疗浓度监测、剂量调整等方面的丰富知识，配合临床医师进行药物治疗，从而能提高抗菌药物治疗效果，降低不良反应的发生概率，延缓耐药菌株的出现，保证临床用药的安全有效。

（钟明康）

zuìdī yìjūn nóngdù

最低抑菌浓度 （minimum inhibitory concentration，MIC）

抑制细菌生长所需药物的最低浓度。通常以 MIC_{50} 和 MIC_{90} 分别表示某种抗菌药物抑制 50% 和 90% 受试菌生长所需的最低浓度。由于各种致病菌对不同抗菌药物的

敏感性不同，同一种细菌的不同菌株对各种抗菌药物的敏感性亦有差别，因此需要通过药物敏感性试验测定抗菌药物在体外对病原微生物有无抑制作用。在药物敏感性试验中，通常以最低抑菌浓度作为评价抗菌药物抑制细菌生长的指标。这是感染性疾病治疗药学实践中选择性使用抗菌药物需要掌握的基本知识。

最低抑菌浓度通常作为实验室诊断结果来评价细菌的耐药性，也可以作为研究工具来评价新型抗菌药物的体外活性。常用的测定方法有稀释法，即以一定浓度的抗菌药物与含有受试菌株的培养基进行一系列不同倍数稀释（通常为双倍稀释），经培养后观察其最低抑菌浓度。如用肉汤培养基在试管内进行试验则称为"试管稀释法"。过夜培养后，用肉眼观察试管内细菌生长的浊度来判定最低抑菌浓度结果。稀释法的最大优点是可以精确的测得药物最低抑菌浓度。此外，扩散法（也称纸片法）是将浸有抗菌药物的纸片贴在涂有细菌的琼脂平板上，抗菌药物在琼脂内由纸片中心向四周扩散，其浓度呈梯度递减，在纸片周围一定距离内的细菌生长受到抑制，过夜培养后形成抑菌圈，其直径大小与药物浓度的对数呈线性关系。纸片法操作简单，所费材料、人力和时间都较少，是临床上应用最广泛的方法。此外还有 E-试验法和自动化药敏测定仪。

临床上通常用 S、I、R 来表示细菌对抗菌药物的敏感情况。S 表示细菌对这类抗菌药物高度敏感，常用剂量达到的平均血药浓度超过该药对细菌最低抑菌浓度的 5 倍或 5 倍以上，因此可用常规剂量进行治疗；I 表示细菌对这

类抗菌药物中度敏感,采用常规剂量时达到的平均血药浓度只相当于或略高于该药对细菌的最低抑菌浓度,因此用这类抗菌药物时加大剂量可以有效;R 表示使用治疗剂量的药物时,药物在血液或体液内可能达到的浓度比最低抑菌浓度要低,即细菌对这类抗菌药物耐药,即使加大药物剂量也可能对该细菌治疗无效。一般情况下机体组织中的药物浓度仅为血液峰浓度的 $1/2 \sim 1/10$,因此抗菌药物的血液峰浓度应达到最低抑菌浓度的 $4 \sim 8$ 倍才有治疗效果,严重感染时以大于 8 倍为妥。抗菌药物对不同细菌的最低抑菌浓度值各不相同,药敏试验中抗菌药物对细菌的最低抑菌浓度值,用以指导临床选用合适的抗菌药物。

(钟明康)

nóngdù yīlàixìng kàngshēngsù

浓度依赖性抗生素 (concentration-dependent antibiotics)

血中药物峰值浓度越高,对致病菌的杀伤力越强、杀伤速度越快的一类抗菌药物。这类药物包括氨基糖苷类、喹诺酮类、硝基咪唑类等。这是根据抗生素的药动学与药效学的特性,将抗菌药物分类的一种方法。此类药物通常有较长的抗菌药物后续作用即抗生素后效应。是感染性疾病治疗药学实践中使用抗菌药物的用药依据。

一般来说,浓度依赖性抗菌药物具有以下几个特点:①抑菌活性随着抗菌药物的浓度升高而增强,当血药峰浓度 (C_{max}) 大于致病菌最低抑菌浓度 (MIC) 的 $8 \sim 10$ 倍时,抑菌活性最强。②有较显著的抗生素后效应,即血药浓度低于最低抑菌浓度时对致病菌仍有一定的抑菌作用。

血药峰值浓度与最低抑菌浓度的比值(即 C_{max}/MIC)以及药时曲线下面积(area under curve,AUC)与最低抑菌浓度的比值(即 AUC/MIC)是浓度依赖性抗菌药物的重要药动学与药效学参数,对细菌清除和防止细菌产生耐药性密切相关。以氨基糖苷类为例,当氨基糖苷类的血药峰值浓度与它对病原菌的最低抑菌浓度之比为 $8 \sim 10$ 倍时,临床有效率可达 90%,因此对于大多数氨基糖苷类药物,只有将日剂量集中 1 次使用,才可能达到较理想的 C_{max}/MIC。由于氨基糖苷类药物的抗菌活性和抗生素后效应呈浓度依赖性,日剂量单次给药可提高峰浓度,又可显著降低谷浓度及其在体内的蓄积,可提高疗效,且减轻其耳、肾毒性。对于大多数氟喹诺酮类药物来说,AUC/MIC 需大于 125,若小于 125,则临床有效率和细菌清除率均小于 50%,但氟喹诺酮类药物与氨基糖苷类药物相比,副作用有明显浓度相关性,故不建议把日剂量合并为 1 次使用。氟喹诺酮类药物治疗革兰阴性杆菌感染危重患者时,包括铜绿假单胞菌感染者,24 小时稳态药时曲线下面积与低抑菌浓度的比值(即 AUC_{24}/MIC)需达 $100 \sim 125$ 或更高时方可获良好细菌学疗效;而对肺炎链球菌下呼吸道感染者,AUC_{24}/MIC 值达 $25 \sim 63$ 时即可获良好疗效。当 C_{max}/MIC 值 $\geq 8 \sim 10$ 和 AUC_{24}/MIC ≥ 100 时,可明显减少氟喹诺酮类药物的剂量。

但需要注意的是,浓度依赖性药物 1 日 1 次给药方案不适用于所有感染患者,如氨基糖苷类抗生素 1 日 1 次给药不宜用于感染性心内膜炎、革兰阴性杆菌脑膜炎、大面积烧伤、骨髓炎、肺囊性纤维化、新生儿、孕妇及肾功能减退等患者。

(钟明康)

shíjiān yīlàixìng kàngshēngsù

时间依赖性抗生素 (time-dependent antibiotics)

抗菌疗效取决于药物在组织中浓度维持在最低抑菌浓度以上持续时间的抗菌药物。主要包括 β-内酰胺类抗生素,如青霉素类、头孢菌素类、碳青霉烯类、氨曲南等。其杀菌活性与其同细菌接触的持续时间成正比。是感染性疾病治疗药学实践中合理使用抗菌药物的依据。

按照杀菌作用是否浓度依赖及有无抗生素后效应,可将抗菌药物分为浓度依赖性抗生素及时间依赖性抗生素两个大类,是抗菌药物的一种分类方法。时间依赖性抗生素的药物浓度在一定范围内与杀菌活性有关,通常在药物浓度达到对细菌最低抑菌浓度的 $4 \sim 5$ 倍时,杀菌率达饱和状态,药物浓度继续增高时,其杀菌活性及速率并无明显改变,但杀菌活性与药物浓度超过细菌最低抑菌浓度的时间长短有关,当这类药物的血或组织内浓度低于最低抑菌浓度值时,细菌可迅速重新生长繁殖。此类抗菌药物通常无明显抗生素后效应。时间依赖性抗生素的一般特点包括:①当血药浓度超过对致病菌的最低抑菌浓度以后,其抑菌作用并不随浓度的升高而有显著的增强,而是与抗菌药物血药浓度超过最低抑菌浓度的时间密切相关。一般需 24 小时内血药浓度持续高于最低抑菌浓度 50% 甚至 60% 以上。②仅有一定的抗生素后效应或没有抗生素后效应。③亚抑菌浓度(sub-MIC)一般无显著的抑菌作用。

时间依赖性抗菌药物可细分

为两个亚类，即几乎无抗生素后效应的时间依赖性抗菌药物和有一定抗生素后效应的时间依赖性抗菌药物，前者包括青霉素类、头孢菌素类及氨曲南，后者包括碳青霉烯类、万古霉素、林可霉素及大环内酯类。

临床上根据抗菌药物的药动学和药效学特点制订给药方案，应缩短给药间隔时间，使24小时内血药浓度高于致病菌最低抑菌浓度至少60%。如β-内酰胺类抗生素等因其从体内消除的半衰期短，应1日多次给药或延长静脉滴注的时间（适用于静脉制剂），使血药浓度大于最低抑菌浓度的时间延长，从而达到最佳的临床和细菌学疗效。

（钟明康）

kàngshēngsù hòuxiàoyìng

抗生素后效应 （postantibiotic effect，PAE）

抗生素作用于细菌一定时间后，其抑制细菌生长的作用在停止接触药物后仍可持续一段时间的效应。是感染性疾病治疗药学实践中使用抗菌药物时需要注意的问题。该效应的大小以时间来衡量，可应用菌落计数法计算，即实验组和对照组细菌恢复对数生长期各自菌落数增加10倍所需时间差。PAE参数提供了更多抗生素、细菌与机体三者之间作用关系的信息，提示药物在血清和组织浓度低于最低抑菌浓度时仍可抑制细菌生长，使药物的有效性得以延长。

PAE的机制尚未完全明确，其学说之一是抗生素与细菌短暂接触后，抗生素与作用在细菌上的靶位可持续性结合，引起细菌非致死性损伤，从而使其靶位恢复正常功能及细菌恢复再生长时间延长。学说之二是应用抗生素后促进白细胞效应，即抗生素与

细菌接触后，菌体变形，易被吞噬细胞识别，并促进吞噬细胞的趋化和释放溶酶体酶等杀菌物质，产生抗生素与白细胞的协同效应，从而使细菌损伤加重，修复时间延长。

药物作用机制、药物与作用靶点的亲和力、对细菌的损伤程度、靶点功能恢复时间等是PAE的决定因素；药物种类与浓度、细菌种类、药物和细菌接触的时间等是PAE的重要影响因素。浓度依赖性抗生素，尤其氨基糖苷类药物、氟喹诺酮类、两性霉素B、达托霉素、甲硝唑等均有明显的PAE。时间依赖性抗生素，若其杀菌作用呈持续效应，则有明显的PAE，属于此类型的抗生素有阿奇霉素、克拉霉素、四环霉素、万古霉素等糖肽类、克林霉素、利奈唑胺等。

在使用有抗生素后效应的抗菌药物时，应根据药动学与药效学参数相结合制订抗生素的给药方案。尤其对于氨基糖苷类药物、大环内酯类、氟喹诺酮类、碳青霉烯类等PAE较长的药物，可结合其药动学特点，适当延长给药间隔时间。如氨基糖苷类药物单次给药，且和β-内酰胺类药物联合应用的抗菌活性和PAE均呈协同效应，故两类药物联合应用时可考虑适当减少氨基糖苷类的日剂量，这样既可发挥两类药物的协同抗菌活性，又可避免氨基糖苷类药物日剂量单次给药后在某些个体差异较大的患者中因血药峰浓度过高而产生毒性反应。

（钟明康）

fángnàiyào tūbiàn nóngdù

防耐药突变浓度 （mutant prevention concentration，MPC）

抑制菌落中低敏的细菌耐药突变株生长所需的最低抗菌药物浓度。

它可作为通过调整抗菌药物浓度从而避免耐药性产生的一个重要的参数，是临床药师在感染性疾病治疗中需要掌握的基本知识。

1999年，德里卡（Drilica）等人在对牛结核分枝杆菌和金黄色葡萄球菌的研究中发现，当琼脂平板中氟喹诺酮药物的浓度在增加至能抑制99%的细菌生长的最低浓度时，平板中细菌数量出现第一次明显下降；之后观察到一个平台期，与耐药突变株地产生有关；随着药物浓度进一步增加，菌落数出现第二次明显下降，此时琼脂平板中不再有突变菌株生长，遂将该浓度即定义为防耐药突变浓度，并提出可将其作为评价抗菌药物新的药效学指标。

体外试验中，采用琼脂稀释法在高接种量（>1×10^{10}）细菌下进行药敏实验，不出现菌落生长的平板中的抗菌药物浓度即为防耐药突变浓度。防耐药突变浓度和最低抑菌浓度之间的浓度范围称为突变选择窗（mutant selection window，MSW）。

传统的药动学和药效学治疗策略以治愈疾病而不是以阻止耐药为目标，以体外测定的抑制敏感细菌的最低抑菌浓度值作为衡量抗菌药抗菌活性的指标。随着防耐药突变浓度和突变选择窗理论研究地深入，以防耐药突变浓度为基础的药动学和药效学参数日益受到人们重视。

治疗药物浓度大于防耐药突变浓度时可限制突变耐药株产生，临床疗效好。血药浓度在突变选择窗范围内时，敏感菌株已受到抑制，只有突变耐药株仍可生长繁殖，此时临床可能有效，但突变耐药株容易繁殖。血药浓度小于最低血药浓度时则细菌未受到抑制，临床疗效差，细菌整体仍

可繁殖。此时虽然耐药突变株的繁殖并不占优势，但由于整体细菌继续生长繁殖，间接促进了新的突变株产生。

基于防耐药突变浓度概念，制订给药方案应遵循的原则是：①选用具有两种不同作用靶位的药物，如可分别作用于 DNA 旋转酶和拓扑异构酶Ⅳ靶位的药物莫西沙星和加替沙星，或采用防耐药突变浓度值接近最低抑菌浓度值的药物，目的是消除突变选择窗以减少耐药突变株的产生。②如果采用只有一个作用靶位的抗菌药，宜采用联合用药或宜调整给药方案，使药物浓度高于防耐药突变浓度的时间尽量延长。截至 2015 年国际上进行了多种体外试验，包括测定喹诺酮类、氨基糖苷类、利福平、青霉素、四环素、红霉素及一些抗结核药物对金葡菌、肺炎链球菌、大肠埃希菌和结核分枝杆菌等的突变选择窗，但上述概念尚需体内试验和临床试验证实。

（钟明康）

chāoguǎngpǔ β-nèixiān'ànméi

超广谱 β-内酰胺酶（extended-spectrum beta-lactamases，ESBLs）

由质粒介导的能赋予细菌对头孢菌素类和单酰胺类抗生素氨曲南以及青霉素类耐药的酶。菌株持续暴露在多种 β-内酰胺类药物下，可诱导细菌产生 β-内酰胺酶，并呈现动态持续生成和发生突变状态，由此扩展了它们的活性，甚至使其能抵抗第三、四代的头孢菌素类抗生素，如头孢他啶、头孢噻肟和头孢吡肟以及氨曲南。因此这些新的 β-内酰胺酶被称为超广谱 β-内酰胺酶。这是感染性疾病治疗药学实践中防止产生超广谱 β-内酰胺酶的细菌播散和暴发的重要概念。

自 1983 年联邦德国首次从臭鼻克雷伯菌中分离出产 SHV-2 型超广谱 β-内酰胺酶以来，全世界许多地区不断有新的超广谱 β-内酰胺酶检出的报道，产超广谱 β-内酰胺酶的菌株引起的感染发病率在逐渐提高，在某些医院甚至出现暴发流行。超广谱 β-内酰胺酶由质粒介导，可在菌株间转移和传播，并有较广的底物水解谱，部分产超广谱 β-内酰胺酶的菌株不但对 β-内酰胺类药物耐药，而且也对氨基糖苷类和氟喹诺酮类药物耐受，给临床抗感染治疗带来很大困难。医院内这种形式的耐药菌最常暴发于重症监护病房、肿瘤、烧伤和新生儿病房。它们可以导致住院时间延长，以及破坏性的甚至致命性后果。

已发现的超广谱 β-内酰胺酶在 220 种以上，可以分为五类：TEM 型、SHV 型、OXA 型、CTX-M 型及其他型，其中其他型包括PER、SFO 型等。其中有多种产酶菌株在多个国家的医院内引起暴发流行，造成治疗困难。

超广谱 β-内酰胺酶检测方法普遍采用美国临床实验室标准学会推荐的初筛和确证试验，试验结果若产生超广谱 β-内酰胺酶，应报告该菌对所有青霉素类、头孢菌素类及氨曲南耐药的情况。

典型的产超广谱 β-内酰胺酶的细菌均具有多药耐药性，因此，一些产超广谱 β-内酰胺酶的菌株也对喹诺酮类、氨基糖苷类和复方新诺明等药物耐药。治疗产超广谱 β-内酰胺酶菌株的药物选择局限于碳青霉烯类药物，如亚胺培南，此外若氟喹诺酮类和氨基糖苷类药物体外敏感也可作为替代治疗使用。β-内酰胺类的 β-内酰胺酶抑制剂复合制剂，如阿莫西林-克拉维酸或哌拉西林他唑巴

坦，也可考虑作为进一步的选择，但这些药物缺乏临床使用的资料。所有这些药物的使用都必须谨慎，因为它们对产生具有超广谱 β-内酰胺酶菌株的敏感性变化很大。头霉素类药物，如头孢西丁和头孢替坦，尽管在体外有抗菌活性，但不推荐用于治疗此类感染，因为这些药物的使用可使这些菌株的膜外蛋白表达相对减少，掩盖了它们的耐药性。

适当的感染控制和隔离措施是防止产超广谱 β-内酰胺酶的细菌播散和暴发的基本手段。这些细菌的寄宿地可能是患者的消化道，其次也可能是口咽部、伤口和尿道。医务工作者污染的手和听诊器是导致患者间感染播散的重要因素。因此，控制感染的基本措施包括医院工作人员洗手、增加屏障防范措施以及对已有产超广谱 β-内酰胺酶菌定植或感染的患者进行隔离。另外，对入住重症监护病房和循环使用抗生素的患者进行临床和细菌学的监测以及制定相应的限制政策，特别是对广谱抗生素如第三代和第四代头孢菌素和亚胺培南的经验性使用，也可以最大程度减少这些细菌播散。

（钟明康）

yàowù mǐngǎnxìng shìyàn

药物敏感性试验（drug-susceptibility test；antimicrobial susceptibility test，AST）

测定抗菌药物在体外对病原微生物有无抑制或杀灭作用的试验。简称药敏试验。是感染性疾病治疗药学实践中临床微生物室必须重视和进行的检验工作。由于发生临床感染是特定微生物群迅速增殖的结果，菌株具有"个性化"的特点。因此需对分离出的感染株进行临床药敏试验，以确定病原菌对某

种药物有无耐药性，避免医师把已有耐药性的药物作为治疗用药。1971 年美国临床和实验室标准协会提出的临床药敏试验方法和"耐药"或"敏感"的分界点判定标准，已被包括中国在内的世界上大多数国家地区广泛采用。

药敏测定的指征 ①查明病原菌，需要进一步测定病原菌对药物的敏感性，以帮助医师选择最合适的抗菌药物者。②为进行细菌耐药性监测和了解本地区的耐药性变迁，必须有细菌药敏测定结果，以建立细菌耐药性数据库。③新抗菌药物的药效学评价，必须进行药敏测定以获得该药抑制 50% 和 90% 受试菌生长所需的最低浓度（即 MIC_{50} 和 MIC_{90}）、杀灭 50% 和 90% 受试菌所需的最低浓度（即 MBC_{50} 和 MBC_{90}）以及抑菌率等评价指标。

试验方法 常用的药敏试验方法有四种。

稀释法 以一定浓度的抗菌药物与含有受试菌株的培养基进行一系列不同倍数稀释（通常为双倍稀释），经培养后观察其最低抑菌浓度，即抑制细菌生长所需药物的最低浓度。根据实验所得最低抑菌浓度和该药在常用剂量时体内能够达到的浓度，判定受试菌株对该药属于敏感、中度敏感或耐药。

扩散法（即纸片法） 将含有一定量抗菌药物的纸片贴在涂有标准菌量的琼脂平板上过夜培养。由于抗菌药物在琼脂内向四周扩散，其浓度呈梯度性递减，因此在纸片周围一定距离内的细菌生长受到抑制，产生抑菌圈，其直径大小与药物浓度的对数呈线性关系。量取抑菌圈的直径，可以判定该菌对某药敏感、中介或耐药状况。该方法操作简单，所费

材料、人力和时间都较少，是临床上最广泛使用的药敏测定方法。1977 年世界卫生组织推荐以 Kirby-Bauer（简称 K-B）方法作为标准化药敏试验方法，主要适用于生长较快的需氧菌和兼性厌氧菌的药敏测定。

E-试验法（Epsilometer test, E-test） 在扩散法的基础上改良而成，具体方法是将抗菌药物放置于 5mm×50mm 的不透明薄型塑料带上，其浓度按 log2 梯度性递减，共含 15 个不同浓度的药物，塑料带反面是相应的药物浓度标志。将 E-试验条代替抗菌药纸片进行药敏试验，操作步骤与琼脂扩散法相同。过夜培养后，E-试验条周围形成一椭圆形抑菌圈，其边缘与 E-试验条交叉处的药物浓度标记即为该药对该细菌的最低抑菌浓度。该法适用于普通细菌和营养要求高、生长缓慢或需要特殊培养条件的病原菌的药敏检测，但价格较高。

自动化药敏测定仪 20 世纪 70 年代后，国际上相继开发并上市了的自动化药敏测定仪有 Vitek 系统、MicroScan Walk/Away 系统、PHOENIX 系统、SENSITI-TRE-ARIS 系统等。基本原理是利用光学测量法即透光量与菌液浊度成反比，测定抗菌药物对细菌的作用。这些自动化仪器测试的优点是：快速，尤其适用于快速生长的细菌，药敏试验可在 3~5 小时内完成，重复性好，节省人力，且有根据细菌耐药规律而设定的专家系统，可提示不可能的或极少见的耐药表型的判断。但仪器和检测所用试剂盒或试剂卡价格昂贵，对于生长缓慢或需特殊培养条件的病原菌的使用仍有一定限制，测定结果为半定量，不够精确。

药敏结果判断标准及临床意义 通常采用美国临床和实验室标准协会公布的药敏结果判断标准，采用三级划分制：即高度敏感、中度敏感和耐药。该结果的临床意义为：①高度敏感，常用 S 表示。该细菌所致的感染，采用药物常用剂量治疗有效，即常规剂量时达到的平均血药浓度超过该药对细菌最低抑菌浓度的 5 倍或 5 倍以上。②中度敏感，常用 I 表示。该细菌所致的感染需用高剂量药物时才有效，或细菌处于体内抗菌药物浓缩的部位或体液（如尿、胆汁、肠腔等）中时才能被抑制，采用常规剂量时达到的平均血药浓度仅相当于或略高于该药对细菌的最低抑菌浓度。毒性较小的抗菌药，应适当加大剂量，仍可望获得临床疗效。③耐药，常用 R 表示。即药物对某种细菌的最低抑菌浓度要高于常用治疗剂量的药物在血或体液内可能达到的浓度；或该菌能产生使抗菌药物灭活的酶，则不论其最低抑菌浓度值大小如何，仍应判定该菌为耐药，如产青霉素酶的金黄色葡萄球菌即应被认定为该菌对青霉素耐药。

各种致病菌对不同抗菌药物的敏感性不同，同一种细菌的不同菌株对各种抗菌药物的敏感性亦有差异；同时，由于抗菌药物广泛使用，耐药菌株也随之增加。因此，药敏测定结果的正确与否与临床疗效的关系极为密切，正确的结果可作为临床医师选用药物的参考，并可提高疗效。

此外，药物敏感性试验还可进行细菌耐药性监测，了解本医院、本地区以至全国某种致病菌的耐药性变迁情况，以便采取有效的措施，防止或减少细菌耐药性的发生和发展；并可为抗菌药

物的管理和国家制订新药的开发研究计划提供重要的实验室依据；同时对细菌耐药谱的分析和分型亦有助于某些细菌鉴定，并可作为医院内感染流行病学调查的手段之一。因此，临床微生物室必须重视和正确无误地开展细菌的药物敏感性试验。

（钟明康）

duōchóng nàiyàojūn

多重耐药菌 （multi-drug resistant bacteria，MDRB）

对三类或三类以上抗生素同时耐药的病原菌。病原菌的这种性质称为多重耐药性（multi-drug resistance，MDR）。这类菌株已经在主要的革兰阳性和革兰阴性菌中出现，包括金黄色葡萄球菌、肠球菌、铜绿假单胞菌、不动杆菌属、肠杆菌科和淋球菌。多重耐药菌，尤其对于革兰阴性菌，也可表现出泛耐药性和全耐药性。是感染性疾病治疗药学实践中值得关注的问题。

随着抗菌药物的大量应用，特别是无指征用药、不恰当地选择备用抗菌药、过度治疗及频繁换药等，导致了细菌的耐药率越来越高，耐药程度越来越严重。标准治疗往往对由耐药菌引起的感染无效，导致更长的疾病周期，更高的诊疗费用和更大的死亡风险。耐药菌的产生和发展给临床感染性疾病的诊治带来巨大挑战。

细菌耐药性的产生是细菌基因突变积累的结果，这给抗菌药物选择带来压力。因为一种抗菌药物的使用可造成细菌对其他抗菌药物也产生耐药性，一种细菌可通过多种机制对抗菌药物产生耐药。常见的具有多重耐药性的细菌有：①耐甲氧西林金黄色葡萄球菌。是造成医院感染的主要细菌，这类细菌具有的高耐药性主要是由于细菌染色体 DNA 介导的固有耐药性［mecA 基因编码产生的青霉素结合蛋白 2a（PBP2a），使其对 β-内酰胺类抗菌药物亲和力降低而产生耐药性］，对氨基糖苷类、大环内酯类、四环素类耐药。②超广谱 β-内酰胺酶（ESBLs）产生菌。驱动超广谱 β-内酰胺酶不断进化的原因通常归因于 β-内酰胺类、喹诺酮类等药物的使用强度在不断增强，β-内酰胺类药物可促使超广谱 β-内酰胺酶基因拷贝数增加而导致细菌中该酶的高产。③耐万古霉素肠球菌。临床上的耐万古霉素肠球菌常引起严重感染，治疗极为困难。肠球菌耐药愈来愈广，表现为高水平的耐青霉素、耐氨基糖苷类和耐万古霉素等药物，以及对头孢菌素、克林霉素、磺胺等天然耐药。④耐碳青霉烯类肠杆菌科细菌（包括 NDM-1 基因携带菌）。这类细菌能明显水解亚胺培南或美罗培南等碳青霉烯类药物，能水解 β-内酰胺类抗菌药物（如青霉素 G、氨苄西林、甲氧西林、头孢类等抗生素），因而对这些广谱抗生素具有耐药性。带有 NDM-1 基因的细菌主要为大肠杆菌、肺炎克雷伯菌、阴沟肠杆菌、摩氏摩根菌、鲍曼不动杆菌、屎肠球菌等。⑤多重耐药结核分枝杆菌。指至少对利福平和异烟肼两种主要抗结核药物耐药的结核菌。与普通结核病相比，针对多重耐药结核分枝杆菌的治疗需要引入二线抗结核药物，治疗成本大幅提高，时间更长，并且产生更多的不良反应。

合理用药与细菌耐药性监测，开发新药与快速药敏试验，推行优化抗菌治疗策略如降阶梯治疗策略、轮换用药策略、联合抗菌策略等，是对付多重耐药性的主要措施。

（钟明康）

fànnàiyàojūn

泛耐药菌 （extensively drug resistant bacteria，XDR）

对包括第三代头孢、第四代头孢、β-内酰胺酶抑制剂复合剂、碳青霉烯类、氟喹诺酮类和氨基糖苷在内的常用抗菌药物几乎全部耐药的细菌。包括假单胞菌属、不动杆菌属、寡养单胞菌属等非发酵菌，肠杆菌科是 2009 年前后报道的泛耐药细菌。其中的革兰阴性杆菌仅对黏菌素和替加环素敏感，革兰阳性球菌仅对糖肽类和利奈唑胺敏感。泛耐药细菌的概念是感染性疾病治疗药学实践中应对细菌多重耐药性的有关知识。

泛耐药菌耐药机制非常复杂，包括多种机制或单独或相互协同发挥作用。细菌的耐药机制被认为是细菌通过自身产生的耐药因子的破坏作用而使抗菌药物失去活性。如产生灭活酶使抗菌药物失去活性，β-内酰胺酶作为一种灭活酶，可使多种不同类型的具有 β-内酰胺结构特点的药物作为它的底物而引起药物降解。产生超广谱 β-内酰胺酶是铜绿假单胞菌、不动杆菌属、嗜麦芽寡养单胞菌对多种抗菌药物产生高耐药率的主要原因。AmpC 酶是革兰阴性菌产生的最重要的灭活性内酰胺酶之一，铜绿假单胞菌和鲍氏不动杆菌均可产生 AmpC 酶，这类菌对第三代头孢菌素、单环类、头霉素类 β-内酰胺类抗菌药物耐药，且不受临床常用的 β-内酰胺酶抑制剂的抑制。碳青霉烯酶能灭活青霉素类、头孢菌素类和碳青霉烯类抗菌药物，甚至能将酶抑制剂类抗菌药物也灭活，耐亚胺培南的鲍氏不动杆菌、铜绿假单胞菌的耐药作用主要是由于产生了碳青霉烯酶。嗜麦芽寡养单胞菌可产生 L1、L2 两种酶，这两种酶的表达使克拉维酸不能抑制其活性，并水解碳青霉烯类抗菌药物。在肠杆菌科细菌肠埃希菌、肺炎克雷伯菌等中发现有产生 NDM-1 的菌株，其可水解包括青霉素类、头孢菌素类和碳青霉烯类等抗菌药物，表现为产酶细菌对这些药物广泛耐药。

泛耐药菌引起的感染的治疗需依据临床微生物检测结果，合理选用抗菌药物。大多数情况下，培养出的泛耐药菌未必是致病菌，往往不需要治疗。对泛耐药菌感染，临床可选用的抗菌药物主要包括：①替加环素，单用或联合用药治疗产碳青霉烯酶细菌感染有一定疗效。②多黏菌素类，小样本研究提示单用治疗效果差，需要和其他药物联合用药。③碳青霉烯类，体外最低抑菌浓度值差异较大，个别研究发现，对最低抑菌浓度值低（<4mg/L）的菌株感染有一定疗效，且需要和其他药物联合使用。④头孢哌酮/舒巴坦，在临床及对泛耐药菌清除上有一定优势，可能与舒巴坦直接作用于青霉素结合蛋白（PBP2），同时还与它能抑制多种 β-内酰胺酶有关。⑤米诺环素，在治疗泛耐药菌方面也可尝试使用，尤对嗜麦芽寡养单胞菌有较好的临床疗效。⑥氨基糖苷类，中国临床分离的产 NDM-1 肠杆菌科细菌对阿米卡星、异帕米星具有一定敏感性。

（钟明康）

quánnàiyàojūn

全耐药菌（pandrug resistant bacteria，PDR） 对原敏感的现有所有代表性抗菌药物均不敏感的细菌。其中革兰阴性杆菌对包括黏菌素和替加环素在内的全部抗菌药物耐药，革兰阳性球菌对包括糖肽类和利奈唑胺在内的全部抗菌药物耐药。如肠球菌和葡萄球菌出现对万古霉素、铜绿假单胞菌和鲍曼不动杆菌对 β-内酰胺类、氨基糖苷类、氟喹诺酮类和亚胺培南等常用抗生素全部耐药，它们均被称为"全耐药"菌株。新的超广谱 β-内酰胺酶及碳青霉烯酶的大量使用导致泛耐药菌逐渐增多。全耐药细菌的概念是感染性疾病治疗药学实践中应对细菌多重耐药性的有关知识。

世界上全耐药菌株，主要包括：①铜绿假单胞菌，是非发酵革兰阴性杆菌中毒力最强者，是住院患者特别是危重患者最常见的定植及感染菌。2002～2006 年美国进行的耐药监测显示，大约 16% 临床分离的铜绿假单胞菌表现为对至少 3 种以上的主要抗铜绿假单胞菌药物（阿米卡星、头孢他啶、环丙沙星、庆大霉素、亚胺培南、哌拉西林）耐药，1% 对所有的抗生素耐药。②鲍曼不动杆菌，在既往接受抗生素治疗的危重感染患者中较常见，在非发酵革兰阴性杆菌中居于第 2 位。鲍曼不动杆菌在健康人群中其定植率>40%，而在住院患者中其定植率为 75%。表明这些细菌可在大多数环境表面存活较长时间，因此，可定植于所有实体表面，包括各种医疗设备、空调、湿化装置等。鲍曼不动杆菌的耐药机制极为复杂，该耐药株均可产生多种 β-内酰胺酶：OXA-23 碳青霉烯酶或 IMP-8 型金属酶、PER-1 型超广谱 β-内酰胺酶、质粒介导的 AmpC 酶和 TEM1 酶等。一些细菌的整合子含有携带氨基糖苷类抗生素、利福平、氯霉素的修饰酶，在使用这些药物时，通过对药物结构的修饰而使药物失活。此外一些细菌还可有外膜孔蛋白多个通道的缺失，使抗菌药物不易进入其细胞内而造成无效。以上多种因素共同介导了多重耐药性或泛耐药性。③嗜麦芽窄食单胞菌，感染多见于具有免疫抑制的宿主或全身衰竭的患者，且感染发生率逐年升高，列第 3 位。嗜麦芽窄食单胞菌对临床常用的多种抗生素天然耐药，外膜通透性低，对多种抗生素不易渗透，并且出现高水平耐药的泛耐药株。嗜麦芽窄食单胞菌可产生多种 β-内酰胺酶，如青霉素酶，头孢菌素 L2 酶以及金属锌酶，可水解碳青霉烯及头孢菌素类抗生素。同时细菌外膜孔通道的改变及外排机制均可导致抗菌药物外排，造成多重耐药发生。嗜麦芽窄食单胞菌感染病例多数是在使用碳青霉烯类药物后被选择出来，其处理方法首先是停用此类药物。甲氧苄啶-磺胺甲噁唑可用于治疗嗜麦芽窄食单胞菌引起的感染，然而 21 世纪初重症监护病房亦出现了甲氧苄啶-磺胺甲噁唑耐药的嗜麦芽窄食单胞菌。

尚无新的有针对性的抗菌药物被研发上市，对付全耐药菌的感染常用多黏菌素 B、替加环素、米诺环素、酶抑制剂及联合用药。由于对这些全耐药病原体可以采取的手段有限，全耐药菌的出现几乎成为一种灾难。全耐药菌在医院特别是重症监护室中的暴发流行时有发生，因此如何控制、减少及治疗全耐药菌感染就成为临床关注的重要问题。

（钟明康）

kàngshēngsù xiāngguānxìng fùxiè

抗生素相关性腹泻（antibiotic-associated diarrhea，AAD） 应用抗生素后发生的其他原因无法解释的腹泻。5%~30%的患者在抗生素治疗期间或治疗结束后会发生抗生素相关性腹泻，而口服给药与注射给药的发生率相近。主要是由于使用抗生素后肠道正常菌群遭到破坏，正常微生物减少，厌氧菌生长受到抑制，使其对糖类的代谢能力降低，肠腔中的有机酸、阳离子和糖类物质聚集，导致渗透性腹泻。是感染性疾病治疗药学实践中应特别注意的患者症状。

几乎所有的抗生素都可引起腹泻，但以广谱青霉素及其酶抑制剂复合制剂、第二三代头孢菌素类抗生素和克林霉素等引起的抗生素相关性腹泻发生率最高。药物吸收不完全或进入胆汁，导致肠内具有高浓度的抗生素，或联合应用抗生素、疗程长等因素，也会导致抗生素相关性腹泻发生率上升。抗生素相关性腹泻的发生频率及严重性还与肠道感染的病原体和患者的免疫抵抗力有关，6岁以下或65岁以上的人群发病率增高，危重患者、原发疾病重、急性生理和慢性健康估测Ⅱ（APACHEⅡ）评分高的患者易发生。医疗干预措施越多、住院时间越长，发生率越高。

有10%~20%的抗生素相关性腹泻与所有假膜性结肠炎都是由艰难梭菌引起，其他致病菌包括产气荚膜梭菌、金黄色葡萄球菌、沙门菌等。艰难梭菌可产生肠毒素（A毒素）与细胞毒素（B毒素）。A毒素通过肠道黏膜上皮细胞环磷酸腺苷（cAMP）系统介导回肠水和电解质的分泌、炎性渗出，导致分泌性腹泻，甚至引起黏膜出血。毒素B为细胞毒素，可直接损伤肠壁细胞，引起炎症，导致渗出性腹泻。

单纯抗生素相关性腹泻患者症状轻微，主要临床表现是稀水样便，腹泻具有自限性。伪膜性结肠炎患者有艰难梭菌感染，每日有多次的不成形便，粪水中可见漂浮的假膜，腹泻同时伴有腹胀、腹痛和发热。

常规抗生素相关性腹泻治疗措施包括及早停用有关抗生素，和为维持基本生命体征的平稳而补充体液和钾盐等。艰难梭菌感染患者的治疗可以选用甲硝唑或万古霉素等。首选甲硝唑治疗。重度患者与口服不能耐受者可用甲硝唑静脉给药，但不宜选用静脉用万古霉素。

预防抗生素相关性腹泻最重要的措施是合理应用抗生素。补充益生菌可使艰难梭菌感染率降低64%，但对抗生素相关性腹泻的预防作用尚不明确。

（钟明康）

jūnxuèzhèng

菌血症（bacteremia） 常因伴随基础疾病而并发全身性的感染，以致多器官功能障碍综合征的严重感染性疾病。是感染性疾病治疗药学实践中常见的疾病，临床上较常发生。病原微生物从在感染部位的增殖开始，随后在原位繁殖或者随血液传播，同时释放大量微生物的结构成分包括细胞外酶、肽糖脂、内毒素（成分脂多糖）和脂磷壁酸等，进而诱导内源性感染性介质的释放，导致炎性介质如花生四烯酸代谢产物、细胞因子、内啡肽、补体、凝集素、细胞激动素和一氧化氮的释放增加以及诱导其他重要的生理现象；并且其常因伴随基础疾病而并发全身性感染，出现如脓毒血症、感染性休克以及多器官功能障碍综合征。

菌血症可细分为脓毒血症、败血症、真菌血症、内毒素血症和病毒血症。而在临床上表现的类型主要分为持续性菌血症，如动脉瘤、心内膜炎和血栓性静脉炎；暴发性菌血症；周期性菌血症和短暂性菌血症等。

菌血症的初始感染部位分布面广，其中主要以呼吸道感染和泌尿生殖道感染为主，分别为20%和25%；脓肿感染10%；外科伤口和肠道感染各5%；一过性感染和其他感染占10%；有25%的感染来源于未知部位。

菌血症临床诊断标准包括的机体对感染的反应症状为：低温（≤36℃）或发热（≥38℃），心率>90次/分，寒战，呼吸频率>20次/分或二氧化碳分压<32mmHg（1mmHg = 0.133kPa），白细胞增多（>12×10^9/L）或是减少（<4×10^9/L），或血小板减少、未成熟粒细胞减少、昏迷、出血、多器官衰竭以及出现皮疹等。

菌血症是医院内感染中病情重、病死率高且发病率不断升高的最严重的一种类型。在中国，医院内菌血症发病率一直呈上升的趋势。

菌血症与人群的易感性、严重感染、损伤、使用激素、侵入性诊治以及细菌耐药性等因素密切相关。病原菌以革兰阴性杆菌为主，主要有肺炎克雷伯菌、肠杆属细菌、大肠杆菌、不动杆菌，多数对头孢他啶、头孢哌酮、亚胺培南和左氧氟沙星等抗菌药敏感；革兰阳性细菌有金黄色葡萄球菌、肠球菌、凝固酶阴性葡萄球菌、放线菌、溶血性链球菌等，对利福平、氧氟沙星、替考拉宁和万古霉素等抗菌药敏感，而对β-内酰胺类、大环内酯类抗生素耐药率较高。了解引起菌血症的相关因素以及血液感染病原菌的类型及其耐药性，可以及时诊治感染性疾病，减少并发症的发生。

（钟明康）

kàngshēngsù xùguàn liáofǎ

抗生素序贯疗法（sequential therapy of antibiotics）

先静脉滴注、静脉注射等胃肠外给以抗生素治疗，待病情得到控制后转为口服药物的治疗方法。这是临床应用抗生素治疗病情严重的感染性疾病的治疗方法。初期，为迅速控制感染，先采用静脉途径滴入抗生素，待体温下降、临床症状改善后可转为口服抗生素。1987 年由美国抗感染专家昆蒂利亚尼（Quintiliani）等首先提出了抗生素序贯疗法的概念。其要点是在不影响患者疗效的基础上，序贯使用抗生素治疗，可降低医疗费用，并减少长期住院可能产生的并发症和细菌耐药性，还可减轻患者注射部位疼痛的痛苦，使患者活动便利，早日出院。1996 年开始，该疗法受到中国学者关注，成为感染性疾病治疗药学实践中合理使用抗生素的方法之一。

分类　可分为狭义的序贯疗法、转换疗法、降级疗法、后继疗法和层流疗法等多种方法。狭义的序贯疗法指同一药物不同剂型间的转换，即同一种药物的给药途径在疗程中从静脉给药变为口服，其药效不变，如静脉滴注阿莫西林，待症状好转后改为口服阿莫西林。而转换疗法则是指作用相近的不同种药物之间的转换，其药效不变，如 A 类药物静脉用药后继以 B 类药物的口服制剂。狭义的序贯疗法和转换疗法是国际上临床抗感染治疗上最常用的序贯疗法。降级疗法指在严重感染性疾病威胁患者生命又无

药敏结果的情况下，经验性的选用覆盖面广的高级抗生素达到迅速控制病情的目的，待病情得到控制后，可根据临床情况有针对性地换用窄谱或低一级的抗生素，其疗效下降。后继疗法指同级或不同级别的抗生素由静脉给药转变为口服给药，其疗效不变或下降。层流疗法指由（多种）广谱抗生素静脉给药转变为（单一）窄谱抗生素静脉或口服给药。

适合患者　序贯疗法并不适用于所有患者，在适合的时间，选择适合的患者至关重要。美国杜克（Duke）大学医学中心的患者选择标准主要包括：①患者不存在需要注射给药治疗的感染性疾病，如粒细胞缺乏患者发热、严重免疫损伤宿主感染、急性化脓性脑膜炎、骨髓炎、感染性心内膜炎、脓毒血症性休克或播散性病毒感染等。②患者不存在严重感染或危及生命的感染。③患者感染的临床症状及体征已显著改善或消失。④患者 24 小时内体温正常或最高体温不超过 37.9℃。⑤重复检测，患者连续 2 次外周血白细胞计数及分类计数中性粒细胞百分比正常。⑥患者胃肠道功能恢复，药物吸收正常，无呕吐、腹泻或其他胃肠道功能异常。⑦患者能够接受口服治疗（口服或鼻饲）。

除此之外英国泰塞德（Tayside）大学教学医院也有一套较为简单的标准，核心原则与美国杜克大学医学中心的患者选择标准相同，部分其他医院的标准中还包括 C 反应蛋白恢复正常或显著降低。

适合药物　适合序贯疗法的药物必须具有良好生物利用度（>50%），在感染部位能达到有效的药物浓度，其静脉制剂与口服

制剂有相同的抗菌谱、抗菌活性和临床疗效，且患者具有良好的耐受性和依从性。

根据抗菌药物抗菌谱、药动学特性以及临床疗效观察，符合序贯疗法的药物主要包括：①喹诺酮类，如氧氟沙星、左氧氟沙星、环丙沙星等。②大环内酯类，如红霉素、阿奇霉素、克拉霉素。③青霉素类，如氨苄西林舒巴坦，阿莫西林克拉维酸。④头孢菌素类，如头孢噻肟、头孢他啶、头孢曲松、头孢呋辛、头孢呋辛酯等，以及复方磺胺甲噁唑、多西环素等，其中喹诺酮类临床用于序贯疗法最为广泛。上述药物中头孢噻肟、头孢他啶、头孢曲松、氨苄西林舒巴坦尚无同一种药物的口服制剂，因此分别转换为作用相近的抗菌药物，如头孢噻肟转换为头孢呋辛酯、头孢噻肟转换为头孢泊肟酯、头孢他啶转换为阿莫西林克拉维酸、头孢曲松转换为头孢克肟、氨苄西林舒巴坦转换为阿莫西林克拉维酸。

潜在缺点　如果初始静脉治疗转换过早，或转换为不恰当的口服制剂，或患者依从性差，或因药物及食物的相互作用使口服制剂时药物吸收减少，均可能导致临床治疗失败。此外，序贯疗法也有可能导致使用抗菌药物的疗程不必要的延长，如静脉给药已经治愈感染时或临床医师对口服治疗缺乏信心时易发生的延长静脉给药疗程等现象。

应用现状　临床上适合抗生素序贯疗法的常见感染性疾病主要包括社区获得性肺炎、难治性需要长程治疗的骨髓炎、尿路感染、腹腔内感染等，也有个别文献报道用于粒细胞缺乏患者的脓毒血症。

（钟明康）

kàngshēngsù jiàngjiētī liáofǎ

抗生素降阶梯疗法（step-down therapy of antibiotics）

在感染起始使用足够的广谱抗生素，以覆盖所有可能的致病菌，待细菌培养、药敏结果出来后，再有针对性地换用窄谱抗生素的治疗方法。2001年3月在比利时首都布鲁塞尔召开的第21届急诊医学及加强监护国际研讨会和7月在荷兰召开的第22届国际化学疗法会议上，提出了抗生素选择的降阶梯疗法（de-escalation therapy），强调在获取病原学诊断和药敏报告后，应尽快将广谱抗生素治疗方案降为敏感的窄谱抗生素治疗，并用大量的事实证明了降阶梯疗法抗生素选择的合理性和重要性。成为感染性疾病治疗药学实践中合理使用抗生素的方法之一。

治疗策略 在重症监护病房，当危重感染患者在入院初期还未得到其细菌培养与药敏结果时，选择何种有效的抗生素进行治疗是临床医师面临的难题。对于威胁患者生命的重症感染，过去抗生素的选择是采取"逐步升级，分别袭击"的治疗方法，即治疗之初选用窄谱抗生素，广谱抗生素作为最后选用，若体温持续高热不降，临床症状无改善时，再换用高一级抗生素，习惯将此法称作升阶梯疗法。在升阶梯疗法治疗中，仅有少数患者有细菌培养病原学结果，50%左右的人接受了不恰当的起始选择的抗生素治疗，使病情早期进展迅速，导致感染持续存在或引起死亡、病情反复、发生耐药菌二重感染及局部并发症，以致死亡率高达61.9%。多年的临床抢救经验证实，这种治疗措施往往不能及时有效地控制感染，反而会使炎症进展，病程延长，病情恶化。

20世纪90年代后期的研究表明，重症医院获得性肺炎（包括呼吸机相关肺炎）和重症监护病房内血流感染患者及早地应用覆盖所有可能病原菌的联合、广谱抗生素方案进行经验性治疗，可以显著降低患者病死率，改善预后。在48~72小时获得病原学诊断后，立即改用针对性的敏感抗生素，即窄谱或相对窄谱的目标治疗。这种最初的使用广谱抗生素联合治疗被称为"重锤猛击"原则。这一提法遭到部分学者反对，因为它与抗生素治疗一向主张的尽量少用广谱或超广谱药物的基本原则相悖。但是反对者依然同意重症感染患者在获得病原学诊断前需要应用覆盖所有可能病原体的广谱抗生素，所以2000年先后在欧洲重症监护学术会议和国际化疗会议上，将"重锤猛击"改为"降阶梯"治疗策略，强调在获取病原学诊断和药敏报告后应尽快将广谱抗生素治疗方案降为敏感的窄谱抗生素治疗。降阶梯疗法要求在治疗初始即选用单一、广谱、强效的抗生素，以尽量覆盖革兰阴性菌与革兰阳性菌所有可能引起感染的致病菌，迅速控制感染，即采用"一步到位，重拳出击"的原则；在用药48~72小时，病情已得到控制，临床症状改善、体温下降，此时有关细菌学检测与药敏结果已明确，再根据检查结果调整抗生素的使用，使之更具针对性。在重症感染领域"降阶梯"治疗策略已得到公认，目的在于改善患者预后、减少耐药，也可以间接地节约医疗费用。

适用对象与应用 降阶梯疗法适用于危重患者，包括老年患者、多脏器功能衰竭患者、重症监护室患者；长期应用抗生素或者长期住院患者、接受侵袭性操作及机械通气患者等易发生耐药菌感染及二重感染的人群。而对于轻症感染及初次使用抗生素患者则不提倡使用降阶梯疗法。重症患者因病情多变，感染进展迅速，这往往要求临床医师在无任何病原学结果辅助判断的前提下，第一时间确定并使用抗生素治疗方案。

判定感染个体的严重性是决定是否采取降阶梯治疗的前提，因而这成为摆在临床医师面前的首要任务。临床医师应该从宿主免疫状态、感染所致临床综合征、病原体致病性和耐药性及获得感染场所等角度，并根据器官功能状况等评价感染严重程度，从而决定是否实施降阶梯治疗。

一般来讲，重症感染容易发生在高龄的、具有基础性疾病和临床治疗导致的免疫缺陷患者中，发生感染后病情容易迅速恶化。感染所致临床综合征也是判定感染病重症与否的重要因素，如大肠埃希菌脑膜炎的病情要远重于同样病原体造成的泌尿系统感染。在判定感染严重与否时，器官功能障碍和血流动力学不稳定是最主要的指标。评价病原体的致病性和耐药性也是判定感染严重与否的重要依据，如金黄色葡萄球菌具有较强的致病性，可引起免疫功能正常者发生严重的化脓性感染甚至全身播散性感染；而嗜麦芽窄食单胞菌虽致病性较弱，但往往引起有基础疾病和免疫缺陷人群感染，且多发生在前期使用了碳青霉烯类药物时，因此临床医师应密切结合临床，努力区分感染还是定植菌。临床上有些病原体如铜绿假单胞菌，对常用抗菌药物出现广泛耐药，一旦药物选择不当则可导致病情加重而成为重症感染，此时可采取必要的联合治疗。感染发生的场所对是否是重症感染的判定也有意义。一般晚发的医院感染，如晚发呼吸机相关肺炎，往往病情较重，因为这些感染往往发生在已有基础疾病，甚至基础疾病病情危重的个体，且病原体本身即具有高致病性或高耐药性。根据患者自身状况，正确判断是否适用降阶梯治疗对临床医师来讲比较困难。

（钟明康）

kàngshēngsù lúnhuàn

抗生素轮换 (antibiotic rotation or antibiotic cycling)

在某一预定时间段对某一用药指征患者采用一种治疗方案后，另一预定时间段对同一用药指征患者换用另一种治疗方案的治疗方法。目的是用新的替代治疗方案降低前一治疗方案所致的细菌耐药性，使之在未来的治疗中更有效，降低抗生素的选择性压力。用于轮换的治疗方案至少是两种或两种以上，且交替使用。是感染性疾病治疗药学实践中合理使用抗生素的方法之一。

针对日益严重的细菌耐药问题，已形成了全球性共识，即不断增长的细菌耐药与抗生素的广泛应用所造成的选择性压力密切相关。单因素及多因素分析研究表明，抗生素轮换可引起区域性耐药菌的流行病学变化，因此，美国感染性疾病学会建议选择性避免、控制或限制某些或某类抗生素的应用，或者轮换应用不同种类的抗生素。

理论上讲，通过轮换抗生素种类，持续改变选择压力就可以减小耐药菌的发生概率及改善相关死亡率。但按计划更换经验性治疗抗生素种类是否具有预期的效果尚缺乏完整的答案。针对抗生素轮换的研究并不多，相关研究主要以危重患者、高死亡率以及多重耐药菌泛滥的重症监护病房为多见。常用的轮换药物主要包括头孢吡肟、哌拉西林或他唑巴坦、替卡西林或克拉维酸、亚胺培南或西司他汀和氨苄西林或舒巴坦等。一项为期10年的规模较大的抗生素轮换研究发现，耐药性的短期变化（几个月内）与抗生素的使用相关，但耐药性的消除则需较长的时间。研究分五个阶段：前3个月为基础阶段，之后交替使用阿米卡星（第二、四阶段）和庆大霉素（第三、五阶段）12~51个月，监测氨基糖苷类药物的用量及25 000株革兰阴性菌的耐药性。结果发现，庆大霉素的耐药率从基础阶段的12%下降至第二阶段的6.4%，而到了第三阶段又上升至9.2%，差异有统计学意义（$P<0.001$）。除第五阶段外，每次轮换使用氨基糖苷类药物时，庆大霉素和阿米卡星耐药性的变化差异均具有统计学意义。

除此之外，有多项研究表明经验性抗生素季度轮换治疗可能是一种降低重症监护病房感染死亡率的有效方法。但抗生素轮换研究中，设计轮换方案的复杂性与日俱增。其原则是进行轮换的科室应根据药物敏感性来选择适宜的抗生素。同样重要的是选择何种抗生素及每次轮换的持续时间。当轮换用药时，需要对医院内菌群的变化及耐药情况进行同期细菌监测，并依据这些数据有效地调整轮换方案。

抗生素轮换通常是在相对封闭的环境如重症监护病房中进行，短期内可能收到成效，但并非所有的抗生素轮换研究均显示其能减少细菌耐药性的增加。对抗生素轮换能否降低或避免耐药性出现仍存在争议。主要的争议在于：①不使用抗菌药物并非总能消除耐药。如在未使用链霉素的情况下，肠杆菌科细菌约20%对链霉素耐药。②抗生素轮换研究并不总是取得满意的结果。③抗生素干预一种耐药病原体减少的同时可能带来其他耐药问题。④一些耐药细菌（特别是耐甲氧西林金黄葡萄球菌）的流行未显示出与抗生素控制有必然联系。⑤多重耐药质粒的存在（一些质粒上有超过12种耐药基因）及共同耐药现象（如对喹诺酮耐药的产超广谱β-内酰胺酶的细菌或对万古霉素和氨苄西林耐药的屎肠球菌）使经验性轮换药物的选择十分困难，同时也存在实践方面的问题。⑥文献可能仅报道了抗生素轮换的阳性结果，而未报告阴性结果。⑦各种研究之间在研究对象、研究区域、研究方法、研究持续时间等方面缺乏标准化指标来评价结果。尽管存在上述争议，抗生素轮换的临床研究结果还是提供了一些减少细菌耐药的思路，未来有必要就抗生素轮换的间隔时间、单药或多药轮换、轮换治疗的远期作用等展开多中心深入的临床研究。

（钟明康）

shénjīng xìtǒng jíbìng zhìliáo yàoxué shíjiàn

神经系统疾病治疗药学实践 (neurology specialty pharmacy practice)

药师参与神经系统疾病患者药物治疗相关的实践活动过程。是临床药师参加药物治疗学实践的一个领域。

神经系统疾病是发生于中枢神经系统、周围神经系统、自主神经系统的以感觉、运动、意识、自主神经功能障碍为主要表现的疾病，又称神经病。神经系统疾病中慢性病占多数，往往迁延不愈，给患者的工作、生活带来很大影响，致残率很高。神经系统疾病可由多种病因引起，但许多病因不明，也有许多是遗传因素造成。临床药师，作为临床治疗团队中的一员，必须承担起应尽的责任和义务，利用药学相关知识，参与药物治疗过程，实施有效药学监护，与临床医师共同关注神经系统疾病的药物治疗，为其他医务人员的工作提供用药建议与参考，为患者的药物治疗提供指导，确保用药者用药的安全、经济、有效。

内容　①了解神经系统常见疾病，如脑血管病、神经系统感染性疾病、癫痫、脑卒中、帕金森病、脑部肿瘤等疾病的特点及存在的各种潜在风险。②全面了解神经疾病患者的病理和生理特征，针对不同的疾病特点，确定药物治疗方案、选择合理的治疗药物，掌握常用的脑血管活性药物、抗感染药物（包括抗细菌、抗病毒、抗真菌药物）、抗癫痫药、抗帕金森病药物等使用特点，了解各类药物的药效学和药动学特征、最佳药物浓度范围、潜在的药物不良反应及药物间相互作用等。③针对神经疾病患者药物治疗特点与临床需求，进行临床用药分析，并能通过治疗药物的药动学与药效学特点和血药浓度监测来参与制订个体化用药方案，评价用药效果，主动关注患者病情变化和治疗效果，监护患者用药安全，防止或减少药源性危害地发生，保障患者安全合理用药。

方法　①参与临床查房、会诊和病例讨论。药师跟随医师一起查房，了解患者的病情进展和治疗效果，参与药物治疗方案的制订，对可能存在的用药隐患与医师进行积极的沟通。如心源性栓塞的脑卒中患者，常需用华法林抗凝治疗，药师可就华法林的使用和药物相互作用与管床医师一起交流。②书写药历，实施药学监护。药师可为住院患者中病情典型、用药复杂的重点患者（如帕金森病、脑血管病、癫痫、抑郁患者）建立药历，详细记录患者的用药情况。对肝肾功能不全、老年患者等特殊患者，由于患者体内清除药物的能力差、耐受性差，用药时尤其应密切关注。③监测药物不良反应。药师参与查房时，可根据观察到的患者的症状、患者叙述以及查阅到的患者用药记录来分析患者出现的临床症状是否为药物引起的不良反应。如果判断为药物不良反应，应与医师讨论处理措施，填写报告表，同时提醒患者今后避免使用同类药物。对严重的、新的、罕见的不良反应及时上报，有助于监管部门进行药物安全性评价。④定期或不定期开展临床用药讲座，提供药学咨询服务，介绍相关的药事法律法规，并能通过总结药物的作用特点和使用方法等，主动为临床提供可能需要的药物资料。同时担负对公众进行神经系统疾病预防的教育工作。⑤对患者进行用药教育和指导。临床药师应向患者介绍药物的作用、用法用量、注意事项及用药依从性的重要。对脑血管病患者，因其经常合并有高血压、糖尿病等慢性病，用药教育常需包含关于高血压、糖尿病的用药教育及生活习惯教育。教育患者对自身疾病的认识和重视，对危险因素进行干预，并积极进行二级预防，如改变吸烟、饮酒等不良嗜好，养成科学饮食、适当锻炼的良好生活习惯。⑥开展治疗药物监测。通过对一些重点药物血药浓度的监测，对特殊患者的临床用药进行个体化指导。如脑肿瘤患者可发生癫痫，监测抗癫痫药物合理应用是神经系统疾病治疗药学实践的重要工作，其中包括血药浓度的监测、药物不良反应监测、合理进行预防用药等。⑦开展药物经济学评价，使临床用药更加经济合理。神经系统疾病往往因病程长、使用的药品较昂贵等原因，导致住院费用高，患者抱怨较多，情绪不稳定，有时不能积极配合治疗。针对此问题，临床药师可建议医师在制订治疗方案时要考虑其经济性，进行全面的成本-效益分析，不仅节约卫生资源，还可减轻患者经济负担，在疗效差异不大的情况下，大大提高患者满意度，从而提高患者依从性。

神经系统疾病由于临床表现多样、病情复杂，药物又是临床治疗的主要手段之一，因此，临床药师直接参与临床用药实践，对保障治疗安全有效具有十分重要的意义，临床药师也只有真正深入到临床并参与治疗全过程，才能建立临床思维、积累用药经验、提出合理使用药物的建议，真正发挥临床药师的作用。

（马　珂）

quēxuèxìng nǎoxuèguǎn jíbìng yījí yùfáng

缺血性脑血管疾病一级预防（primary prevention of ischemic cerebrovascular disease）　通过早期改变不健康的生活方式、积极主动地控制各种危险因素来达到使缺血性脑血管病不发生或推迟发病年龄的目的的行为。属于发病前的预防，从流行病学角度看，只有一级预防才能降低疾病的人群发病率。所以对于病死率及致残率很高的脑血管病来说，重视并加强开展一级预防意义重大。是神经系统疾病治疗药学实践中涉及范围较广的一项工作。

缺血性脑血管疾病预防包括一级预防和二级预防：一级预防的对象是有缺血性脑血管疾病危险因素而尚无症状的患者，主要是预防发病（见缺血性脑血管疾病一级预防）；二级预防是预防复发（见缺血性脑血管疾病二级预防）。脑血管病的危险因素分为可干预与不可干预两种，其中年龄和性别是两个不可干预的危险因素。随着年龄的增长，脑卒中的危险性持续增加，55 岁以后，每 10 年卒中的危险性增加 1 倍。世界各国脑血管病的危险因素普遍存在性别之间的明显差异，从总体看，卒中的发病率男性高于女性，男女之比为（1.1~1.5）:1；此外，不可干预的危险因素还有种族和家族遗传性。可干预的一些主要危险因素包括高血压、心脏病、糖尿病、血脂异常、吸烟、酗酒、颈动脉狭窄等。

有效控制高血压　高血压是缺血性脑血管疾病最重要且可干预的危险因素。脑卒中发病率、死亡率的上升与血压升高有着十分密切的关系，这种关系是一种直接的、持续的、并且是独立的。老年人单纯收缩期高血压［收缩压 ≥ 160mmHg，舒张压 < 90mmHg（1mmHg = 0.133kPa）］是脑卒中的重要危险因素。中国有研究显示：在控制了其他危险因素后，收缩压每升高 10mmHg，脑卒中发病的相对危险增加 49%，舒张压每增加 5mmHg，脑卒中发病的相对危险增加 46%。东亚人群（中国、日本等）汇总分析结

果显示，血压升高对脑卒中发病的作用强度约为西方国家人群的 1.5 倍。控制高血压可明显减少脑卒中，同时也有助于预防或减少其他器官损害，包括充血性心力衰竭。

尽管 21 世纪以来，中国已开始重视对高血压的防治，特别是在宣传教育方面做了大量的工作，但总体情况尚无显著改善，与发达国家差距较大。对血压的自我知晓率、患者的合理服药率、血压控制率等仍处于较低水平，有待于采取更加积极合理的对策，进一步加大健康教育和干预管理力度。

积极治疗心脏病　各种类型的心脏病都与脑血管疾病密切相关，心脏病患者发生脑血管疾病（主要是缺血性脑血管疾病）的危险要比非心脏病患者高 2 倍以上。对于确诊的心脏病患者应积极进行专科治疗，适宜的抗血小板以及抗凝治疗对缺血性脑血管疾病的预防有一定意义。具有瓣膜性心脏病的心房颤动患者（尤其是植入机械瓣患者）需进行抗凝治疗；非瓣膜性房颤患者需有条件地进行抗血栓治疗（如使用华法林或阿司匹林）；冠心病高危患者也应服用小剂量阿司匹林或其他抗血小板聚集药物。

控制血糖　糖尿病是缺血性脑血管疾病的独立危险因素，2 型糖尿病可使缺血性脑血管疾病危险增加 2~3.6 倍，脑血管病的病情轻重和预后与糖尿病的血糖水平以及疾病控制程度有关。糖尿病患者应定期检测血糖，并应首先控制饮食、加强体育锻炼，2~3 个月血糖控制仍不满意者，应选用口服降糖药或使用胰岛素治疗。通过饮食或药物将空腹血糖控制在 ≤7mmol/L 是预防心脑

血管病的关键。

治疗高脂血症　血清总胆固醇、低密度脂蛋白升高，高密度脂蛋白降低与脑血管疾病发病有一定关系，降脂治疗是延缓动脉硬化、减少脑卒中发生的重要措施。对既往有短暂性脑缺血发作、缺血性卒中或冠心病史且血清总胆固醇高于 5mmol/L 的患者，应采用他汀类药物治疗；甘油三酯增高者可选用贝丁酸类药物治疗。

戒烟　经常吸烟是公认的缺血性脑卒中的危险因素。吸烟可促进动脉斑块增厚，还可增加血液黏度和凝结功能，是导致缺血性脑血管疾病的独立危险因素。长期被动吸烟也可增加脑卒中的发病危险。除对吸烟者采取综合性控烟措施进行干预外，还应制定禁烟法规，在公共场所设立无烟区，以减少被动吸烟的危害。

限酒　饮酒与缺血性脑血管疾病之间的关系有争议，但认为安全的酒精饮用量为：男性每日不应超过 20~30g，女性不应超过 15~20g。

控制体重　肥胖易导致高血压、高血脂、高血糖，肥胖者缺血性脑血管疾病的发病危险高于非肥胖者 2.2 倍。超重者和肥胖者应提倡健康的生活方式和良好的饮食习惯，增加户外活动和体育锻炼，降低卒中发病的危险。

其他危险因素　无症状颈内动脉狭窄、血液高凝状态、高同型半胱氨酸血症、代谢综合征、服用口服避孕药、促凝危险因素等均是发生缺血性脑血管疾病的危险因素，可进行相应的干预和治疗。一旦患者发生言语不清、一侧肢体麻木、无力，突然发生视力下降、剧烈头痛、眩晕等症状，要尽快到医院就诊。

（马　珂）

quēxuèxìng nǎoxuèguǎn jíbìng èrjí
yùfáng

缺血性脑血管疾病二级预防
（secondary prevention of ischemic cerebrovascular disease）

针对已发生脑缺血性疾病的患者，通过寻找卒中发生原因，治疗可逆性病因，积极控制危险因素，预防脑卒中复发的干预措施。脑卒中复发相当普遍，卒中复发导致患者已有的神经功能障碍加重，并使死亡率明显增加。首次卒中后 6 个月内是卒中复发危险性最高的阶段，有学者将卒中早期复发的时限定为初次发病后的 90 天内，所以在卒中首次发病后有必要尽早开展二级预防工作。这是神经系统疾病治疗药学实践中的一项工作。

卒中复发的相关危险因素包括不可干预的危险因素与可干预的危险因素两方面。不可干预的危险因素，包括年龄、种族、性别、家族史等；可干预的危险因素又分为生理学危险因素和行为学危险因素，生理学危险因素包括高血压、糖尿病、高脂血症、心脏病、高半胱氨酸血症等，行为学危险因素包括吸烟、酗酒、肥胖、抑郁等。其主要预防措施包括生活方式调整、针对危险因素的治疗和定期做体检。

控制危险因素　高血压、糖尿病、高脂血症、高血小板聚集、血液的高凝状态、心脏瓣膜病等均被视为缺血性脑血管病复发的重要危险因素，积极治疗相关疾病是二级预防的重要内容。

高血压　脑卒中和短暂性脑缺血发作的主要危险因素，无论收缩压还是舒张压升高均与脑卒中或短暂性脑缺血发作的发生密切相关。血压与脑卒中发病危险呈对数线性关系，长期高血压使血流动力学发生变化，导致动脉壁结构改变，是发生缺血性的基础。建议选择单药或联合用药进行抗高血压治疗，具体药物的选择和联合方案应个体化。

糖尿病　可引起脂质代谢紊乱，胆固醇合成增加，导致动脉粥样硬化发生，是缺血性脑血管病发生的又一重要病理基础，血糖控制对 2 型糖尿病的微血管病变有保护作用，对大中血管病变同样有重要作用，能够减少糖尿病患者血管并发症的发生率。

血清胆固醇水平　与缺血性脑卒中相关性较大。降低胆固醇水平主要是通过行为生活方式的改变和使用他汀类药物。

血栓　血栓形成、脱落阻塞脑内重要供血血管，或者供应脑组织血液的动脉由于各种原因导致动脉壁硬化、管腔狭窄而致脑血流量减少，均可导致缺血性脑血管病发生，其中血栓形成在动脉硬化后缺血性脑血管病发生中起着核心作用。因此抗血小板治疗成为预防血栓形成和降低血栓发生率的一种主要手段，并已公认是脑梗死二级预防的基础内容。药物治疗主要包括使用阿司匹林、氯吡格雷等。

抗凝治疗　对缺血性脑卒中患者二级预防的有效性和安全性仍一直存在争议。对非心源性缺血性脑卒中患者，不推荐常规使用抗凝剂。对脑卒中高风险人群如房颤患者，在兼顾安全性的同时，可用抗凝治疗预防脑卒中的复发；脑卒中低风险人群，抗凝治疗不应作为常规治疗来预防脑卒中的复发。

颈动脉壁硬化和粥样斑块　颈动脉壁硬化、粥样斑块形成时，颈动脉狭窄或阻塞，相应供血区脑血流量减少，可导致低灌注性脑缺血发生。针对这类高危脑动脉狭窄所采取的动脉内膜剥脱术和颈动脉血管成形及支架置入术可取得很好的预防效果。

保持健康的生活方式　长期保持健康的生活方式将有助于降低脑血管疾病的发病率，特别是中年人群，由于工作压力大、应酬多、久坐等生活方式，以及烟酒过量和生活不规律等原因，极易造成高血压、动脉粥样硬化，为以后的心脑血管疾病埋下病根。因此提倡良好的生活习惯，如合理饮食，避免暴饮暴食，避免饱食，饮食中宜低脂、低糖、低盐，多食富含维生素的蔬菜、水果与蛋白质饮食等，适当补充钙剂，减少摄盐量，戒烟限酒，适当控制体重与动物脂肪摄入，加强体育锻炼，保持良好的身体素质，生活有规律，劳逸适度，保持心情舒畅，心理平衡等。通过控制危险因素及保持健康生活方式，大多数脑血管疾病是可以预防的。

定期做体检　定期到医院检查血压、血脂、血糖、心电图、血液黏稠度等，尤其是那些有过脑血管疾病先兆的患者及具有高血压、动脉硬化、糖尿病的患者，即使是自认为健康的中老年人，也应该定期根据医师建议，选择必要的辅助检查和化验检查，及时发现，以免错失预防和早期治疗的良机。

做好对缺血性脑卒中高危人群的健康教育，改变不良的生活习惯，对于高危人群定期检测血压、血糖及血脂的变化，采取个体化治疗原则，积极合理进行药物干预，将血压、血糖及血脂控制在正常水平，可有效地降低缺血性脑卒中患者的复发率、致残率及死亡率，提高患者生活质量。

（马　珂）

Pàjīnsēnbìng yàowù zhìliáo

帕金森病药物治疗（pharmaco-therapy of Parkinson's disease）

用药物治疗帕金森病的过程。帕金森病是一种常见的神经系统变性疾病，其临床表现主要包括静止性震颤、运动迟缓、肌强直和姿势步态障碍，同时患者可伴有抑郁、便秘和睡眠障碍等非运动症状，是神经系统疾病治疗药学实践中的第二大主要疾病。2014年出版的《中国帕金森病治疗指南》为帕金森病的治疗提供了大量证据和建议，其中药物治疗是帕金森病最主要的治疗手段。

药物种类 ①抗胆碱能药物。主要是通过抑制脑内乙酰胆碱的活性相应提高多巴胺效应。临床常用的是盐酸苯海索，此外还有苯甲托品、东莨菪碱等。主要适用于震颤明显且年龄较轻的患者。老年患者慎用，闭角型青光眼及前列腺肥大患者禁用。②金刚烷胺。可促进多巴胺在神经末梢的合成和释放，阻止其重吸收。对少动、僵直、震颤均有轻度改善作用，对异动症可能有效。肾功能不全、癫痫、严重胃溃疡、肝病患者慎用。③单胺氧化酶B抑制剂。通过不可逆地抑制脑内单胺氧化酶B，阻断多巴胺降解，相对增加多巴胺含量而达到治疗的目的。单胺氧化酶B抑制剂可单药治疗新发、年轻的帕金森病患者，也可辅助复方左旋多巴治疗中晚期患者。单胺氧化酶B抑制剂包括司来吉兰和雷沙吉兰。晚上使用易引起失眠，故建议早晨、中午服用。胃溃疡者慎用，禁与5-羟色胺再摄取抑制剂合用。④多巴胺受体激动剂。可直接刺激多巴胺受体而发挥作用。临床常用的是非麦角类多巴胺受体激动剂，适用于早期帕金森病患者。

激动剂均应从小剂量开始，逐渐加量。使用激动剂可使症状波动和异动症的发生率降低，但直立性低血压和精神症状发生率较高。非麦角类多巴胺激动剂有普拉克索、罗匹尼罗、吡贝地尔、罗替戈汀和阿扑吗啡。⑤复方左旋多巴，包括左旋多巴-苄丝肼和左旋多巴-卡比多巴。左旋多巴是多巴胺的前体药物。口服的左旋多巴可通过血脑屏障，在脑内经多巴脱羧酶脱羧转变为多巴胺，从而发挥替代内源性多巴胺的治疗作用。苄丝肼和卡比多巴是外周脱羧酶抑制剂，可减少左旋多巴在外周的脱羧，增加左旋多巴进入脑内的含量以及减少其外周的副作用。⑥儿茶酚-氧位-甲基转移酶抑制剂。可通过抑制儿茶酚-氧位-甲基转移酶减少左旋多巴在外周的代谢，从而增加脑内左旋多巴的含量。儿茶酚-氧位-甲基转移酶抑制剂包括恩他卡朋和托卡朋，其副作用有腹泻、头痛、多汗、口干、氨基转移酶升高、腹痛、尿色变黄等。

药物治疗原则 临床应用抗帕金森药物时均应采取"滴定方法"，即从小剂量起始，缓慢加量，在无不良反应或可耐受的剂量范围内达到最佳效果，并以该剂量维持治疗，以较小剂量的药物获得最佳疗效。最佳疗效指依据患者的具体情况制订的预期治疗目标。一般认为，治疗目标可分三种：对年轻、早期患者的治疗目标是保持或恢复工作能力，为第一目标；对中、晚期患者的治疗目标是保持或恢复生活自理能力，为第二目标；对晚期帕金森病患者的治疗目标是减轻痛苦、延长寿命，为第三目标。

药物治疗分类 根据用药目的可以将帕金森病的药物治疗分

为两类：保护性治疗和症状性治疗。帕金森病的治疗药物主要以症状性治疗为主。

保护性治疗 原则上，帕金森病一旦确诊就应及早予以保护性治疗。临床上作为保护性治疗的药物主要是单胺氧化酶B型抑制剂。

症状性治疗 分为早期治疗、中期治疗和晚期治疗三个阶段。

早期治疗 帕金森病早期即Hoehn-Yahr分级的Ⅰ~Ⅱ级。疾病早期病情较轻，对日常生活或工作尚无明显影响时可暂缓用药。若疾病影响患者的日常生活或工作能力，或患者要求尽早控制症状时即应开始症状性治疗。<65岁的患者且不伴智能减退时可选择：①非麦角类多巴胺受体激动剂。②单胺氧化酶B型抑制剂。③金刚烷胺，若震颤明显而其他抗帕金森药物效果不佳则可选用抗胆碱能药。④复方左旋多巴+儿茶酚-氧位-甲基转移酶抑制剂。⑤复方左旋多巴。④和⑤一般在①②③方案治疗效果不佳时加用；但若因工作需要力求显著改善运动症状，或出现认知功能减退则可首选④或⑤方案，或可小剂量应用①②或③方案，同时小剂量合用⑤方案。>65岁的患者或伴智能减退时，首选复方左旋多巴，必要时可加用非麦角类多巴胺受体激动剂、单胺氧化酶B型或儿茶酚-氧位-甲基转移酶抑制剂。苯海索因有较多副作用尽可能不用，尤其是老年男性患者，除非有严重震颤且对其他药物疗效不佳时才可使用。

中期治疗 帕金森病中期即Hoehn-Yahr分级的Ⅲ级。早期首选非麦角类多巴胺受体激动剂、单胺氧化酶B型抑制剂或金刚烷胺-抗胆碱能药物治疗的患者，发展至中期阶段，原有的药物不能很好地控制症状时，应添加复方左旋多巴治疗；早期即选用低剂量复方左旋多巴治疗的患者，至中期阶段症状控制不理想时，应适当加大剂量或添加非麦角类多巴胺受体激动剂、单胺氧化酶 B 型抑制剂、金刚烷胺或儿茶酚-氧位-甲基转移酶抑制剂。

晚期治疗　帕金森病晚期即 Hoehn-Yahr Ⅳ～Ⅴ级。晚期患者由于疾病本身的进展及运动并发症的出现，治疗相对复杂，处理也较困难。因此，在治疗之初即应结合患者的实际情况制订合理的治疗方案，以期尽量延缓出现运动并发症，延长患者有效治疗的时间窗。

（马　珂）

kāiguān xiànxiàng

开关现象（on-off phenomenon）

患者的症状在一天内在突然缓解（开期）与加重（关期）之间波动，可反复迅速交替出现多次的现象。一般出现在帕金森病患者长期应用左旋多巴类药物后。这种变化速度非常快，且不可预测，如同电源开关一样。是神经系统疾病治疗药学实践中实施帕金森病药物治疗时应注意的现象。

自 20 世纪 60 年代后期，左旋多巴药物被用于帕金森病的治疗，使帕金森病患者的生活质量明显改善、寿命延长、降低了死亡率。21 世纪初，左旋多巴特别是复方左旋多巴，是治疗帕金森病的最有效药物。在左旋多巴治疗帕金森病的过程中发现，2～5 年后会出现运动并发症，包括症状波动和异动症。症状波动包括疗效减退和开关现象，疗效减退是指每次用药后药物有效作用时间缩短，典型的患者主诉为：药物不像以前那样管用，以前服

1 次药能维持 12 小时，现在 6 小时就无效了。开关现象表现为突然没有症状和突然症状加重，两者在几分钟至几十分钟内交替出现，多见于病情严重者。典型的患者主诉为：以前每次服药后大致什么时候药效消失自己能估计，现在不行了，药效很突然就消失了。异动症主要是运动障碍，表现为头面部、四肢或躯干的不自主舞蹈样或肌张力障碍样动作。

对于左旋多巴治疗后期出现开关现象的机制尚不明确，可能是由于脑内多巴胺能神经元进行性减少、突触后膜多巴胺受体敏感性减弱，对左旋多巴的转化能力和多巴胺的储存、释放能力减退的缘故。

临床用药过程中一旦出现开关现象可按以下方法处理：①调整左旋多巴。减少左旋多巴给药次数和剂量，换用或交替使用左旋多巴控释剂。②使用酶抑制剂。使用单胺氧化酶 B 抑制剂（如司来吉兰、雷沙吉兰）或儿茶酚-O-甲基转移酶抑制性（如恩他卡朋和托卡朋），稳定血中左旋多巴和脑内多巴胺的浓度。③加用或增加多巴胺受体激动剂（如溴隐亭、普拉克索、罗匹尼罗等）的剂量。④改善左旋多巴的吸收。减少蛋白摄入、使用西沙比利等胃肠动力药促进胃肠运动。

如上述措施仍不能改善症状，必要时在医师的指导和监护下逐渐停服左旋多巴一段时间，又称左旋多巴"假日疗法"，然后再重新使用左旋多巴，可以减轻开关现象。

（马　珂）

diānxián yàowù zhìliáo

癫痫药物治疗（pharmacotherapy of epilepsy）　药物治疗癫痫病的方法。癫痫是一种以大脑神

经元异常放电引发突然、短暂且反复发作的脑部功能失常为特征的综合征。因神经元异常放电涉及部位和放电扩散范围不同，该病可引起运动、感觉、意识和自主神经等出现不同形式和程度的功能障碍。神经元出现阵发放电引发的一过性脑功能异常称为癫痫发作，每位患者癫痫发作可能是一种或多种形式并存。癫痫的治疗可分为控制发作、病因治疗、外科治疗、一般卫生及预防五个方面。其中最重要的是控制发作，以药物治疗为主。监测抗癫痫药物合理应用是神经系统疾病治疗药学实践的重要工作。

药物种类　根据其结构可分为：①海因衍生物，如苯妥英钠。②酰胺衍生物，如卡马西平、奥卡西平等。③脂肪酸衍生物，如普罗加比。④巴比妥类及衍生物，苯巴比妥、氯硝西泮等。传统抗癫痫药物有苯妥英钠、苯巴比妥、扑米酮（去氧苯巴比妥）、乙琥胺、丙戊酸钠、癫痫安、地西泮、硝西泮、氯硝西泮、卡马西平等。新型抗癫痫药物有氯巴占、奥康西平、托吡酯、氨己烯酸、拉莫三嗪、非尔氨酯、加巴喷丁、左乙拉西坦、唑尼沙胺等。

临床上一般根据癫痫发作类型选用抗癫痫药物：①部分性癫痫发作，可选用卡马西平、丙戊酸钠、苯妥英钠、氯硝西泮、拉莫三嗪、左乙拉西坦片。②强直阵挛性大发作，可选用卡马西平、丙戊酸钠、苯妥英钠、拉莫三嗪、托吡酯。③失神性发作，可选用乙琥胺、氯硝西泮、丙戊酸钠、拉莫三嗪、氨己烯酸。④癫痫持续状态，可选用地西泮、苯妥英钠。⑤局限性癫痫发作和继发的全面性发作可选用非尔氨酯。

治疗原则　可分为六个内容。

正确选择开始用药时间 确定的第二次发作时应该开始用药；一旦诊断成立，即可进行药物治疗控制发作。

合理选择药物种类 ①非癫痫综合征的癫痫患者选药依据是癫痫的发作类型、药物的副作用、来源、价格等。最主要的依据是发作类型。如部分性发作者首选卡马西平，全身性强直阵挛发作者首选丙戊酸钠，部分继发全身强直阵挛性发作者首选卡马西平，典型失神发作者首选乙琥胺等。选药不当，有时不但治疗无效，甚至可以加重发作，这也从一个方面说明正确确认癫痫发作类型的重要性。②治疗癫痫综合征的选药依据是癫痫综合征的特点。如婴儿痉挛首选激素治疗、次选硝西泮，拉斯穆森（Rasmussen）综合征按发作类型选药等等，因综合征种类而异。Rasmussen 综合征是一种特殊的疾病，主要表现为儿童慢性进行性持续性部分性癫痫，伴有进行性偏瘫和认知功能障碍。

实行单药治疗和合理多药治疗 能单药治疗的不用多药治疗是癫痫药物治疗的基本原则。一般单药治疗无效时再换用另外一种药物，且二者之间应该有 7～10 天的过渡期，即原药逐渐减量，新药逐渐加量，如无效再换另外一种，当多种可能有效的药物都无效时，才能考虑多药治疗。

合理服药 根据年龄的大小、体重的多少、患者的具体情况、每种药物的最大耐受剂量等决定每日的剂量。必须从小剂量开始，逐渐增加，达到既能有效控制癫痫发作又没有明显副作用为止。口服药物均自剂量的低限开始，1～2 周后无效再逐渐加量，直至完全控制或产生毒副作用。达到治疗效果后剂量务必恒定，不能漏服，以免发作。若需换药，换药时应缓慢增减剂量，交替应用时间一般不应少于 2～4 周，切忌突然停药和换药，否则会使痫性发作频繁，甚至诱发癫痫持续状态。此外，不宜频繁换药，以免产生抗药性。

正确观察和及时处理药物的副作用 每种药物都有副作用，一定要注意观察，及时发现和处理。尤其是刚开始服药半年内，定期查血尿常规、肝功能、肾功能等。

合理决定终止药物治疗的时间和方式 癫痫发作完全控制后（即最后一次发作后）多长时间开始停药，与发作类型有关。如全身性强直-阵挛发作完全控制 4～5 年后、失神发作完全停止半年后开始停药；停药绝不能突然停药，而是需要 1～1.5 年的药物逐渐减量，最后彻底停药。

癫痫的药物治疗比较复杂，不能像其他药物那样患者可一定程度上根据自己症状的好转或恶化决定服药剂量、停药时间等。要想得到真正正规的药物治疗，一方面医师要有丰富的药物治疗经验，另一方面患者一定要遵循医嘱、定时定量服药。

(马 珂)

yìyùzhèng yàowù zhìliáo

抑郁症药物治疗（pharmaco-therapy of depression）

用药物治疗抑郁症的方法。抑郁症也叫抑郁性障碍，是由各种原因引起的以抑郁为主要症状的一组心境障碍或情感性障碍。抗抑郁药于 20 世纪 50 年代问世，在此前抑郁性疾病并无合适的药物治疗手段，常依靠电休克治疗。20 世纪 50 年代以后，抗抑郁药成为抑郁患者的首选治疗手段，很大程度上取代了电休克治疗，使需电休克治疗的患者数目大大减少。药物治疗的特点是起效相对较快，适合于中度、重度抑郁症患者，主要用于抑郁症状的改善，能有效解除抑郁心境及伴随的焦虑、紧张和躯体症状。是神经系统疾病治疗药学实践中因患者逐年增多而倍加重视的一项工作。

药物种类 现代医学将抗抑郁药分成两类，分别是：第一代经典抗抑郁药和第二代新型抗抑郁药。

第一代经典抗抑郁药 包括单胺氧化酶抑制剂和三环类抗抑郁药。单胺氧化酶抑制剂代表药物早期为异丙肼，异丙肼是 20 世纪 50 年代问世的第一个抗抑郁药物，但该类药物可引起高血压危象、急性重型肝炎等严重不良反应。80 年代后期出现了新一代可逆型单胺氧化酶抑制剂，如氯贝胺，可减少高血压危象风险，降低与食物相互作用的危险。虽比老的胺氧化酶抑制剂安全，但仍应注意直立性低血压及潜在的食物、药物间相互作用，一般也不作为首选药。三环类抗抑郁药是紧接单胺氧化酶抑制剂之后的另一类抗抑郁药，以丙咪嗪为代表。三环类抗抑郁药共有产品十余种，中国该类药物除丙咪嗪外还有阿米替林、多塞平和氯米帕明。三环类抗抑郁药的适应证为各种类型抑郁症，有效率约 70%～80%，起效时间 1～2 周，剂量范围 50～250mg/d，因镇静作用较强，晚间剂量宜大些。

第二代抗抑郁药 主要是选择性 5-羟色胺再摄取抑制剂，从 20 世纪 70 年代开始研制，已开发有数十种，临床常用的有氟西汀、帕罗西汀、舍曲林、氟伏沙明、西酞普兰等。该类药物镇静作用小，也不损伤精神运动功能，对心血管和自主神经系统功能影响很小。该类药物还具有抗抑郁和抗焦虑双重作用，多用于脑内5-羟色胺减少所致的抑郁症。

治疗原则 抑郁症药物治疗原则包括四个方面。

足量治疗 很多抑郁症患者，因不能坚持服药或难以忍受药物的副作用而未能达到治疗剂量。因此，不能轻易判断治疗无效或效果不佳。治疗剂量因人而异，因病而异，不能千篇一律，必须按临床专科医师的指导使用足够剂量、足够时间的坚持治疗。擅自减少剂量会严重影响治疗效果。

足疗程治疗 所有抗抑郁药的疗效延迟出现是无可争议的现实，抑郁症的治疗往往需要服药2~6周后才能显示疗效，不能认为服药几天就应该恢复正常，这是一种对治疗的误解。抗抑郁药合理治疗应该是至少6周的足量药物治疗后明显显效。绝对避免擅自换药，有必要更换抗抑郁药时，在专科医师的指导下更换。抗抑郁药的治疗疗程一般是1~2年：急性期3~4个月，巩固期4~6个月，维持期6~9个月。一定要坚持服药，才能治疗成功。

个体化原则 每一个患者对药物的疗效和副作用都不一样，会有较大的差异。应根据患者服药后的具体情况来调整药量和服用的时间。

保证连续服药 擅自间断服药、减少剂量都会影响疗效。突然停药不仅严重影响疗效，也可能发生撤药综合征或戒断反应。常见的撤药反应如失眠、出汗、恶心、呕吐、眩晕、腹泻或流感样症状，震颤、静坐不能，甚至出现病情加重状态等。如需换药或停药而应缓慢撤停，即采取逐步减量法。

服药禁忌 服药期间禁止饮酒、喝咖啡、吸烟、登高、开车、游泳、高空作业，避免发生不良反应和意外事件。服用抗抑郁药期间，避免使用其他药物，如有必要服用其他药物时，请咨询专科医师，避免药物之间的不良反应。

药物治疗副作用 抗抑郁药常见副作用为困倦、口干、视物模糊、便秘、心跳加快、排尿困难和直立性低血压，这类副作用一般不影响治疗，在治疗过程中可逐渐适应；严重的心血管副作用、尿潴留和肠麻痹少见；过量使用药物可致急性中毒甚至死亡，所以抑郁病的药物治疗过程一定要遵循医嘱。

(马　珂)

jiāolǜzhèng yàowù zhìliáo

焦虑症药物治疗 （pharmacotherapy of anxiety disorder） 用药物治疗焦虑症的方法。焦虑是最常见的一种情绪状态，是一种保护性反应，也称为生理性焦虑。当焦虑的严重程度和客观事件或处境明显不符，或者持续时间过长时，就变成了病理性焦虑，称为焦虑症状，如忧虑、紧张、恐惧，常伴有头痛、心悸、易激惹和失眠等躯体症状等，符合相关诊断标准就会诊断为焦虑症，也称为焦虑障碍。焦虑症的治疗通常包括药物治疗和心理治疗。抗焦虑药具有减轻忧虑、稳定情绪和改善睡眠的作用，可以松弛肌肉的紧张状况，是应用较广泛的一类药物。控制情绪活动的主要部位是大脑边缘系统，如下丘脑、海马、杏仁核等，这些部位在神经衰弱的发病中有着重要的作用。抗焦虑药主要选择性地抑制边缘系统的海马、杏仁核产生抗焦虑作用，同时亦能抑制脑干网状结构，使大脑皮质的兴奋性下降，产生镇静催眠作用，它尚能抑制脊髓运动神经元产生中枢性骨骼肌松弛等作用。

药物分类 ①苯二氮䓬类，包括地西泮、氯氮䓬、奥沙西泮、硝西泮、氟西泮等。这类药物都具有抗焦虑作用、镇静作用和大剂量时的催眠作用，亦是一种有效的肌肉松弛剂和抗癫痫药物。主要作用于大脑的网状结构和边缘系统，因而产生镇静催眠作用。②氨甲酸酯类，如甲丙氨酯、卡立普多等。该类药物具有镇静和抗焦虑作用，可用于失眠症，主要用于神经症的紧张焦虑状态。③二苯甲烷类，如羟嗪。该类具有镇静、弱安定及肌肉松弛作用，并有抗组胺作用，因而可用于治疗失眠。一般主要用于轻度的焦虑、紧张情绪激动状态和绝经期的焦虑不安等精神、神经症状。④其他类，如氯美扎酮、谷维素。谷维素主要是调整自主神经功能，减少内分泌平衡障碍，改善精神、神经失调症，不仅能改善焦虑状态，对焦虑形成的失眠也有较好的作用。除上述四大类外，还有β肾上腺素能受体阻断剂、吩噻嗪类、三环抗抑郁剂、巴比妥类和其他镇静药等，有时临床也配合运用。

治疗原则 ①临床上主要根据病情选择药物，对间断发作的焦虑（手术前焦虑）选用短效药物，如阿普唑仑、劳拉西泮等。对持续的焦虑状态则应选用长效药物，如地西泮、硝西泮、氟西泮等。亦可根据临床症状和药理作用选药，抗焦虑作用以阿普唑仑、劳拉西泮和艾司唑仑为佳；镇静催眠作用以氟西泮、硝西泮、艾司唑仑和地西泮为佳；肌肉松弛作用以地西泮、劳拉西泮、奥沙西泮为佳。②疗程要根据病情灵活掌握，仅需短期治疗者，用药1~2周即可；较为慢性的焦虑状态，亦不宜超过6周。③停药时，宜取逐渐减量法，不宜骤停，以防戒断反应发生。④多取口服法，可将日剂量分次给服，也可临睡前一次服用。注射给药仅适用于严重的急性焦虑状态。⑤抗焦虑药滥用或剂量过高、疗程过长，都会引起药物依赖。这一情况已经引起重视，多数国家已将抗焦虑药列为管理药物，必须凭处方给药，不得自行购服。

不良反应　在治疗剂量时副作用轻微，主要有嗜睡、软弱、头昏和眩晕等，偶见药疹。剂量过高时可引起过度镇静、震颤和共济失调等副作用；有时可影响精细的运动和协调功能，但服药者对此却不能觉察，因而会导致车祸或意外事故。长期用药，可产生药物依赖性；还可使患者对药物的耐受性增高，以致用药剂量增高。突然停药则产生戒断反应，如失眠、头痛、烦躁、兴奋、恶心、呕吐、肌肉疼痛或抽动等，严重者可有癫痫发作或呈急性兴奋状态。过量服用可致中毒，表现为意识不清、嗜睡、昏睡、昏迷或谵妄，伴有肌肉松弛、心动过缓、血压降低等症状。

（马　珂）

shèntòuxìng tuōshuǐ zhìliáo

渗透性脱水治疗（osmotic dehydration treatment）

针对细胞外液减少而引起的一组临床症候群的治疗。根据其伴有的血钠或渗透压变化，渗透性脱水可以分为三类：以失水为主者，称为高渗（原发）性脱水；以失钠为主者，称为低渗（继发）性脱水；水、钠各按其在血浆中的含量成比例丢失者，称为等渗性脱水。

渗透性脱水治疗是神经系统疾病治疗药学实践的一个方法。

高渗性脱水治疗　高渗性脱水是水和钠同时缺失，但缺水多于缺钠，故血清钠高于正常范围，细胞外液呈高渗状态。此时，细胞外液渗透压增加，抗利尿激素分泌增多，肾小管对水的重吸收增加，尿量减少，醛固酮分泌增加，钠和水的再吸收增加，以维持血容量。如继续缺水，细胞外液渗透压进一步增高，细胞内液移向细胞外，最终导致细胞内缺水的程度超过细胞外液缺水的程度，最后造成脑细胞缺水引起脑功能障碍。

导致高渗性脱水的原因主要有两方面：首先是摄入水量不足，如外伤、昏迷、食管疾病的吞咽困难，不能进食，危重患者给水不足，鼻饲高渗饮食或输注大量高渗盐水溶液等。其次是水丧失过多，未及时补充，如高热、大量出汗、大面积烧伤、气管切开、胸腹手术时内脏长时间暴露、糖尿病昏迷等。

高渗性脱水治疗应尽快去除病因，使患者不再失液，补充已丧失的液体。能口服尽量口服，不能口服可静脉输注5%葡萄糖或低渗盐水溶液。补充已丧失液体量的估算方法是根据临床表现估计缺水程度：轻度缺水的缺水量按体重的30%计算，中度缺水的缺水量为体重的50%计算；重度按血钠浓度计算：

$$补水量（ml）=$$
$$[血钠测得值（mmol）-$$
$$血钠正常值（mmol）]\times$$
$$体重（kg）\times4$$

补液时需注意，虽血钠升高，但因缺水，使血液浓缩，实际上，体内总钠量还是减少的，在补水

同时应适当补钠，以纠正缺钠。如同时有缺钾需要纠正时，应在尿量超过40ml/h后补钾，以免引起血钾过高。经过补液治疗后，酸中毒仍未得到纠正时可补给碳酸氢钠溶液。

低渗性脱水治疗　低渗性脱水是水和钠同时缺失，但缺水少于缺钠，血清钠低于正常范围，细胞外液呈低渗状态。机体减少抗利尿激素的分泌，使水在肾小管内的再吸收减少，尿量排出增多，以提高细胞外液的渗透压，但细胞外液量反而更减少。组织间液进入血液进行血液循环，虽能部分地补偿血容量，但使减少的组织间液更超过减少的血浆。面临循环血量的明显减少，机体将不再顾及渗透压而尽量保持血容量。血容量下降又会刺激垂体后叶，使抗利尿激素分泌增多，水再吸收增加，导致少尿。

导致低渗性缺水的原因甚多，外科手术患者常见原因是细胞外液丢失后，只补充了水或盐补充不足，以致相对地体内缺钠甚于缺水。常见原因：胃肠道消化液持续性丧失，如腹泻、呕吐、消化道瘘、肠梗阻等，钠随消化液大量丧失；大创面渗液，如烧伤、手术后广泛渗液丧失；肾脏排出水和钠过多，长期使用利尿剂，抑制肾小管再吸收钠。

低渗透性脱水除需要积极治疗病因外，首先要补充血容量，针对缺钠多于缺水的特点，采用含盐溶液或高渗盐水静脉滴注，以纠正体液的低渗状态和补充血容量。对于轻度和中度缺钠，需根据临床缺钠程度估计需要补给的液体量。对于重度缺钠，如出现休克，应先补足血容量，以改善微循环和组织器官的灌流。其次要补充足量高浓度生理盐水，

可先给 5% 氯化钠溶液 200～300ml，尽快纠正血钠过低，恢复细胞外液量和渗透压，使水从水肿的细胞内外移。以后再根据病情继续给高渗盐水或等渗盐水。

等渗性脱水治疗　等渗性脱水又称混合性脱水，水和钠成比例地丧失，因而血清钠在正常范围，细胞外液渗透压也维持正常。它造成细胞外液量的迅速减少；由于丧失的液体为等渗状态，基本上不改变细胞外液的渗透压，最初细胞内液并不向细胞外液间隙转移以代偿细胞外液地减少，所以细胞内液量并不发生变化。但是这种液体丧失持续时间较久后，细胞内液将逐渐外移，随同细胞外液一起丧失，以致引起细胞缺水。

等渗性脱水常见的病因有：①消化液的急性丧失，如大量呕吐、肠瘘等。②体液在体内转移，丧失在感染区或软组织内，例如腹腔感染、肠梗阻、烧伤等，其丧失的体液与细胞外液成分基本相似。

等渗性脱水首先尽可能处理引起等渗性失水的原因，以减少水和钠的丧失。针对减少的细胞外液量，一般可用等渗盐水或平衡盐液尽快补充血容量。根据脉搏细速和血压下降等症状来估计体液丧失量，已达体重的 5% 者，可快速输入等渗盐水或平衡盐液约 3.0L，以恢复血容量，或按血细胞比容来计算需补液体量：

$$补等渗盐水量(L)=\frac{血细胞比容上升值×体重(kg)}{0.25 \; 血细胞比容正常值}$$

此外，还应补给当日需要量，一般为水 2.0L 和氯化钠 4.5g。在纠正缺水后，钾的排泄有所增加，钾离子浓度也会因细胞外液量增加而被稀释降低，故应注意低钾血症发生。一般应在尿量达40ml/h 后补充氯化钾。

（马　珂）

jīngshén jíbìng zhìliáo yàoxué shíjiàn
精神疾病治疗药学实践
（psychiatric pharmacy practice）

药师参与精神疾病患者药物治疗相关的实践活动的过程。是临床药师参加药物治疗学实践的一个领域。

精神疾病是一种慢性疾病，病程迁延，病情反复发作，有的患者甚至需要终身治疗。精神疾病患者的不良行为和社会功能缺陷给家庭和社会都带来了极大危害。精神疾病患者由于在感觉、知觉、记忆、思维、情感等方面的障碍，言语怪诞，举止异常，接触交谈不合作，治疗方案的依从性差，对此根据精神疾病患者的治疗存在较大的困难。随着医学模式的转变，医学的目的与健康的概念不再是单纯地延长生命，同时要提高生活质量，促进个体在躯体、心理、社会功能诸方面的完好状态。在精神疾病患者的药物治疗中，不再只是针对有效性和安全性，而且还要考虑到药物对患者生活质量及医疗资源的影响。因此，精神疾病的治疗过程中，需要药师的参与。药师使用药学相关知识，为其他医务人员的工作提供参考，为患者的药物治疗提供指导，可提高精神疾病的治疗效果。

内容　①为患者和其他医务人员提供药学技术和服务。在精神疾病治疗的药学实践中，因精神药品属于特殊药品，需要药师负责提供药物的采购、保管、发放、使用咨询、药物信息等药学服务。②发现和解决用药问题。抗精神疾病药物种类较多，药理作用较复杂，且精神疾病患者可能同时伴随如高血压、糖尿病等其他疾病，同时需要使用其他治疗药物。药师可根据药学知识，分析患者的用药情况，通过血药浓度监测之类的技术手段评价用药效果，发现诸如药物相互作用、剂量过高过低之类的用药问题，并与其他医务人员合作解决用药问题。③促进药物合理使用。药师通过事前干预、用药后评价等手段可以促进药物的合理使用，既使抗精神疾病的药物治疗符合相关法律法规，也令其药物治疗更加有效和安全。

方法　①药师应做好精神疾病患者所需药物的供应工作。②药师应参与临床查房，参加疑难、重症病例的讨论。在这一过程中，药师可为医师、护士等医务人员提供药物方面的资料，和医师一起根据患者的生理、病理特点，选择合理的药物、剂量和给药途径，实现合理给药。③开展药物不良反应监测。抗精神疾病药物通常需要长期使用，且多伴随或轻或重的不良反应。进行药物不良反应监测，既有利于了解患者的用药情况，及时调整用药方案，提高治疗的依从性，也有利于监管部门对药物的安全性进行评价。④开展治疗药物监测。通过对精神药物使用者的常规血药浓度进行监测，可以使临床医师考察患者的血药浓度是否在有效范围内，是否有药动学的异常，从而进行剂量调整。精神疾病患者的用药依从性差时，通过血药浓度的监测，可以发现患者是否存在藏药、不按量服药等非依从性的行为等。⑤药学信息咨询和用药知识宣传。在药房设立药学咨询窗或咨询室，接受患者及家属的咨询是最常见的方法。精神药物的用法与其他药品用法不同。一般从小剂量开始。用药前 3 天到 1 周一般从小剂量开始逐渐增量，抗抑郁药一般早晨服药，镇静催眠药在睡前半小时服药等。通过宣传板、药讯、讲座等方式定期向患者和医务人员介绍精神药物知识、相关的药事法律法规和新的药物信息，可提高大众的用药常识，促进正确合理的用药。⑥开展处方评价，促进合理用药。⑦对抗精神疾病药物尚存在的问题进行科学性研究，促进抗精神疾病治疗水平的提高。

(马 珂)

jīngshén huóxìng wùzhì

精神活性物质 （psychoactive drug or substance）

能够透过血脑屏障作用于中枢神经系统引起认知、情绪、意识和行为改变的化学物质。又称精神活性药物。精神活性物质具有治疗效用，可作为麻醉剂、镇痛剂或用于治疗精神类疾病，也可用于宗教或祭祀活动。精神活性物质不合理使用会导致药物滥用，长期使用可能产生药物依赖，引起多系统、多脏器的损害并伴随有戒断症状、人格改变、记忆障碍及社会功能损害，增加家庭、社会和国家的负担，严重者甚至出现急性中毒死亡。

精神活性物质的应用最早为史前时期，考古学发现 8000 年前古秘鲁人咀嚼古柯叶用于祭祀活动，古柯叶含有的古柯碱（可卡因）为局部麻醉药物。精神活性物质可用于医疗，但长期服用具有成瘾性，1857 年美国人菲茨·休·勒德洛（Fitz Hugh Ludlow）在他的著作 *The Hasheesh Eater* 中首次阐述了精神活性物质成瘾的观点。精神药品和麻醉药品是临床常用的精神活性物质，也是可能被用作毒品的两大来源，1971 年联合国制定了《精神药物公约》以管制毒品贸易。中国 2007 年版《精神药品品种目录》详细记录了第一类、第二类精神药品目录，以加强对精神活性药物的管理。

精神活性物质作用于中枢神经系统，可引起神经元结构和功能的改变，并且释放出一系列神经递质，从而发挥相应精神活性。抑制神经递质的释放能够增加该神经递质受体的数量，使受体更敏感，该过程称之为敏化。相反，神经递质受体被该神经递质过度刺激，可减少受体兴奋性和数量，该过程称之为脱敏或耐受。长期使用精神活性物质，可导致敏化和脱敏反复发生，是引起精神活性物质成瘾和依赖的基础。因此在抗焦虑和抗抑郁治疗过程中，长期使用精神活性药物可使躯体产生依赖，因而可能会产生更严重的焦虑或抑郁。

根据药理学特性，可以将精神活性物质分为七类：①中枢神经系统抑制剂，能抑制中枢神经系统，如巴比妥类、苯二氮䓬类、酒精等。②中枢神经系统兴奋剂，能兴奋中枢神经系统，如咖啡因、苯丙胺、可卡因等。③大麻制剂。大麻是世界上最古老、最有名的致幻剂，适量吸入或食用可使人欣快，增加剂量可使人进入梦幻，陷入深沉而爽快的睡眠之中。大麻的主要成分为四氢大麻酚。④致幻剂，能改变意识状态或感知觉，如麦角酸二乙酰胺、仙人掌毒素、苯环利啶和氯胺酮等。⑤阿片类，包括天然、人工合成或半合成的阿片类物质，如海洛因、吗啡、阿片、美沙酮、二氢埃托啡、哌替啶、丁丙诺啡等。⑥挥发性有机溶剂，如苯、二甲苯、丙酮和汽油等含芳香气味的有机溶液。⑦烟草，其主要成分为尼古丁。

(马 珂)

yàowù yīlàixìng

药物依赖性 （addiction）

停药可导致机体不适和心理渴求的症状。又称药物成瘾。是药物长期与机体相互作用，使机体在生理、生化和形态学上发生特异性、代偿性和适应性改变所致。世界卫生组织于 1964 年用"药物依赖性"取代了"成瘾性"和"习惯性"。之前，人们所说的成瘾性单指生理依赖性，而心理依赖性称为习惯性。是精神疾病治疗药学实践中需要深入关注和解决的问题之一。

药物依赖性可分为生理依赖性和精神依赖性。生理依赖性是机体对长期使用依赖性药物所产生的一种适应状态，包括耐受性和停药后的戒断症状。精神依赖性是指药物对中枢神经系统作用所产生的一种特殊的精神效应，表现为对药物的强烈渴求和强迫性觅药行为。

根据依赖性物质的主要药理特性，可将其分为九类：①阿片类药物，包括天然的、人工合成的或半合成的阿片类物质，如海洛因、吗啡、鸦片、美沙酮、二氢埃托啡、哌替啶、丁丙诺啡等。②中枢神经系统抑制剂，包括对中枢神经系统具有抑制作用的各类物质，如巴比妥类、苯二氮䓬类等。③中枢神经系统兴奋剂，包含对中枢神经系统有兴奋作用的各种物质，如咖啡因、苯丙胺、可卡因等。④大麻制剂，适量吸入或食用可使人欣快，增加剂量可使人进入梦幻，陷入深沉而爽快的睡眠之中，主要成分为四氢大麻酚。⑤致幻剂，能改变意识状态或感知觉，如麦角酸二乙酰胺、仙人掌毒素、苯环利啶和氯胺酮等。⑥烟草，烟草制品属于一种具有依赖潜力的物质，其主要成分是烟碱，可以造成实验动物和人类的成瘾性。⑦有机溶剂，包括苯、二甲苯、发胶和汽油等含芳香气味的其他溶液。⑧酒精。酒饮料含有不同含量的乙醇，酒滥用涉及的人口众多，其中形成依赖者也不乏其人。⑨非麻醉性镇痛药，如阿司匹林、对乙酰氨基酚、布洛芬等单方或配伍以小量咖啡因或镇静剂的药物。

药物滥用者若有明显的耐受性增加或戒断症状出现，即已发展成药物成瘾，可以引起多系统、多脏器损害并伴随有戒断症状、人格改变、记忆障碍及社会功能损害影响社会稳定，增加家庭、社会和国家的负担，严重者甚至出现急性中毒死亡。

药物成瘾的形成不能用单一的模式来解释，与生物学、心理学和社会环境因素皆密切联系，它们之间相互交叉、相互影响、互为因果。药物成瘾的治疗因药物种类不同而不同，治疗目标要解决生理依赖、心理依赖和社会功能康复三方面的问题。一般来说，治疗过程包括脱瘾、康复和随访三个阶段。脱瘾阶段为治疗的第一阶段，主要目标是动员成瘾个体积极接受戒毒治疗，使之解脱滥用毒品的生理和心理状态，达到摆脱毒品的目的。康复阶段又称治疗的中期过渡阶段，治疗的目的在于巩固脱瘾的成效，防止复发，以期最终走向社会。随访阶段主要对脱瘾与康复后的人员定时进行随访指导，进行职业训练、生活扶持与心理咨询，以便加强心理与社会支持，使其达到长期稳定状态。

（马　珂）

生理依赖性（physical dependence）　患者周期性地、持续性地使用药物的强迫性愿望的特征。又称躯体依赖性，曾称自体依赖性、身体依赖性。主要是因为躯体和药物相互作用而引起了躯体方面的改变，使机体对长期使用该类药物产生了一种依赖性适应状态，包括耐受性和停药后的戒断症状。戒断综合征指停用或减少精神活性物质的使用后所致的综合征，临床表现为精神症状、躯体症状或社会功能受损。表现为强烈的精神上的不适感及严重的躯体症状，如兴奋、失眠、流泪、流涕、出汗、呕吐、腹泻、甚至虚脱和意识丧失等。是精神疾病治疗药学实践中需要关注和解决的问题之一。

生理依赖性一般发生于中枢活性物质如阿片类药物、镇静催眠药及酒精滥用者身上。精神活性物质指来自体外、影响大脑精神活动并导致成瘾的物质，包括酒精、阿片类、大麻、镇静催眠药、抗焦虑药、中枢兴奋剂、致幻剂等。其中，以阿片类物质的成瘾性最大，致幻剂的成瘾性最小。成瘾性疾病戒断症状的临床表现，随原因不同而各有差异。一般说来，戒断症状是中枢神经系统反跳性兴奋或抑制的结果，自主神经系统功能紊乱，相关神经核团如蓝斑核等异常放电所致。临床应用苯妥英控制海洛因、酒精、苯丙胺成瘾者的戒断症状均有好的疗效。

吗啡成瘾大鼠的脑片视皮层诱发场电位被明显易化，出现长时程增强，类似于强直性长时程增强。海洛因对大鼠尾核头部神经元单位自发放电频率有明显影响。阿片类成瘾戒断症状的发生与蓝斑核异常放电有密切关系，而可卡因能使神经细胞出现异常"点燃"性电活动。国际上已公认药物依赖为一类反复发作的慢性脑病。

（马　珂）

精神依赖性（psychic dependence）　因药物使人产生一种心满意足的愉快感觉，因而需要定期地或连续地使用以保持舒适感或避免不舒服感的依赖性适应状态。又称心理依赖性。是致依赖性药物或某些行为作用于成瘾者中枢神经系统所产生的一种与欣快感相关的特殊精神效应，是一种难以抑制的、周期性或持续产生的心理渴求症状。凡能引起令人愉快意识状态的任何药物都可引起精神依赖性。是精神疾病治疗药学实践中需要关注和解决的问题之一。

精神依赖性是成瘾性疾病的主要症状及特征。药物或行为引起的欣快感强化了脑内愉快中枢的记忆，形成一种奖赏机制，可使成瘾者产生难以抑制的渴求感。渴求感是致依赖性药物或某些行为作用于成瘾者中枢神经系统所产生的一种与欣快感相关的特殊精神效应，是一种难以抑制的、周期性或持续产生的追求用药的强烈欲望，在未能满足用药条件下，继而伴发类似于戒断症状的难受感觉。这是导致毒品难以戒除及复吸的重要原因。

过去多将渴求感看作是成瘾者毅力差、品格低下的表现，而对此进行的研究相对较少。研究发现可卡因渴求感与其对神经细胞的"点燃"性电生理作用有关。尽管国际上有人用常规脑电图记录方法得出了环境因素诱导的可卡因渴求感与脑电图异常无明确相关性的结论，但并不能表示没有异常神经放电的存在。有报道同步深部电极装置能记录到头皮脑电图，但不能记录到的复杂部分性发作癫痫的异常脑电图，对放电异常的脑区可有更准确的定位。一般情况下致依赖性药物作用的神经核团在脑内位置较深，且不同药物作用的核团不全相同。对成瘾性疾病的渴求症状与脑内异常放电的关系尚有待深入细致的研究和确证。

心理渴求是物质成瘾领域普遍关注的一个问题，是物质成瘾最核心的特征之一，普遍存在于成瘾者之中，使其产生无法克制的觅药冲动；并且它也是成瘾复发的主要动机力量。药物相关的刺激会引发心理渴求，而这种渴求不受时间的影响。很多正在恢复中的成瘾者，即使经过数月其至数年后，他们的生理戒断症状已经减退，但是仍然报告对自己曾经成瘾药物的强烈渴求。这些都证明了戒断并不能解决对成瘾药物或毒品的渴求，因而如果重复药物使用的充分或必要条件，药物相关的刺激最终都可能变成条件刺激，引发渴求状态。

关于成瘾性疾病的药物治疗，1998 年美国食品药品管理局曾制定了一个有关治疗药物的研究及评估指南草案。其中指出治疗药物应至少起到下述作用之一：①降低成瘾的风险。②减少有成瘾趋势的高风险性行为。③降低源自成瘾疾病的发病率及死亡率。④可减少或戒除药物滥用。⑤解除戒断症状。⑥防止复吸发生。其中"防止复吸发生"最重要，这与心理渴求有重要关系。有研究将心理渴求分成两种类型：①背景性渴求，持续体验到的稳定渴求状态，这种渴求是内源性的，不需要任何环境刺激来引发。

②事件性渴求，强烈的、阵发性的渴求状态，这种渴求由环境或情感的线索所引发（如看到药物或闻到药物的味道）。其中事件性渴求是导致复吸的主要原因，也就是药物相关的环境线索很有可能诱发成瘾者的心理渴求。

（马 珂）

yàowù lànyòng

药物滥用（drug abuse） 长期过量使用具有依赖性潜力的药物和物质的行为。是一种背离医疗、预防和保健等公认的医疗用途和社会规范的用药行为。这种用药行为往往是自行给药，导致对用药个人精神和身体的危害，并进而造成对社会的严重危害。1964 年国际上开始采用"药物滥用"这一专用词汇，它与我们平时所说的"滥用抗生素"、"滥用激素"等滥用药物中的"滥用"概念不同，它并非指错误地或不当地使用药物。虽然这种行为与医疗实践的需要无关，但由于可导致成瘾性以及出现精神错乱和其他异常行为，也是临床精神疾病治疗药学实践中需要面对的社会问题。可通过加强临床用药管理来尽可能地避免。

药物滥用的物质范围包括：①麻醉药品，如阿片类、可卡因类、大麻类等。②精神药品，包括中枢抑制剂，如镇静催眠药；中枢兴奋剂，如咖啡因；致幻剂，如麦司卡林。③挥发性有机溶剂，如汽油、打火机燃料和涂料溶剂等，有抑制和致幻作用，具有耐受性甚至精神依赖性。④烟草，其主要成分尼古丁长期使用也可致瘾。⑤酒精。长期酗酒也会产生生理依赖和心理依赖。

药物滥用是世界范围内的公共卫生和社会问题，包括躯体和心理社会的危害，可以分为七个

方面：①急性中毒。滥用药物最常见并且危害最大的是急性中毒乃至死亡。镇静安眠药急性中毒最典型的是意识障碍和躁狂状态，滥用大麻过量可产生急性抑郁反应或中毒性谵妄，饮酒过量可引起呼吸衰竭致死，致幻剂滥用可出现攻击行为。②躯体损害。滥用药物可以引起多系统、多脏器的损害，包括神经系统、心血管系统、呼吸系统、消化系统、泌尿生殖系统、内分泌系统和免疫系统等。③戒断综合征。一旦戒药即可出现全身不适等躯体和精神症状。④人格改变。心理依赖性是各种药物滥用的共同特征，所有依赖药物都有精神依赖的特点，此时患者对药物的渴求非常强烈，不择手段地设法获取药物，形成药物成瘾，人格也逐渐随之改变，道德沦丧殆尽。⑤营养障碍。药物滥用者为获得服药后精神上的快感，或避免断药后产生的痛苦，虽无医疗上的需要，被迫持续或周期性用药，对这种需要的满足甚至比食欲、性欲和睡眠更重要。长此以往严重影响患者的饮食和生活，导致营养不良和代谢障碍。⑥记忆及智能障碍。大麻、苯丙胺和致幻剂等许多依赖物质均可引起认知功能衰减，主要表现为记忆减退、虚构、定向障碍等三大特征。⑦社会功能损害。各种成瘾人员皆可累及其社会功能，成瘾者由于性格改变和有关伦理道德等高级情感活动的障碍，常导致家庭破坏以及违法乱纪行为，给本人及社会带来不良后果。

药物滥用的防治是一项复杂系统工程。政府、社会、学校等应共同加强预防教育、治疗和行为干预、药品监管以及对非法制贩行为的打击等，通过相关部门

和全社会共同参与，综合治理方能取得成效。

（马　珂）

尼古丁依赖 nígǔdīng yīlài（nicotine dependence）

无法克制的尼古丁觅求冲动以及强迫性地连续使用尼古丁，以体验其带来的欣快感和愉悦感，并避免可能产生的戒断症状的现象。又称烟草依赖。尼古丁又称烟碱，是一种存在于茄科植物中的生物碱，也是烟草的重要成分。尼古丁会使人上瘾或产生依赖性，通常难以克制自己，重复使用尼古丁也可增加心率和升高血压并降低食欲。大剂量的尼古丁会引起呕吐以及恶心，严重时会死亡。烟草中通常会含有尼古丁，这使许多吸烟者无法戒掉烟瘾。世界卫生组织已将尼古丁依赖作为一种疾病列入国际疾病分类，确认烟草是人类健康的最大威胁。是精神疾病治疗药学实践中面对的问题。

吸烟者对尼古丁的依赖，一方面是生理依赖，也叫躯体依赖；另一方面则是心理依赖，即精神依赖。所谓躯体依赖，就是吸烟者一旦吸了烟之后，忽然停止吸烟，随着其体内尼古丁浓度的下降，吸烟者会出现一系列令人难以忍受的症状和体征，如烦躁不安、易怒、焦虑、情绪低落、注意力不集中、失眠、心率降低、食欲增加等戒断症状。再者就是心理依赖，俗称"心瘾"。心瘾持续的时间比较长，戒烟者生理上已经不依赖烟草，但是心理上还有渴求，且持续时间比较长。

尼古丁依赖作为一种慢性高复发性疾病，只有少数吸烟者第一次戒烟就完全戒掉，大多数吸烟者均有戒烟后复吸的经历，需要多次尝试才能最终戒烟。尼古丁依赖的治疗是一个长期过程，需要持续进行，在这个过程中应强调心理支持和建议的重要性，必要时可使用戒烟辅助药物。

世界卫生组织从20世纪90年代开始，在全球大力推广"尼古丁替代疗法"，即以非烟草的形式、小剂量安全性好的尼古丁制剂，取代烟草中的尼古丁，其所提供的尼古丁，小于吸烟所得，但足以减少戒瘾症状，在使用一段时间后，戒烟者尼古丁的摄取量逐渐减至最低，进而克服掉吸烟的习惯，达到戒烟成功的目的。20世纪90年代以后，世界卫生组织肯定了"尼古丁替代疗法"在戒断烟瘾中的决定性作用，并迅速将其纳入国际性控烟计划。截至2015年底，国际上应用"尼古丁替代疗法"的控烟用品有尼古丁贴剂、尼古丁口胶剂、尼古丁喷鼻剂、尼古丁吸入剂以及尼古丁舌下含片等等。

（马　珂）

戒断综合征 jièduàn zōnghézhēng（abstinence syndrome）

反复地、长时间和（或）高剂量地使用某种精神活性物质，在停用或减少使用后出现的一组不同表现、不同程度的躯体和精神症状。轻者有全身不适感，重者可威胁生命。戒断症状大部分由自然停药引起，也可因使用拮抗药，使药物作用暂时减弱或阻断引起。是在精神疾病治疗药学实践中帮助吸毒者戒毒需要面对的一个问题。

涉及的精神活性物质　可产生戒断综合征的精神活性物质主要有八类：①苯二氮䓬类，如乙醇、巴比妥类及其他催眠药和镇静药。②苯丙胺类，如苯丙胺、右旋苯丙胺、甲基苯丙胺、哌醋甲酯（利他灵）与苯甲吗啉。③大麻。大麻制剂，如大麻和印度大麻。④阿片类，如阿片、吗啡、海洛因、美沙酮、哌替啶等。⑤可卡因，包含可卡因和古柯叶。⑥致幻剂，如麦角酸二乙胺、麦司卡林（墨仙碱）和裸盖菇素（西洛斯宾）。⑦挥发性化合物，含丙酮、四氯化碳和其他溶媒，如"嗅胶"。⑧烟碱，如烟草、鼻烟。

症状　戒断综合征的症状与使用物质种类和剂量有关。

酒精戒断综合征　见酒精戒断综合征。

阿片类戒断综合征　症状于停药后5~6小时出现，表现为强烈渴求阿片类药物，流涕流泪、肌肉疼痛或痉挛、胃肠痉挛、恶心、呕吐、腹泻、瞳孔扩大、反复寒战、心动过速、睡眠不安等。

苯二氮䓬类戒断综合征　症状出现于停药后1~3天，表现焦虑、震颤、恶心或呕吐、心慌、头痛、虚弱、失眠，严重者表现类似震颤谵妄或癫痫发作。一般持续3天~2周。

中枢兴奋剂戒断综合征　苯丙胺停用时也出现焦虑、抑郁、精神运动性迟滞或激越、胃肠道痉挛等，严重者可出现自杀。一般有长期的精神活性物质使用史，停用精神活性物质后出现上述戒断症状，诊断并不困难。

戒烟引发的病症　也称依赖戒断综合征，表现为心急、胸闷、咳嗽、短暂健忘、无精神、发胖、发抖等。

病理生理学基础　在正常生理状态下，人体会分泌一些内源性阿片样物质，与体内各型阿片受体的亲和力处于一种相对平衡的基础水平。当吸食大麻、可卡因、阿片类等毒品时，大量的外源性阿片样物质进入体内与阿片受体结合，可反馈性地抑制机体内源性阿片肽的释放，破坏了基础平衡。当毒品等戒断时，尽管外源性阿片物质对内源性阿片肽释放的抑制开始解除，但内源性阿片肽在细胞内合成与释放恢复还需一段时间，尚不能发挥正常的生理功能，因而产生一系列的戒断现象。

（马 珂）

jiǔjīng jièduàn zōnghézhēng

酒精戒断综合征（alcohol withdrawal syndrome）

长期大量饮酒者，突然停止饮酒或明显减量时，随即产生一系列症状与体征的现象。又称为戒酒综合征或脱瘾症候群。发病机制系因中枢神经系统失去酒精的抑制作用而产生大脑皮质或 β-肾上腺素能神经过度兴奋所致，多发生在已有躯体依赖性的酗酒者身上。了解酒精戒断综合征的临床表现，是临床药师在精神疾病治疗药学实践中识别并指导酗酒者摆脱酒精依赖的工作之一。

酒精戒断综合征有多种临床表现形式。①酒精性震颤，或称之为戒酒性震颤，是最常见且最轻的戒酒综合征，伴有易激惹和胃肠道症状，特别是恶心和呕吐。这些症状常开始于连续数天嗜酒后突然禁酒的次日早晨。恢复饮酒可很快缓解症状，再次停止饮酒后症状复发并且加重。症状持续时间差别可以很大，通常持续 2 周。病情在完全停止饮酒后 24～36 小时达高峰。酒精性震颤患者常伴有特征性的临床表现：面部深红色、结膜充血、心动过速、厌食、恶心、干呕。患者完全清醒，易受惊吓失眠，注意力不集中不愿回答问题，对粗暴或威胁的方式可能有反应。患者也可能有轻度的时间定向力障碍，对饮酒期的后几天的事件无记忆

力，但无明显的意识混乱，对周围环境和自己病情有良好的认识。②酒精性幻觉症。指长期大量饮酒引起的幻觉状态，是一种较少见的戒酒综合征。患者常在突然停止饮酒或减量后 24 小时内出现大量鲜明的幻觉，临床上以视、听幻觉为主。③戒断性痫性发作，又称作"朗姆酒发作"，是酒精戒断过程中（长期慢性酗酒中毒后相对或绝对禁酒）较常见的症状。90%以上的戒断性痫性发作发生在停止饮酒后 7～48 小时内，而且在 13～14 小时是发生的高峰时间。在抽搐活动期，患者的脑电图多不正常，但数天后可恢复。可表现为一次性发作，但多数情况为突发的 2～6 次发作，有时更多。2%的患者发展成癫痫持续状态多为大发作。约 30%全身性戒断抽搐发作的患者，会发展成震颤谵妄状态，痫性发作是谵妄的前驱症状。④震颤谵妄。是最严重的、可导致死亡的酒精性疾病状态，是在慢性酒精中毒基础上出现的一种急性脑病综合征，多发生在持续大量饮酒的酒精依赖患者，可由外伤、感染等一些减弱机体抵抗力的因素所促发。常于戒酒或减量后 3～5 天突然发病，主要表现为严重的意识模糊、定向力丧失、生动的妄想和幻觉，伴有震颤、焦虑不安、失眠和交感神经活动亢进，如瞳孔扩大、发热、呼吸和心跳增快，血压增高或降低以及大汗淋漓等。

根据《中国精神疾病分类与诊断标准》第 3 版，酒精戒断综合征的诊断应至少符合：①有酒依赖病史。②在停饮或减少饮酒后出现各种精神症状或躯体功能紊乱，如肢体震颤、静坐、恶心、呕吐、大汗或易激惹等戒断症状。③再次饮酒后，症状迅速缓解或

消失。

根据症状的轻重，临床上将酒精戒断综合征分为 3 级。1 级：明显震颤及出汗，无幻觉及意识障碍。2 级：急性阶段有明显的震颤、大汗及幻觉，但幻觉可以是暂时的，睡前及醒前的噩梦与幻觉不相平行。3 级：除包括 2 级各项外，还应有意识障碍，可以是间歇性，并有定向力和近记力障碍。

（马 珂）

zhǒngliú zhìliáo yàoxué shíjiàn

肿瘤治疗药学实践（oncology pharmacy practice）

药师参与肿瘤患者药物治疗相关的实践活动的过程。是临床药师参加药物治疗学实践的一个领域。

肿瘤严重威胁着人们的健康，死亡率仅次于心脑血管疾病，且发生率有逐年上升的趋势。中国肿瘤患者不仅日益增多，且多数病情严重，身体抵抗力弱，心理负担重。另外，抗肿瘤药物强烈的毒副作用，常引起骨髓抑制、免疫功能低下等副反应，使肿瘤患者生活质量低，长期处于患病的痛苦之中。抗肿瘤药物治疗的费用高昂，不合理的药物使用不仅会造成资源的极大浪费，也成为患者家庭巨大的经济负担。因此，药师应积极参与肿瘤治疗的药学实践，致力于抗肿瘤药物治疗的规范化和个体化，促进抗肿瘤药物治疗的安全性和有效性，服务于患者和医师。

内容 ①为肿瘤患者和其他医务人员提供药学技术和服务。在肿瘤治疗的药学实践中，药师应负责提供药物的采购、保管、发放、使用咨询、药物信息等药学服务。由于抗肿瘤药物的性质特殊，药师还需负责抗肿瘤药物的配制或指导护士进行抗肿瘤药

物的配制。②发现和解决用药问题。抗肿瘤药物种类较多，药理作用较复杂，多数伴有较多和严重的不良反应。肿瘤患者可能同时伴随有高血压、糖尿病等其他疾病，因此常常同时使用其他治疗药物。肿瘤患者在化学治疗时，通常还需使用诸如镇痛药、止吐剂等药物。药师应根据药学知识，分析患者的用药情况，发现诸如药物相互作用、方案不合理等用药问题，并与其他医务人员合作解决用药问题。③促进药物合理使用。药师可通过事前干预、用药后评价等手段促进药物的合理使用，既使抗肿瘤的药物治疗符合相关法律法规，也令其药物治疗更加有效和安全。

方法　①首先药师需要做好肿瘤患者所需药物的供应工作。在肿瘤化学治疗、肿瘤新辅助化学治疗中，使用的抗肿瘤药物通常具有细胞毒性，在肿瘤同步放射化学治疗中，使用的抗肿瘤药物还具有放射性，保存条件严格，且价格较高。药师要创造适宜的药物存贮条件，制定抗肿瘤药物采购、保管、发放和回收等相关制度，保证药物的及时供应与安全。②在肿瘤辅助治疗中，选用的化学治疗方案需要注重疗效且兼顾安全；在对一些患者进行肿瘤姑息性化学治疗中，需使用一些相对低毒的化学治疗药物、内分泌药物及靶向药物进行治疗，药师要审核医师的医嘱，确保其符合相关规范，防止用药差错。③药师应负责抗肿瘤药物的配制或指导护士进行抗肿瘤药物的配制。部分肿瘤药物的性质比较特殊，如溶解度比较低、光照下不稳定、生物制品或蛋白类药物，需要在特殊的温度和条件下配制等。药师需要根据药学知识指导

抗肿瘤药物的配制，不仅要安全有效，且使其能够达到可耐受的最大剂量强度，以便使那些通过化学治疗有可能治愈的肿瘤患者获得最好的疗效。④药师应参与临床查房，参加疑难、重症病例的讨论。药师可为医师、护士等医务人员提供药物方面的资料，尤其是用于肿瘤分子靶向治疗的药物和生物反应调节剂，和医师一起根据患者的生理、病理特点，选择合理的药物、剂量和给药途径，实现肿瘤序贯治疗和合理给药。⑤开展药品不良反应监测。抗肿瘤药物通常具有较严重的不良反应。另外，新型的抗肿瘤药物虽不断出现，但其临床安全性往往未能获得充分验证。进行药物不良反应监测，既有利于了解患者的用药情况，及时调整用药方案，提高治疗的依从性，也有利于监管部门对药物的安全性进行评价。⑥开展治疗药物监测和个体化药物治疗服务。通过对使用抗肿瘤药物后的常规血药浓度检测，可以使临床医师考察患者的血药浓度是否在有效范围，是否有药动学的异常，从而进行剂量的调整。抗肿瘤药物的疗效通常还与患者的个体差异有关，药师可通过使用肿瘤标志物对患者的个体信息进行监测，如某些代谢酶或药物靶点的基因信息，从而指导抗肿瘤治疗的个体化，达到最佳的治疗效果。⑦进行药学信息咨询和用药知识宣传。应在药房设立药学咨询窗，接受患者及家属的咨询。并可通过宣传板、药讯、讲座等方式定期向患者和医务人员介绍抗肿瘤药物及相关药物的知识、相关的药事法律法规和新的药物信息，提高大众的用药常识，促进正确合理的用药。⑧开展处方评价，促进合理用药。

⑨开展药物经济学研究。由于抗肿瘤治疗的费用高昂，因此特别需要药师进行药物经济学研究，考察治疗的费用效益比等指标，指导抗肿瘤治疗方案的选择。⑩对抗肿瘤药物尚存在的问题进行科学性研究，如进行肿瘤多药耐药性研究，促进抗肿瘤治疗水平的提高。

肿瘤治疗药学实践与肿瘤临床医学实践不同。肿瘤临床医学实践侧重于病情诊断、手术及术后治疗。肿瘤药学实践不仅是临床药师利用药学专业优势，与医护人员进行专业互补，侧重于从药物与药物（或食物）相互作用、药物的药动学和药效学特点、药物不良反应监测与预防、剂量调整、患者用药教育等方面配合临床医师进行药物治疗，更是要通过个体化给药，使肿瘤患者能在最大程度上获益，从而保障安全合理用药，减少不良反应，对改善患者治疗结果，延长肿瘤患者的存活期具有重要的意义。

（马　珂）

zhǒngliú huàxué zhìliáo

肿瘤化学治疗（tumor chemotherapy）　采用化学药物治疗肿瘤，以达到治愈、好转或延长生存和提高生存质量的方法。化学治疗简称化疗，是一种全身的治疗手段，与适于局限性肿瘤的肿瘤外科学和放射学有着本质的不同，是肿瘤治疗药学实践中实施肿瘤综合治疗的重要手段之一。

药物分类　抗肿瘤化学药物通过阻止癌细胞增殖、浸润、转移，最终达到杀灭癌细胞的目的。抗肿瘤药物种类繁多，其作用机制各不相同，根据药物的作用机制和作用点不同可以将化疗药物分成几大类：①直接与DNA结

合，阻止其复制的药物。②阻止核酸生物合成的药物。③影响转录的化疗药物。④影响微管蛋白和有丝分裂的药物。⑤影响核糖体功能、阻止蛋白质合成的药物。⑥影响细胞膜的药物。⑦诱导细胞凋亡的药物。⑧激素。

适应证　化疗作为一种全身性的治疗手段，有一定的适应证和禁忌证。肿瘤化学治疗适用于：①肿瘤晚期或因各种原因无法进行手术或放射治疗而又具备化疗条件的患者。②对已进行了手术或放射治疗的患者，为了消除微小残留病灶，防止复发、转移而进行化疗。③因病情需要选择经胸腹膜腔、骨髓、椎管内及动脉内插管给予恰当局部化疗的患者。④对一些有望治愈的肿瘤患者，为提高治愈率，在自身骨髓移植和外周血造血干细胞移植的支撑下，可选用高剂量或超常规剂量化学治疗。⑤对于局限性肿瘤患者，在应用局部治疗手段前先进行化疗，以促使局部肿瘤缩小，从而减少切除范围，减少手术创伤及清除或抑制可能存在的微小转移灶。

禁忌证　肿瘤化学治疗的禁忌证包括：①全身衰竭或恶病质患者。②心功能失代偿时禁用蒽环类化疗药。③明显黄疸或肝功能异常患者。④肾功能不全者禁用顺铂和大剂量甲氨蝶呤。⑤严重肺功能减退时禁用博来霉素、甲氨蝶呤等。⑥明显骨髓功能不全患者。⑦发热、大出血、感染、失水、电解质和酸碱平衡失调患者。⑧胃肠道吻合术2周内一般不宜进行化疗。⑨大面积放射治疗结束后，需休息2~4周后再进行全身化疗。⑩已经对某类化疗药过敏患者。

毒副作用　肿瘤化疗药物，不管作用机制如何，都有一定的毒副作用。常见毒副反应有骨髓抑制、胃肠道反应、免疫功能抑制、皮肤黏膜反应、肝肾损害、神经系统毒性和心脏损害等。解决好疗效与毒副反应间的关系，关系到化疗的成败。对于不同的患者要确定不同的剂量、疗程、疗程间隔时间，即采取个体化的给药原则。

治疗原则　化疗中必须遵循的一些共同原则包括：①化疗前必须获得病理或细胞学诊断，个别患者确实难以取得组织学或细胞学材料，可通过临床物理学及实验室检查获取比较确切的诊断依据，并结合临床征象体检，充分了解肿瘤侵犯范围后，应尽可能作出肿瘤 TNM 分期。②接受化疗的患者体质状况应比较好，基本能生活自理，无伴发其他严重的疾病，血常规、肝肾功能及心电图均正常，才可能耐受化疗。凡骨髓或肝肾功能有轻度损伤时，可参照有关标准调整化疗药物用量。③必须在肿瘤专业医师指导下进行化疗，应让患者熟悉有关药物的常见不良反应，并做好各项指标的监测，以便及时发现情况，作出相应处理，尽可能减轻毒副反应，提高治疗效果。④应根据病理类型和分期、是否存在高危复发因素、按初治或复治等个体情况，制订合适的策略，选择合理的、最佳的化疗方案。⑤化疗期间应注意观察患者对化疗药物是否过敏，是否有粒细胞减少及并发感染，如有需要及时处理。⑥应帮助患者树立战胜肿瘤的信心，消除对化疗的恐惧心理，对可能出现的消化道反应及脱发要有足够的思想和心理准备，如原有晕船或咽喉反射较敏感的患者，需及早采用预防止吐措施，尽量减轻首次化疗的胃肠反应。⑦治疗期间应注意卧床休息，进食清淡、富于营养、易消化吸收的饮食。也要补充适量的新鲜水果及液体以促进药物分解物从尿中排泄。此外必须注意保持口腔清洁，防止黏膜损伤，减少并发感染的机会。⑧当化疗期间出现频繁呕吐影响进食或每日腹泻超过 5 次且伴有血性黏液，白细胞总数低于 $3×10^9/L$，血小板少于 $60×10^9/L$，以及出现心律紊乱及肝肾功能损伤应时，应及时停药观察。

（马 珂）

zhǒngliú fǔzhù zhìliáo

肿瘤辅助治疗（adjunctive therapy of tumor）　在采取有效的手术或放射局部治疗后，为防止可能存在的微小转移灶复发转移而进行的治疗。是肿瘤治疗药学实践中综合治疗的一部分，分为术前辅助治疗、术中辅助治疗和术后辅助治疗。

手术是肿瘤患者进行综合治疗的首选方案，但许多肿瘤在手术前已经存在超出手术范围的微小病灶，术后仍有部分患者会复发转移，需要进行术后的辅助治疗。另外，原发肿瘤切除后，残留的肿瘤生长迅速，生长比率增高，对药物的敏感性增加，但因肿瘤体积小，容易杀灭，因此需要进行术后辅助治疗。所以，在手术后或放疗消除局部病灶后，再配合全身化疗，可以尽可能多地消灭体内残存的肿瘤细胞，减少复发，提高治愈率。

术后辅助治疗应用较广泛，已肯定的术后辅助治疗能提高治愈率的肿瘤有：乳腺癌、大肠癌、骨肉瘤、睾丸肿瘤，某些软组织肉瘤（如横纹肌肉瘤）等。还有些肿瘤，术后辅助化学治疗疗效尚不肯定，但若手术时病变范围较广，肿瘤侵犯较深，淋巴结有转移，也应考虑做术后化学治疗，如非小细胞肺癌、胃癌等。

肿瘤辅助治疗选用的化学治疗方案需要注重疗效且兼顾安全，必须经过随机临床试验来证实其效果。此外，还应注意以下几点：①不同的肿瘤有不同的辅助治疗指征。如结直肠癌高危Ⅱ期及Ⅲ期患者需要术后辅助化学治疗。大多数局限性乳腺癌，只要肿瘤直径>1cm，无论患者有无绝经，淋巴结有无转移，以及激素受体状况，都应接受辅助治疗。对于肿瘤<1cm，淋巴结阴性的乳腺癌患者，是否需要化学治疗应个体化处理。②辅助治疗的时机及时间。一般术后2~4周内开始，需给予多疗程治疗。如对于乳腺癌患者，如术后给予 TAC 方案（即使用多西他赛+多柔比星+环磷酰胺三药联合治疗的方案）辅助化学治疗，则21天为1个周期，需要进行6个周期；如果给予 TC 方案（即使用多西他赛+环磷酰胺二药联合治疗的方案）或 AC 方案（即使用多柔比星+环磷酰胺二药联合治疗的方案）辅助化学治疗，则21天为1个周期，需要进行4个周期。③辅助治疗方案的选择。辅助治疗方案的选择可以参考相应的指南，如美国国立综合癌症网指南。美国国立综合癌症网结直肠癌指南推荐直肠癌术后辅助化学治疗选用氟尿嘧啶/亚叶酸钙、卡培他滨、FOLFOX（即奥沙利铂+氟尿嘧啶+亚叶酸钙）或 FLOX（氟尿嘧啶+亚叶酸钙+奥沙利铂）或 CapeOx（卡培他滨+奥沙利铂）方案，化学治疗不应超过6个月。对于乳腺癌患者的辅助治疗，NCCN 指南根据淋巴结是否转移有不同的推荐。④监测和（或）随访：监测和（或）随访除可评估辅助治疗效果外，还可尽早发现复发和（或）转移病灶。如对于乳腺癌的患者，建议定期检查胸部 X 线片或 CT。

（马　珂）

zhǒngliú xīnfǔzhù huàxué zhìliáo

肿瘤新辅助化学治疗（neoa-djuvant therapy of tumor）　对可经手术或放射进行局部治疗的恶性肿瘤，在手术或放射治疗（简称放疗）前使用的全身性化学治疗（简称化疗）。是肿瘤治疗药学实践中恶性肿瘤综合治疗的一个新进展，1989 年美国医生斯卡林（Skarin）等首先提出了新辅助化学治疗的概念，认为某些癌症患者在手术之前先给予化学治疗可以提高治疗效果和预后效果。

有些肿瘤在手术或放疗前先使用新辅助化疗，可使局部肿瘤缩小，减少手术或放疗造成的损伤，或使部分局部晚期的肿瘤可以手术切除。新辅助化疗的临床意义在于：①可避免体内潜伏的转移灶在原发灶切除后因肿瘤负荷减少而加速生长，降低术后远处转移发生的风险。②降低临床病期分期，缩小原发病灶及转移的淋巴结，有利于手术操作和获得完全切除的机会。③新辅助化疗使手术时肿瘤细胞活力降低，不易播散入血，减少手术中转移、术后并发症的发生，有利于患者术后恢复。④有助于了解肿瘤对化疗方案的敏感性，为后期化疗提供参考。⑤化疗开始的越早，产生抗药性的机会相对就少。⑥疗效反应是重要的预后指标，通过新辅助化疗的疗效评估，可以预测治疗后的远期疗效。

新辅助化疗最初用于局部晚期乳腺癌手术切除困难者，其目的是通过化疗使肿瘤缩小易于手术切除，尤其对一些肿瘤不可切除的患者，经化疗可变为可切除的肿瘤。随着临床的广泛应用和研究深入，新辅助化疗的用途也有了更多的内涵。已证实新辅助化疗在肛管癌、膀胱癌、乳腺癌、喉癌、骨肉瘤及某些软组织肉瘤的治疗中起到了有效的作用，并在非小细胞肺癌、食管癌、鼻咽癌及其他头颈部癌的治疗中发挥了一定的作用。进行新辅助化疗的时间不宜太长，一般为2~3个疗程。

新辅助化疗时应严格掌握其适应证：①既往未经治疗的患者。②患者身体状况良好，能耐受化疗和手术。③经评估可以预测化疗后能够或易于手术切除的患者。④实验室检查，血细胞指标正常，肝肾功能正常的患者。⑤病变未发生大范围扩散或者远处转移的患者。满足上述适应证其中之一者结合患者肿瘤实际情况可给予新辅助治疗。

选择化疗药物应遵循以下原则：①优先考虑疗效好的药物。②避免主要毒性、作用机制、耐药机制有重叠的药物联合使用。③采用药物最佳剂量和用法。④按合理的间隔时间实施。

新辅助化疗疗效的判断：主要通过影像学手段观察治疗的疗效，也可以通过观察手术切除标本内肿瘤坏死程度来判断化疗的效果。

（马　珂）

zhǒngliú tóngbù fàngshè huàxué zhìliáo

肿瘤同步放射化学治疗（concurrent chemoradiotherapy of tumor）　同时采用小剂量化学治疗和加强射线放射治疗的方法。又称肿瘤同步放化疗。放射治疗（简称放疗）疗程和化学治疗

（简称化疗）疗程同步应用，或放疗疗程中每周1次化疗，都被称为同步治疗。同步治疗中，放疗疗程分段进行称为间歇性同步治疗，反之则为持续性同步治疗。同步放化疗是肿瘤治疗药学实践中肿瘤放化疗综合治疗的方法之一。同步放化疗缩短了治疗的总疗程，减少了肿瘤细胞在疗程中加速再增殖的可能性及耐受肿瘤细胞亚群产生的概率，肿瘤杀灭效应较强。同步放化疗提高了肿瘤治疗效应，但同时也增加了对正常组织的毒副作用。

原理　放化疗结合的生物学机制是复杂的，并尚不完全清楚。放化综合治疗的理论基础是基于两者的空间协同作用，其前提是放疗能够有效地控制局部和区域病变，化疗能够有效地控制亚临床转移病灶，从而达到提高生存率。放疗的同时给予化疗其目的有三个：①应用化疗药物的放射增敏作用增加对局部肿瘤的作用，一级化疗对远地亚临床转移病灶的杀灭作用。②放化疗的同时应用，治疗强度提高。③两种治疗形式在治疗的开始同时介入，对局部病变和远地亚临床转移灶均不存在治疗延迟。21世纪初的临床研究发现，同期放化疗在多种肿瘤的临床治疗中显示出局部控制率和生存率的提高，是综合治疗临床研究的热点。

优势　同步放化疗对于局部肿瘤术前辅助治疗，可大大降低术后各种亚临床型的弥漫性扩散。同时，对于不能手术的中晚期实体瘤，同步放化疗的疗效也明显优于单一放、化疗和两者序贯治疗。①化疗药物对放射线有增敏作用，放疗对化疗药物也有增效作用，两者产生协同作用，增强了对局部肿瘤的杀伤作用。②化

放疗同步进行，能杀伤全身微小转移病灶，达到延长生存期的目的。③同步放化疗避免了肿瘤细胞在放疗后的加速再增殖。④同步放化疗使总的疗程缩短，提高了患者生活质量。⑤同步放化疗对肛管癌、局部晚期及高危早期宫颈癌、局部晚期非小细胞肺癌、局限期非小细胞肺癌、鼻咽癌及头颈部鳞癌可以提高局部控制率及生存率。

不足　由于放、化疗对机体正常组织的毒性反应各自独立，因而同步进行时毒副作用产生"1+1=2"的叠加效应。重度骨髓抑制是各类肿瘤同步放化疗最为常见的毒性反应。国外曾有报道：两例食管癌患者行术前同步放化疗，导致并发急性粒细胞性白血病。而对于结直肠和盆腔肿瘤，同步放化疗后期则有发生肠粘连、肠穿孔的风险。另外如重度口腔黏膜炎、放射性食管炎、间质性肺炎、腹泻等毒性反应均较其他治疗方式发生率增高。因此在进行同步放化疗过程中应充分评估可能出现的毒性反应并给予正确处理。

应用　同步放化疗在恶性肿瘤治疗中应用广泛，包括：直肠癌、宫颈癌、非小细胞肺癌、食管癌、鼻咽癌、肺癌、眼眶原发性恶性淋巴瘤等。在实施同步放化疗的过程中，良好的疗效与高发生率的毒副作用互为依存，不可分离，需要临床决策者在疾病发展与治疗的不同时期，正确处理疗效与毒副作用之间的矛盾。根据肿瘤的病理类型、临床分期以及患者的一般状况、耐受性、个体差异，选择最佳的组合方式、剂量和治疗时间以达到最佳疗效。

（马　珂）

zhōngliú gūxīxìng huàxué zhìliáo

肿瘤姑息性化学治疗（palliative chemotherapy of tumor）使用化学药物治疗不能治愈的肿瘤的过程。简称肿瘤姑息性化疗。治疗目的在于延缓肿瘤的发展或转移，减轻患者因肿瘤直接或间接引起的症状或体征，提高或改善患者的生活质量。是肿瘤治疗药学实践中重要的一个治疗方案。

某些肿瘤通过化学治疗（简称化疗）可能治愈，而多数肿瘤发现的时候已经较晚，或者是转移、播散，或者是手术、放射治疗失败，对于这些患者，使用一些相对低毒的化疗药、内分泌药物及靶向药物，患者即使有肿瘤转移，症状也能得到一定缓解和（或）较好的带瘤生存。肿瘤的姑息性化疗不仅仅是针对晚期癌症患者的临终关怀，而是根据病情治疗的需要贯穿于肿瘤治疗的全过程。姑息性化疗通常对于一些生殖系统的肿瘤、淋巴瘤、小细胞肺癌等化疗的疗效较显著，如乳腺癌、结直肠癌、中晚期胃癌、肺癌等采用姑息性化疗，相对于支持疗法，前者在近期有效率、中位生存期及生活质量等方面均优于后者，使患者能更好地带瘤生存。对于上腔静脉综合征等压迫性急诊，可以用化疗来冲击治疗，会有一定的改善。

姑息性化疗不同于根治性化疗，对一般情况相对较好的患者，在衡量药物的可能疗效和不良反应后，根据经验适当采用化疗，对肿瘤的治疗或许有帮助；对于情况很差的患者，甚至有恶病质的患者，除非肿瘤特别敏感，通常不予化疗。姑息性化疗首先要以全面、动态、准确评估患者的肿瘤病情和全身情况为前提，包括既往化疗史、心理状态、可能

的预后转归、患者的经济利益和经济承受能力等一系列因素。基于循证医学证据，以可能使患者最大程度获益为治疗的原则，通过医师和患者共同协商而做出的综合决定。化疗的全过程需给予对症支持治疗，以减少患者及家属的心理负担，保障患者治疗期的生活质量。一般来说，通过姑息性化疗后如果患者不良反应轻，肿瘤能迅速退缩或完全消失，则可考虑转为根治性化疗。肿瘤仅部分缓解或稳定的，可维持原方案，达到规定的疗程后应中止或暂缓治疗。对不能耐受化疗不良反应的患者，可考虑先采用支持治疗后再加一个周期的化疗。如果肿瘤进展或恶化，则应停止化疗而仅用支持治疗。若患者和家属强烈要求化疗，在说明利弊后可修改方案进行一次化疗，然而不作推荐。

（马　珂）

zhǒngliú fēnzǐ bǎxiàng zhìliáo

肿瘤分子靶向治疗 （molecular targeted therapy of tumor）

针对癌细胞代谢的某些关键性分子靶点进行精确定向攻击，程序化地逆转肿瘤细胞分化的能力；或者间接靶向肿瘤新生血管，使肿瘤细胞缺血而产生凋亡、坏死的治疗。相对于细胞毒类药物，具有针对性强、毒性低、稳定和调节肿瘤细胞等特点，能最大限度地保护正常组织。与常规治疗（放射治疗、化学治疗）合用可能有更好的协同效果，相对于手术治疗、放射治疗、化学治疗三大传统的肿瘤治疗方法，是最彻底的"治本"手段。是肿瘤治疗药学实践中的新方法。

肿瘤分子靶向治疗是在肿瘤分子生物学的研究基础上，将与肿瘤相关的特异性分子作为靶点，利用靶标分子特异性抑制剂或药物进行治疗的手段。这种以病变细胞异常分子为靶点的治疗与传统治疗手段具有本质区别。这类药物的靶点既可以是蛋白分子或者核酸片段，也可以是其他基因产物，治疗的根本特点在于使治疗具有了选择性，能选择性地杀伤肿瘤细胞，对正常组织损伤较低或无损伤，从而实现理想的临床治疗目标。分子靶向治疗的根本措施在于研发出特异性的制剂或药物即靶向药物，并有效地输送靶向药物到达病变组织和细胞，在特定的靶标分子水平上发挥药物的作用。分子靶向治疗的关键步骤在于确定治疗的分子靶点。

理论上，各种促进肿瘤细胞快速增殖、引起肿瘤细胞逃避凋亡、促进肿瘤细胞浸润和转移以及供给肿瘤细胞营养的分子均可作为潜在的治疗靶标。其研究的领域主要包括具有靶向性的表皮生长因子受体阻断剂，针对某些特定细胞标志物单克隆抗体，针对某些癌基因和癌细胞遗传学标志的药物，抗体肿瘤血管生成的药物，抗肿瘤疫苗，基因治疗等。根据药物的作用靶点和性质，可将主要分子靶向治疗的药物分为以下几类：①小分子表皮生长因子受体酪氨酸激酶抑制剂，如吉非替尼、厄洛替尼。②抗表皮生长因子受体的单抗，如西妥昔单抗。③抗人表皮生长因子受体2的单抗，如曲妥珠单抗。④Bcr-Abl酪氨酸激酶抑制剂，如伊马替尼。⑤血管内皮生长因子受体抑制剂，如贝伐单抗。⑥抗CD20的单抗，如利妥昔单抗。⑦胰岛素样生长因子受体1激酶抑制剂，如NVP-AEW541。⑧mTOR激酶抑制剂，如坦西莫司、依维莫司。⑨泛素-蛋白酶体抑制剂，如硼替佐米。⑩其他药物，如Aurora激酶抑制剂、组蛋白去乙酰化酶抑制剂等。

肿瘤分子靶向治疗作为一种新的治疗手段，在多种临床肿瘤疾病中得到广泛应用，包括恶性淋巴瘤、乳腺癌、大肠癌、非小细胞肺癌、胃肠道间质瘤、肝细胞肝癌、转移性肾细胞癌等，也可用于术前、放疗前或结合其他肿瘤的治疗。与传统化学治疗相比，分子靶向治疗具有以下优点：①传统化疗药物的发展多是先由大规模的筛选天然药物或化合物中具有抗肿瘤活性的化合物开始，而分子靶向药物则是针对可能具有抗肿瘤作用的分子机制而研发，因此效率更高，减少了药物研发的盲目性。②分子靶向药物研发过程中特别重视其作用机制与抗肿瘤疗效之间的相关性以及各项生物指标的研究，因而该类药物的药效高。③分子靶向药物具有对肿瘤细胞的高度专一性，因而毒副作用明显小于化学治疗药物。

（马　珂）

zhǒngliú xùguàn zhìliáo

肿瘤序贯治疗 （sequential therapy of tumor）

以肿瘤的生物学行为和临床、影像学及实验室对肿瘤相关标志物等检查为依据，以对肿瘤产生最大程度破坏和最大限度保护人体生理功能、免疫功能为原则，按照科学的次序将数种治疗方法有机结合起来的治疗模式。其原理就是从患者整体出发，把现阶段各种治疗的有效方法，如放射治疗（简称放疗）、化学治疗（简称化疗）、靶向药物治疗等，整合在一起，因人制宜、科学有序地应用于每一个具体的患者身上，使之达到优势互补、提高疗效，产生1+1>2的治疗效果。药师在肿瘤治疗药学实践中需要配合医师完成序贯治疗具体方案的制订。

肿瘤序贯治疗的临床应用因序贯治疗形式的不同而不同。肿瘤序贯治疗有多种形式，包括序贯化疗、靶向药物和化疗序贯治疗、放疗和化疗序贯治疗、肿瘤微创序贯治疗等。

肿瘤序贯化疗 又称为肿瘤区组序贯化疗，指在几个周期内应用一种最适剂量化疗药物后再根据肿瘤特性在之后的几个周期给予另一种最适剂量化疗药物的治疗方式。这种给药方式比单纯化疗治疗的效果更佳，治疗指数（疗效/毒性）更高，比多种化疗药同步治疗安全性更高，毒副作用更低。已经在乳腺癌、甲状腺癌、直肠癌、非小细胞肺癌等多种抗肿瘤临床治疗实践中得到良好应用。

肿瘤化疗与靶向药物序贯治疗 在化疗期间先使用分子靶向药物治疗，化疗结束后采用一般化疗药物维持治疗的模式。该模式的序贯治疗能够显著提高患者的生存率和生存时间，与化疗同时给予靶向药物的治疗方式相比，治疗效果明显更佳，原因可能是由于序贯治疗使化疗药物可以更为持续的作用于肿瘤细胞，甚至可有效杀灭休眠期肿瘤细胞有关。

肿瘤放疗和化疗序贯治疗 放疗放在化疗周期全部结束后进行，如化疗6个疗程结束后，再进行放疗。在早期肿瘤如非小细胞肺癌、食管癌、乳腺癌、直肠癌等诸多肿瘤治疗中采用序贯放化疗较单纯放疗、化疗更能提高生活质量，延长生存期，使患者肿瘤的局部控制和生存率得到明显的改善；与同步治疗相比，可以提高患者耐受，减轻不良反应，疗效无明显差异。对于中晚期肿瘤患者治疗，多数临床实验提示同步放化疗近期疗效优于序贯治疗，且住院周期缩短减轻了患者的经济负担，一般患者能耐受同步放化疗中的不良反应。

肿瘤微创序贯治疗 血管性微创治疗与非血管性微创治疗的有机结合，通过不同机制对肿瘤组织进行破坏和灭活，是肿瘤所在器官水平的整体（区域性）治疗与病变水平的局部强化治疗的双重治疗。如原发性肝癌的治疗中，将肝动脉栓塞化疗与消融治疗两者序贯联合应用，即在肝动脉栓塞化疗的基础上，经过肿瘤残留活性成分的影像学判断与分析，对肝内残留活性病变进行消融治疗，可使病变区肿瘤组织（包括残留病灶、子灶和微小病变）完全坏死，进一步提高治疗效果。

(马 珂)

shēngwù fǎnyìng tiáojiéjì

生物反应调节剂（biological response modifiers）

通过加强机体的免疫功能，或直接显示其细胞毒性作用，改变宿主对肿瘤的生物反应状态，从而达到抗肿瘤治疗目的的一类物质。是在免疫化学、分子生物学及基因工程技术的发展基础上，借助分离基因或其亚结构并种植到生物细胞中从而得到克隆化、高纯度的细胞因子来供临床使用。是肿瘤治疗药学实践中使用的新型药物。

生物反应调节剂按来源不同可以分为六类：①细胞因子。由免疫细胞如淋巴细胞、单核巨噬细胞及相关细胞产生，是调节其他免疫细胞或靶细胞功能的可溶性蛋白。根据主要的功能不同可分为白介素、集落刺激因子、干扰素、肿瘤坏死因子等。②微生态调节剂及细菌类生物反应调节剂。如卡介苗、OK-432（从溶血性链球菌A组Ⅲ型低毒变异株Su开发而来）、高聚金葡素（从灭活的金黄色葡萄球菌变异株的代谢产物中提取）、双歧杆菌、乳酸杆菌等。③肿瘤增殖病毒。如腺病毒、单纯疱疹病毒、呼吸道过滤性病毒、新城疫病毒等，已经进入临床试验。④多肽激素。胸腺素是从小牛、猪等动物胸腺素中提取的一类多肽激素，有生物活性的单肽包括α1、α5、α7、α3和α4。⑤化学合成类药物。如左旋咪唑、西咪替丁等。⑥某些中药、多糖类（如香菇多糖，云芝多糖等）及微量元素也能促进免疫功能，均可以作为生物调节剂。

生物反应调节剂具有多种功能和用途：①刺激提高免疫效应细胞的数量或活性，直接增加机体抗肿瘤作用。②降低对免疫系统的抑制作用，间接增强机体对肿瘤的免疫反应。③增强宿主的防御功能。④增强宿主耐受细胞毒性损害的能力。⑤增强肿瘤细胞的免疫原性，使之更易于被免疫机制或细胞毒性药物杀伤。⑥防治或逆转肿瘤的恶性倾向，促进肿瘤细胞的分化与成熟。⑦减少使用中产生的副作用，有利于疾病的早日康复。⑧治疗各种病毒感染性疾病，如病毒性肝炎、获得性免疫缺陷综合征（又称艾滋病）等。

(马 珂)

zhǒngliú biāozhìwù

肿瘤标志物（tumor markers）

由肿瘤组织自身产生，可反映肿瘤存在和生长情况的一类生化物质。常以抗原、酶、激素等代谢产物的形式存在于肿瘤细胞内或宿主体液中，根据其生化或免疫特性可用以识别或诊断肿瘤。它们或不存在于正常成人组织而仅见于胚胎组织，或在肿瘤组织中的含量大大超过在正常组织里的含量。它们的存在或量变可以提示肿瘤的性质，借以了解肿瘤的组织发生、细胞分化、细胞功能，以帮助对肿瘤的诊断、分类、预后判断以及治疗指导。是肿瘤治疗药学实践中一类可用于识别或诊断肿瘤的特殊物质。肿瘤标志物可大致分为肿瘤细胞分泌物和肿瘤细胞表达物两类。

肿瘤细胞分泌物是肿瘤细胞在发生、发展中产生的物质，肿瘤生长越旺盛其量越多，反之，肿瘤生长被压制其产生量也减少。这些物质往往是糖蛋白，可以通过检验血等体液查出并进行监测。常用的肿瘤细胞分泌物有：肺癌肿瘤标志物群（如 CEA、Cyfra21-1、NSE 等）、消化道肿瘤标志物群（如 CEA、CA199、CA242、CA724 等）、CA153（提示乳腺癌等）、CA125（提示卵巢癌等）、AFP（提示肝癌等）、PSA（提示前列腺癌等）、HCG（提示绒癌等）。它们往往在肿瘤很小时即可被检测出来，有助于早期发现病灶；如在治疗后明显降低，则提示治疗有效，反之，则提示疗效可能不佳；如手术切除肿瘤一段时间后标志物进行性升高，则往往提示体内可能已经有肿瘤细胞增殖、生长，需严密监视。它们的特点是反应灵敏、往往能早于 CT、磁共振成像等影像学手段对早期肿瘤生长状态的判断，提醒医师是否需要更换治疗方案；其弱点是准确性较低、不如影像学诊断可靠。因此，往往需要共同检验几个标志物、动态观察其变化、并结合其他临床表征作出判断。临床上肿瘤细胞分泌物常用于：①早期预警肿瘤发生、发展。②动态监测以反映治疗效果。③在无法取得肿瘤标本、明确病理诊断时对肿瘤性质做出某些提示、为试验性治疗提供参考依据。

肿瘤细胞表达物又可称为"特殊标志物"，往往是肿瘤细胞膜或细胞内结构上的某些特殊结构点，例如上皮生长因子受体、血管内皮生长因子受体、雌激素受体、孕激素受体、CD20 受体等。它们的第一个特点为，大多数情况下其存在于肿瘤细胞表面多、正常细胞表面少；第二个特点为，可以被某些药物特异性识别并结合，从而成为这些药物追踪、打击的"靶子"。此类"表达物"往往需通过直接检验肿瘤组织方能检出。

由于新的肿瘤标志物不断被发现，对其检查的手段也在不断完善，使得其在用以识别或诊断肿瘤上的灵敏性和准确性不断提高。"肿瘤标志物学"这一新兴学科将会取得更长足地发展、为早期反映体内肿瘤变化状态提供更充足的依据。

（马 珂）

jiliàng qiángdù
剂量强度（dose intensity，DI）

肿瘤化学治疗（简称化疗）中单位时间所给药物的剂量。以每周 mg/m^2 来表示。mg 代表化疗药物的剂量，m^2 表示根据患者身高及体重算出的体表面积，周表示单位时间的概念。与给药途径、用药方法无关。相对剂量强度（relative dose intensity，RDI）指实际给药剂量强度与标准剂量强度之比，如为联合化疗则可计算出几种药物的剂量强度及平均相对剂量强度。由于剂量强度是整个疗程中平均每周所接受的药物剂量，所以在化疗中，如减低剂量或延长给药的间隔时间，均会减低剂量强度。如果提高抗肿瘤药物的剂量强度和按计划进行甚至缩短间隔时间，将显著提高治疗的有效率及治愈率。进展期卵巢癌、乳腺癌、肺癌、结肠癌以及恶性淋巴瘤中，剂量强度与反应率呈线性关系，这也是临床上应用高剂量化疗的基础。在临床中，对通过化疗有可能治愈的肿瘤患者，应尽可能使用可耐受的最大剂量强度化疗以获得最好的疗效。是临床药师在肿瘤治疗药学实践中经常使用的参数。

许多证据表明，在较大的肿瘤患者群体内，耐药肿瘤细胞可能因应用低于最适剂量的抗癌药物而产生。这一点可说明为何要重视化疗中使用药物的剂量强度，即从化疗药物的抗药性考虑，如剂量强度不够不仅不能杀灭癌细胞，相反会造成癌细胞对抗癌药物摄取减少或对损伤细胞的修补能力增加等而产生抗药性，而化疗方案的延迟则会导致肿瘤细胞的重新增殖，使化疗增加难度，患者治疗效果不理想。一些通过化疗可获得治愈的疾病，其治疗失败的主要原因往往是剂量不足，而不是由于耐药。

大多数抗癌药在产生抗肿瘤作用的同时可产生明显的毒副作用，加大剂量往往可引起不可耐受的毒性，尤其是骨髓毒性限制了所谓根治性化疗剂量强度的提高。21 世纪初，由于粒细胞集落刺激因子、自身骨髓移植、外周造血干细胞移植的临床应用，通过减轻化疗药物毒性的损害而使高剂量化疗成为可能。临床上所使用的化疗方案，是科学研究和临床实践相结合的结果，并且在不断修正，其目的就是为了提高保证疗效的同时又减轻药物对患者的毒副反应。恶性肿瘤患者在接受化疗的过程中，常出现一定的不良反应，如何在保证安全化疗的前提下保持化疗效果，按照循证医学的证据，应用有效的剂量强度给药是化疗科常用的方法。

临床工作中应在考虑患者个体差异的前提下，充分重视剂量强度，按照规范给予患者化疗，才可能保证化疗的效果和避免早期耐药。

(马 珂)

zhǒngliú duōyào nàiyàoxìng

肿瘤多药耐药性 (multiple drug resistance of tumor, MDR)

肿瘤细胞对一种抗肿瘤药物产生耐药性的同时，对结构和作用机制完全不同的其他抗肿瘤药物产生交叉耐药性的现象。发生肿瘤多药耐药性是肿瘤细胞从细胞膜、细胞质和细胞核内产生的多种途径综合作用的结果，其形成机制非常复杂，包括膜糖蛋白介导、酶介导、凋亡调控基因介导、DNA 异常修复引起等。是肿瘤治疗药学实践中需要深入研究和解决的主要问题。

与肿瘤多药耐药性有关的膜糖蛋白包括 P-糖蛋白、多药耐药相关蛋白、乳腺癌耐药蛋白、肺耐药相关蛋白等。P-糖蛋白是一个 ATP 依赖性的具有药物外排泵作用的膜糖蛋白，能利用 ATP 水解释放的能量主动将疏水亲脂性化疗药物转运至细胞外，导致细胞内药物浓度低于杀伤浓度，从而使肿瘤细胞产生多药耐药性。多药耐药相关蛋白可通过促进谷胱甘肽结合药物将药物从细胞内的排出而产生多药耐药性。乳腺癌耐药蛋白可以降低多柔比星、柔红霉素等药物在肿瘤细胞内的积累从而产生耐药性。肺耐药相关蛋白与 P-糖蛋白、多药耐药相

关蛋白、乳腺癌耐药蛋白的耐药作用机制不同，它主要通过核靶点屏蔽机制引起多药耐药性，可以使以细胞核为靶点的药物不能通过核孔进入细胞核，有些药物即使进入细胞核内也会很快被转运到细胞质中，因此不能起到杀死肿瘤细胞的作用。

与肿瘤多药耐药性有关的酶主要有谷胱甘肽-S-转移酶、拓扑异构酶Ⅱ、蛋白激酶 C 等。谷胱甘肽-S-转移酶通过催化谷胱甘肽与药物结合，使两者形成复合物而解毒，导致肿瘤细胞产生耐药性。拓扑异构酶Ⅱ介导的肿瘤多药耐药性表纤维耐药细胞酶转录水平和活性降低。同时，拓扑异构酶Ⅱ还可以参与特殊耐药基地调控，合成出具有特殊排泵功能的膜蛋白，将药物泵出肿瘤细胞外，从而产生耐药。蛋白激酶 C 几乎参与所有肿瘤多药耐药性机制的调节：蛋白激酶 C 催化磷酸化的底物是 P-糖蛋白，P-糖蛋白磷酸化后可被激活，使其药物外排功能增强，另外，蛋白激酶 C 也可使多药耐药相关蛋白、肺耐药相关蛋白、谷胱甘肽-S-转移酶和拓扑异构酶Ⅱ磷酸化，分别增强它们的活性。

多数化疗药物是通过诱导肿瘤细胞发生程序性死亡即凋亡来达到治疗目的，反之，肿瘤细胞也可通过逃逸凋亡或拮抗凋亡获得生存，即产生多药耐药，与肿瘤多药耐药性有关的凋亡调控基因主要有 bcl-2 基因、p53 基因、c-mcy、ras、fas/apo-1、bcr/abl、c-erB-2/neu 等。

产生肿瘤多药耐药性是导致肿瘤化疗失败的主要原因之一。随着肿瘤细胞多药耐药性分子基础和发生机制研究地不断深入，用不同手段和方法来克服肿瘤细

胞的多药耐药性已在实验和临床应用方面有了很大进展。常采用的几种逆转策略是应用多药耐药逆转剂、天然药物（中药）治疗、基因治疗等。

(马 珂)

kàngníng yàoxué shíjiàn

抗凝药学实践 (anticoagulation pharmacy practice)

临床药师运用临床药学专业知识与技能，参与抗凝患者临床药物治疗相关的实践活动，提供药学技术服务，发现和解决用药问题，促进药物合理使用的过程。是临床药师参加药物治疗学实践的一个领域。

抗凝药物是临床上使用非常广泛的一类治疗和预防血栓的药物，其应用涉及临床多个科室，尤其是心内科、血管外科、骨科等，很多房颤、换瓣术后、深静脉血栓、肺栓塞等血栓高风险患者需要长期甚至终身的抗凝治疗。由于抗凝治疗患者多为老年患者，个体差异大，常合并有其他基础疾病，合并用药多，且抗凝治疗通常为长期用药，加上常用抗凝药物的治疗窗较窄，个体差异大，不良反应严重，影响用药因素多等诸多因素，更增加了用药风险。故临床药师参与抗凝药物治疗，实施药学监护，对增强抗凝药物治疗效果、减少或避免药物不良反应、改善患者治疗结果和生命质量具有重要作用。

传统抗凝药物的使用及剂量调整较繁琐，21 世纪初多种新型抗凝药的研发和上市使得临床用药选择机会增多。根据美国安全用药研究所 2012 年公布的高危药品目录，华法林、肝素、低分子肝素等常用抗凝药均属高危药品，一旦发生用药不当易导致严重后果。因此如何让患者获得最适宜的抗凝效果/风险比，是医师和药

师的共同目标，对抗凝患者实施全程化药学服务是临床药师的重要工作内容之一。

抗凝药物使用原则 根据美国医院认证联合委员会提出的2018年国家患者安全目标的要求，使用抗凝药物应遵循以下原则：①抗凝药应只使用口服单剂量包装、预充注射剂或预混输液包装制剂（注意：对于儿科患者，预充注射剂只使用专为儿童设计的产品）。②抗凝药初始及维持治疗应采用已批准的方案。③患者在开始使用华法林之前需进行抗凝治疗风险评估，评估其基线凝血功能，用药后根据国际标准化比值监测值调整华法林剂量，用药前的基线值和用药后的监测值都需记录在病历中。④参考权威的资料来管理华法林与其他药物或食物之间的潜在相互作用。⑤肝素持续静脉给药时，应使用静脉泵以保证给药剂量的准确和一致。⑥使用抗凝药物需要有书面的基础监测值和后续的监测值，如患者的凝血因子情况，凝血酶原时间和部分凝血酶原时间。⑦对医务人员、患者及家属提供抗凝用药教育，患者及家属用药教育应包括定期监测凝血指标的重要性、患者用药的依从性、药物与食物的相互作用、潜在的药物不良反应和药物-药物相互作用等。⑧定期评价抗凝治疗的安全性，采取措施改善抗凝治疗管理，并评估这些措施的有效性。在该机构公布的2018年美国患者安全目标中，依然强调"对于使用抗凝剂治疗的病患，需提供更多的医疗照护"。

实践内容 临床药师应参与抗凝治疗的管理工作，依据是抗凝治疗的相关指南，如：美国医院认证联合委员会国家患者安全目标的抗凝治疗目标、美国胸科医师协会发布的第十版抗凝抗栓指南、2016房颤抗凝治疗指南中国专家共识、华法林钠抗凝治疗的中国专家共识等。

临床药师需进行的抗凝药学监护，内容包括：①患者抗凝治疗过程应遵循美国医院认证联合委员会国家患者安全目标的要求，抗凝药的初始及维持治疗应应参照美国胸科医师协会第十版抗凝抗栓指南。②在明确诊断时，应及时了解患者血栓和出血风险的评估状况，如是否属于弥散性血管内凝血等，以指导制订临床决策。③监测出血倾向。在给予抗凝药物前，应进行全血黏度测定，检查患者血红蛋白、血小板、凝血指标、尿常规及有无大便隐血等；在抗凝药物治疗过程中要对患者各项指标进行严密监测，仔细询问患者有无皮肤出血点或淤斑、血尿、血便或黑便、眼部出血、鼻出血、胃部出血及咯血等出血情况，评估出血风险，同时应注意判断有无阿司匹林抵抗现象，有无因具有维生素 K 依赖性凝血因子而发生了维生素 K 缺乏造成凝血障碍等。一旦发现出血情况，应根据出血部位及出血严重程度，综合判断是否需更改抗凝治疗方案或者（和）抗血小板治疗方案。④抗凝药物剂量调整。抗凝治疗大出血预测因素包括年龄、肾功能、凝血指标以及合并用药等，应根据患者个体情况和监测结果调整抗凝药物剂量。⑤抗凝方案的更改。更改既定抗凝方案要慎重，如无更改必要，切忌轻易更改。因为即使是属于同种类的不同药物抗凝活性也可能会有差异，以低分子肝素钙与低分子肝素钠为例，两者抗 Xa/抗 II 活性比例分别为 100：30

和 100：40。低分子肝素类药物抗凝效应各不相同，建议不要交叉使用，否则无法保证抗凝效果。⑥临床药师除重点关注抗凝药物的使用外，同时应对其他合用药物进行管理，尤其是当患者合用的药物种类较多、潜在不良反应较大、存在实际或可能的药物相互作用、有读音相近药品和外观相似药品等易发生用药错误的情况时，药师更应发挥自身专业优势，帮助医师和护士进一步完善药物治疗。⑦加强对患者的用药教育。包括正确的用药方法，用药注意事项，药物与药物、药物与食物的相互作用，潜在的药品不良反应等，以提高患者用药的依从性，避免或减少药源性损害。

实践方法 ①临床药师应参与医师查房，了解患者病情、各项检查结果和药物使用情况等，与医师一起探讨有关药物使用问题，协助制订合理的给药方案，对于需要进行抗凝治疗的患者确定何时开始进行抗凝治疗和凝血酶原时间以及国际标准化比值的检查时间等。②审核医嘱，检查用药的适宜性，发现有用药不当时，应立即向医师反馈。③进行药学查房，了解患者用药依从性情况、抗凝达标情况等，并为患者建立药学监护资料，发现用药相关问题应及时解决或反馈。④监护抗凝药物的给药剂量，进行个体化用药指导。许多因素如药物、食物、身体状况、疾病状态等会增强或减弱抗凝药物的作用，导致治疗过程中出现抗凝过量或抗凝不足，从而引发系列并发症，如抗凝过量致严重出血倾向、抗凝不足致血栓形成等。因此在使用抗凝药物的过程中患者要定期检测凝血酶原时间和国际标准化比值，药师则需每天及时查阅检验报告，并根据国际标准化比值值确定是否要调整用药剂量。⑤对患者进行抗凝教育。是抗凝管理的一项重要任务，目的是确保患者了解抗凝治疗的基本知识，提高患者依从性，降低抗凝并发症的发生率。⑥对出院患者进行随访。为保证患者出院后抗凝治疗的连续性，提高患者依从性，降低抗凝并发症的发生率或避免抗凝并发症的发生，应定期对出院患者进行随访，随访方式包括门诊、电话、书信、网络等。药师进行随访时应详细记录患者国际标准化比值检测情况及华法林剂量，了解患者近期身体状况、饮食生活习惯、使用的新增药物、是否有抗凝并发症发生等，同时建立随访表对上述随访内容进行记录。⑦开展抗凝治疗管理相关的研究工作。在工作中对典型病例及时进行用药分析和总结等，以提高抗凝药物治疗的水平。

与抗凝临床医学实践的区别　抗凝药学实践与抗凝临床医学实践不同：抗凝临床医学实践侧重于病情诊断、手术及术后治疗；抗凝药学实践是临床药师利用药学专业优势，与医护人员进行专业互补，更加侧重于关注抗凝治疗过程中药物的有效性和安全性监测及用药相关问题。抗凝治疗是一把双刃剑，抗凝强度过大会导致出血风险增加，抗凝强度不足可导致缺血风险依然存在。而在临床中，每位患者基本情况、基础疾病、并发症等情况都有所不同，导致抗凝治疗患者在临床用药过程中会有明显的个体化差异。因此临床药师在对患者进行药学监护时，应从患者整体情况考虑，根据患者的个体情况如年龄、肾功能、凝血指标、疾病史

及合并用药情况等，对抗凝用药方案进行全面评估，无论是对药物的疗效及可能发生的不良反应，还是药物之间的相互作用和食物的因素及患者的生理病理情况等方面，都要进行全面审视，针对患者之间的个体化差异实施个体化抗凝药学监护。

（刘高峰）

guójì biāozhǔnhuà bǐzhí

国际标准化比值（international normalized ratio，INR）

用凝血活酶所测得的参比血浆与正常血浆的凝血酶原时间比值和所用试剂标出的国际敏感度指数（ISI）值计算而得到的标准化比值。其计算公式为：$INR = (PT_{患者}/PT_{正常对照})^{ISI}$。国际标准化比值是凝血酶原时间的数学转化形式，可使不同实验室和不同凝血活酶试剂测定的凝血酶原时间值具有可比性，便于统一用药标准，指导患者服用抗凝剂的剂量。凝血酶原时间是凝血系统的一个敏感的体外检测参数，可以反映出凝血是否正常，是临床药师在抗凝药学实践中安全使用抗凝药物时需要参考的一个重要指标。

INR 值越高，表示血液凝固所需时间越长，可预示血栓不易形成；但如果 INR 值非常高时，就会出现无法控制的出血风险。如健康成人的 INR 参考值约为 1.0（0.8～1.2）；有静脉血栓的患者 INR 值一般应保持在 2.0～2.5 之间；有心房纤维性颤动的患者 INR 值一般应保持在 2.0～3.0 之间。当 INR 值高于 4.0 时，提示血液凝固需要很长时间，可能引起无法控制的出血，甚至死亡。而 INR 值低于 2.0 时，则不能提供有效的抗凝。理想的 INR 值是为每一个患者所制定的个性化指标。

早在 1983 年，世界卫生组织

就推荐用 INR 值监测口服抗凝药物的效果，采用 INR 值监测和调整口服抗凝药物的剂量，便于规范和合理化抗栓治疗的强度，在保证抗栓疗效的同时，减少或避免出血合并症。患者 INR < 2.0 时，缺血性脑卒中风险明显增加，如用药后 INR<1.5，则表明华法林几乎无效；多数情况下应该维持患者 INR 值在 2.5（2.0～3.0），如 INR > 3.0 则表明出血事件增加，>5.0 时出血事件急剧增加。世界卫生组织规定应用口服抗凝剂时 INR 值的允许范围是：非髋部外科手术前，1.5～2.5；髋部外科手术前，2.0～3.0；深静脉血栓形成患者，2.0～3.0；治疗肺梗死过程中，2.0～4.0；预防动脉血栓形成，3.0～4.0；人工瓣膜手术后，3.0～4.0。

许多因素，包括旅行、膳食、环境、身体状况、患其他疾病用药等，都会使 INR 值发生变化。维生素 K 为自然存在的凝血因子，其含量高的食物也可改变 INR 值，如花椰菜、莴苣、菠菜、动物肝脏等均可使维生素 K 含量升高，进而影响 INR 值。许多药物可以改变 INR 值，例如：阿司匹林、阿司匹林、布洛芬、吗啡、布洛芬、胺碘酮、白蛋白、抗生素、口服避孕药、黄体酮、黄体酮-雌激素化合物等。当有影响用药反应的因素存在时，如感冒患者服用阿司匹林，或因故停用药物或服药不规则时，应额外多做几次 INR 测定，以便及时调整抗凝药物剂量，维持 INR 值在治疗目标范围内。

（刘高峰）

níngxuèméiyuán shíjiān

凝血酶原时间（prothrombin time，PT）

在缺乏血小板的血浆中加入过量的组织凝血活酶和

适量钙离子后，凝血酶原转化为凝血酶，导致血浆凝固所需的时间。是判断机体止血与凝血系统病理变化的重要指标，也是临床药师在抗凝药学实践中安全使用抗凝药物时需要参考的一个重要指标。

PT是凝血系统较为敏感的筛查指标，主要反映外源性凝血是否正常，是反映外源凝血系统最常用的筛选试验。PT试验方法很多，结果报告主要用三种形式表达：①直接报告患者和正常对照的PT秒数，正常参考值为11~14秒，超过正常对照值3秒以上为异常。②报告凝血酶原时间比值（prothrombin time ratio，PTR）。为比较各检验室间的检验结果，可选用受检者PT值与正常人平均PT值之比作为表达方式，正常参考值为0.8~1.2。③报告国际标准化比值。

临床意义 ①PT延长多见于外源系统因子先天性缺乏，如凝血因子Ⅱ、Ⅴ、Ⅶ、Ⅹ及凝血酶原缺乏症和低纤维蛋白原血症及异常纤维蛋白原血症。外源系统因子获得性缺乏多见于肝病、阻塞性黄疸、弥散性血管内凝血、原发性纤溶症、新生儿出血、维生素K缺乏、淀粉样变、口服抗凝剂、血循环中抗凝物质存在。PT延长的现象在血液病中所占百分比最高，其次为脑出血、弥散性血管内凝血、肝癌、慢性感染、其他肝病、脑梗死、心肌梗死等。PT高于正常值时会表现出一系列的症状，如体表容易出血、出血后不容易止血、牙龈出血、创伤出血等现象，同时身体容易出现青紫斑块，身体稍微受压就会产生或青或紫的斑，几分钟后才渐渐消失。②PT时间缩短多见于先天性凝血因子增多、高凝状态

（如弥散性血管内凝血早期、急性心肌梗死等）、血栓性疾病（如脑血栓形成、急性血栓性静脉炎）、多发性骨髓瘤、口服避孕药、洋地黄中毒等。③PT与血小板计数常用于评价进行肝活检与外科手术患者的出血倾向，如PT延长超过正常4秒、血小板<$50×10^9$/L是进行肝活检、外科手术包括肝移植的禁忌证。术前监测PT，提前采取一些预防措施，能有效减少术中使用出血和止血药物，确保手术安全，减少并发症发生。④用于香豆素类口服抗凝药（如华法林、双香豆素等）的治疗监护。PT是监测口服抗凝剂的常用指标，一般认为PTR在1.3~1.5为宜，最大不超过2。

药物对 PT 检测结果的影响

临床上有很多药物影响凝血功能，如有些心血管患者，需长期服用抗凝药物，会影响PT检测结果，又如血液中含有大剂量青霉素类药物，可使PT明显延长。另外，羧酶可与抗生素结合而导致凝血酶原地形成减少；头孢哌酮等具有甲硫四氮唑环的侧链，具有与前凝血酶原相似的作用；阿司匹林、右旋糖酐、保泰松、水合氯醛、吲哚美辛具有抗凝作用，从而影响凝血机制，使PT延长；肝素、双香豆素、华法林可抑制凝血酶，从而影响PT检测结果；另外还有纤溶药物链激酶和尿激酶等、口服避孕药、雌激素、天门冬酰胺酶、纳洛酮等，因此在应用这些药物时应考虑到对PT值检测的影响。

（刘高峰）

bùfen níngxuèméiyuán shíjiān

部分凝血酶原时间（partial thromboplastin time，PTT） 在37℃条件下，以白陶土等作为激活剂激活凝血因子Ⅻ和Ⅺ，以部

分凝血活酶代替血小板提供凝血的催化表面，在钙离子参与下血浆凝固所需的时间。又称活化部分凝血酶原时间（activated partial thromboplastin time，APTT）。是抗凝药学实践中诊断疾病、术前全筛查以及对使用药物进行监测的重要指标。

APTT试验是内源性凝血系统较为敏感和常用的筛选项目，主要反映内源性凝血因子水平，如凝血因子Ⅷ、Ⅸ、Ⅺ和Ⅻ，也可反映凝血因子Ⅴ和Ⅹ和纤维蛋白原在血浆中的水平。APTT测定正常参考范围是30~45秒，受检者的测定值较正常对照值延长超过10秒以上才有临床意义。APTT异常临床意义：APPT是判断机体止血与凝血系统病理变化的重要指标。①APTT延长多见于内源系统因子先天性缺乏，如血友病，凝血因子Ⅷ、Ⅸ、Ⅶ缺乏症，严重的凝血因子Ⅴ、Ⅹ减少或凝血酶原和纤维蛋白原缺乏。内源系统因子获得性缺乏或异常多见于肝病、弥散性血管内凝血、原发性或继发性纤溶亢进、血循环中抗凝物质存在、吸收障碍所致的维生素K缺乏等。②APPT缩短见于凝血因子Ⅷ、Ⅴ活性增高、弥散性血管内凝血高潮期、血栓性疾病、血小板增多症等。APTT异常在脑出血、弥散性血管内凝血中所占百分比高，其次为血液病、其他肝病、肝癌、高血压、脑梗死、心肌梗死等。

APTT测定的临床意义包括：①APTT测定是内源性凝血系统的过筛试验，特别是对血液病、弥散性血管内凝血、脑出血、肝病、急慢性感染、脑梗死、心肌梗死等病例的诊治很有临床意义。②是外科手术全筛查的主要检查项目之一，术前监测APTT，提前

采取一些预防措施，能有效减少术中出血和止血药物地使用，确保手术安全，减少并发症的发生。③APTT 测定可广泛用于普通肝素抗凝治疗监护中，一般认为 APTT 值维持正常对照的 1.5~2.5 倍为最佳效果。

药物对 APTT 检测结果的影响：临床上有很多药物影响凝血功能，如有些心血管患者，需长期服用抗凝药物，会影响 APTT 检测结果；如果血液中含有大剂量青霉素类药物，可使 APTT 明显延长；头孢哌酮等具有甲硫四氮唑环的侧链，具有与前凝血酶原相似的作用；阿司匹林、右旋糖酐、保泰松、水合氯醛、吲哚美辛具有抗凝作用从而影响凝血机制，使 APTT 延长；肝素、双香豆素、华法林可抑制凝血酶，从而影响检测结果。

(刘高峰)

mísànxìng xuèguǎnnèi níngxuè

弥散性血管内凝血 (disseminated intravascular coagulation, DIC)

在某些致病因子作用下凝血因子和血小板被激活，大量可溶性促凝物质入血，引起以凝血功能失常为主要特征的病理过程（或病理综合征）。又称消耗性凝血病，是抗凝药学实践中常见的一种严重凝血功能障碍的出血性综合征。

病因 主要包括：①妊娠并发症。②感染。③大量组织损伤，如大面积烧伤、严重的复合性外伤等。④恶性肿瘤。⑤心、肺、肾、肝等内脏疾患。⑥血液病。⑦外科手术。⑧急性中毒、大出血、酸中毒、溶血等。⑨其他，如中暑、过敏反应等。

临床表现 ①自发性出血。轻者可仅有少数皮肤出血点，重者可见广泛的皮肤、黏膜淤斑或

血肿，典型的为皮肤大片淤斑、内脏出血，创伤部位渗血不止。②血栓有关表现。包括皮肤血栓栓塞，包括指端、趾端、鼻尖、耳郭皮肤发绀，皮肤斑块状出血性坏死，干性坏死等；肾血栓形成，少尿、无尿、氮质血症等急性肾功能衰竭表现；肺血栓形成，呼吸困难、发绀、咯血、严重者可发生急性肺功能衰竭；胃肠道血栓形成，胃肠道出血、恶心、呕吐与下腹痛；脑血栓形成，烦躁、嗜睡、意识改变、昏迷、惊厥、脑神经麻痹及肢体瘫痪。③休克。表现为肢端发冷、青紫、少尿和血压下降。以血管内皮损伤引起的 DIC 较为多见。④溶血。因微血管病变，红细胞通过时遭受机械性损伤，变形破裂而发生溶血。⑤原发病症状。

治疗方法 ①消除病因及原发病的治疗。治疗原发病是治疗 DIC 的根本措施。②肝素抗凝治疗。肝素应用的指征包括：DIC 诊断明确，包括原发病或病因不能控制或去除时，作为 DIC 的对症治疗；如已证实发生 DIC 而准备去除病因时，为防止术中或术后促凝物质进入血循环而加重 DIC，也可短期适当使用；当准备应用纤维蛋白溶解抑制剂或补充凝血物质时，如有促凝物质已在血液中发挥作用，也应先用肝素，后给抗纤溶药物、输血及纤维蛋白原等。③抗血小板聚集治疗。常用药物有双嘧达莫、阿司匹林，两者合用则需减少剂量。④补充血小板及凝血因子。在未用肝素前输血或给纤维蛋白原时，可为微血栓提供凝血的基质，促进 DIC 的发展；但如凝血因子过低时，应用肝素可加重出血，应当输血（最好用鲜血）或补充纤维蛋白原。⑤使用抗纤溶药物。在

对 DIC 治疗的后期，因继发性纤溶成为出血的主要矛盾时，则可适当应用抗纤溶药物，这类药物应在足量肝素治疗下应用，常用氨基己酸、氨甲苯酸、氨甲环酸。⑥使用中药。常用的活血化瘀中药有复方丹参、川芎嗪、参附注射液等，对治疗 DIC 有一定疗效。

(刘高峰)

níngxuè yīnzǐ

凝血因子 (coagulation factor)

血浆和组织中直接参与凝血的物质。它们在血管出血时被激活，和血小板粘连在一起补塞血管上的漏口，该过程称为凝血。多数凝血因子在肝脏合成，且需维生素 K 参与。肝功能损伤或维生素 K 缺乏均可能引起凝血因子缺乏，造成出血倾向。亦有因遗传性原因引起凝血因子缺乏者。是抗凝药学实践中涉及的一种物质。主要凝血因子见表。

命名 按照国际命名法，用罗马数字按发现次序编号的有 12 种：凝血因子 I、II、III、IV、V、VII、VIII、IX、X、XI、XII、XIII。此外，还有前激肽释放酶、激肽释放酶，以及来自血小板的磷脂等。凝血因子 XIII 以后被发现的凝血因子，经多年验证，认为对凝血功能无决定性影响，不再列入凝血因子的编号。凝血因子 VI 是活化的第五因子，已被取消。除钙离子（Ca^{2+}）与磷脂外，其余已知因子都是蛋白质，多具有酶的特性，在血液中处于无活性状态，以保持血液的液体性，只有被激活后才有凝血作用，通常于因子名称后加"a"，以示其为活化状态，如 II → II a。

相关疾病 因血浆中某一凝血因子缺乏造成凝血障碍并引起出血的病症称为凝血因子缺乏性疾病，分为遗传性凝血因子缺乏

表　凝血因子一览表

凝血因子	同义名	凝血因子	同义名
I	纤维蛋白原（fibrinogen）	VIII	抗血友病因子（antihemophilic factor，AHF）
II	凝血酶原（prothrombin）	IX	血浆凝血激酶（plasma thromboplastin component，PTC）
III	组织凝血激酶（tissue thromboplastin）	X	凝血酶原激酶原（stuart-power factor）
IV	钙离子（calcium ion）	XI	血浆凝血激酶前质（plasma thromboplastin antecedent，PTA）
V	前加速素（proaccelerin）	XII	接触因子（Hageman factor）
VII	前转变素（proconvertin）	XIII	纤维蛋白稳定因子（fibrin-stabilizing factor）

性疾病和获得性凝血因子缺乏性疾病两大类。血友病（hemophilia）是遗传性凝血因子缺乏性疾病中最常见的一种，是一组遗传性凝血因子VIII和IX基因缺乏、基因突变、基因缺失、基因插入等导致的患者凝血功能发生障碍所引起的严重遗传性出血性疾病。主要包括 A 型血友病（甲型、因子VIII缺乏症）、B 型血友病（乙型、因子IX缺乏症）和因子XI缺乏症（曾称血友病丙型）。A 型和 B 型血友病为性连锁（伴性）隐性遗传。血友病的治疗方法主要包括局部止血、替代疗法、药物辅助疗法等。

相关药物　有的凝血因子已被提取、合成为药品供临床使用。①人纤维蛋白原。可用于先天性纤维蛋白原减少或缺乏症及获得性纤维蛋白原减少症。②人凝血酶原复合物。主要成分为人凝血因子II、VII、IX、X，用于治疗先天性和获得性凝血因子II、VII、IX、X 缺乏症（单独或联合缺乏）。③重组人凝血因子IX。用于控制和预防 B 型血友病患者的出血。④人凝血因子VIII。对缺乏人凝血因子VIII所致的凝血功能障碍具有纠正作用，主要用于防治 A 型血友病和获得性凝血因子VIII缺乏而致的出血症状及这类患者的手术出血治疗。

（刘高峰）

wéishēngsù K yīlàixìng níngxuè yīnzǐ
维生素 K 依赖性凝血因子（vitamin K-dependent blood coagulation factors）　需要维生素 K 参与形成的凝血因子。包括第 II、VII、IX、X 因子及蛋白 C、S、Z。正常情况下肝脏的羧化酶将这些凝血因子羧化而使其获得凝血活性，血液中这几种凝血因子减少，会出现凝血迟缓和出血病症。维生素 K 是具有抗出血活性的一组化合物，是 2-甲基-1,4-萘醌及其衍生物的总称，是血液凝固中必备的蛋白质，包括维生素 K_1、维生素 K_2、维生素 K_3，为活性凝血因子 II、VII、IX 和 X 在肝脏内合成必不可少的物质。在这些血浆凝血因子合成过程中，维生素 K 作为一种辅因子而发挥作用，缺乏维生素 K 时会使凝血时间延长和引起出血病症。

维生素 K 摄入减少、吸收不良、代谢异常、合成障碍或利用障碍均会导致维生素 K 依赖性凝血因子活性降低，出现凝血障碍。常见原因为：①摄入减少。新生儿维生素 K 缺乏，母乳喂养儿更易见，称之为维生素 K 缺乏性出血或迟发性维生素 K 缺乏症。②肝功能异常造成凝血因子合成障碍。肝炎后肝硬化、原发性胆汁淤积性肝硬化、原发性肝癌、急性重型肝炎等均可影响凝血因子 II、VII、IX、X 的合成而导致

出血。③一些疾病导致的维生素 K 吸收不良。完全阻塞性黄疸、胆道手术后引流或瘘管形成，均可引起胆盐缺乏，导致维生素 K 吸收不良。④药物影响维生素 K 代谢。头孢类抗生素（头孢哌酮、头孢孟多等）、华法林、水杨酸盐、利福平、异烟肼和巴比妥类等药物均可诱发维生素 K 缺乏，维生素 E 过量可拮抗维生素 K，从而延长凝血酶原时间。

维生素 K 依赖性凝血因子缺乏的患者，在临床上可有出血倾向，表现为皮肤淤点或淤斑、鼻出血、牙龈出血，但出血的程度一般较轻，在外伤和手术伤口部位可有渗血，此外可有血尿、月经过多、胃肠道出血等。

维生素 K 依赖性凝血因子缺乏所致疾病的用药原则：①轻症维生素 K 缺乏症病例，以补充维生素 K 及输血为主。②维生素 K 缺乏合并颅内出血急性期，以止血、输血、营养支援疗法、对症处理治疗。③恢复期及后遗症期，以营养脑细胞为主，加强功能锻炼。维生素 K 缺乏的治疗效果取决于出血的严重程度和基础疾病状态。最有效的治疗方法就是外源补充维生素 K。需要注意注射部位可能会出现血肿。危及生命的出血，需要首先补充新鲜冰冻血浆，然后再予以维生素 K 治疗。

（刘高峰）

xuèjiāng D-èrjùtǐ

血浆 D-二聚体 (plasma D-dimmer)

纤维蛋白单体经与活化因子ⅩⅢ交联后，再经纤溶酶水解所产生的可作为纤溶过程标志物的特异性降解产物。来源于纤溶酶溶解的交联纤维蛋白凝块，主要反映纤维蛋白溶解功能，其含量变化可作为体内高凝状态和原发性与继发性纤溶鉴别的可靠指标，也可作为溶栓治疗有效性的观察指标。其正常范围为：定性为阴性；定量为<200μg/L。是抗凝药学实践中常需要进行检测的一项指标。

血浆 D-二聚体的检测方法：主要有乳胶凝集法、酶联免疫吸附法、胶体金免疫渗滤法等。

血浆 D-二聚体的临床意义：血浆 D-二聚体增高或阳性见于继发性纤维蛋白溶解功能亢进，如高凝状态、弥散性血管内凝血、肾脏疾病、器官移植排斥反应、溶栓治疗等。只要机体血管内有活化的血栓形成及纤维溶解活动，D-二聚体就会升高。心肌梗死、脑梗死、肺栓塞、静脉血栓形成、手术、肿瘤、弥散性血管内凝血、感染及组织坏死等均可导致 D-二聚体升高。特别是老年人及住院患者，因患菌血症等疾病易引起凝血异常而导致 D-二聚体升高。

血浆 D-二聚体检测的临床应用：检测血浆 D-二聚体含量对疾病的诊断、疗效判定及预后评估等方面有重要临床意义，因此在临床上应用广泛。①疾病诊断及预后判断。包括深静脉血栓、肺栓塞、弥散性血管内凝血、脑梗死和心肌梗死等心脑血管疾病、恶性血液病、恶性肿瘤、妊娠高血压综合征、新生儿窒息等。此外，在 2 型糖尿病、急性重症型胰腺炎、系统性红斑狼疮、类风湿关节炎、脓毒血症等疾病及创伤后 D-二聚体都呈升高变化，且含量一般随病情严重程度及治疗情况发生相应变化，故动态监测 D-二聚体更有价值。②在溶栓治疗中的应用。D-二聚体作为溶栓治疗有效性的观察指标，若体内凝血与纤维蛋白溶解失衡加剧，病情加重，D-二聚体进行性升高，并在较长时间维持高水平状态；随着体内凝血与纤维蛋白溶解失衡改善，病情趋于稳定，D-二聚体水平也逐渐降低。患者早期溶栓治疗时，如已达到疗效，则 D-二聚体水平迅速升高但很快下降，若 D-二聚体水平仍维持在高水平，则提示药物用量不够，因此动态检测血浆 D-二聚体水平可作为判定缺血性血栓疾病治疗效果及预后的客观指标。

(刘高峰)

quánxuè niándù cèdìng

全血黏度测定 (blood viscosity determination)

应用黏度计测定全血黏度的过程。全血黏度是指血液流动时，邻近两层平行流体层互相位移时的摩擦而形成的阻力。全血黏度是血浆黏度、血细胞比容、红细胞变形性和聚集能力、血小板和白细胞流变特性的综合表现，是反映血液流变学基本特征的参数，是反映血液黏滞程度的重要指标。血液黏度增高会引起血流阻力增加，使血流速度减慢，最后导致血流停滞，直接影响脏器血液供应，导致疾病。是抗凝药学实践中常需要检测的一项指标。

测定方法　清晨空腹静脉采血，采血时尽量缩短压脉带压迫的时间，可用肝素或乙二胺四乙酸二钾 (EDTA-K$_2$) 抗凝，置于室温下 4 小时内完成测定。参考值随仪器类型、测定方法和实验条件不同而有差异。

临床意义　全血黏度增高常见于：①血浆蛋白异常。如巨球蛋白血症、多发性骨髓瘤等疾病，这是由于血浆中异常蛋白质含量上升而导致的全血黏度增高。②红细胞数量增多。如真性红细胞增多症、肺心病、白血病、严重脱水等情况下的血液浓缩。③红细胞结构异常。如镰状细胞贫血、遗传性球形红细胞增多症、遗传性椭圆性红细胞增多症、异常血红蛋白血症等。④多个因素改变所致。如缺血性心脏病、高血压、脑血栓、糖尿病、外周动脉疾病和恶性肿瘤等疾病。

全血黏度降低常见于：①病理性低血黏度。主要是出血性疾病引起，如出血性脑中风、上消化道出血、功能性子宫出血等，是由于机体失血后组织内水分向血管内转移而使血液稀释导致，因此这类疾病又叫出血性低血黏征。另外尚有一些疾病，如各种贫血症、尿毒症、急性肝炎等，也表现有低血黏度，但这类血液黏度降低与出血无关，而与慢性消耗性病理过程有关，这类疾病叫非出血性低血黏征。②生理性低血黏综合征。其特点是血液黏度的降低出现于人体正常生理过程的某一阶段，如妇女在月经期以及妊娠期所见的血液黏度低下均属于此类型。

应用　多数心血管疾病患者的血液黏度均会有不同程度的升高，因此全血黏度的测定能为临床许多疾病，尤其是血栓前及血栓性疾病的鉴别诊断、疗效观察、预后判断等提供重要依据。冠心病、肺心病、动脉硬化、发绀型先天性心脏病等心血管疾病导致的血液黏度升高较为明显，急性心肌梗死的患者发病前血液黏度是正常人的 3~4 倍。脑血栓、脑出血的患者其血液黏度也高于正常人。因此，对于患有高血压和动脉硬化等心血管疾病的患者，定期测定其全血黏度，可有效监测疾病进展。冠心病发病后在治疗过程中，及时测定全血黏度，了解血液黏度有无降低，也是判断治疗措施和临床疗效的一项重要指标。

药物影响 临床上很多药物均能降低血液黏度，主要有以下几类：①溶栓剂，如尿激酶、阿替普酶等。②抗血小板聚集药，如阿司匹林、双嘧达莫等。③稀释血液的药物，如低分子右旋糖酐、706 代血浆等。④降血脂药，如辛伐他汀、洛伐他汀等。⑤中药制剂（主要为活血化瘀药），如丹参、川芎、三七、葛根素等药材的制剂。这些药物通过各种途径降低血液黏度，均会影响全血黏度测定结果。

（刘高峰）

kàngníng zhìliáo fēngxiǎn pínggū

抗凝治疗风险评估（risk assessment of anticoagulant therapy）

在抗凝治疗前，为排除抗凝禁忌以及确定抗凝治疗方案而对患者进行的出血风险评估。抗凝治疗可有效预防深静脉血栓形成及肺栓塞，对进展性卒中可阻止血管内栓子的传播并能保持侧支循环血供，能较安全有效地降低心源性栓塞风险高危人群的卒中及其他血管事件的发生率等，但抗凝治疗所带来的出血风险不容忽视，对心血管病患者的出血风险评估是在抗凝药学实践中决定抗凝治疗策略的重要内容之一。

相关因素 抗凝是把"双刃剑"，其抗凝作用越强，则出血风险也可能越大。因此，抗凝治疗

的获益风险评估有其特殊性，即关注药效的同时还需关注药效本身带来的风险。在评估抗凝治疗的出血风险时，需考虑的因素有治疗相关因素和人群相关因素两个方面。

治疗相关因素 ①抗凝治疗时间。一般来说，出血风险随抗凝治疗时间的延长而增加，但也有例外，如口服华法林治疗的最初 3~6 个月内出血风险最大。②抗凝治疗强度。如口服华法林患者的国际标准化比值在 2.0~3.0 范围内时最安全，如果国际标准化比值>4.5 则出血风险显著增加；普通肝素和低分子肝素在推荐剂量和轻度过量剂量范围内对出血风险没有影响，只在严重过量时大出血的概率才会明显上升。③抗凝治疗监测。良好的监测是合理用药并预防出血的重要手段，临床上能够监测的抗凝药物主要包括香豆素类和普通肝素。低分子肝素及其衍生物、凝血因子Ⅱa（凝血酶）直接抑制剂和凝血因子Ⅹa 直接抑制剂等新型抗凝药物还缺乏简单、有效的实验室检测手段以实时监测其临床疗效和安全性。④抗凝药物转换。抗凝治疗过程中用一种抗凝药物代替另一种抗凝药物时，血液中药物浓度的变化可能增加出血。⑤抗凝药物种类。不同抗凝药物作用机制不同，出血风险也不同。例如，同样用于治疗急性静脉血栓栓塞，低分子肝素的出血风险显著低于普通肝素。⑥抗凝药物的临床使用条件。治疗不同疾病时，不同药物的出血风险不同。如低分子肝素与普通肝素相比，在静脉性疾病患者中出血率较低，但在急性冠脉综合征患者中出血率较高。

人群相关因素 ①年龄。对

所有抗凝药物来说，高龄都是出血的危险因素，高龄患者对抗凝药物的代谢清除速度减慢是导致出血增加的主要原因。②性别。女性在几乎所有的抗凝治疗方案中，出血风险都高于男性。③肾功能情况。很多抗凝药物经肾脏代谢，肾功能异常可导致抗凝药物蓄积，最终引起出血。④合并贫血。荟萃分析表明，患者入院时血红蛋白水平低与抗凝治疗时发生不良事件明显相关。⑤患者的个人背景和生活方式。包括受教育程度、依从性以及可能影响药物代谢的食物和饮酒情况等。⑥既往病史。包括大出血（特别是胃出血）史、缺血性卒中史、未控制的高血压、糖尿病、肿瘤、充血性心力衰竭、肝脏疾病等，进行抗凝治疗都会增加出血风险。⑦伴随治疗。抗凝治疗时合并使用抗血小板药物、非甾体抗炎药等都有可能增加出血风险。⑧低体重也是出血的高危因素之一。

在抗凝溶栓治疗前，排除溶栓抗凝禁忌并对患者进行出血风险的评估尤为重要，这样可最大限度地指导用药强度，从而减少出血并发症的发生。常用的出血风险评估表分别见表 1 和表 2。

表 1 门诊患者出血风险指数

危险因素	分值（分）
≥65 岁	1
脑卒中病史	1
胃肠出血病史	1
新近发生的心肌梗死、重度贫血、糖尿病、肾功能受损	1

注：低风险，0 分；中度风险，1 或 2 分；高风险，3 分或更多

肾功能受损定义为血清肌酐 > 133μmol/L，贫血定义为血细胞比容<30%

表2 沙伊尔满（Shireman）出血风险评估表

危险因素	分值（分）
贫血	86
嗜烟或嗜酒	71
新近发生出血	62
既往出血病史	58
≥70岁	49
女性	32
使用抗血小板药物（例如阿司匹林，氯吡格雷等）	32
糖尿病	27

注：低风险<108分；中度风险108~218分；高风险>218分

用表1进行的出血风险评估已被广泛使用，但在鉴别大出血的高风险患者上有局限性。表2可鉴别在出院90天内不同程度的大出血危险人群，但在计算上较复杂，且年龄局限于65岁以上。上述风险评估，在抗凝溶栓的过程中可作为患者治疗前的风险评估参考。

降低抗凝治疗风险的措施 ①患者在开始进行抗凝治疗前，应进行抗凝治疗风险性评估，并根据评估结果确定个体化抗凝治疗方案。②抗凝药物的使用初始及维持治疗时应采用规范的流程。③以规律的时间间隔系统地对抗凝患者进行凝血相关指标监测，以评估治疗潜在的副作用、再生的疾病、出血并发症、药物之间及与食物之间的相互作用，以及生活方式变化等，采取相应措施以避免抗凝治疗相关不良事件的发生。④患者在开始使用抗凝药物治疗之前需评估其凝血功能，用药后根据国际标准化比值监测值调整抗凝药物剂量。用药前和用药后的监测值都需记录在病历中。⑤对医务人员、患者及家属提供抗凝用药教育。⑥进行抗凝

药物之外的用药监护，关注其他药物对抗凝治疗可能产生的影响。⑦对患者的抗凝效果进行定期随访评估，使患者尽快达到稳定的抗凝强度，同时减少不良反应，保障患者用药安全有效。⑧定期评价抗凝治疗的安全性，采取措施改善抗凝治疗管理，并评估这些措施的有效性。准确评估患者的出血风险，选择合理有效的药物，定期规律地进行监测，及时快速的处理是在抗凝治疗过程中所要遵守的操作规程。

（刘高峰）

róngshuānjì

溶栓剂（fibrinolytic agents）使纤维蛋白溶酶原（又称纤溶酶原）转变为纤维蛋白溶酶（又称纤溶酶），通过降解纤维蛋白和纤维蛋白原而限制血栓增大和溶解血栓的药物。主要通过催化血栓的主要基质纤维蛋白水解或直接作用于纤维蛋白使其水解，最终达到使血管再通的目的。是抗凝药学实践中常用的抗凝药物。

根据溶栓剂的结构特点、疗效及副作用大小，可分为三代：①第一代溶栓剂。包括链激酶和尿激酶，溶栓效果较好，但缺乏对纤维蛋白的选择性，除了能激活血栓表面的纤溶酶原外，也能激活血浆中游离的纤溶酶原，由此可产生全身性出血的副作用。且链激酶重复使用有过敏反应。②第二代溶栓剂。以组织型纤溶酶原激活剂为代表，包括重组人组织型纤溶酶激活剂阿替普酶、阿尼普酶、葡激酶、重组葡激酶、重组链激酶、尿激酶原、蚓激酶、蛇毒溶栓酶原激活剂等。此类药物常与抗凝药物联合使用，具有一定的溶栓特异性，副作用相对较少。③第三代溶栓剂。主要是针对第一代和第二代溶栓剂使

用过程中出现的问题进行有针对性改进后的药物，主要代表药物有瑞替普酶、替奈普酶、兰替普酶、孟替普酶、靶向溶栓剂、嵌合体溶栓剂等。临床上表现为溶栓、开通快速，治愈率高，单次给药有效，使用方便，不需调整剂量，半衰期长等特点。

溶栓剂适应证：①深静脉、动脉血栓形成。②急性肺栓塞、慢性肺心病微血栓形成。③急性心肌梗死。④心房或心室有附壁血栓。⑤脑血栓形成。⑥肝、肾动脉血栓形成。⑦视网膜血栓闭塞性疾病。⑧弥散性血管内凝血。

溶栓剂禁忌证：①有止血、凝血障碍性疾病，如血液低凝状态及出血性疾患。②3个月内胃肠道有大出血者及空洞性肺结核病患者。③大手术后10天内、做脏器活检、大动脉、腰椎及腹腔穿刺者。④妊娠期及分娩后10天以内者。⑤广泛性创伤患者。⑥新近进行心肺复苏者。⑦严重的急性肝、肾功能不全者等。

用药时需要进行监护：①给予溶栓剂前应检查患者肝、肾功能，出凝血时间，凝血酶原时间，血小板凝集功能等，了解患者有无高血压病史，现血压情况，排除溶栓治疗的禁忌证。②溶栓治疗过程中应密切观察有无出血倾向，如观察患者有无头痛、呕吐、意识障碍等情况，以判断是否有颅内出血；观察皮肤、黏膜、牙龈有无出血点；静脉穿刺点有无渗血或出血；观察尿、粪颜色。③注意隐血试验、纤维蛋白原、尿常规的检验结果。

（刘高峰）

āsīpǐlín dǐkàng

阿司匹林抵抗（aspirin resistance, AR）在规律服用治疗剂量阿司匹林的情况下，仍有心脑

血管事件发生的现象。阿司匹林可减少高危患者发生心肌梗死、心源性猝死及脑卒中，可能在开始服用阿司匹林时即出现，也可能在服用一段时间（有效）后才出现。是抗凝药学实践中需要注意的一个问题。

阿司匹林抵抗分类：①Ⅰ型抵抗（药动学型），增加阿司匹林剂量时能够抑制血小板聚集。②Ⅱ型抵抗（药效学型），增加阿司匹林剂量不能抑制血小板聚集。③Ⅲ型抵抗（假性抵抗），口服或体外条件下加入阿司匹林，均无法抑制患者胶原诱导的血小板聚集。

阿司匹林抵抗产生的原因：①环氧化酶-2 的作用。②环氧化酶-1 单核苷酸多态性或基因突变。③血小板Ⅱb/Ⅲa 糖蛋白具有多态性。④红细胞诱导的血小板激活。⑤儿茶酚胺水平升高增加了血小板的聚集。⑥药物之间的相互作用。如非甾体抗炎药与阿司匹林联合应用可竞争性地抑制小剂量阿司匹林抑制血小板聚集的能力，削弱阿司匹林对心脑血管的保护作用；质子泵抑制剂有抑制胃酸的作用，增加黏膜酯酶活性而加强阿司匹林水解使其灭活，减少经胃肠道的阿司匹林吸收，导致产生部分阿司匹林抵抗。⑦合并有高脂血症。阿司匹林对同时患有高脂血症患者的心血管无保护作用。⑧其他因素。包括患者服药依从性差、剂量不合适、血小板更新加快、血小板对胶原敏感性增加和吸烟刺激血小板聚集等。

治疗阿司匹林抵抗最合理的途径是明确抵抗的原因，针对原因进行治疗，包括：①加大阿司匹林用量。②用氯吡格雷、噻氯匹定等新型抗血小板药取代阿司匹林。③新型抗血小板药与阿司匹林同时使用。④根据患者个体情况，制订个体化给药方案。

发生阿司匹林抵抗后，常会因增加阿司匹林剂量或联用其他抗血小板药物而引发不良反应，应给予相关药学监护。阿司匹林最受关注的不良反应是出血，主要是胃肠道出血，应密切关注患者有无胃肠不适，皮肤黏膜或牙龈出血，黑便及耳鸣、眩晕等症状。一旦出现上述症状，若能耐受可继续给药并密切关注有无症状加重，若不能耐受应立即停药或更换药物。

（刘高峰）

xīnxuèguǎn jíbìng zhìliáo yàoxué shíjiàn

心血管疾病治疗药学实践
（cardiology pharmacy practice）

临床药师参与心血管疾病患者临床药物治疗相关的实践活动，提供药学技术服务，发现和解决用药问题，促进药物合理使用的过程。目的是提高心血管疾病患者用药的依从性，保证药物合理使用，发挥最佳的药物治疗效果，并避免或减少用药有关的损害。是临床药师参加药物治疗学实践的一个领域。

心血管疾病发病率、复发率、致残率、死亡率高且并发症多，但知晓率、治疗率、控制率低，对健康危害极为严重，患者往往需要长期用药以控制病情。心血管疾病病种繁多，个体差异大，用药复杂，影响用药因素也多，临床药师参与心血管疾病患者的药物治疗实践，实施药学监护，对改善患者治疗效果和提高生存质量具有重要作用。

内容 心血管疾病，又称循环系统疾病，是一系列涉及循环系统的疾病，常见病种有高血压、冠心病、心绞痛、心律失常、心肌梗死、心力衰竭和高脂血症等。药师在心血管疾病治疗药学实践时，应针对不同患者不同病种，明确个性化的药物治疗方案，并给予相应的药学监护。①临床药师应熟悉心血管疾病的治疗原则、治疗方案和常用药物。如冠心病的药物治疗原则是抗凝、扩冠和降脂等；高血压的药物治疗原则是有效治疗和终身治疗、保护靶器官、平稳降压和联合用药等；心绞痛的药物治疗原则是扩张冠脉血管和周围血管、有效调节血脂、尽快终止发作和积极控制冠心病危险因素等。药师应熟悉常用药物的适应证、药动学特点、不良反应、用药注意事项和药物相互作用等，以便能够在药学实践中发现和解决用药相关问题。②参与患者药物治疗相关医疗活动的全过程，参与日常性查房、病例讨论、会诊，并对药物治疗提出意见或建议。如冠心病患者采用经皮冠状动脉介入治疗时，药师应特别关注患者在治疗过程中可能发生的用药问题，介入治疗过程中将使用静脉注射用含碘造影剂如碘海醇等，可导致短暂性肾功能不全，如患者同时合并糖尿病而口服降糖药二甲双胍，则易发生二甲双胍蓄积而致乳酸性酸中毒，故应在检查前48小时至检查后48小时内停止使用二甲双胍，在检查48小时后，如肾功能检查结果正常，方可恢复使用二甲双胍。③根据患者具体情况，对重点患者实施药学监护。如危重患者、合并用药种类多或使用的药品易发生较严重不良反应的患者，应用药物治疗窗窄的患者，用药依从性差的患者，过敏体质患者等。④开展治疗药物监护，制订个体化给药方案。如很多心血管疾病患者都有不同程度的高血压，而降压药物种类繁多，患者个体差异大，因此，药师应结合不同药物的特点和患者的具体病情协助医师遴选适宜的降压药物。⑤审核处方，把关医师用药医嘱的适宜性，包括所用药物与疾病诊断是否相符，有无禁忌证，药物间是否存在相互作用等。⑥药师应关注护士的相关药物治疗工作，如给药方法、给药时间、输液配制后的放置时间、药物稳定性等，并给予相应的合理用药指导。⑦指导患者合理用药，对药物的用法用量、疗程、注意事项等方面进行详细的指导与教育。如利尿剂呋塞米与食物同用可降低生物利用度，宜空腹服用；缓释制剂一般不能掰开服用；服用葡萄柚汁可使辛伐他汀、阿托伐他汀血药浓度升高，应避免同时服用等。

方法 ①通过与医务人员、患者沟通，建立良好的交流平台。②参加临床查房，了解患者病情变化和身体状况，观察患者在用药过程中出现的症状，区分症状与疾病或用药的相关性，如使用血管紧张素转化酶抑制剂期间出现不明原因干咳，在使用噻嗪类利尿剂的开始阶段或增加剂量时出现血钾浓度变化等。③在掌握患者病情和监测结果的基础上，协助医师制订个体化用药方案，如在使用易发生相互作用且治疗窗窄的药物（如地高辛、华法林等）时，应根据合并用药情况及血药浓度测定结果调整剂量，提供个体化给药指导，同时观察是否发生药物中毒现象。在应用阿司匹林和氯吡格雷双联抗血小板治疗时，有消化道出血的风险，此时在选择质子泵抑制剂时，宜选用泮托拉唑，而不选用与氯吡

格雷可发生药物相互作用的奥美拉唑。④通过药学查房，开展药学监护，主要监测药物的疗效和不良反应，并对患者进行必要的指导和教育等。如用硝酸甘油、硝普钠等扩血管药，不良反应为心律失常、直立性低血压、头痛、头晕、皮疹等症状，应严密监测患者血压、脉搏的变化，避免血压过低而出现头晕、恶心等症状。⑤为患者建立用药档案，即药历，完整记录患者住院期间用药及相关情况，对用药方案合理性进行分析，包括用药指征、用法用量、配伍禁忌、药物相互作用、不良反应等。⑥对患者进行出院用药指导、健康宣教。如鼓励患者调整饮食和运动方式，制订随访计划，确保患者出院后的药物治疗效果和用药安全，保障生活质量。

与心血管疾病临床医学实践区别 心血管疾病药学实践与心血管疾病临床医学实践不同，后者侧重于心血管疾病的诊断和治疗，而心血管疾病药学实践是临床药师利用药学专业优势，为医护患提供全方位多角度的药学技术服务，包括协助医师制订合理的用药方案，特别是制订个体化给药方案，把关用药的适宜性，针对心血管疾病患者通常病情复杂、用药依从性差、需长期用药、治疗药物多样等特点，重点关注药物选择的合理性和联合用药的相互作用等问题，以及对于患者的药学监护和用药指导，提高患者用药的依从性，保障患者用药安全合理，改善患者的药物治疗结果，提高患者生活质量。

(刘高峰)

yàoyuánxìng Q-T jiānqī yáncháng

药源性 Q-T 间期延长（drug-induced Q-T interval prolongation）

药物使用过程中，通过各种途

径诱发的在心电图上表现为 Q-T 间期延长的罕见不良反应。Q-T 间期是 QRS 波群的起点至 T 波终点的时间，代表心室除极和复极全过程所需的时间。其长短与心率快慢密切相关，心率越快，Q-T 间期越短，反之则越长。心率在 60～100 次/分时，Q-T 间期正常范围是 0.32～0.44 秒，当超过 0.44 秒时，则认为 Q-T 间期延长。间期延长严重时易引发尖端扭转型室性心动过速，可进展为心室颤动和猝死。临床上多种药物可引起 Q-T 间期延长，在心血管疾病治疗药学实践中加强对这些药物的认识和用药指导，对提高临床合理安全用药，降低猝死的发生率有重要意义。

相关药物 ①抗心律失常药物。包括胺碘酮、奎尼丁、丙吡胺、普鲁卡因胺、溴苄胺、氟卡尼、索他洛尔、多非利特、依布利特等。其中胺碘酮抗心律失常机制为抑制心肌细胞内钾离子外流，与引起低血钾的药物及其他延长 Q-T 间期的药物同时使用时，可加大其延长 Q-T 间期的副作用。奎尼丁、丙吡胺和普鲁卡因胺等钠钾通道阻滞剂以及钾通道阻滞剂如索他洛尔、多非利特、依布利特等，虽可延长 Q-T 间期，但致尖端扭转型室性心动过速的概率小。②抗抑郁药。包括阿米替林、丙咪嗪、氟西汀、多塞平和氯米帕明等。阿米替林与丙咪嗪阻断心脏神经细胞摄取去甲肾上腺素，使心肌缺乏去甲肾上腺素，导致 Q-T 间期延长，可诱发尖端扭转型室性心动过速；氟西汀阻断钠离子通道，增强短暂钾离子外流，缩短动作电位时间，产生心室肌内复极化离散和多发折返而致 Q-T 间期延长。③抗组胺药。包括阿司咪唑、阿伐斯汀、氯雷

他定、特非那定、西替利嗪等，主要机制是抑制整流钾电流离子通道，使心室肌细胞动作电位时间延长，导致 Q-T 间期延长。④抗感染药。包括大环内酯类药物、喹诺酮类药物、抗真菌药。大环内酯类药物包括红霉素、阿奇霉素、罗红霉素和克拉霉素等，主要是抑制整流钾电流离子通道，使动作电位时间延长，导致 Q-T 间期延长，呈浓度依赖性。当存在电解质紊乱、心功能不全、肝肾功能障碍时更易发生。喹诺酮类药物通过阻滞心肌细胞中钾离子外流来抑制整流钾电流离子通道，延迟心脏再极化，延长 Q-T 间期，进而出现非持续性尖端扭转型室性心动过速。其中莫西沙星诱发 Q-T 间期延长的危险性最大，相对安全的药物包括氧氟沙星和环丙沙星，其次为左氧氟沙星。抗真菌药如酮康唑、咪康唑、克霉唑可抑制肝细胞色素 P_{450} 酶，当与需要经过该酶代谢的药物如特非那定、红霉素、克拉霉素、罗红霉素、西沙比利等合用时，会引起这些药物体内浓度过高，引起 Q-T 间期延长。⑤抗精神病药。包括氯丙嗪、氟哌啶醇、奋乃静等。氯丙嗪主要作用于钠离子通道，而氟哌啶醇通过阻断心肌细胞上快速延迟性整流钾电流离子通道引发 Q-T 间期延长。间期延长多发生于口服或静脉超量应用时。⑥抗肿瘤药。三氧化二砷，砷中毒的心脏毒性包括 QRS 波群复杂性增宽、Q-T 间期延长等。⑦胃肠系统药。包括西沙必利、奥曲肽、多拉司琼等。⑧其他类药物。包括替扎尼定、肾上腺素、他克莫司、美沙特罗等。

药学监护 ①由药物引起的 Q-T 间期延长，可引发多形性室性心动过速或尖端扭转型室性心动过速，导致的心室扑动或颤动比较罕见，但其为致命性心律失常，容易引起心源性猝死。因此在临床用药中，对需要使用致 Q-T 间期延长药物的患者，应制订合理的药物治疗方案，避免发生尖端扭转型室性心动过速。②注重引起 Q-T 间期延长的危险因素，避免联合使用易致 Q-T 间期延长的药物，避免与抑制细胞色素 P_{450} 酶活性的药物合用。③根据患者所用药物引起 Q-T 间期延长的严重程度，必要时进行心电监测，重视测量 Q-T 间期，做到早发现、早处理。

（刘高峰）

chōngxuèxìng xīnlìshuāijié yàowù zhìliáo

充血性心力衰竭药物治疗
（pharmacotherapy of congestive heart failure） 应用药物对充血性心力衰竭患者进行的治疗。充血性心力衰竭（congestive heart failure，CHF）是指心脏由于收缩和舒张功能严重低下或负荷过重，使泵血明显减少，不能满足全身代谢需要而产生的临床综合征，出现动脉系统供血不足和静脉系统淤血甚至水肿，伴有神经内分泌系统激活的表现。在心血管疾病治疗药学实践中，药物治疗的要点是：增强心肌收缩力，但不增加心肌耗氧量；减轻心脏负荷；延缓心室重塑和心肌细胞凋亡。

治疗药物 根据药物的作用和作用机制，可分为六类。

肾素-血管紧张素-醛固酮系统抑制药 ①血管紧张素转化酶抑制剂。拮抗循环及局部组织中血管紧张素Ⅱ的生成，对抗心室重构，改善不良的血流动力学效应，降低交感神经活性，既能消除或缓解充血性心力衰竭症状、提高运动耐力、改进生活质量，防止和逆转心肌肥厚、降低病死率，还可延缓尚未出现症状的早期心功能不全的进展，延缓心力衰竭的发生。血管紧张素转化酶抑制剂与利尿剂一起作为治疗心力衰竭的一线用药广泛用于临床。该类药物有卡托普利、依那普利、赖诺普利、福辛普利等。②血管紧张素Ⅱ受体阻滞剂。直接阻断血管紧张素Ⅱ与其受体结合，发挥拮抗作用，预防及逆转心血管重构。常作为血管紧张素转化酶抑制剂不耐受者的替代品。该类药物有氯沙坦、缬沙坦、坎地沙坦等。③醛固酮拮抗药。能防止左室肥厚时心肌间质纤维化，改善血流动力学及临床症状。该类药物有螺内酯等。充血性心力衰竭时单用螺内酯作用较弱，与血管紧张素转化酶抑制剂合用效果更佳。

利尿剂 促进钠、水排泄，减少循环血容量，消除或缓解静脉淤血及其引发的肺水肿和外周水肿，改善心功能，缓解气促。作为一线用药广泛用于各种心衰的治疗。常用氢氯噻嗪、呋塞米等。

β受体阻滞剂 有减慢心率和降低心肌耗氧量的作用，且拮抗交感神经活性，有抗心律失常与抗心肌缺血作用。被推荐为治疗慢性心力衰竭的常规用药。有美托洛尔、比索洛尔等。

扩血管药 能迅速扩张容量血管和周围阻力血管而降低心脏的前、后负荷，增加每搏量，降低心室充盈压，改善急性心衰症状。该类药物有硝酸甘油、硝酸异山梨酯、单硝酸异山梨酯、硝普钠、肼屈嗪等，其中硝普钠静脉滴注后 2~5 分钟见效，可快速控制危急的充血性心力衰竭，适用于急性肺水肿、高血压危象等危重病例。

强心苷类药 能增加衰竭心肌收缩力，增加心输出量，减慢心率，直接收缩血管平滑肌，使外周阻力上升。该类药物有地高辛和毒毛花苷 K 等。多用于以收缩功能障碍为主，对利尿剂、血管紧张素转化酶抑制剂和 β 受体阻滞剂疗效欠佳者。

非苷类正性肌力药 能增强心肌收缩力，增加心输出量，降低外周阻力，提高运动耐力，改善充血性心力衰竭症状。该类药物中多巴胺多用于急性心力衰竭；多巴酚丁胺用于对强心苷反应不佳的严重左室功能不全和心肌梗死后心功能不全者，但血压明显下降者不宜使用；米力农和氨力农主要用于心衰时短时间的支持疗法，尤其是对强心苷、利尿剂和扩血管药反应不佳的患者，临床仅供短期静脉给药治疗急性心力衰竭。

药学监护 充血性心力衰竭是一种心功能障碍所致的临床综合征，疾病发展呈进行性，是心血管疾病的主要死亡原因之一，合理的药物治疗对控制患者病情和改善患者生活质量有重要意义。扩血管药硝普钠不可与其他药物配伍，配制后 4 小时内使用，在静脉滴注时宜避光，溶液变色应立即停用，应使用输液泵控制滴速，其最主要的并发症是低血压，用药期间须严密监测血压。硝酸甘油应舌下含服，最常见的不良反应是直立性低血压，服用时应采取坐位，以免发生头晕而摔倒。单硝酸异山梨酯在使用初期可能会出现头痛，持续用药后症状消失。地高辛治疗窗窄，个体差异较大，若服用不当，极易发生中毒反应，且很多药物都可与地高辛发生相互作用，可引起地高辛血药浓度升高或降低，因此需联合用药时，应在血药浓度监测下经常调整用药剂量，制订合理的给药方案。

（刘高峰）

缺血性心脏病药物治疗
quēxuèxìng xīnzàngbìng yàowù zhìliáo
（pharmacotherapy of ischemic heart disease） 应用药物对患者缺血性心脏病进行的治疗。缺血性心脏病又称冠状动脉性心脏病，是由于冠状动脉发生器质性病变或功能性改变，导致冠状动脉血流减少引起的以心肌缺血为特征的一种疾病，包括急性、一过性和慢性病变。分为无症状性心肌缺血、心绞痛、心肌梗死、缺血性心肌病和猝死，是心血管疾病治疗药学实践中常见的危重疾病之一。

药物分类 根据作用机制主要分为三类。

抗心绞痛类药物 ①硝酸酯类药物。能扩张容量血管，较大剂量时扩张小动脉，扩张较大的冠状动脉分支，开放侧支循环，促进心肌血流重新分布，改善缺血区供血供氧，是防治心绞痛最常用的药物。包括硝酸甘油、硝酸异山梨酯、单硝酸异山梨酯等。舌下含服硝酸甘油能迅速缓解各种类型心绞痛；硝酸异山梨酯类药物作用及机制与硝酸甘油相似，但作用较弱，起效较慢，作用维持时间较长，口服用于心绞痛的预防和心肌梗死后心衰的长期治疗。②β 受体阻滞剂。可阻断 β 受体，抑制交感神经兴奋作用，改善心肌缺血区的供血供氧，改善缺血区代谢，减少心肌耗氧量。该类药物有普萘洛尔、阿替洛尔、美托洛尔、比索洛尔等，均可用于心绞痛，尤其是用于对硝酸酯类药物不敏感或疗效差的稳定性心绞痛，对伴有心律失常及高血压者尤为适用。③钙通道拮抗剂。可降低心肌耗氧量，舒张冠状血管，保护缺血心肌细胞，抑制血小板聚集。是预防和治疗心绞痛的常用药，特别是冠状动脉痉挛诱发的变异型心绞痛疗效最佳。该类药物有硝苯地平、维拉帕米、地尔硫草等。

抗心肌梗死药物 ①溶栓剂。主要用于急性心肌梗死，溶解梗死相关冠状动脉内的新鲜血栓，使冠脉再通。该类药物有链激酶、尿激酶、阿替普酶等。②抗凝血药。预防心肌梗死后的栓塞和溶栓后的再栓塞。该类药物有肝素、低分子量肝素、华法林等。③抗血小板聚集药。预防心肌梗死和梗死后的再梗死。该类药物有阿司匹林、噻氯匹定、氯吡格雷等。

调血脂药物 能调节脂质代谢，降低血清中过高的总胆固醇或甘油三酯和（或）升高过低的血清高密度脂蛋白胆固醇以改善血脂状况，防治动脉粥样硬化，稳定和缩小硬化斑块。该类药物有他汀类、贝特类、烟酸类、胆汁酸结合树脂类和多不饱和脂肪酸类药物等。

药学监护 β 受体阻滞剂、钙通道拮抗剂、长效硝酸酯类药物应作为抗心绞痛治疗的一线用药。心绞痛急性发作时，应立即休息，并舌下含服短效硝酸酯类药物；长期服用 β 受体阻滞剂有利于缺血性心脏病二级预防，若需停药时要先缓慢减量，切忌突然停药。急性心肌梗死症状发作后应尽早给予溶栓剂，以症状发作 6 小时内应用为最佳。使用抗凝血药物最常见的并发症是出血，因此在服药期间应注意自我监护，当出现便血等情况时应及时告知医师。合并消化性溃疡患者不宜使用阿司匹林。他汀类药物可引起肌病和肝损害，服药期间若有肌痛、肌无力、发热等症状，转氨酶持续升高超过正常值 3 倍以上，则应暂停服药。

（刘高峰）

gāoxuèyā yàowù zhìliáo

高血压药物治疗 （pharmacotherapy of hypertension）

使用降压药物对患者血压进行控制的治疗方法。对于收缩压 ≥ 160mmHg（1Pa = 0.0075mmHg）或舒张压 ≥ 100mmHg 的患者，以及收缩压在 140 ~ 150mmHg 或舒张压在 90 ~ 100mmHg，但出现靶器官损害、已诊断有心血管病、糖尿病或 10 年内冠心病危险 ≥ 15% 的患者，均需要维持其血压在正常水平，降低心脑血管疾病发病风险，预防或减轻靶器官损伤。这是心血管疾病治疗药学实践中患者最多的疾病之一。

高血压药物治疗中常用的降压药物主要包括五类：①利尿剂。②β 受体阻滞剂。③血管紧张素转化酶抑制剂。④血管紧张素 Ⅱ 受体阻滞剂。⑤钙通道阻滞药。

实现合理调控血压的目的，使用降压药物应当遵循相应的原则：①高血压药物治疗血压的控制目标为 140/90mmHg，合并糖尿病等其他危险因素的患者则应控制在 130/80mmHg。②遵循高血压阶梯疗法。高血压阶梯疗法是世界卫生组织提倡的治疗高血压的一种用药方法。首先从单一药物的小剂量开始使用降压药物，这一阶段称为第一阶梯，通常选用利尿剂、β 受体阻滞剂、血管紧张素转化酶抑制剂、血管紧张素 Ⅱ 受体阻断剂和钙通道拮抗剂中的一种，逐渐增加用药剂量并监测血压，直至降压效果达到控制目标。如第一阶梯疗法中所用药物足量后仍未能将血压控制在目标范围内，则加用第二种药物，称为第二阶梯疗法，常用的药物组合包括利尿剂+β 受体阻滞剂、利尿剂+钙通道拮抗剂、钙通道拮抗剂+β 受体阻滞剂、钙通道拮抗剂+血管紧张素转化酶抑制剂等。第三阶梯疗法是采用更多的药物联合治疗，常见组合包括利尿剂+钙通道拮抗剂+β 受体阻滞剂、利尿剂+β 受体阻滞剂+血管紧张素转化酶抑制剂、利尿剂+钙通道拮抗剂+血管紧张素转化酶抑制剂。第四阶梯疗法治疗的高血压，通常为重型高血压、顽固性高血压，常在第三阶梯基础上，再加呱乙啶、长压啶等药物。③优先选用降压药物的长效制剂。使用降压药物的短效制剂会导致血压波动大，增加靶器官的损伤和不良反应发生的风险。长效制剂能维持 24 小时降压效果，血压波动小，交感神经不被激动，能够有效避免清晨血压急剧升高，从而起到平稳降压和保护靶器官的作用，减少心脑血管疾病发生的危险，提高患者治疗的依从性。④个体化给药。根据患者具体情况和耐受性及个人意愿或长期承受能力，选择适合患者的降压药物。

（刘高峰）

xīnlǜshīcháng yàowù zhìliáo

心律失常药物治疗 （pharmacotherapy of arrhythmia）

应用药物对患者心律失常进行的治疗。是心血管疾病治疗药学实践中的主要必备专业能力之一。心律失常指心脏电活动的频率、节律、起源部位、传导速度或激动次序的异常，按其发生原理分为冲动形成异常和冲动传导异常。其治疗原则是：降低自律性、减少后除极、消除折返。

根据药物的主要作用通道和电生理特点，可将抗心律失常药物分为四大类。

钠通道阻滞药 分为三个亚类，即 Ⅰa、Ⅰb、Ⅰc。①Ⅰa 类：适度阻滞钠通道，不同程度地抑制心肌细胞膜 K^+、Ca^{2+} 的通透性，以延长有效不应期更为显著。该类药物有奎尼丁和普鲁卡因胺，为广谱抗心律失常药，适用于心房纤颤、心房扑动、室上性和室性心动过速的转复和预防，以及频发室上性和室性期前收缩的治疗。②Ⅰb 类：轻度阻滞钠通道，降低自律性，促进 K^+ 外流，相对延长有效不应期。该类药物有利多卡因、苯妥英和美西律等。利多卡因主要用于室性心动过速或心室纤颤等室性心律失常。苯妥英亦主要用于室性心律失常，但疗效不如利多卡因。美西律用于室性心律失常，特别对心肌梗死后急性室性心律失常有效。③Ⅰc 类：明显阻滞钠通道，减慢传导性的作用最为明显。该类药物有普罗帕酮、氟卡尼等。普罗帕酮适用于室上性和室性期前收缩、室上性和室性心动过速、伴发心动过速和心房颤动的预激综合征。氟卡尼可用于室上性和室性心律失常。

β 受体阻滞剂 阻断肾上腺素能神经对心肌 β 受体的效应，降低自律性，减慢传导性。该类药物有普萘洛尔、美托洛尔、比索洛尔、阿替洛尔和艾司洛尔等，主要用于室上性心律失常的治疗。

延长动作电位时程药 抑制多种钾电流外流，延长动作电位时程和有效不应期。该类药物有胺碘酮、索他洛尔、多非利特等。胺碘酮为广谱抗心律失常药，对心房扑动、心房颤动、室上性心动过速和室性心动过速都有效。

钙通道拮抗剂 抑制 L-型钙

电流，降低窦房结自律性，减慢房室结传导性。该类药物有维拉帕米和地尔硫䓬。维拉帕米为阵发性室上性心动过速首选药。

心律失常药物治疗一般以口服为主，急性发作则采用静脉用药。一般原则为根据心律失常的发生机制选择作用针对性强、疗效明显而不良反应小的药物。抗心律失常药物有时也可引起或加重心律失常，称为致心律失常作用，其表现为原有的心律失常发作频率增加、以前非持续性心动过速变成持续性心动过速，甚至变成不间断性心动过速，以及诱发新的心律失常等。因此，临床应用抗心律失常药时应更加慎重。

（刘高峰）

gāozhīxuèzhèng yàowù zhìliáo

高脂血症药物治疗（pharmacotherapy of hyperlipidemia）在改善生活方式的基础上，根据血脂异常的类型及其治疗需要达到的目标，选择合适的调脂药物以降低血液中的胆固醇/甘油三酯的治疗。高血脂是引起脑卒中、冠心病、心肌梗死、心脏猝死独立而重要的危险因素，积极的降血脂治疗可显著减少心血管疾病的发病率和死亡率，而药物治疗是心血管疾病治疗药学实践中控制高脂血症的有效方法。

血脂是血浆或血清中所含的脂类，包括胆固醇、甘油三酯、磷脂和游离脂肪酸等。胆固醇又分为胆固醇脂和游离胆固醇，两者相加为总胆固醇。血脂与载脂蛋白结合形成脂蛋白，分为乳糜微粒、极低密度脂蛋白、低密度脂蛋白和高密度脂蛋白。某些血脂或脂蛋白高出正常范围则称为高脂血症。与临床密切相关的血脂主要是总胆固醇和甘油三酯。

高脂血症的临床分型有四类：①高胆固醇血症，血清总胆固醇水平增高。②高甘油三酯血症，血清甘油三酯水平增高。③混合型高脂血症，血清总胆固醇与甘油三酯水平均增高。④低高密度脂蛋白血症，血清高密度脂蛋白胆固醇水平减低。

治疗高脂血症的药物可以分为两类，第一类是降低总胆固醇和低密度脂蛋白的药物，代表性药物有：①他汀类，包括阿托伐他汀、普伐他汀、洛伐他汀、辛伐他汀、氟伐他汀等。②胆汁酸结合树脂，包括考来烯胺、考来替泊等，该类药物用药剂量较大且胃肠不良反应发生率较高。③胆固醇吸收抑制剂，包括依折麦布等。第二类为降低甘油三酯及极低密度脂蛋白的药物，代表性药物有：①贝特类，包括苯扎贝特、吉非贝特、非诺贝特等。②烟酸类，包括烟酸、阿昔莫司等。③多烯脂肪酸，又称多不饱和脂肪酸类。ω-3型多烯脂肪酸主要来自海洋生物，ω-6型多烯脂肪酸主要来源于植物油，常用月见草油、亚油酸。

药学监护：调血脂药物应在患者严格进行了3~6个月饮食治疗和运动疗法后血脂水平仍高于正常的情况下才进行服用。药物治疗开始后4~8周复查血脂、转氨酶及肌酸激酶，血脂如能达到目标值，可改为6~12个月复查1次；若仍未达标，则调整药物种类、剂量或联合治疗，再经4~8周复查，达标后延长为每6~12个月复查1次，同时患者需长期坚持服药和治疗性生活方式改变。他汀类药物可引起肌病，包括肌痛、肌炎和横纹肌溶解，服药期间患者若有肌痛、肌无力、乏力及发热等症状，谷草转氨酶（丙氨酸转氨酶）超过正常上限3倍，血肌酸激酶升高超过正常上限5倍，则应暂停服药。

（刘高峰）

xīnxuèguǎn wēixiǎnxìng fēncéng

心血管危险性分层（cardiovascular risk stratification）根据患者血压水平、其他危险因素、靶器官损害和已患相关疾病等指标对心血管疾病进行危险性分层，来评估患者病情严重程度的方法。是心血管疾病治疗药学实践工作中重要的患者评估方法。

影响因素　与心血管危险性分层有关的疾病包括心血管疾病相关危险因素、亚临床器官损害、糖尿病、确诊的心血管病或肾脏疾病等。

与心血管危险性分层有关的危险因素包括：①收缩压和舒张压水平。②脉压水平，尤其是老年患者。③年龄，男＞55岁，女＞65岁。④吸烟。⑤血脂异常。即总胆固醇＞5.18mmol/L（200mg/dl），或低密度脂蛋白胆固醇＞3.37mmol/L（130mg/dl），或男性高密度脂蛋白胆固醇＜1.04mmol/L（40mg/dl）、女性高密度脂蛋白胆固醇＜1.2mmol/L（46mg/dl），或甘油三酯＞1.7mmol/L（150mg/dl）。⑥空腹血糖5.6~6.9mmol/L（即102~125mg/dl）。⑦糖耐量试验异常。⑧腹型肥胖，即男性腰围＞90cm，女性腰围＞85cm。⑨早发心血管病家族史。"早发"指男＜55岁，女＜65岁。⑩缺乏体力活动。

与心血管危险性分层有关的亚临床器官损害：①心电图左室肥厚。即索科洛夫-莱昂（Sokolow-Lyon）指数＞38mm；康奈尔（Cornell）指数＞2440mm/ms。②超声心电图左室肥厚。即男性左心室质量指数≥125g/m²，女性左心室质量指数≥110g/m²。③颈动脉壁增厚（即颈动脉内膜中层厚度>0.9mm）或有斑块。④颈-股脉搏波速度>12m/s。⑤踝臂血压指数<0.9。⑥血浆肌酐轻度升高。即男性血浆肌酐为115~133μmol/L（1.3~1.5mg/dl），女性血浆肌酐为107~124μmol/L（1.2~1.4mg/dl）。⑦肾小球滤过率低，即肾小球滤过率<60ml/（min·1.73m²）或肌酐清除率低（<60ml/min）。⑧微量白蛋白尿（即30~300mg/24h）或男性白蛋白/肌酐值≥22mg/g肌酐、女性白蛋白/肌酐值≥31mg/g肌酐。

糖尿病诊断标准：重复测量的空腹血糖≥7.0mmol/L（126mg/dl）或重复测定的餐后血糖≥11.1mmol/L（200mg/dl）或随机血糖≥11.1mmol/L（200mg/dl）。

确诊的心血管病或肾脏疾病包括：①脑血管病，包括缺血性卒中、脑出血、一过性脑缺血发作。②心脏病，包括心肌梗死、心绞痛，冠状动脉血管再通术，心力衰竭。③肾脏疾病，包括糖尿病肾病、肾功能受损（男性血清肌酐>133μmol/L，女性血清肌酐>124μmol/L）、尿蛋白（>300mg/24h）。④周围血管疾病。⑤严重视网膜病变，包括出血或渗血，视盘水肿。

分层层次　对于心血管疾病高危人群或已患心血管疾病者，医师诊疗时需进行心血管危险性分层，可以分为很低危、低危、中危、高危和很高危共五个层次（表），根据分层结果对其进行健康教育和健康管理，提高预防意识和依从性，以及早期干预和早期治疗。

药学实践　对于已患心脑血管疾病、糖尿病、微量尿蛋白、单项危险明显升高者、中危男性者、高危者或很高危患者，可采取的措施包括：①非药物治疗。不吸烟；控制体重；中等量运动每天30分钟，且每周至少有5天进行运动；平衡膳食，饮食多样化，多吃蔬菜、水果、杂粮，适当吃鱼、瘦肉、低脂乳制品，用不饱和脂肪代替饱和脂肪，限盐。②药物治疗。中危男性者、高危者或很高危患者，或有靶器官损害患者，应开始药物治疗，但老年患者一般应结合其他情况综合判断决定药物治疗时机。药物治疗总体方案：血压>140/90mmHg时，药物降压治疗；总胆固醇>5mmol/低密度脂蛋白或低密度脂蛋白胆固醇≥3mmol/L，应降脂治疗（用他汀类药物）；有心脑血管疾病者服阿司匹林和他汀类药物；有糖尿病者用药物控制血糖。很

低危者、低危者、中危女性患者：保持良好的生活方式，定期重新评估总体危险。

（刘高峰）

gāoxuèyā wēixiǎnxìng fēncéng
高血压危险性分层（hypertension risk stratification）

根据血压水平、心血管危险因素、靶器官损害、临床并发症和糖尿病等因素，联合评估患者高血压严重程度的方法。是心血管疾病治疗药学实践工作中的患者评估方法之一。根据高血压危险性分层，可确定治疗时机、治疗策略，提高治疗效果，降低患者心脑血管事件的风险，具有重要临床意义。

影响因素　高血压危险性分层的影响因素包括心血管危险因素、靶器官损害、伴临床疾患等。

心血管危险因素　①高血压（1~3级）。②年龄，男性>55岁；女性>65岁。③吸烟。④糖耐量受损（餐后2小时血糖7.8~11.0mmol/L）和（或）空腹血糖异常（6.1~6.9mmol/L）。⑤血脂异常。即总胆固醇≥5.7mmol/L（220mg/dl）或低密度脂蛋白胆固醇>3.3mmol/L（130mg/dl）或高密度脂蛋白胆固醇<1.0mmol/L（40mg/dl）。⑥早发心血管病家族史。"早发"指一级亲属发病年龄<50岁。⑦腹型肥胖或肥胖。

表　心血管危险性分层

其他危险因素，亚器官损害或疾病	血压水平（mmHg）				
	正常（SBP120~129和DBP80~84）	正常高值（SBP130~139或DBP85~89）	1级高血压（SBP140~159或DBP90~99）	2级高血压（SBP160~179或DBP100~109）	3级高血压（SBP≥180或DBP≥110）
无其他危险因素	很低危	很低危	低危	中危	高危
1~2个危险因素	低危	低危	中危	中危	很高危
≥3个危险因素，MS，亚临床器官损害或糖尿病	中危	高危	高危	高危	很高危
确诊心血管或肾脏疾病	很高危	很高危	很高危	很高危	很高危

注：MS，代谢综合征（以糖代谢异常如糖尿病或糖调节受损、高血压、血脂异常、肥胖等多种主要疾病或危险因素在个体聚集为特征的一组临床症候群）；SBP，收缩压；DBP，舒张压

腹型肥胖指男性腰围≥90cm，女性腰围≥85cm。肥胖指体重指数（BMI）≥28kg/m²。⑧血同型半胱氨酸≥10μmol/L。

靶器官损害 ①左心室肥厚。心电图索科洛夫-莱昂（Sokolow-Lyon）指数>38mm或康奈尔（Cornell）指数>2440mm/ms；男性超声心动图左心室质量指数≥125g/m²，女性超声心动图左心室质量指数≥120g/m²。②颈动脉超声所得颈动脉内膜中层厚度≥0.9mm或动脉粥样斑块。③颈-股动脉脉搏波速度≥12m/s。④踝/臂血压指数<0.9。⑤估算的肾小球滤过率降低[<60ml/（min·1.73m²）]或血清肌酐轻度升高[男性：115~133mol/L（1.3~1.5mg/dl），女性：107~124mol/L（1.2~1.4mg/dl）]。⑥微量白蛋白尿（30~300mg/24h）或白蛋白/肌酐比≥30mg/g（3.5mg/mmol）。

伴临床疾患 ①脑血管病。包括脑出血、缺血性脑卒中、短暂性脑缺血发作。②心脏疾病。包括心肌梗死史、心绞痛、冠状动脉血运重建史、充血性心力衰竭。③肾脏疾病。包括糖尿病肾病、肾功能受损；男性血肌酐>133mol/L（1.5mg/dl），女性血肌酐>124mol/L（1.4mg/dl）；蛋白尿（>300mg/24h）。④外周血管疾病。⑤视网膜病变。出血或渗出，视盘水肿。⑥糖尿病。空腹血糖≥7.0mmol/L（126mg/dl）；餐后血糖≥11.1mmol/L（200mg/dl）；糖化血红蛋白：HbA1c≥6.5%。

分层内容 当患者有高血压和（或）存在可逆性心血管病的危险因素、靶器官损害及合并存在的临床疾病时，则需对患者进行高血压危险性分层，在治疗高血压的同时，全面评估患者的总体危险，并在危险分层的基础上做出治疗决策。高血压危险性分层分为低危、中危、高危、很高危四种（表）。根据高血压危险性分层，确定启动降压治疗的时机，采用优化的降压治疗方案，确立合适的血压控制目标，实施危险因素的综合管理，对症进行个体化治疗。

药学实践 高血压危险性不同分层的治疗决策不同：①很高危患者。立即开始对高血压及并存的危险因素和临床情况进行综合治疗。②高危患者。立即开始对高血压及并存的危险因素和临床情况进行药物治疗。③中危患者。先对患者血压及其他危险因素进行为期数周的观察，评估靶器官损害情况，然后决定是否以及何时开始药物治疗。④低危患者。对患者进行较长时间观察，反复测量血压，尽可能进行24小时动态血压监测，评估靶器官损害情况，然后决定是否以及何时开始药物治疗。

（刘高峰）

gāozhǐxuèzhèng zhìliáoxìng shēnghuó fāngshì gǎibiàn

高脂血症治疗性生活方式改变（therapeutic lifestyle change of hyperlipidemia）

为控制血脂异常，针对已明确的、可改变的危险因素采取的积极的生活方式改善措施。是心血管疾病治疗药学实践中控制血脂异常的基本和首要措施，是个体策略的一部分，恰当的生活方式改变对多数血脂异常者能起到与降脂药相近似的治疗效果，在有效控制血脂的同时，可有效减少心血管事件的发生。可改变的危险因素指不健康的饮食习惯、缺乏体力活动和肥胖等。

可采取的措施 ①减少饱和脂肪酸和胆固醇的摄入。②选择能降低低密度脂蛋白胆固醇的食物，如含植物甾醇、可溶性纤维等的食物。③减轻体重。④增加有规律的体力活动，以改善与肥胖相关的脂质代谢异常，使升高的血清甘油三酯下降，使降低的高密度脂蛋白胆固醇升高。⑤采取针对其他心血管疾病危险因素的措施，如戒烟、限盐等，以降低血压。前四项措施均能起到降低低密度脂蛋白胆固醇的作用，其中减少饱和脂肪酸和胆固醇的摄入对于降低低密度脂蛋白胆固醇作用最直接，效果最明显，最易做到。达到降低低密度脂蛋白胆固醇的效果后，治疗性生活方式改变的目标应逐步转向控制与血脂异常相关的并发临床情况（如

表 高血压危险性分层

其他危险因素和病史	血压（mmHg）		
	1级高血压[收缩压140~159和（或）舒张压90~99]	2级高血压[收缩压160~179和（或）舒张压100~109]	3级高血压[收缩压≥180和（或）舒张压≥110]
无	低危	中危	高危
1~2个其他危险因素	中危	中危	很高危
≥3个其他危险因素，或靶器官损害	高危	高危	很高危
临床并发症或合并糖尿病	很高危	很高危	很高危

代谢综合征或糖尿病等）。减轻体重和增加体力活动可加强降低低密度脂蛋白胆固醇的效果，并进一步降低缺血性心血管疾病危险。针对其他心血管疾病危险因素的治疗性生活方式的改变，包括戒烟、限酒、降低血压等，虽不直接影响低密度脂蛋白胆固醇，但在遇到吸烟或合并高血压的患者时则需积极进行，以进一步控制患者的心血管疾病综合危险。

目标 治疗性生活方式改变的主要目标是降低低密度脂蛋白胆固醇，同时改善与血脂异常密切相关的超重、肥胖和代谢综合征等因素以及其他心血管疾病危险因素（如吸烟和高血压），进一步降低心血管疾病的综合危险。

实施方案 首诊发现血脂异常时，除了对患者进行健康生活方式评估外，应立即开始必要的治疗性生活方式改变，主要是减少饱和脂肪酸和胆固醇的摄入，鼓励开始轻中度的体力活动。治疗性生活方式改变进行约6~8周后，监测患者血脂水平，若已达标或有明显改善，应继续进行治疗性生活方式改变。否则，可通过以下手段强化降脂：①对膳食治疗再强化。②选用能降低低密度脂蛋白胆固醇的植物固醇。③摄入含膳食纤维高的食物，如蔬菜、水果、豆类。治疗性生活方式改变再进行约6~8周后，再次监测患者血脂水平，如已达标，继续保持强化治疗性生活方式改变。如血脂继续向目标方向改善，应继续治疗性生活方式改变，不启动药物治疗。如检测结果表明不能单靠治疗性生活方式改变来达标，可以考虑加用药物治疗。经过上述两个治疗性生活方式改变治疗后，如果患者有代谢综合征，应开始针对代谢综合征的治疗性生

活方式改变，一线治疗主要是减肥和增加体力活动。在达到满意疗效后，定期检测患者的依从性。

治疗性生活方式改变是一种价廉、简易、有效的治疗措施，大量循证医学证据表明，血脂异常和心血管疾病均与生活方式密切相关，恰当地改善生活方式对于有效控制血脂和降低心血管疾病危险有重要作用。无论对于缺血性心血管疾病一级预防还是二级预防，治疗性生活方式改变均应作为所有血脂异常患者的首选治疗措施。

（刘高峰）

β shòutǐ zǔzhìjì

β 受体阻滞剂（beta-adrenergic receptor blockers） 能与去甲肾上腺素能神经递质或肾上腺素受体激动药竞争 β 受体，从而拮抗其 β 型拟肾上腺素作用的一类药物。是心血管疾病治疗药学实践中常用的治疗药物。

分类及代表药物 ①非选择性 β（β_1 与 β_2）受体阻滞剂：普萘洛尔、噻吗洛尔、吲哚洛尔、卡替洛尔等。②选择性 β_1 受体阻滞剂：美托洛尔、比索洛尔、阿替洛尔、艾司洛尔、醋丁洛尔、普拉洛尔等。③α、β 受体阻滞剂：卡维地洛、拉贝洛尔等。

药理作用 ①心血管系统作用。阻滞心脏 β_1 受体，使心率减慢，心肌收缩力减弱，心输血量下降，心肌氧耗量降低，血压略降。②支气管平滑肌作用。阻滞 β_2 受体，使支气管平滑肌收缩而增加呼吸道阻力，对于支气管哮喘或慢性阻塞性肺疾病患者，有时可诱发或加重哮喘。③代谢作用。阻滞 β_2 受体可拮抗肝糖原的分解，抑制低血糖引起儿茶酚胺释放所致的升糖作用；影响脂肪代谢，阻滞 β_1 受体可增加血浆中

极低密度脂蛋白，中度升高血浆甘油三酯，降低高密度脂蛋白，增加冠状动脉粥样硬化性心脏病的危险性；阻滞肾小球旁器细胞的 β_1 受体，抑制肾素的释放起到降压作用。④内在拟交感活性。有些 β 受体阻滞剂除了有阻断作用外，亦具有部分激动作用，称内在拟交感活性。⑤膜稳定作用。有些 β 受体阻滞剂可降低细胞膜对离子的通透性，具有局部麻醉和奎尼丁样作用。⑥其他作用。有降低眼内压作用，普萘洛尔有抗血小板聚集作用等。

临床应用 ①心律失常。对各种原因引起的快速型心律失常有效。②心绞痛和心肌梗死。对心绞痛有良好疗效，心肌梗死患者早期应用可降低心梗的复发和猝死率。③高血压。是治疗高血压的基础用药，尤其是心率较快者。可单独使用，也可与利尿剂、钙通道阻滞药、血管紧张素转化酶抑制剂配伍使用。④充血性心力衰竭。可改善心肌缺氧和能量匮乏。⑤其他。用于缓解焦虑状态，辅助治疗甲状腺功能亢进及甲状腺中毒危象，对控制激动不安、心动过速等症状有效，并能降低基础代谢率。

药学监护 β 受体阻滞剂在发挥临床疗效的同时，也会产生许多副作用。对心血管系统可出现心脏功能抑制，特别是心功能不全、窦性心动过缓、房室传导阻滞的患者。长期应用 β 受体阻滞剂时，若突然停药，会使原来病情加重，如血压上升、严重心律失常或心绞痛发作次数增加等，应在病情控制后逐渐减量直至停药。非选择性 β 受体阻滞剂可使呼吸道阻力增加，诱发或加剧哮喘。β 受体阻滞剂禁用于严重左室心功能不全、窦性心动过缓、

重度房室传导阻滞和支气管哮喘的患者。心肌梗死及肝功能不良者应慎用。

（刘高峰）

xuèguǎnjǐnzhāngsù zhuǎnhuàméi yìzhìjì

血管紧张素转化酶抑制剂

（angiotensin-converting enzyme inhibitors，ACEI） 抑制血管紧张素转化酶活性的一类药物。通过抑制血管紧张素Ⅱ（AngⅡ）的生成，保存缓激肽活性而发挥药理作用。代表药物有卡托普利、依那普利、赖诺普利、福辛普利等。是心血管疾病治疗药学实践中需要掌握的一类常用药物。

1898年芬兰生理学家罗伯特（Robert）发现肾脏的原提取液中含有长效增压物质肾素。随后的100多年里，肾素-血管紧张素系统以及它对高血压的作用得到了很好的阐述。在肾素-血管紧张素系统中，将血管紧张素Ⅰ转化为血管紧张素Ⅱ的酶是血管紧张素转化酶，血管紧张素Ⅰ对调节血压无活性，血管紧张素Ⅱ是人体内最为有效的升压剂。因此，抑制血管紧张素转化酶将导致血管舒张和血压下降。1971年，科学家从蛇毒提取液中分离了第一个血管紧张素转化酶抑制剂替普罗肽，将其注射到志愿者身上发现其可降压。后来，科学家们对其分子结构不断改造，出现了各种类别、临床广泛应用的该类新药，第一个口服有效的血管紧张素转化酶抑制剂卡托普利在1981年被批准应用。

药理作用 ①抑制血管紧张素Ⅱ生成。抑制血管紧张素Ⅱ引起的收缩血管、刺激醛固酮释放、升高血压与促心血管肥大增生作用，有利于高血压、心力衰竭及心血管重构的防治。②保存缓激肽活性。血管紧张素转化酶抑制剂在阻止血管紧张素Ⅱ生成的同时，亦抑制缓激肽降解，使一氧化氮和前列环素生成增加，有舒张血管、降低血压、抗血小板聚集、抗心血管细胞肥大增生和重构作用。③保护血管内皮细胞。能逆转高血压、心力衰竭、动脉硬化与高血脂引起的内皮细胞功能损伤，恢复血管舒张作用。④抗心肌缺血与心脏保护。有抗心肌缺血与梗死作用，减轻心肌缺血再灌注损伤，保护心肌对抗自由基的损伤。⑤肾功能保护。能改善肾小球滤过膜选择通透性，保护肾小球足细胞，减少肾小球内细胞外基质堆积，舒张肾出球小动脉等，起到保护肾脏作用。

临床应用 ①治疗高血压。对伴有心衰或糖尿病、肾病的高血压患者，血管紧张素转化酶抑制剂为首选药。②治疗充血性心力衰竭与心肌梗死。血管紧张素转化酶抑制剂能改善充血性心力衰竭预后，降低心衰患者死亡率；能改善血流动力学和器官灌流，降低心肌梗死并发心衰的病死率。③治疗糖尿病性肾病和其他肾病。血管紧张素转化酶抑制剂对糖尿病患者可改善或阻止肾功能恶化；对高血压、肾小球肾炎、间质性肾炎等引起的肾功能障碍也有一定疗效，且能减轻蛋白尿。

药学监护 血管紧张素转化酶抑制剂主要不良反应是干咳和血管神经性水肿，可能与体内缓激肽增多有关。干咳在不同血管紧张素转化酶抑制剂类药物的发生率稍有不同，停药后可消失，不能耐受者可用血管紧张素Ⅱ受体拮抗剂代替。血管神经性水肿可发生于眼睑、嘴唇、舌头、喉部等部位，虽少见但可致命，一旦发生应立即停药，给予抗过敏治疗，同时避免以后再次使用血管紧张素转化酶抑制剂和血管紧张素Ⅱ受体拮抗剂类药物。该类药物对胎儿有致畸作用，孕妇禁用；哺乳妇女忌用。高血钾、双侧肾动脉狭窄、肾功能衰竭患者慎用此类药物。

（刘高峰）

xuèguǎnjǐnzhāngsù Ⅱ shòutǐ zǔzhìjì

血管紧张素Ⅱ受体阻滞剂

（angiotensin Ⅱ receptor blockers） 作用于肾素-血管紧张素系统，通过抑制血管紧张素Ⅱ与其受体1的结合，选择性地阻断血管紧张素Ⅱ对血管的收缩作用，使血管舒张，心脏负荷降低的一类药物。又称血管紧张素受体阻滞剂（angiotensin receptor blockers，ARB）或血管紧张素受体1（AT$_1$）拮抗剂。是继血管紧张素转化酶抑制剂类药物之后的新一类抗高血压药物，作用于特异性受体，避免了血管紧张素转化酶抑制剂类药物引起的咳嗽和血管神经性水肿等副作用，患者对该类药物有较好的耐受性和依从性。血管紧张素Ⅱ受体阻滞剂在心力衰竭、肾脏病及许多心脑肾血管病的防治中有较广泛的应用前景，已成为心血管疾病治疗药学实践中心脑血管疾病一级预防和二级预防的主要药物之一。代表药物有氯沙坦、缬沙坦、坎地沙坦等。

药理作用 AT$_1$受体被阻滞后，血管紧张素Ⅱ收缩血管与刺激肾上腺释放醛固酮的作用受到抑制，水钠潴留随之减轻，减轻心脏后负荷，可治疗充血性心力衰竭。该类药物有阻止血管紧张素Ⅱ促心血管细胞增殖肥大作用，能防治心血管的重构。AT$_1$受体被阻滞后，反馈性地使血浆中的肾素和血管紧张素Ⅱ水平增高，血浆中升高的血管紧张素Ⅱ通过

AT_2 受体，可激活缓激肽——一氧化氮途径，产生舒张血管、降低血压、抑制心血管重构等作用，有益于高血压与心力衰竭的治疗。

临床应用 ①治疗高血压。是安全有效的一线降压药，疗效与血管紧张素转化酶抑制剂相当，并能降低心脏和脑卒中危险的发生率。②治疗心力衰竭。欧洲心脏病学会 2012 急性和慢性心力衰竭指南中指出，因血管紧张素 Ⅱ 受体阻滞剂可用于不能耐受血管紧张素转化酶抑制剂的心力衰竭患者，建议将其级别提升，由 Ⅰ/B 升至 Ⅰ/A；对不能耐受盐皮质激素受体拮抗剂者推荐为 Ⅰ/A。③防治左心室肥厚。可阻滞血管紧张素 Ⅱ 的促细胞增生、使心肌肥厚的作用，可预防和逆转高血压所致的左心室肥厚，并优于其他降压药。④肾脏保护。该类药物可用于高血压合并糖尿病肾病患者，对 2 型糖尿病合并微量蛋白尿的患者，可延缓临床蛋白尿的发生，而对于临床蛋白尿和肾功能不全的患者，可延缓肾病的进展。

药学监护 不良反应发生率低，主要有心动过缓、味觉丧失、头痛、头晕、少尿、无尿及肾衰竭等，长期应用可升高血钾，应注意监测血钾及肌酐水平变化。双侧肾动脉狭窄、严重肾功能不全、妊娠妇女、高钾血症者禁用。

(刘高峰)

gàitōngdào zǔzhìyào
钙通道阻滞药（calcium channel blockers，CCB）
选择性阻滞钙通道，抑制细胞外钙离子（Ca^{2+}）内流，降低细胞内 Ca^{2+} 浓度的一类药物。又称钙拮抗剂。1962 年，德国弗莱肯施泰因（Fleckenstein）博士等在离体豚鼠乳头肌实验中发现普尼拉明和维拉帕米能降低心肌收缩力而不影响其动作电位，类似心肌细胞脱钙现象，使兴奋-收缩脱耦联，且这种抑制可被 Ca^{2+} 逆转，从而首次提出钙通道阻滞药的概念。心血管疾病治疗药学实践中临床应用的钙通道阻滞药主要是抑制 L-型钙通道的药物。

分类及代表药物 ①选择性作用于 L-型钙通道的药物。包括二氢吡啶类，如硝苯地平、氨氯地平、尼莫地平等；苯并噻氮䓬类，如地尔硫䓬、克伦硫䓬等；苯烷胺类，如维拉帕米、戈洛帕米等。苯并噻氮䓬类和苯烷胺类亦称非二氢吡啶类。②非选择性钙通道阻滞剂，如普尼拉明、苄普地尔、卡罗维林和氟桂利嗪等。

药理作用 ①对心脏的作用。以维拉帕米和地尔硫䓬最为明显，具有负性肌力、负性频率和负性传导作用，加之舒张血管平滑肌，降低心肌收缩力，降低心肌耗氧量，对缺血心肌有保护及抗心肌肥大作用。②对血管的作用。舒张动脉血管平滑肌，对静脉的扩张作用较弱。③抗动脉粥样硬化。通过防止缺氧产物损害内皮，抑制内皮诱导的巨噬细胞激活，减少氧自由基的释放，抑制脂质过氧化，保护血管内皮功能；抑制血管平滑肌增生和动脉基质蛋白质合成，增加血管壁顺应性；有效刺激低密度脂蛋白受体表达，降低低密度脂蛋白，降低胆固醇在动脉壁的沉积；抗血小板聚集。④对肾脏的保护作用。有排钠利尿和增加肾血流作用，对伴有肾功能障碍的高血压病和心功能不全的治疗有重要意义。

临床应用 ①高血压。应根据具体病情选药，如对兼有冠心病的患者可选用硝苯地平，伴有脑血管病的患者可选用尼莫地平，伴有快速型心律失常者可选用维拉帕米。可单独用药，也可与利尿剂、β 受体阻滞剂等合用。②心绞痛。对各型心绞痛都有不同程度的疗效。③心律失常。对室上性心动过速及后除极触发活动所致的心律失常有良好效果。④脑血管疾病。尼莫地平、氟桂利嗪等可预防由蛛网膜下腔出血引起的脑血管痉挛及脑栓塞。

用药监护 钙通道阻滞药用药过程中可能出现头痛、颜面潮红、眩晕等一般不良反应，出现以上情况时，告知患者是此类药物扩张血管所致，随用药时间延长，症状可减轻或消失。维拉帕米和地尔硫䓬严重不良反应有低血压和窦性心动过缓、房室传导阻滞等，存在窦房结、房室结病变的患者应慎用。

(刘高峰)

tángniàobìng zhìliáo yàoxué shíjiàn
糖尿病治疗药学实践（pharmacy practice in diabetes care）
临床药师参与糖尿病患者临床药物治疗相关的实践活动过程。目的是促进合理用药，包括提供药学技术服务、及时发现并解决实际存在的用药问题、更好地控制糖尿病患者的血糖、避免或减少各种急慢性并发症。是临床药师参加药物治疗学实践的重要领域之一。

糖尿病（diabetes mellitus，DM）是一组以长期高血糖为主要特征的代谢性疾病。因为胰岛素分泌缺陷或胰岛素作用缺陷导致糖代谢紊乱，同时伴有蛋白质、脂肪、酸碱平衡、水和电解质等代谢障碍。久病可引起眼、肾、神经、心脏、血管等组织慢性进行性改变，引起功能缺陷及衰竭。病情严重或应激时可发生急性代谢紊乱，如糖尿病酮症酸中毒、高渗性昏迷等。

根据糖尿病病因与发病机制分为两大类：1型糖尿病和2型糖尿病。1型糖尿病主要是因胰岛B细胞被破坏（>90%），使胰岛素分泌绝对不足所致。2型糖尿病占总数90%以上，主要因胰岛素分泌异常和靶组织对胰岛素敏感性降低而引起的代谢紊乱。与1型糖尿病相比，2型糖尿病的遗传易感性更大。一些环境因素，如肥胖、缺乏规律的体育锻炼和不适当的饮食习惯等均与2型糖尿病发病密切相关。2型糖尿病患者同时存在胰岛素抵抗和胰岛素分泌障碍。糖尿病的临床表现主要为"三多一少"，即多尿、多饮、多食和体重减轻，患者常感乏力。相当一部分患者没有明显症状，仅因并发症或伴发病就诊，或健康查体时发现血糖高。1型糖尿病起病急，病情较重，有明显的"三多一少"症状；2型糖尿病一部分亦可出现典型的"三多一少"症状，在体重减轻前常先有肥胖史。发病早期或糖尿病前期，可出现午餐或晚餐前低血糖症状。

治疗原则 应当遵循早期治疗、长期治疗、综合治疗、治疗措施个体化的原则。国际糖尿病联盟提出了糖尿病治疗的五个要点：饮食控制、运动疗法、血糖监测、药物治疗及患者教育。糖尿病的治疗方式主要取决于病型、病情、年龄及肝肾功能，1型糖尿病在饮食控制运动疗法的基础上经确诊后应立即用胰岛素治疗并终身替代；2型糖尿病患者经过8~12周的正规饮食治疗和运动锻炼，仍然不能达到满意的血糖控制时，应开始药物治疗。在选择药物时，不仅要降血糖，同时还要改善机体的胰岛素敏感性。

2型糖尿病患者可采取口服降糖药，也可使用胰岛素，还可联合使用。

药物治疗 治疗糖尿病的药物根据给药方式有口服降糖药和胰岛素。应用的口服降糖药有四大类，分别为磺脲类、双胍类、α-葡萄糖苷酶抑制剂、胰岛素增敏剂。①双胍类。二甲双胍为肥胖的2型糖尿病患者为首选；单用磺脲类未达良好控制者可联合应用。②α-葡糖苷酶抑制剂。长期应用可以降低空腹血糖，不增高血清胰岛素。可作为2型糖尿病一线药物，尤适用于空腹血糖正常或不太高，而餐后血糖明显升高者。③磺脲类。用于有一定胰岛素分泌功能、肝、肾功能正常的2型糖尿病患者。④胰岛素增敏剂。噻唑烷二酮类，主要通过结合和活化过氧化物酶体增殖物激活受体γ起作用。胰岛素的适应证有：1型糖尿病；2型糖尿病患者经饮食及口服降糖药治未获得良好控制；糖尿病合并妊娠和分娩；糖尿病并发急性代谢紊乱，如酮症酸中毒或高渗性昏迷等；2型糖尿病合并重症感染、消耗性疾病、视网膜病变、神经病变、肝肾功能不全、急性心肌梗死、脑卒中等。

胰岛素根据药物作用时间长短可分为短效胰岛素、中效胰岛素、长效胰岛素和预混胰岛素。

药学实践 药学实践包括合理选择药物、指导患者正确用药、药学服务三个部分。

合理选择药物 ①根据糖尿病类型选药。1型糖尿病患者应自始至终用胰岛素治疗，同时配合饮食控制和运动疗法，或加用口服降糖药。②根据自然病程选药。胰岛功能良好者，用行为干预治疗；胰岛功能受损者，则需

用药物治疗。③根据患者体型选药。若实际体重超过理想体重的10%（体型偏胖），可选择二甲双胍、阿卡波糖和曲格列酮。④根据高血糖类型选药。通常单纯空腹血糖升高者可选择二甲双胍或噻唑烷二酮类药物，不刺激胰岛素分泌，不会引起低血糖。⑤根据有无合并症选药。患者合并高血脂、高血压、冠心病等，首先考虑双胍类药物、噻唑烷二酮类药物和α-葡萄糖苷酶抑制剂。⑥根据年龄选药。60岁以下不肥胖的患者，一般常选用磺脲类，如格列本脲；若超过60岁，由于对低血糖的耐受能力差，可选用降糖作用较温和的短效降糖药，如瑞格列奈、格列喹酮。

指导患者正确用药 包括正确联合用药、正确认识胰岛素、正确解释药品不良反应及正确理解中医理论和相关中药。指导患者根据药物的半衰期分次服药，长效制剂每日1次，短效制剂每日3次。用量先从小剂量开始，根据血糖监测情况逐渐调整至合适剂量；治疗的剂量也强调个体化，必须依据患者的具体病情（糖尿病类型、病情、年龄、血糖水平、饮食情况、运动量、劳动强度、有无并发症及应激状况等因素）来决定。

药学服务 主要包括观察药物疗效、患者依从性及药品不良反应三个方面：①观察疗效。糖尿病药物治疗的疗效判断指标主要有血糖水平（包括空腹血糖和餐后2小时血糖）、糖化血红蛋白、糖化血清蛋白等。②用药依从性。患者是否明确各种胰岛素制剂、口服降糖药物及其他合并用药的基本作用、正确的用药时间与方法，是否掌握胰岛素注射给药的要领，是否明确血糖自我

监测的方法，是否能够同时配合饮食与运动治疗。③药品不良反应。接受糖尿病治疗时，最重要的是预防低血糖事件，尤其对于老年患者来说，应注意致命性低血糖的发生。胰岛素抗药性也是需要格外注意的问题。另外，体重增加、胃肠道反应、肝损害等也是用药期间常见的不良反应，应注意密切监护。

（屈 建）

yídǎosù lèisìwù

胰岛素类似物（insulin analogues）

利用重组 DNA 技术，通过对人胰岛素的氨基酸序列修饰生成的、可模拟正常胰岛素分泌与作用的一类物质。又称速效胰岛素或餐时胰岛素（mealtime insulin），它们具有与普通胰岛素不同的结构、理化性质和药动学特征。是糖尿病治疗药学实践中临床常使用的治疗药物。

已上市用于临床的三种短效胰岛素类似物有赖脯胰岛素、门冬胰岛素及赖谷胰岛素，两种长效胰岛素类似物为甘精胰岛素与地特胰岛素。按作用方式可将胰岛素类似物分为三大类：①模拟餐时峰值胰岛素的类似物，包括赖脯胰岛素、门冬胰岛素及赖谷胰岛素。②双时相胰岛素类似物，包括预混门冬胰岛素（如诺和锐30、50、70）和预混赖脯胰岛素（如优泌乐25）等预混胰岛素类似物，既可满足餐时胰岛素的需要，又可提供较长的作用时间，更适用于糖尿病的强化治疗。③模拟基础胰岛素的类似物。包括甘精胰岛素与地特胰岛素。

与普通人胰岛素比较，胰岛素类似物的作用优势表现为：①起效快速，避免人胰岛素的起效时间需 30~60 分钟、必须餐前30 分钟给药的缺点。②贴近生理治疗，以最大限度地将血糖控制在正常范围，且不易引发低血糖。③峰效时间与餐后血糖峰值同步，可更好地控制餐后血糖升高；且注射时间随意，便于灵活应用。④显著减少夜间低血糖发作。⑤可降低糖化血红蛋白，达到＜7%的指标。⑥注射部位的药物吸收较稳定，个体内的变化以及个体间的差异较小，大大改善了吸收的变异度。⑦睡前注射甘精胰岛素联合口服降糖药将提高 2 型糖尿病的血糖控制水平，易行且节约费用。⑧胰岛素类似物可改变口服肾上腺皮质激素的糖尿病患者餐后血糖处理受损的缺陷。⑨胰岛素类似物不过度激活胰岛素样生长因子受体 1，较少介导增殖效应。

选用胰岛素类似物应注意：糖尿病酮症酸中毒的治疗，不宜选用甘精胰岛素，推荐静脉注射短效胰岛素；由于经验有限，儿童、肝功能损害或肾功能中、重度损害的患者使用甘精胰岛素的安全性和有效性尚待评估；对人胰岛素过敏者可以试用胰岛素类似物。

（屈 建）

duǎnxiào yídǎosù

短效胰岛素（short-acting insulins）

皮下注射后吸收较快、起效及持续时间均较短的胰岛素。又称正规胰岛素（regular insulin，RI），其特点是不含任何延迟其吸收的物质，也未经添加剂处理或结构修饰，不会延长胰岛素的作用时间。可以用于病情紧急情况下静脉输注或加入液体中滴注，或皮下注射、肌内注射（例如酮症酸中毒患者的运送途中）。是糖尿病治疗药学实践中常用的治疗药物。

短效胰岛素主要用于控制一餐后的高血糖。某些患者需要将短效胰岛素、中效胰岛素混合使用，如常用的含 30% 短效与 70% 中效胰岛素的制剂，市场上还有一系列的预混胰岛素制剂供选用，其体内药动学特征相当于短效与中效胰岛素的叠加。

从药物来源的种属可分为猪、牛和人胰岛素三种，前两者系从动物胰腺提取而得，人胰岛素有两种合成方法，一是将猪胰岛素经化学修饰转变为人胰岛素；二是采用重组基因工程合成。人胰岛素和猪胰岛素只是在 B 链第 30 位氨基酸有不同，猪胰岛素 B30 是丙氨酸，而人胰岛素为苏氨酸；人胰岛素与牛胰岛素有 3 个氨基酸差别，牛胰岛素 A8、A10、B30 分别为丙氨酸、缬氨酸和丙氨酸，人胰岛素分别为苏氨酸、异亮氨酸和苏氨酸。猪胰岛素和牛胰岛素的过敏反应发生率较高、剂量需要较大；人胰岛素比牛胰岛素和猪胰岛素纯度高，不易产生注射部位脂肪萎缩，较少发生过敏反应及对胰岛素的耐药性。

选用短效胰岛素应考虑：①短效胰岛素的缺点。餐前 30 分钟用药不易把握，进餐时间提前容易导致血糖控制不佳，进餐时间延后容易发生低血糖，血糖波动较大。②急需用胰岛素者，如糖尿病酮症酸中毒、糖尿病昏迷患者、糖尿病伴严重感染或大手术前后，需用短效胰岛素。③幼年糖尿病患者应首选短效胰岛素，待试定剂量后改用中效胰岛素。④稳定性糖尿病患者可先选用短效胰岛素，待试定剂量后，改用中效胰岛素或长效胰岛素；亦可直接选用中效或长效胰岛素。⑤短效胰岛素若出现混浊则不能应用。⑥胰岛素应用中可出现低血糖、水肿、体重增加、眼睛屈光不正等不良反应，应告知患者确切的用药时间（如短效胰岛素应每日多次使用，且餐前用药）。一旦出现心慌、出汗、饥饿等症状，立即进食碳水化合物。

（屈　建）

zhōngxiào yídǎosù

中效胰岛素（intermediate-acting insulins）　作用时间长于短效胰岛素、短于长效胰岛素，仅供皮下注射的胰岛素。又称中性鱼精蛋白锌胰岛素（neutral protamine hagedorn，NPH）、慢胰岛素锌混悬液等，是将胰岛素混合到锌和鱼精蛋白磷酸缓冲液复合物中的混悬剂。在中效胰岛素制剂中，胰岛素与鱼精蛋白结合，形成难以吸收的沉淀，注射后需较长时间才解离成胰岛素单体发挥作用，故作用时间较长。中效人胰岛素的药动学性质稍不同于中效猪胰岛素制剂，人胰岛素比猪胰岛素作用开始快，但维持时间较短。是糖尿病治疗药学实践中常用的治疗药物。

中效胰岛素用于一般中、轻度糖尿病的治疗。主要控制两餐后的高血糖，以第二餐为主，重点补充体内的基础胰岛素。缺陷是吸收不平稳，注射后 4~6 小时出现吸收峰，晚餐前注射的中效胰岛素作用常不能覆盖整个夜间，以致出现空腹高血糖，加剧黎明现象，若增加中效胰岛素剂量常导致夜间出现低血糖，从而面临夜间低血糖与空腹高血糖的两难境地。

某些患者需要混合使用短、中效胰岛素，如最常用的是含 30% 短效和 70% 中效的制剂，市场上还有一系列的预混胰岛素制剂供选用（例如预混 10/90、20/80、40/60、50/50 的短效和中效制剂）。治疗重度糖尿病，需与短效胰岛素合用，使降糖作用出现快而维持时间长；也可与长效胰岛素合用，以延长作用时间。中效胰岛素与短效胰岛素合用时，应先抽取后者，以避免该瓶中混入其他胰岛素制剂（尤其是含有多余的鱼精蛋白或锌的制剂），从而改变其短效的生物活性。

选用中效胰岛素时应考虑：①引起低血糖反应常发生于皮下注射后 8~12 小时，初次用药尤需注意。②若在晚睡前皮下注射，需预防夜间低血糖的发生。③因中效胰岛素作用缓慢，不能用于抢救糖尿病性昏迷。④中效胰岛素为不溶于水的结晶体，容易在注射部位凝结，引起局部的巨噬细胞浸润，造成每天的胰岛素吸收变异。⑤静置后可分为两层，皮下注射前必须摇匀。注射器消毒时不要用碱性物质。此外，应注意不宜将酸性胰岛素（pH 3.5）与中性胰岛素（pH 7.0）混合。⑥各种胰岛素应用中可出现低血糖、水肿、体重增加、眼睛屈光不正等不良反应。一旦出现心慌、出汗、饥饿等症状，立即进食碳水化合物。

（屈　建）

chángxiào yídǎosù

长效胰岛素（long-acting insulins）　作用时间长于短效胰岛素和中效胰岛素，可持续释放、无明显峰值出现，仅供皮下注射的胰岛素。又称精蛋白锌胰岛素（protamine zinc insulin，PZI）、特慢胰岛素锌混悬液（insulin ultralente，extended insulin zinc suspension）。该类制剂在低精蛋白锌的基础上加大了鱼精蛋白的比例，使其更接近人的体液 pH 值，溶解度更低，释放更加缓慢，作用持续时间更长。是糖尿病治疗药学实践中临床常用的治疗药物。

长效胰岛素的特点是可减少注射次数，降糖作用可持续 24 小时，有一个很缓慢的起效时间与一个延长的比较平坦的作用峰，能较好地模拟正常基础人胰岛素的分泌。已被用于满足两餐之间所需较低、基础的胰岛素水平的治疗（需结合饮食疗法、短效胰岛素应用）。但由于长效胰岛素制剂多是混悬液剂型，可能造成吸收和药效的不稳定。与中效胰岛素一样，牛-猪的制剂比人胰岛素锌混悬液有更长的作用过程，应按血糖浓度决定每天给药 1 或 2 次。

长效胰岛素的临床治疗方案包括：①每日 1 次长效（基础）胰岛素。初次使用胰岛素治疗患者，可以在现有口服药物治疗的基础上增加长效基础胰岛素治疗，长效胰岛素需要每日注射 1 次，对于夜间和清晨血糖升高的患者作用好，其缺点就是不能很好控制餐后高血糖。②基础-餐时胰岛素疗法。包含长效胰岛素和餐时短效胰岛素，能够提供最接近机体生理性的胰岛素分泌模式，与其他治疗方案相比，能够较好地控制血糖、增加饮食的灵活性，其主要缺点是注射次数较多、低血糖风险较高。

选用长效胰岛素应考虑：①不能用于静注。②出现低血糖较迟，约在注射 12 小时以后。出现症状后需用糖量比短效胰岛素多。③因作用缓慢，不能用于抢救糖尿病昏迷患者。④静置后可分为两层，使用前必须摇匀；注射器消毒时不要用碱性物质。⑤如因病情需要将短效胰岛素与长效胰岛素混合，应先抽取短效胰岛素，以避免该瓶中混入其他胰岛素制剂（尤其是含有多余的鱼精蛋白或锌的制剂），从而改变其短效的生物活性。⑥各种胰岛素应用中可出现低血糖、水肿、体重增加、眼睛屈光不正等不良反应。一旦出现心慌、出汗、饥饿等症状,立即进食碳水化合物。

(屈 建)

yùhùn yídǎosù

预混胰岛素(premixed insulins) 含有可同时提供基础、餐时两种胰岛素的预先混合药物制剂。又称双相胰岛素(biphasic insulin)或双时胰岛素。组合方式可以是短效胰岛素或速效胰岛素(见胰岛素类似物)与中效胰岛素或长效胰岛素按照一定比例的混合,既能利用短效或速效胰岛素解决餐后高血糖,又有中效或长效胰岛素延长血糖控制时间。其优点是注射时间灵活、注射次数少、方案调整简易等,成为中国糖尿病处方中使用最多的胰岛素,在糖尿病治疗药学实践的2型糖尿病治疗中占有重要地位。缺点是由于预混,只有有限的混合方案,对于一些比较特殊的混合要求难以达到。

根据胰岛素化学结构的不同,分为预混人胰岛素和预混胰岛素类似物两种制剂。与预混人胰岛素相比,预混胰岛素类似物具有快速吸收、快速达峰和速效部分作用持续时间短的特点,具有注射灵活(餐前即刻注射)、更好地降低餐后血糖、减少夜间及重度低血糖、应用便利(2针起始、3针强化)的优势,且成本效益比更好;不论在起始和强化胰岛素治疗中,还是在老年、妊娠及围术期糖尿病患者等特殊人群的治疗中,预混胰岛素类似物都可以获得满意的疗效,是胰岛素治疗中的安全、有效、便利制剂之选。2010年版《中国2型糖尿病防治指南》推荐在胰岛素起始治疗和强化治疗时选用预混胰岛素;还

指出在模拟生理性胰岛素分泌和减少低血糖发生风险方面胰岛素类似物优于人胰岛素。

在亚洲,应用胰岛素治疗的2型糖尿病患者中约有1/2使用的是预混胰岛素治疗;在中国,使用胰岛素的患者中约有72%使用的是预混胰岛素治疗。餐后血糖控制不佳,或频繁出现重度/夜间低血糖,或需要注射时间灵活的患者,可以将预混人胰岛素转为预混胰岛素类似物治疗。预混胰岛素类似物是将速效胰岛素类似物与精蛋白结晶的胰岛素类似物按照一定比例预混的制剂。中国市场有双时相门冬胰岛素30(如诺和锐30,含30%可溶性门冬胰岛素+70%精蛋白门冬胰岛素)、赖脯胰岛素25(如优泌乐25,含25%赖脯胰岛素+75%鱼精蛋白锌赖脯胰岛素)、赖脯胰岛素50(优泌乐50,含50%赖脯胰岛素+50%鱼精蛋白锌赖脯胰岛素)等上市产品。

(屈 建)

chángcùyídǎosù lèisìwù

肠促胰岛素类似物(incretin analogues) 既能模拟胰升糖素样肽作用又可抵抗二肽基肽酶降解,具有多种抗高血糖作用的新型降糖药物。是糖尿病治疗药学实践中常常使用的治疗药物。临床应用较多的胰升糖素样肽类似物为艾塞那肽和利拉鲁肽等,它们可以与胰升糖素样肽受体结合,产生促胰岛素分泌效应,不易被二肽基肽酶降解。

2型糖尿病的主要发病机制为胰岛素抵抗和胰岛B细胞功能减退,临床特征为:空腹胰岛素水平升高,空腹及餐后血糖升高和胰高糖素释放增多;其发病初期胰岛素第一时相的分泌反应消失,胰岛细胞数目减少,临床特

点是肥胖。在已用的治疗2型糖尿病药物中还没有一种能全面针对此型糖尿病前述缺陷的药物。

20世纪70年代,发现人在进餐后肠道能分泌肠促胰岛素(incretin),这是一类肠源性激素,因具有葡萄糖依赖的刺激胰岛素分泌作用而得名。主要包括葡萄糖依赖性促胰岛素多肽和胰升糖素样肽两种,前者由小肠上段K细胞分泌,后者由L细胞分泌,分别于1971年和1985年从小肠黏膜中分离提取。胰升糖素样肽和葡萄糖依赖性促胰岛素多肽对促进胰岛素释放及胰腺外调节胰岛素水平显示出诸多优点,又有助于治疗肥胖症。然而外源的两者在体内能很快被二肽基肽酶降解,半衰期仅5分钟,且降解产物可影响其生理功能的发挥,使得两者无法直接用于临床。因此,经结构修饰过的胰升糖素样肽类似物因具有抗二肽基肽酶裂解的特性,半衰期从正常时的5分钟延长到12~14小时,为糖尿病治疗提供了新思路且治疗前景良好。

胰升糖素样肽类似物的优点在于:①作用正好针对2型糖尿病存在的缺陷,可增加葡萄糖依赖的胰岛素分泌,抑制不适当的胰高血糖素分泌增多。②副作用少,大多数患者能耐受。③具有促使β细胞增殖和减少凋亡的潜能。④可与任何降糖药联合应用。2型糖尿病早期可单独应用;晚期和病期长者可与其他降糖药联合应用(包括胰岛素在内)。不便之处是要皮下注射。不良反应有:胃肠道反应、注射部位反应、味觉改变、失眠和过敏反应等。严重胃肠道疾病患者不推荐使用,所以进一步减少胃肠道的不良反应已成为该类药物研究的重点。

(屈 建)

yídǎosù kàngyàoxìng

胰岛素抗药性（insulin resistance）

糖尿病患者在使用胰岛素治疗过程中，机体对外源性胰岛素产生耐药性，患者往往需要注射很大量的胰岛素方能将血糖维持在基本正常水平的现象。在没有其他引起胰岛素用量显著增加的原因前提下，成人患者每日胰岛素需要量>200U，或14岁以下儿童每日每公斤体重胰岛素需要量>2.5U，并且持续时间超过48小时。胰岛素抗药性是胰岛素抵抗的一种特殊类型，即胰岛素抗药性者对胰岛素发生了抵抗，但胰岛素抵抗者不都有胰岛素抗药性。因此，并非所有胰岛素用量较大的糖尿病患者均为胰岛素抗药性所致，在诊断胰岛素抗药性之前，必须排除其他造成胰岛素用量增加的原因，如饮食不当、运动过少、胰岛素使用方法不正确、应激以及甲亢、库欣综合征等引起升糖激素分泌增多的其他疾病。是在糖尿病治疗药学实践中需要注意的问题。

引起胰岛素抗药性的主要原因可能是注射胰岛素后血液中抗胰岛素抗体水平增高。各种胰岛素制剂均有一定的抗原性，并与其制备时来源种属有关，牛胰岛素的抗原性最强，其次为猪胰岛素，人胰岛素最弱。在使用分子结构与人胰岛素相差较多的牛胰岛素，或者纯度较差的普通胰岛素时，产生胰岛素抗药性的机会较多。正常情况下，每升血浆可结合胰岛素约10U，而在有胰岛素抗药性的患者体内，血浆所结合的胰岛素可为正常的数十倍，以至数百倍，致使真正发挥作用的游离胰岛素含量减少。所以，当体内大量胰岛素被其抗体结合时，机体对胰岛素的敏感性

大大下降，胰岛素的每日需要量也明显增加。同时，由于胰岛素从胰岛素-抗体复合物中解离出来的速度和解离量难以控制，所以有胰岛素抗药性的患者血糖波动较大。

胰岛素抗药性可持续数周或数月，而后可自行缓解，但也可能持续十余年之久，因此必须予以处理。处理方法包括：①增加胰岛素剂量，或选用高纯度或者人胰岛素制剂，也可尝试更换剂型或给药方式。②加用糖皮质激素或者使用免疫抑制剂等。③合用口服降糖药物，对仍有一定β细胞贮备功能的患者，如有胰岛素抗药性的可能性，可选用胰岛素促泌剂。④血浆置换术。⑤注射免疫球蛋白。

（屈 建）

tángniàobìng tóngzhèng suānzhòngdú

糖尿病酮症酸中毒（diabetic ketoacidosis，DKA）

由糖尿病急性严重代谢紊乱引起的以高血糖、高血酮、酸中毒为特征的临床综合征。发病急、病情重、变化快，各种类型糖尿病均可发生，主要表现为：体内胰岛素水平绝对或相对不足，或升糖激素显著增高，糖、脂肪及蛋白质代谢严重紊乱；血糖与血酮体明显增高，水、电解质平衡失调及代谢性酸中毒。常见诱因有急性感染（以泌尿系统感染与肺炎最常见）、外源性胰岛素用量不当或突然大幅度减量或停用、饮食不当（过量或不足、酗酒等）、胃肠疾病（呕吐、腹泻等）、创伤、手术、妊娠、分娩、精神刺激等，有时可无明显诱因，尤其在1型糖尿病或重症患者中出现较多。是糖尿病治疗药学实践中需要救治的一种危重病症。

糖尿病患者常在上述各种诱

因下发生糖尿病酮症酸中毒，按病情程度可分为轻、中和重度。轻度糖尿病酮症酸中毒患者仅有酮症，无酸中毒，又称糖尿病酮症；中度糖尿病酮症酸中毒患者除酮症外，尚有轻、中度酸中毒；重度糖尿病酮症酸中毒患者常伴意识障碍或重度酸中毒（二氧化碳结合力低于10mmol/L）。多数患者有烦渴、多饮、多尿、乏力症状，逐渐或突然加重，可出现食欲减退、恶心、呕吐，常伴头痛、烦躁、嗜睡等症状，呼气中含有丙酮（烂苹果味）是该病的标准症状。如未及时治疗，病情继续恶化，出现呼吸深快，甚而出现脱水、尿量减少、四肢厥冷，到晚期少尿或无尿，终至昏迷，危及生命。少数患者可有明显腹痛，酷似外科急腹症，易误诊，应警惕。

在一般支持疗法基础上，尽早补充胰岛素是治疗糖尿病酮症酸中毒的关键。采用小剂量多次给药的治疗方案，既可有效降低血糖，抑制酮体生成，缓解代谢紊乱，又可避免血糖、血钾和血浆渗透压降低过快后所致各种危险的发生。应按病情采取不同的方案：①对轻、中度病例，可在一般支持疗法的基础上，采用快速、短效（正规）胰岛素10~20U皮下或肌内注射，以后依据血糖水平分次给予，直至血糖降至14.0 mmol/L以下时转至常规治疗。②对重症病例，主要采取补液、纠正电解质紊乱及纠正酸中毒等措施，对症治疗感染、心衰、心律失常等。尽快补液以恢复血容量。纠正失水状态，降低血糖，纠正电解质及酸碱平衡失调，同时积极寻找和消除诱因，防治并发症，降低病死率。

（屈 建）

gǔzhì shūsōng zhìliáo yàoxué shíjiàn

骨质疏松治疗药学实践

（ pharmacy practice in osteoporosis therapy） 临床药师参与骨质疏松患者临床药物治疗相关的实践活动。目的是促进合理用药，包括提供药学技术服务，发现并解决用药中存在的问题等。是临床药师参加药物治疗学实践的一个领域。

骨质疏松是绝经后妇女和老年人的常见病、多发病，发病多缓慢、个别较快，以骨骼疼痛、易于骨折为特征，生化检查基本正常。骨质疏松性骨折会加重骨质疏松症，其他部位发生再骨折的风险明显增大，且多见于老年人，常伴发其他器官或系统的疾病，全身状况差，治疗时易发生并发症，增加治疗的复杂性与风险性。致残率、致死率较高，严重威胁老年人的身心健康、生活质量及寿命。但是，人们对骨质疏松症常缺乏认识，患者治疗意识淡薄、误区多。因此，临床药师参与骨质疏松患者治疗的药学实践，实施药学监护，对改善患者药物治疗效果、提高生存质量具有重要作用。

骨质疏松症（ osteoporosis，OP）是一种以骨量低下、骨微结构破坏、导致骨脆性增加、易发生骨折为特征的全身性骨病。该病可发生于不同性别和任何年龄，多见于绝经后妇女和老年男性。骨质疏松症分为原发性和继发性两大类。原发性骨质疏松症又分为绝经后骨质疏松症、老年性骨质疏松症及特发性骨质疏松（包括青少年型）三种。在骨质疏松药物治疗中，药师应针对不同患者、不同类型的骨质疏松，明确个体化药物治疗方案。

实践内容 临床药师的药学监护包括：①熟悉骨质疏松的治疗原则、常用药物以及药物应用原则。如骨质疏松的治疗原则为缓解骨痛，改善功能，提高骨量，预防骨折。临床骨质疏松药物应用原则是，以促进骨矿化类药物（钙剂和维生素 D）为骨质疏松防治的基础用药；当骨密度减少但仍在骨折阈值以上时，建议选择骨吸收抑制剂（如双膦酸盐类、降钙素等）；骨密度下降明显且低于骨折阈值时，建议联合应用骨吸收抑制剂和骨形成促进剂（如甲状旁腺素）；对于继发性骨质疏松的治疗，强调原发性疾病治疗加骨质疏松治疗。药师应熟悉常用药物的适应证、药动学特点、不良反应、用药注意事项及药物相互作用等，以便能综合应用于临床实践。②参与骨质疏松患者药物治疗的全过程，包括日常性查房、疑难病例讨论及会诊等，并提出建设性意见或建议。如双膦酸盐类药物主要不良反应是胃肠道反应（恶心、呕吐、腹痛及腹泻等），禁用于食管炎、食管溃疡、糜烂及吞咽困难等患者。帕米膦酸、氯膦酸二钠有一定肾毒性，需定期检查患者肾脏功能，且不宜与其他双膦酸盐类合用。提示骨质疏松患者慎用利尿剂、四环素、异烟肼、抗癌药及泼尼松等影响骨质代谢的药物。③根据患者具体情况，对重点患者实施药学监护，包括危重、合并多种药物、使用易发生较严重不良反应药品、治疗窗窄药品、依从性差及过敏体质患者等。④开展治疗药物监护，制订个体化给药方案。如选择性雌激素受体调节剂只能用于女性患者，少数出现潮热和下肢痉挛症状的围绝经期妇女暂时不宜使用；有静脉栓塞病史和血栓倾向者禁用。⑤审核处方，重点检查医师用药医嘱的适宜性，包括所用药物与疾病诊断是否相符、有无禁忌证、药物相互作用等。⑥关注护士的药物治疗工作，如给药方法、给药时间、输液配制后的放置时间及药物稳定性等，并提供相关的用药指导。⑦指导患者合理用药，对药物的用法用量、疗程及注意事项等进行详细的指导与教育，如双膦酸盐类药物口服生物利用度仅为 1%，所以强调空腹、饭前或饭后 2 小时服药，单独使用，且嘱患者服药后不宜立即平卧，应保持坐位或立位达半小时以上。

实践方法 ①加强与医护患沟通，建立良好的交流平台。②参加临床查房，观察患者病情变化和身体状况，探讨疾病与用药的相关性，如活性维生素 D_3 是一种钙调激素，应定期监测血钙或尿钙变化。③在掌握患者病情和监测结果的基础上，协助医师制订个体化用药方案，如在使用治疗窗窄的药物（如活性维生素 D_3 等）时，应根据监测结果调整剂量，同时观察是否为药物中毒现象。钙的吸收需要通过活性维生素 D_3 来促进，老年人肝肾功能弱，难以活化维生素 D，因此要坚持同服骨化三醇等具有活性的维生素 D 促进钙吸收；同样，骨质疏松症患者使用维生素 D_3 治疗时，应以摄入足够量的钙剂为前提。口服双膦酸盐能够抑制骨吸收，防止骨量丢失。对于依从性差、吸收不良或胃肠道耐受性差的患者，可以选择静脉用药（如伊班膦酸钠、唑来膦酸等）。④通过药学查房，开展药学监护，主要监测药物的疗效和不良反应，并对患者进行必要的用药指导和教育等。如降钙素是多肽类药物，有可能引起休克，故过敏体质患者慎用，一旦出现过敏症状须立即停药。⑤为患者建立用药档案，即药历，完整记录患者住院期间用药及相关情况，对用药方案合理性进行分析（包括用药指征、用法用量、配伍禁忌、药物相互作用、不良反应等）。⑥对患者进行出院用药指导和健康宣教等，确保患者出院后的药物治疗效果和用药安全。

与临床实践区别 骨质疏松治疗药学实践与骨质疏松治疗临床医学实践不同，后者侧重于对骨质疏松的病情评估、疾病诊断及治疗，而骨质疏松治疗药学实践是临床药师利用自己的药学专业知识和技术，与医护人员进行专业互补，为医护患提供全方位多角度的药学技术服务，包括权衡利弊综合考虑，协助医师制订最佳合理的用药方案，特别是个体化给药方案的制订，根据用药的适宜性，针对骨质疏松患者多联合用药，重点关注药物选择的合理性和联合用药的相互作用等问题，以及对于患者的药学监护和用药指导，提高患者对疾病的认识，走出用药误区。提高患者用药的依从性，改善患者的药物治疗效果，提高患者的生活质量，保障患者合理用药。

(屈　建)

jiǎzhuàngxiàn jíbìng zhìliáo yàoxué shíjiàn

甲状腺疾病治疗药学实践

（pharmacy practice in thyroid disease therapy） 临床药师参与甲状腺疾病患者临床药物治疗相关的实践活动，提供药学技术服务，发现并解决用药问题，促进合理用药的过程。目的是提高甲状腺疾病患者用药的依从性，避免药物间不良的相互作用，推动

临床合理用药。是临床药师参加药物治疗学实践的一个领域。

甲状腺疾病是一种常见的内分泌疾病，包括甲状腺功能亢进（即甲亢）、甲状腺功能减退（即甲减）、甲状腺瘤、甲状腺炎、甲状腺囊肿及甲状腺功能亢进并发症等。病因包括胚胎甲状腺发育异常、甲状腺激素生物合成障碍、碘摄入不足、感染、炎症、自身免疫功能异常及肿瘤（腺瘤或癌）等。临床上甲状腺疾病表现形式各种各样，涉及新生儿、儿童、青少年、孕妇及中老年人群，以女性多见。临床药师在甲状腺疾病治疗药学实践中，应配合医师结合患者的特点进行治疗和干预，明确个体化药物治疗方案，并实施相应的药学监护。

实践内容 ①临床药师应掌握各种甲状腺疾病的诊断和治疗原则、药物治疗方案和常用药物的适应证、药动学特点、不良反应、用药注意事项和药物相互作用等，在临床治疗团队中提供药学专业技术支持。②参与临床药物治疗方案设计、讨论及评价，能够根据甲状腺疾病患者的疾病情况和自身特点合理选择药物。如体内甲状腺素水平过低或过高发生甲状腺功能减退或亢进时，需分别给予甲状腺激素类替代或抗甲状腺药物治疗。常用的甲状腺激素有左甲状腺素，主要用于甲状腺功能减退症及甲状腺手术切除后的替代或甲状腺癌术后抑制治疗等。抗甲状腺药则能阻止甲状腺激素的合成和分泌，缓解甲状腺功能亢进症状，常用药物有硫脲类衍生物、咪唑类衍生物、碘剂、β 受体拮抗剂等，以硫氧嘧啶类（如丙硫氧嘧啶）和咪唑类衍生物（如甲巯咪唑）应用最多。β 受体拮抗剂可减轻甲状腺

毒症的症状，在抗甲状腺药物作用完全发挥以前控制甲状腺毒症的症状。碘及碘化物用于甲状腺手术前准备及甲亢危象的治疗。③在甲状腺疾病治疗药学实践中，临床药师应发现、解决及防止潜在或实际存在的用药问题，以避免药物不良反应的发生，提高药物临床治疗效果。如左甲状腺素治疗过量可导致血清促甲状腺激素受抑，可引起房颤、骨密度减少等，因此药师在患者用药过程中应密切关注患者的用药剂量与药物反应。

实践方法 ①参与临床查房、会诊、抢救和病历讨论，了解患者病情变化，观察患者在用药中出现的症状。如用碘-131 治疗甲亢时应掌握其适应证和禁忌证，治疗后的主要并发症是甲减，有报道早期甲减发生率约 10%，晚期达 59.8%，当甲亢患者经治疗后由怕热多汗、容易饥饿、多食消瘦变为怕冷、无力、反应迟钝、动作变慢、浮肿、食欲减退及便秘等，要考虑到甲减的发生，可给予甲状腺激素类替代治疗，以维持患者的甲状腺功能正常。②协助医师合理用药，对药物治疗提出意见或建议，使患者免受或减少药害。如对于 50 岁以下、甲状腺过氧化物酶抗体阳性或弥漫性甲状腺肿患者，采取甲状腺素抑制治疗。甲状腺素抑制治疗不适于 50 岁以上患者，同时患者促甲状腺激素水平不能低于 0.1mU/L。③根据患者具体情况，制订个体化给药方案，实施药学监护。如妊娠甲亢患者选择药物治疗时，在孕早期（T_1）优先选择丙硫氧嘧啶，中晚期（T_2、T_3）优先选择甲巯咪唑，药量维持在最小有效剂量。妊娠期甲减和亚临床甲减均需要甲状腺激素替代

治疗，优选左甲状腺素。老年患者多存在其他疾病且代谢、排除药物能力较低，在治疗甲状腺疾病时要考虑到药物的剂量及合用药物间可能产生的相互作用。对用药依从性差的甲亢患者，可考虑使用每日服用 1 次的甲巯咪唑。④通过药学查房，开展药学监护，监测药物的疗效和不良反应，指导患者正确用药。⑤为患者建立用药档案，即药历，完整记录患者住院期间用药及相关情况，对用药方案合理性进行分析（包括用药指征、用法用量、配伍禁忌、药物相互作用、不良反应等）。⑥为医护患提供准确、完整的用药信息及咨询服务。⑦对甲状腺疾病患者进行出院用药指导、健康宣教和随访计划，建立良好的交流平台，如涉及药物的药效、不良反应及其处理，药物的用法用量及服用注意事项，忘记服药的处理方法，药物－药物、药物－食物的相互作用，药品有效期及保存等，确保患者出院后的用药安全。

与临床实践区别　甲状腺疾病治疗药学实践与甲状腺疾病治疗临床医学实践不同，后者侧重于甲状腺疾病的诊断和治疗，而甲状腺疾病治疗药学实践是临床药师本着以"患者为中心"的服务理念，利用自身的专业优势，提供全方位多角度的药学技术服务，包括药物选择、应用知识及信息等，以期提高药物治疗的安全性、有效性、经济性及适当性，协助医师制订合理的用药方案，特别是个体化给药方案的制订，重点关注药物选择的合理性和联合用药的相互作用等问题，以及对于患者的药学监护和用药指导，提高患者用药的依从性，保障患者合理用药，改善患者的药物治

疗结果，提高患者生活质量；同时要做好对用药费用经济学的分析，以满足不同群体的用药需求。

（屈 建）

shènbìng zhìliáo yàoxué shíjiàn
肾病治疗药学实践（nephrology pharmacy practice）　临床药师参与肾脏疾病患者的临床药物治疗相关的实践活动。目的是促进肾脏疾病患者的合理用药，包括提供药学技术服务、发现并解决用药中存在的问题、优化给药方案，从而提高肾病患者用药的安全性与有效性，发挥最佳的药物治疗效果，同时避免或减少药源性损害。是临床药师参加药物治疗学实践的一个领域。

实践内容　肾脏病是肾脏的各种病症的总称，常见疾病主要包括肾病综合征、肾炎综合征、急性和慢性肾功能衰竭等。肾脏疾病的治疗原则主要包括去除诱因，对已有的肾脏疾患或可能引起肾损害的疾患（如糖尿病、高血压等）进行及时、有效治疗。如代谢性酸中毒药物治疗、代谢性碱中毒药物治疗、低钾低镁血症药物治疗、透析期用药管理等；抑制免疫及炎症反应；防止并发症（如感染、血栓和栓塞并发症及循环系统、呼吸系统及消化系统等全身并发症）；延缓肾脏疾病的进展，进行肾脏替代治疗。因此，肾病患者常需应用抗菌药物、糖皮质激素、免疫抑制剂等，以及控制血压、血糖与纠正贫血的药物。为提高肾病患者的生活质量，改善预后，有必要对其进行药学监护。

临床药师在肾病治疗药学实践时，应针对患者不同病情，制订个体化药物治疗方案，实施相应的药学监护，具体包括：①抗菌药物使用的监护。肾病患者特

别是慢性肾炎与肾功能衰竭患者，因血液透析、腹膜透析及留置导尿管等因素极易导致感染发生，因此合理应用抗菌药物尤为重要。按照抗菌药物临床应用相关指导原则，临床药师应协助医师选择针对性强的敏感性药物，避免滥用及频繁换药；同时，根据病情尽量缩短激素及免疫抑制剂的疗程，防止盲目应用抗菌药物和进行长期激素治疗而导致病情加重或并发真菌感染。②激素及免疫抑制剂使用监护。肾病综合征常用糖皮质激素治疗，临床药师应向患者详细说明糖皮质激素的给药方法、剂量及其不良反应，促使患者规范用药，切忌自行减药或停药。根据患者病情，无论是激素冲击治疗还是激素常规应用，都应定期监测患者的血压、血糖、血脂及电解质等指标，密切观察患者的感染、消化系统症状、精神及情绪改变，同时给予防治骨质疏松药物，如钙剂、活性维生素 D 及阿仑膦酸钠等，必要时可用质子泵抑制剂预防骨质疏松地发生。肾移植患者常需服用免疫抑制剂如环孢素或他克莫司，这些药物治疗窗窄，不良反应多，且患者个体差异大，合并用药多，影响用药因素繁多，临床药师应针对各种可能的影响因素，结合患者病情和血药浓度测定结果，协助医师制订个体化药物治疗方案。③降压药使用监护。高血压是加速慢性肾病进行性发展的关键因素之一，临床药师应协助合理选择降压药，逐渐增加用药品种和剂量，避免血压急剧下降，同时注意观察血压降低时肾功能的变化。④纠正贫血的药学监护。肾性贫血是慢性肾病的重要临床表现，是慢性肾病患者合并心血管并发症的独立危险因素。重组

人促红细胞生成素是治疗肾性贫血的主要药物，最常见不良反应是血压升高。因此，要严格监测患者的血压，并适时调整治疗方案。⑤利尿剂的使用监护。绝大多数肾病综合征患者有水肿表现，甚至全身重度水肿，用药前应询问患者药物过敏史，选择合适的利尿剂，严密监测用药过程，以免出现药品不良反应，如药物在肾小管中析出结晶会加重肾脏损害。⑥中药注射剂使用的监护。中药注射剂在活血化瘀、改善微循环等方面往往起到西药不可替代的作用。但由于中药注射剂成分较复杂，为减少药品不良反应，临床应单独使用，避免与其他药物的配伍禁忌。⑦根据病情制订个体化给药方案。多数肾病患者伴有不同程度的肾功能不全，应根据肌酐清除率进行给药剂量和给药频次调整，还应注意避免使用禁用的药物。临床药师还更应关注药物对肾功能的影响，对药物的用法用量、疗程、注意事项等方面进行药学监护。

实践方法 ①加强临床药师与医护患的沟通与合作，共同发挥治疗团队的作用。②参与医师的临床查房。听取医师对患者病情变化的分析，翻阅病历、检查报告，并与医师一起探讨有关药物使用问题，制订或优化给药方案。③审核医嘱，掌握用药的适应证与禁忌证，对不合理用药及时提出修改意见与建议，尤其是对肾功能衰竭患者进行透析期用药管理。④进行药学查房。关注患者用药后的疗效和不良反应，指导患者合理用药。⑤建立患者药历，药历包括患者的基本情况，特别是药物治疗情况，如患者的用药史、药物治疗方案及患者的依从性等。⑥进行血药浓度测定，合理解释血药浓度监测结果，并据此调整给药方案。⑦评估药物治疗中可能存在的问题并寻找解决办法。⑧临床药师对肾病患者出院后的用药、饮食和生活方式进行指导并定期随访，保障患者出院后的药物治疗效果和用药安全。

肾脏病治疗的药学实践是临床药师利用自己所学的相关药学专业知识，提供各种相关的药学技术服务，包括根据患者的病情协助临床医师制订合理的药物治疗方案，特别制订患者个体化给药方案，针对肾病患者病情特点，选择合适药物，重点关注药物选择的合理性、联合用药的相互作用等问题，提高患者用药的依从性，保障患者合理用药。

(屈 建)

jīgān qīngchúlǜ

肌酐清除率（creatinine clearance rate，Ccr） 肾脏在单位时间内将若干毫升血浆中的内生肌酐清除的能力。又称内生肌酐清除率。可反映肾小球滤过率和粗略估计有效肾单位的数量，用作测定肾损害的定量试验。因该定量试验操作方法简便，干扰因素较少，敏感性较高，为肾病治疗药学实践中临床常用的肾功能试验之一。肌酐清除率的正常值：成人 80～120ml/min，新生儿 40～65ml/min。

肌酐是肌酸的代谢产物，在成年人体内含肌酐约 100g，其中 98% 存在于肌肉，每天大约更新 2%，血清肌酐包括内源性肌酐及外源性肌酐，内源性肌酐由肌酸代谢产生，与肌肉容积及肌肉活动情况相关；外源性肌酐与饮食关系密切，来自动物的骨骼肌。在严格控制饮食条件和肌肉活动相对稳定的情况下，血清肌酐的生成量与尿的排出量较恒定，其含量的变化主要受内源性肌酐的影响，而且肌酐大部分是从肾小球滤过，不被肾小管重吸收，排泄量很少。内生性肌酐在体内产生速度较恒定，每 20g 肌肉每日约生成 1mg，因而血中浓度和 24 小时尿中排出量也基本稳定。

肌酐清除率的临床意义表现为：①在现行肾小球滤过功能中能较早反映肾功能的损伤，如急性肾小球肾炎，在血清肌酐和尿素两项指征尚在正常范围时，肌酐清除率可在低于正常范围的 80% 以下。②反映肾小球损害程度。肌酐清除率 51～70 ml/min 为轻度损害；50～31 ml/min 为中度损害；< 30 ml/min 为重度损伤；< 20 ml/min 为肾功能衰竭；< 10 ml/min 为终末期肾衰。③是肾移植术是否成功的一种参考指征。如移植物存活，肌酐清除率会逐步回升，否则提示失败。一度上升后又下降，提示发生排异反应。④指导临床治疗用药。肌酐清除率在 30～40 ml/min 时，通常应限制蛋白质摄入；肌酐清除率 <30ml/min 时，说明噻嗪类利尿剂常无效，要改用呋塞米、依他尼酸钠等袢利尿剂；肌酐清除率 ≤10ml/min 时应采取透析治疗，此时对袢利尿剂也往往无反应。一般认为，肌酐清除率 80～50ml/min 时为肾功能不全代偿期，而 50～20ml/min 为失代偿期，用药应十分谨慎，应根据其下降程度及时调节药物剂量及用药间隔时间。一些具有明显肾毒性的药物要慎用。通过监测患者的血清肌酐浓度，计算肌酐清除率，并据此调整给药方案，对实现个体化给药、减少不良反应的发生具有重要意义。

(屈 建)

代谢性酸中毒药物治疗

dàixièxìng suānzhòngdú yàowù zhìliáo

（pharmacotherapy of metabolic acidosis） 对以内源性酸生成过多、HCO₃⁻丢失、pH值降低为特征的代谢性酸中毒患者的相关药物治疗。代谢性酸中毒（metabolic acidosis）指原发性HCO₃⁻减少而导致动脉血$pH<7.35$，CO_2分压代偿性下降的症状。阴离子间隙对代谢性酸中毒的临床判断具有重要临床价值，可简单地分为阴离子间隙正常和阴离子间隙升高两大类。是肾病治疗药学实践中最常见的治疗。

临床表现 代谢性酸中毒对呼吸、心脏和中枢神经系统有明显影响。呼吸系统表现最重要的是呼吸加深加快，潮气量增加，称为库斯莫尔呼吸（Kussmaul's respiration），见于急性代谢性酸中毒患者。在极其严重的代谢性酸中毒或合并缺钾时，由于呼吸肌收缩力下降，呼吸减弱，酸中毒直接抑制心脏的收缩力。但由于酸中毒可刺激儿茶酚胺释放，心肌驱力仍在正常范围，同时对迷走神经的刺激敏感。酸中毒使周围动脉扩张，中心静脉收缩，由于中心和肺血管的顺应性降低，输入少量盐水后就可能发生肺水肿。酸中毒抑制中枢神经系统功能，可表现有头痛、昏睡、木僵和昏迷，糖耐量异常。

药物治疗 应针对不同病因及酸中毒的程度进行不同处理，包括原发病治疗、纠正酸中毒及并发症治疗。

病因治疗 糖尿病酮症酸中毒应及时进行输液、给予胰岛素、纠正电解质紊乱及处理感染等诱因的治疗。静脉注射葡萄糖和生理盐水很容易纠正酒精性酮症酸中毒，同时需补充钾、磷、镁和维生素等。乳酸性酸中毒主要针对病因进行纠正循环障碍、改善组织灌注、控制感染、供应充足能量等治疗。甲醇造成的代谢性酸中毒应尽早进行血液透析或腹膜透析。水杨酸造成的酸中毒常常合并呼吸性碱中毒。乙酰唑胺（醋氮酰胺）可以碱化尿液，使尿中排泄的水杨酸不易转变为非离子化的水杨酸，不易被重吸收。副醛中毒可由于特殊的呼吸气味而很容易被诊断，一般给予碱性药处理即可。胃肠道丢失HCO₃⁻造成的酸中毒，补充碳酸氢钠治疗常可获得明显效果。应注意钾盐的补充。

使用碱性药物 包括碳酸氢钠、乳酸钠、三羟甲基氨基甲烷、枸橼酸和枸橼酸钠（钾）。碳酸氢钠最常用，能直接补充HCO₃⁻，故起效快。5%碳酸氢钠溶液为高渗液，1.25%者为等渗液。如患者无体液过多，且碳酸氢钠需求量大者，应给予等渗溶液，以避免出现高渗和高钠血症。因乳酸钠、枸橼酸及其盐均需经肝脏代谢生成HCO₃⁻，肝功能损害时禁用；而乳酸钠在乳酸酸中毒者中禁用。

并发症治疗 处理酸中毒时的高钾血症和患者失钾时的低钾血症：酸中毒常伴有高钾血症，但需注意，有的代谢性酸中毒患者因有失钾情况存在，虽有酸中毒但伴随着低血钾，需要依据血清钾下降程度适当补钾。严重肾功能衰竭引起的酸中毒，则需进行腹膜透析或血液透析方能纠正其水、电解质、酸碱平衡等紊乱。预后：代谢性酸中毒、代偿情况、严重程度以及是否合并其他水电解质酸碱紊乱决定预后。轻者可无症状，或仅感疲乏无力、呼吸稍促、胃纳不佳等；重者可出现库斯莫尔呼吸，合并循环功能障碍，甚至可有血压下降、心律失常甚至昏迷等。

（屈 建）

代谢性碱中毒药物治疗

dàixièxìng jiǎnzhòngdú yàowù zhìliáo

（pharmacotherapy of metabolic alkalosis） 用于血HCO₃⁻过高、CO_2分压（$PaCO_2$）增高、pH值>7.45为特征的代谢性碱中毒患者的相关药物治疗。代谢性碱中毒（metabolic alkalosis）指原发性HCO₃⁻增多引起动脉血$pH>7.45$，$PaCO_2$代偿性升高的一种原发性酸碱失调，是住院患者最常见的酸碱失调，与呕吐、胃肠吸引和应用利尿剂有关。血pH值高于7.55者死亡率为45%，高于7.65者死亡率为80%。是肾病治疗药学实践中常见的治疗。

病因 代谢性碱中毒是由于细胞外液丢失了大量的酸或吸收了大量的碱，具体表现为：①胃液损失。因呕吐、长期胃吸引术所造成。②缺钾。如原发性醛固酮增多症、库欣综合征、巴特（Bartter）综合征等所造成。③细胞外液Cl⁻减少。如摄入减少、胃液丢失、使用呋塞米、噻嗪类利尿剂等均可造成。④碳酸氢盐蓄积。如治疗胃溃疡病时长期服用大量碱性药所造成。⑤盐皮质激素过多。包括醛固酮增多症、库欣综合征等。

代谢性碱中毒对机体的严重影响主要有：①氧离解曲线左移，如不及时纠正将导致组织器官持续严重缺氧。②离子钙水平降低，可引起手足抽搐和惊厥。③发生与钾缺失和严重心室律紊乱有关的致命合并症。

临床表现 ①呼吸浅而慢。可引起轻度低氧血症，尤其在原有肺部疾病时。②精神症状。其症状与低钙血症时相似，如神志混乱、迟钝、躁动、兴奋、谵语、嗜睡、易发生癫痫、严重时昏迷。③神经肌肉兴奋性增加。有手足搐搦、腱反射亢进等。④尿少，呈碱性。如已发生钾缺乏，可能出现酸性尿的矛盾现象，应特别注意。

药物治疗 ①积极治疗原发疾病，避免长期服用碱性药物，不太严重的代谢性碱中毒不需要太过积极的治疗。首先是去除刺激 HCO_3^- 生成的因素，原发性盐皮质激素增多应去除病因或拮抗盐皮质激素的作用。胃丢失 H^+ 者应终止吸引，治疗呕吐或用 H_2 受体阻断剂或 H^+ 泵抑制剂。肾丢失 HCO_3^- 者停用利尿剂。对肿瘤引起的原发性醛固酮增多症等，及时对肿瘤进行手术切除。②去除使 HCO_3^- 重吸收持续增加的因素，如细胞外液容量收缩和 K^+ 缺乏。细胞外液容量收缩的患者，补充氯化钠即可纠正代谢性碱中毒。伴低钾血症时，给予氯化钾。少数患者用氯化钠治疗无效，即尿 Cl^- 增高或正常的代谢性碱中毒，应依据各种疾病的病理生理机制处理。③当严重代谢性碱中毒，血 $pH > 7.6$、伴显著低通气 $[PaCO_2 > 60mmHg（1mmHg = 0.133kPa）]$、对氯化钠和补钾治疗反应不佳时，应考虑补酸。可用 $0.1mol/L$ 稀盐酸、氯化铵、盐酸精氨酸补酸。$0.1mol/L$ 稀盐酸起效最快，但可引起溶血，故应经中心静脉输注。如 $PaCO_2$ 显著升高，滴速应减慢，以免引起严重的呼吸性酸中毒。当 $pH < 7.5$ 时，停止补酸。当血 HCO_3^- 下降 $1mmol/L$，每公斤体重需给予氯化铵 0.044 g，可口服或稀释为 0.9% 溶液，分 $2 \sim 3$ 次静脉滴注。严重肝病时禁用。盐酸精氨酸适用于肝功能不全时的治疗，但患者伴有肾功能不全时用此药物可并发严重高钾血症。

（屈 建）

dījiǎ dīměi xuèzhèng yàowù zhìliáo

低钾低镁血症药物治疗

（pharmacotherapy of hypokalemia-hypomagnesemia） 用于具有低钾血、同时也具有低镁血症的相关疾病的药物治疗。血钾低于 $3.5mmol/L$ 为低钾血症，血镁低于 0.75 mmol /L 为低镁血症，低钾血症常伴有低镁血症。1984 年美国学者惠恩（Whang）等报告 42% 的低钾血症患者伴有低镁血症，同样低镁血症患者低钾血症的发生率亦高于血镁正常者。这是肾病治疗药学实践中需关注和掌握的内容。

病因 ①低钾血症。主要源自肾脏和肠道因素。肾脏因素致钾丢失过多的原因包括：盐皮质激素过多，有巴特（Bartter）综合征或吉泰尔曼（Gitleman）综合征（一种常染色体隐性遗传的肾小管性疾病，以低钾血症碱中毒为主要临床表现）或利德尔（Liddle）综合征（又称假性醛固酮增多症），肾小管酸中毒，低镁血症，使用抗生素与其他药物，因呕吐与胃液吸引等。致钾丢失的肠道因素有：下肠道排泄 $80mmol/d$ 钾，腹泻可并发低钾血症。另外在失氯性腹泻伴代谢性酸中毒时，只纠正酸中毒也会加重低钾血症。②低镁血症。主要源自镁摄入不足及吸收障碍。肺心病、心衰、胃肠道血管充血患者，食欲不佳，进食少，肠功能紊乱，吸收不良均可导致。经肾排出过多是因素之二，如因应用利尿剂使镁排出增多，一般利尿剂可使尿镁增加 $25\% \sim 50\%$，而短期用髓袢利尿剂可使镁在尿中增加到 400 倍，缺氧及继发性醛固酮增多可加重缺镁。长期应用氨基苷类药物，可引起醛固酮增加导致机体缺镁。长期静脉供给营养而未补镁也是常见原因。③低钾低镁血症。慢性肺心病难治性心衰患者，长期胃肠道淤血致食欲减退，钾、镁的摄入和吸收减少，心衰时肾血流减少，可导致继发醛固酮增多症，加上长期给予葡萄糖溶液，应用洋地黄、利尿剂及使用糖皮质激素，均可导致低钾低镁血症。

临床表现 低钾血症的临床表现为：①对神经肌肉的作用。血钾低于 $3.0mmol/L$ 时常伴有肌肉无力、全身不适等。严重低钾血症可导致麻痹和横纹肌溶解。②对心脏血管的作用。老年人有器质性心脏病和应用地高辛或抗心律失常药物者，发生低钾血症时更易出现心律失常。③对肾脏的作用。对肾脏的结构与功能均产生影响，称之为低钾性肾病。

低镁血症的临床表现为：①心血管系统。镁缺乏可引起心电图的变化。②骨和钙代谢异常。低血镁的患者经常合并低血钙。③神经肌肉系统异常。低镁血症的患者可出现精神神经系统的异常。④低血钾。$40\% \sim 60\%$ 的低血镁症合并低血钾。

药物治疗 可根据病因进行补钾、补镁或补钾补镁治疗。

补钾治疗 补钾时应遵循以下原则：①首先了解低钾血症的原因，患者的基础疾病，治疗情况和肾功能。②了解患者的酸碱状态，决定用哪种钾制剂。③可能时尽量口服补钾，静脉补钾仅限于不能口服或有低钾血症的症状时。④静脉补充氯化钾 $20 \sim 40mmol$（即 10% 氯化钾 $15 \sim 30ml$）溶于 $1000ml$ 无糖溶液中。⑤尚无计算补钾量的精确方法，治疗成功的关键是不断监测和调整，防止矫枉过正。

补镁治疗 ①持续低血镁（血镁<0.5 mmol/L），应开始补镁治疗。②通常可口服补镁。对症状严重或肠道不能耐受补镁的患者，可静脉或肌内注射补镁。通常10%硫酸镁用于静脉补镁，50%硫酸镁用于肌内注射。③临床症状严重时，如出现与低血镁有关的抽搐、室性心律失常等，需要静脉补充镁。④补镁期间，一定要反复监测血浆镁，特别是肠道外补镁合并肾功能异常的患者应格外注意。

补钾补镁治疗 处理低钾血症伴镁缺乏的患者，必须同时纠正低镁血症，补镁后可刺激细胞对钾的摄取，尿钾排泄减少，血清与组织钾增加。应用氯化镁或乳酸镁，不宜用硫酸镁，因硫酸盐是不吸收的阴离子，增加尿钾丢失。

（屈 建）

lìniàojì

利尿剂（diuretics） 促进体内电解质（Na^+为主）与水分排出而增加尿量的一类药物。通过影响肾小球滤过、肾小管重吸收及分泌等功能而实现其利尿作用，但主要是影响肾小管的重吸收。是肾病治疗药学实践中常用的一类药物。

分类 常用利尿剂主要分为：①袢利尿药。呋塞米、布美他尼、依他尼酸均为此类。主要作用于髓袢升支髓质部，利尿作用强烈，为强效利尿药。②噻嗪类利尿药。主要为基本结构相同的一系列衍生物，临床上常用氢氯噻嗪，此外还有环戊噻嗪、苄氟噻嗪等。主要作用于髓袢升支皮质部，利尿作用中等，为中效利尿药。③留钾利尿药。如氨苯蝶啶、螺内酯、阿米洛利，主要作用于远曲小管和集合管，利尿作用弱。④碳酸酐酶抑制剂。有乙酰唑胺等，主要作用于近曲小管，利尿作用弱。⑤渗透性利尿药。如甘露醇、甘油等，主要用于组织脱水。

临床应用 主要用于：①利尿治疗。治疗肾功能不全、肾病综合征、肝硬化及充血性心力衰竭等各种原因引起的水肿。②抗高血压治疗。利尿剂也是一类重要、常用的降压药物，单独使用有降压作用，合用则增加其他抗高血压药的作用。③青光眼的治疗。乙酰唑胺作为利尿药，临床已很少应用，但仍为治疗青光眼的常用药物。另外，当某些经肾脏排泄的药物、毒物中毒时，利尿剂能促使这些物质排泄。

合理用药 利尿剂的应用原则是：①以限制Na^+的摄入为基础。②水肿不是首选利尿剂的指征。③小量、间断应用利尿剂，坚持缓慢利尿的原则。④利尿过程中需密切监测利尿剂的不良反应，特别是血容量异常和电解质紊乱。

合理选药：①阶梯式选用原则。首选利尿作用较弱的噻嗪类利尿药；如果剂量增加效果仍不佳时，可合用保钾利尿药或小剂量袢利尿药；如仍无效，可将上3种利尿药同时合用，必要时肌内或静脉注射。②根据患者机体情况选用。对于肾功能不全患者，袢利尿药是首选利尿药；急性肾功能不全时，可先选用渗透性利尿药，后加用袢利尿药。③根据药物作用特点选用。排钾利尿与保钾利尿药合用，既可增强利尿效果又可预防低血钾和高尿酸血症；同类利尿药合用一般无协同作用，反而增加副作用。

用作降血压治疗药物的选用：①临床常用的利尿降压药是噻嗪类的氢氯噻嗪和氯噻酮，特别适用于轻、中度高血压及高血压合并心力衰竭患者。②袢类利尿药呋塞米也可用于治疗高血压，但其作用时间短，多用于治疗伴有肾功能不全、心功能不全的高血压和高血压危象患者。③保钾利尿药中的氨苯蝶啶和阿米洛利一般不单独用于降压，而与噻嗪类合用预防低血钾。

（屈 建）

mànxìng shènshuāi yàowù zhìliáo

慢性肾衰药物治疗（pharmacotherapy of chronic renal failure） 用于慢性肾脏病引起肾小球滤过率（glomerular filtration rate，GFR）下降、与此相关代谢紊乱及临床症状组成综合征的药物治疗。慢性肾衰（chronic renal failure，CRF）是由各种原因引起的肾脏损害并进行性恶化，造成肾单位严重毁损，使机体在排泄、代谢废物和调节水、电解质及酸碱平衡等方面发生紊乱或失调的临床综合征，为各种肾脏疾病持续发展的共同转归，又称尿毒症。慢性肾衰可分为四个阶段：肾功能代偿期；肾功能失代偿期；肾功能衰竭期（尿毒症前期）；尿毒症期。是肾病治疗药学实践中需要掌握的内容。

病因 慢性肾衰的病因主要有原发性与继发性肾小球肾炎（如糖尿病肾病、高血压肾小动脉硬化、狼疮性肾炎等）、肾小管间质病变（如慢性肾盂肾炎、慢性尿酸性肾病、梗阻性肾病、药物性肾病等）、肾血管病变、遗传性肾病（如多囊肾、遗传性肾炎）等。中国以慢性肾小球肾炎最为常见，其次是慢性肾盂肾炎。

临床表现 在慢性肾衰的不同阶段，临床表现各不相同：

①在代偿期和失代偿早期，患者可以无任何症状，或仅有乏力、腰酸、夜尿增多等轻度不适；少数患者可有食欲减退、代谢性酸中毒及轻度贫血。②中期以后，上述症状更趋明显。③在尿毒症期，可出现急性心衰、严重高钾血症、消化道出血、中枢神经系统障碍等严重并发症，甚至有生命危险。

药物治疗 原则：①了解慢性肾衰常用药物的药动学和药效学特点。②仔细了解患者肾功能及其他病理生理状况（如肝功能、血清蛋白水平、酸碱平衡及电解质代谢状况等）。③熟悉肾功能不全及其他病理生理状况时的用药方法，首选肾毒性较小的药物。④如确需应用某些有肾毒性的药物，应根据相应方法减少药物剂量，或延长用药间隔。⑤对某些治疗窗相对较窄的药物（如地高辛、氨茶碱、氨基糖苷类等），可测定血药浓度。⑥应按肾功能减退程度调整以原形经肾排泄药物的剂量，个体化用药。⑦及时发现并处理药物不良反应，并注意药物相互作用。

另外，用药时需要注意确定给药的负荷量和维持量、透析清除后的剂量补充（见透析期用药管理）。

药学监护 包括：①疗效监护。需要对慢性肾衰患者的营养、血压、血色素、钙磷代谢、酸碱平衡及水钠钾等电解质平衡进行综合评估。②依从性监护。③用药教育。

(屈 建)

tòuxīqī yòngyào guǎnlǐ

透析期用药管理 （medication management during dialysis therapy） 急慢性肾功能衰竭患者血液透析与腹膜透析期间相关

的合理用药问题。是肾病治疗药学实践中需要重视的用药管理。

尿毒症是肾功能衰竭末期较易出现的严重疾病，此时体内毒素排出完全受阻，导致大量积聚，很容易引起患者全身功能不良，甚至死亡。血液净化包括血液透析与腹膜透析疗法，是尿毒症期患者的主要治疗方法，可迅速改善患者的尿毒症症状，使病情相对稳定，并可达到较长期存活率、提高生活质量及社会回归率的目的。血液净化指征是判断肾功能衰竭患者应何时接受维持性透析治疗的多种指标的总称，其中有血液净化方式的选择，是指透析类型、透析频率、每次透析时间和每周透析总时间。

肾功能衰竭患者在用药后，其药动学有以下明显改变：①药物吸收的变化。在肾小球滤过率显著下降后，尤其是终末期肾病时，由于胃肠道水肿、恶心、呕吐、自主神经病变以及应用磷结合剂等因素，均可能使药物的吸收下降。②药物分布的变化。由于患者水肿、血容量变化等情况，药物的分布容积也会发生变化。尿毒症患者营养不良时常有血清蛋白水平降低，某些尿毒症毒素可降低白蛋白与多种药物的亲和力，因而慢性肾衰患者体内的药物与蛋白结合减少。③药物代谢与清除的变化。肾衰患者药物的肾脏清除率明显下降，可使药物的有效浓度和中毒浓度间的差距缩小，易出现药物的不良反应。而肾衰患者往往应用多种药物，药物的相互作用也经常发生。

血液净化治疗方式主要通过仪器中半透膜两侧的浓度差、压力差及膜的吸附能力等来清除肾衰患者体内的毒素与水分，也是药物清除的重要途径之一。药物

的分子大小、蛋白结合率、分布容积、水溶性或脂溶性的不同、透析膜的性质和面积、药物-透析膜的电荷作用与结合程度等因素，都会影响血液净化治疗对药物的清除。

相对分子质量<1000 的药物，其中多数较易通过透析方法清除，且加强超滤可提高对这些药物的清除率；但蛋白结合率高的药物通过透析清除的量较少。透析对分布容积大的药物清除相对较慢、较少，故这些药物的清除半衰期延长。分布容积<1L/kg 的药物，透析清除率相对较大；分布容积为 1～2L/kg 的药物，清除率居中；而分布容积>2L/kg 的药物通过透析清除的量则较少。此外，药物水溶性也影响其透析清除率，因为水溶性化合物较脂溶性化合物更易于通过透析膜并清除体外。

对大多数口服或静脉所用药物来说，腹膜透析疗法的清除率往往低于血液透析，这是因为持续性腹膜透析期间腹透液的流速较低的缘故。影响血液透析清除的药物特性同样也影响腹膜清除；腹腔给药后被吸收进入血循环很显著，因为腹腔分布容积较小，故结合药物的蛋白也较少。

患者用药剂量调整相关因素
因肾功能直接影响到药物的代谢，因此肾功能衰竭患者的用药剂量调整需要注意以下几个方面。

确定给药的负荷量 确定药物负荷量的方法与肾功能正常者相同。

确定给药的维持量 有些药物可以与正常人剂量相似，但主要经肾脏排泄的药物的维持给药量常需予以调整。一是调整给药剂量，二是调整给药间期，或两者都进行调整。①减少每日或每次给药剂量而给药间期不变。肾

功能轻度、中度和重度损害时，各给正常量的 2/3 ~ 1/2、1/2 ~ 1/5、1/5 ~ 1/10。如某些药物基本上全部经肾排泄，则可以每日或每次量除以患者的血肌酐值即为患者每日或每次应用的剂量。②延长给药间期而每次给药量不变。据肾功能减退程度延长给药间期；如某些药物基本上全部经肾排泄，则以正常人给药间期乘以患者血肌酐值即为患者给药间隔时间。③根据公式计算出应调整的给药剂量或时间间隔。

透析清除后的剂量补充 必须考虑到患者进行透析治疗后对药物清除率的影响。透析结束后，患者很可能需要追加剂量，或者对其药物治疗方案进行必要的调整，从而维持治疗药物浓度。在用药过量时，透析也可以加速某些药物从体内的清除。因此可根据透析清除的多少确定每天或每次透析后应补充的剂量：

药物补充剂量 =
（药物理想血浆水平-目前血浆水平）×分布容积×体重

常用药物的剂量调整和注意事项 不同类型的药物，其剂量调整方法不同。

抗菌药物 对肾衰患者应用的抗菌药物可分为三类：①基本上不用调整剂量的药物。包括多西环素、利福平、红霉素、青霉素 G、哌拉西林等。②不用或尽量避免使用的药物。包括四环素类、磺胺类、呋喃类、头孢唑啉等。③需调整剂量或延长给药间歇的药物。包括林可霉素、两性霉素 B、甲硝唑、氨基糖苷类及万古霉素等。

心血管病药物 肾衰患者高血压的治疗原则与非尿毒症患者大致相同，但药物的选择有所不同，应避免使用保钾利尿剂，以防出现高钾血症。因为钾离子的轻度升高，但可使肾衰患者血钾升高到致命的水平，故不宜应用。

降糖药 中重度肾衰患者胰岛素用量一般应减少 1/3，并注意根据血糖水平调整用量。肾衰时，磺脲类药物如妥拉磺脲、醋磺乙脲的原形或代谢产物易蓄积，导致严重低血糖。

抗肿瘤药物 中重度肾衰时丝裂霉素 C、卡铂、顺铂、奥沙利铂、美法仑、苯丁酸氮芥、依托泊苷等抗肿瘤药需适当减量。甲氨蝶呤在中度肾衰时应减量 1/2，重度肾衰时不宜应用。

总之，肾衰患者用药时，应注意根据肾功能损害的程度、药物的药动学和药效学特点制订治疗方案；提倡个体化用药。在应用毒性较大的药物且该种药物的治疗浓度与中毒浓度相差较小时，最好能监测药物的血浓度。对需要透析的患者，制订治疗方案时应同时考虑透析对药物清除能力的影响。

（屈 建）

hūxī xìtǒng jíbìng zhìliáo yàoxué shíjiàn
呼吸系统疾病治疗药学实践（pneumology pharmacy practice） 临床药师参与呼吸系统疾病患者临床药物治疗相关的实践活动，提供药学技术服务，发现和解决用药问题，促进药物合理使用的过程。是临床药师参加药物治疗学实践的一个领域。目的是指导患者正确地使用或服用药物，减少药物不良反应发生，减轻患者痛苦，提高药物治疗效果。由于呼吸疾病患者多数为老年人，常存在多种并发症，用药依从性差，对其进行用药教育和指导，实施药学监护，可改善患者的疾病控制。

实践内容 ①熟悉呼吸科常见疾病的临床体征、实验室检查指标、药物治疗等方面的专业知识，常用药物的药理作用、用法用量、不良反应、注意事项，各类抗菌药物的抗菌谱、药动学、不良反应等方面的特点。②全面了解患者病情及用药效果，仔细查看病历中各项检验结果，注意药敏报告及肝肾功能以及药物配伍合用问题，发现问题与医师沟通，并协助制订用药方案。③为医师提供药物的合理应用、不良反应和相互作用等知识，解答护士在配药过程中出现的皮试液的配制、溶媒选择、药物配伍、输液速度、给药方法等方面的问题，向患者提供用药指导，包括服药方法、治疗时间、药物治疗的重要性、药物相互作用等，监护患者用药安全，防止或减少药源性危害，保障患者安全合理用药。

实践方法 ①复习有关呼吸药理与治疗学知识。包括糖皮质激素的药理作用及在呼吸系统疾病中的合理使用，平喘药如 β_2 受体激动剂、抗胆碱药、茶碱类药物、白三烯受体拮抗剂、炎症细胞膜稳定剂、组胺受体阻断剂的药理作用及其合理使用，祛痰药如黏液分泌促进药愈创甘油醚、黏痰溶解药氨溴索、酶抑制剂脱氧核糖核酸酶、胰蛋白酶及表面活性剂泰洛沙泊等的药理作用和临床应用，镇咳药如中枢依赖性镇咳药吗啡和可待因、非依赖性镇咳药右美沙芬和喷托维林等、外周性镇咳药甘草流浸膏及糖浆等的药理作用与临床合理使用等。②阅读病历并达到如下目的：掌握病区疾病种类，然后针对性地学习这些疾病的治疗方案和药物治疗学知识，记录不熟悉的药物名称，如孟鲁司特、吸入用布地奈德混液、沙美特罗替卡松粉吸剂等，并查阅药品说明书和参考书，发现不合理用药情况，及时告知医师，并提出合理用药建议。③参加各级医师查房。了解患者的病情变化，分析病情变化与药物的关系，并与医师进行用药交流，利用自身药效学、药动学的知识优势，为患者提供更多的药物服务，如药物间相互作用、同类药物的比较与替代及新药知识的介绍等，协助医师提高药物治疗的安全性和有效性。④参与药物治疗方案的制订和调整。鉴于临床药师对药物的性质特点的理解，可以作为医师的参谋，解决有关患者用药方案的疑难问题，指导合理用药，确保药物治疗达到最理想的效果。在参与制订药物治疗方案时，临床药师也需要注意一些问题，避免产生不良效果，导致治疗进度受到影响。如患者的给药方式和途径应以适合患者的身体状况为宜，避免使用有可能损害患者肝肾功能的药物，避免药物重复使用或两种以上药物使用时会产生药物间相互制约的情况；观察用药量是否能达到治愈病情的效果，在观察时适当增加或减少药量；在用药过程中要密切关注药品不良反应，必要时对用药方案进行调整。⑤向患者进行用药教育和指导。呼吸疾病患者有时需要使用吸入装置进行治疗，包括雾化吸入、气雾剂吸入及干粉吸入等方式，所以需要向患者讲解正确的吸入方法。调查结果显示，没有接受过用药指导的患者使用干粉吸入剂的错误率高达80%，严重影响了治疗效果。因此，教育患者正确应用吸入剂，嘱咐患者应用含糖皮质激素的吸入剂后要漱口、漱口液不能吞咽等，对保证药物疗效、

减轻咽喉部刺激、预防口腔真菌感染至关重要。对于使用某些含甲硫四氮唑基团的头孢菌素类如头孢哌酮、头孢曲松、头孢克洛等的患者，要告知其用药期间至停药至少1周内不能接触含酒精的食品，避免引起双硫仑反应。教育患者应用氟喹诺酮类抗菌药物治疗时，应避免过度日光或人工紫外线照射以免引起光敏反应。告知结核病患者，在服用异烟肼、利福平、乙胺丁醇等药物时，应1次顿服，戒酒；服用利福平后，尿、唾液、汗液等排泄物均可显橘红色，不必惊慌；用药期间应定期监测肝功能。针对某些治疗窗窄的药物，嘌呤类如茶碱、抗感染药物如万古霉素、氨基糖苷类，告知患者需进行治疗药物监测。此外，教育患者保持良好的生活习惯，如戒烟、远离职业性或环境污染，如避免灰尘、烟雾、粉尘、有害气体，也有利于呼吸系统疾病的预防、治疗和恢复。⑥为患者建立药历。重点监测一些危重、特殊患者。通过建立药历，系统地跟踪患者用药情况，了解患者发病和药物治疗的整个过程，这有助于降低药物治疗费用，促进临床合理用药。

(郭瑞臣)

mànxìng zǔsèxìng fèijíbìng yàowù zhìliáo

慢性阻塞性肺疾病药物治疗
(pharmacotherapy of chronic obstructive pulmonary disease)

针对慢性阻塞性肺疾病稳定期和急性加重期的对因和对症的药物治疗。在呼吸系统疾病治疗药学实践中最为常见。慢性阻塞性肺疾病（chronic obstructive pulmonary disease, COPD）是一种以气流受限为特征的疾病，与因有害气体或有害颗粒引起的肺部异常

炎症有关，临床表现为咳嗽、咳痰、气短、呼吸困难等，由于气流受限不完全可逆，病情迁延，呈进行性发展，是一种破坏性肺部疾病。包括慢性支气管炎和阻塞性肺气肿，按病程可分为稳定期和急性加重期，其药物治疗存在一定差异。

稳定期药物治疗 主要包括使用支气管扩张剂、祛痰药和糖皮质激素，旨在减轻症状，缓解或阻止肺功能下降，改善活动能力，提高生活质量。支气管扩张剂可松弛支气管平滑肌、扩张支气管、缓解气流受阻，是缓解慢性阻塞性肺疾病症状的主要药物，短期应用可缓解症状，长期应用可预防和减轻症状。与口服给药相比，吸入给药不良反应小，因此多首选吸入治疗。支气管舒张剂包括β_2肾上腺素受体激动剂，如短期应用的沙丁胺醇、特布他林，长期应用的沙美特罗、福莫特罗等；抗胆碱能药，如短期应用的异丙托溴铵，长期应用的噻托溴铵等，以及黄嘌呤类如茶碱、氨茶碱。不同作用机制和作用时间的治疗药物联合应用可增强支气管舒张作用，减少不良反应。祛痰药可与支气管扩张剂合用于痰液黏稠不易咳出患者，按作用机制可分为：恶心性和刺激性祛痰药，通过刺激呼吸道黏液分泌，使痰稀释便于咳出，如氯化铵、桉叶油等；痰液溶解剂，分解痰液中的黏性成分，使痰液液化、黏滞性降低而易于咳出，如乙酰半胱氨酸；黏液调节剂，使痰液黏滞性降低，痰液变稀容易咳出，如盐酸溴己新和羧甲司坦。糖皮质激素，对重度、极重度或反复加重患者，可联合吸入糖皮质激素和β_2肾上腺素受体激动剂。如沙美特罗氟替卡松、福莫特罗布

地奈德气雾剂。

急性加重期的药物治疗 首先控制感染，急性加重期最常见的病因是细菌或病毒感染，药物治疗可选用 β-内酰胺类/β-内酰胺酶抑制剂复方制剂、大环内酯类或喹诺酮类药物口服，病情严重时肌内注射或静脉注射，或根据药敏试验结果选用抗菌药物；其次为镇咳祛痰，可使用复方甘草合剂、溴己新、氨溴索等，干咳为主者选用镇咳药，如右美沙芬等；再解痉平喘，严重喘息症状患者可给予大剂量雾化吸入治疗，如沙丁胺醇或异丙托溴铵；急性加重期患者可口服泼尼松龙，或静脉注射甲泼尼龙。

慢性阻塞性肺疾病需终生治疗，药物治疗具有药物种类多、给药途径多等特点，为保证患者合理使用药物，临床药师应该参与到治疗过程中，在全面了解患者的情况后根据循证医学指南制订个体化的药学监护计划，告知患者糖皮质激素、支气管扩张剂、抗菌药物、止咳祛痰药物、营养药物等的使用方法、禁忌证及药物相互作用等内容，促进临床合理用药，提高患者依从性，从而提高药物治疗效果。

（郭瑞臣）

xiàochuǎn yàowù zhìliáo

哮喘药物治疗（pharmacotherapy of asthma）

对支气管哮喘的对因抗炎治疗和对症平喘治疗。是呼吸系统疾病治疗药学实践的重要组成部分。支气管哮喘，简称哮喘，是机体对抗原性或非抗原性刺激的一种气管-支气管反应性过度增高的疾病，常见症状是发作性喘息、气急、胸闷或咳嗽等，少数患者则可能以胸痛为主要表现，常在患者接触烟雾、香水、油漆、灰尘、宠物、花粉等刺激性气体或变应原后发作，夜间和（或）清晨容易发生或加剧，某些患者呈季节性。

根据临床表现，哮喘可分为急性发作期、慢性持续期和临床缓解期。治疗药物主要分为控制药物和缓解药物。①控制药物是指需要长期每天使用的药物，包括糖皮质激素类药物和非糖皮质激素类药物。糖皮质激素类药物首选吸入给药，局部抗炎作用强，全身性不良反应较少。临床常用的吸入糖皮质激素类药物包括二丙酸倍氯米松、布地奈德、丙酸氟替卡松等。非糖皮质激素类药物包括白三烯调节剂、长效 β_2 受体激动剂（需与吸入激素联合应用）、缓释茶碱、色甘酸钠、抗IgE抗体及其他有助于减少全身激素剂量的药物等。白三烯调节剂包括孟鲁司特钠、扎鲁司特、异丁司特等，轻症哮喘患者可单独使用，但作用不如吸入激素，对中重度哮喘患者可联合使用其他药物。②缓解药物指按需使用的药物。这些药物通过迅速解除支气管痉挛从而缓解哮喘症状，包括吸入 β_2 受体激动剂、全身用激素、吸入抗胆碱能药物、短效茶碱及短效口服 β_2 受体激动剂等。口服糖皮质激素适用于中度哮喘发作、慢性持续性哮喘大剂量吸入激素联合治疗无效患者和作为静脉应用激素治疗后的序贯治疗，一般使用半衰期较短的激素，如泼尼松、泼尼松龙或甲泼尼龙等；严重急性哮喘发作，应经静脉及时给予琥珀酸氢化可的松或甲泼尼龙。

（郭瑞臣）

xiàochuǎn kòngzhì cèshì

哮喘控制测试（asthma control test，ACT）

用于监测和评估哮喘患者病情或哮喘控制程度的问卷。较以往每日使用峰流速仪监测患者病情相比，该方法操作简单，费用低，依从性更好，可以在短时间内筛选出未得到控制的哮喘患者，可弥补肺功能和症状学评估哮喘控制的不足。是呼吸系统疾病治疗药学实践中的一种独特的测试方法。

国际通用的哮喘控制测试问卷由美国科罗拉多斯普林斯市哮喘和过敏联合研究中心内森（Nathan）教授设计，经过 2001～2002 年及 2002～2003 年两次大规模多中心临床观察，被确认为是监测和评估哮喘病情的有效工具，2004 年首次公开发表。2007 年，中国学者首次证实哮喘控制测试在中国使用的可行性。该问卷共 5 个问题，要求哮喘患者回忆近 4 周的情况并回答包括生活工作的限制、自我哮喘控制评估、呼吸困难、因哮喘发作而影响睡眠或早醒及急救吸入剂的使用等问题。该问卷每个问题最高 5 分，不同问题相应选项中的 ABCDE 分项分别对应 1、2、3、4、5 分，选择结束后将分数相加，可得出哮喘控制测试总分。总分 25 分表明哮喘已完全得到控制，20～24 分表明哮喘部分控制，低于 20 分表明患者的哮喘未得到控制，基层医师应该更进一步加强管理；总分 14 分以下表明患者的哮喘已经严重失去控制，应尽可能就诊于有条件的医疗机构，以改善患者的哮喘控制情况。

哮喘控制测试所含的问题简单明了，对于基层、农村和乡镇等区域的患者，使用更方便。不同性别、年龄、文化程度、职业等患者均可使用它作自我评价。更适用于不能进行肺功能检测的哮喘患者，尤其是支气管舒张试验阳性的患者或中重度哮喘患者。

若将此测试结果与使用简易呼气流速法测定的呼气峰流量及呼气峰流量变异率结合起来，则能更准确、全面地反映病情，既有利于医务人员对病情的评估，也方便患者的自我评价。患者可以独立完成哮喘控制测试及呼气峰流量的自我评估，如能坚持监测，定期评估，则有助于医师调整治疗方案，达到哮喘的临床控制。

(郭瑞臣)

xīrùjì

吸入剂（inhalant）

将一种或一种以上药物经特殊装置传递到呼吸道发挥局部或全身作用的制剂。被广泛用于预防、缓解哮喘发作，治疗慢性阻塞性肺疾病。由于肺的特殊生理结构，吸入给药比其他途径给药具有起效快、药物局部浓度高、全身不良反应少等优点。是呼吸系统疾病治疗药学实践中常用的药物剂型。

根据给药装置不同，吸入剂可分为雾化吸入剂、干粉吸入剂和定量吸入气雾剂。雾化吸入剂是将含药的溶液、乳状液或混悬液填充于特殊装置，借助手动泵压力、高压气体、超声振动或其他技术将内容物呈雾状喷出，直接附着于腔道黏膜或进入并沉积于肺部。干粉吸入剂是将微粉化药物或载体以胶囊、囊泡或多剂量储库形式，采用特制的干粉吸入装置使之雾化，由患者主动吸入，并沉积于肺部。干粉吸入剂不使用抛射剂。定量吸入气雾剂是将含药的溶液、乳状液或混悬液与适宜的抛射剂共同封装于具有特制阀门系统的耐压容器中，借助抛射剂的压力将内容物以雾状喷出，直接附着在腔道黏膜或吸入并沉积于肺部。

常用的吸入剂有 β_2 受体激动剂，直接扩张支气管平滑肌，如沙丁胺醇气雾剂、沙美特罗气雾剂；M 受体拮抗剂，通过抑制迷走神经缓解支气管痉挛，如噻托溴铵粉吸入剂、异丙托溴铵气雾剂；糖皮质激素类，有较强抗炎、抗过敏作用及解除支气管痉挛作用，如布地奈德气雾剂、氟替卡松气雾剂。

吸入剂常用的吸入装置有压力式定量气雾吸入器和干粉吸入器。压力式定量气雾吸入器由药物、推进剂、表面活性剂或润滑剂组成，如万托林气雾剂、特布他林气雾剂、爱全乐气雾剂、必可酮气雾剂、辅舒酮气雾剂、普米克气雾剂等为此种吸入装置。干粉吸入器通过使用者主动吸入空气的动能分散药物微粒，干粉雾颗粒的流速与使用者的吸气流速相吻合。中国常用的干粉吸入器有储存剂量型涡流式干粉吸入器，俗称都保，如普米克都保、奥克斯都保，以及准纳器，如舒利迭。

(郭瑞臣)

zhīqìguǎn kuòzhāngjì

支气管扩张剂（bronchodilator）

具有舒张支气管、缓解气流阻塞、降低呼吸困难程度作用的药物。主要包括 β 受体激动剂、抗胆碱药和黄嘌呤类药物，临床用于解除哮喘症状。是呼吸系统疾病治疗药学实践中常用的药物。

β 受体激动剂分为 β_1 受体激动剂和 β_2 受体激动剂。选择性 β_2 受体激动剂与气道平滑肌 β_2 受体结合，激活腺苷酸环化酶，增加细胞内环磷腺苷（cAMP）含量，激活蛋白激酶 A，抑制肌球蛋白磷酸化，降低细胞内钙离子浓度，从而引起气道平滑肌松弛。β_2 受体激动剂还可抑制气道肥大细胞释放介质。不同 β_2 受体激动剂起效速度和作用持续时间不同。短效制剂如沙丁胺醇，气雾吸入给药后可迅速缓解哮喘急性发作症状；特布他林，作用弱于沙丁胺醇，口服给药或皮下注射能迅速控制急性发作症状。长效制剂，如沙美特罗，吸入给药起效时间延迟，但支气管舒张作用可持续 12～24 小时，主要用于慢性哮喘患者，特别适用于哮喘夜间发作时使用。非选择性 β 肾上腺素受体激动剂，如异丙肾上腺素气雾剂，主要用于哮喘发作时控制症状，但大剂量或频繁吸入可出现心悸和心动过速，长期反复使用，可产生耐受性。

抗胆碱药通过阻断 M_3 受体，降低迷走神经兴奋产生支气管舒张作用。临床常用的药物有异丙托溴铵、氧托品等，该类药物为季铵盐，不易被吸收，故不良反应较少。但抗胆碱药对 M 受体选择性差，其中对 M_2 受体阻断作用可抑制负反馈调节而增加乙酰胆碱释放，抑制呼吸道腺体分泌而使痰液黏稠从而加重呼吸道阻塞。剂量过大时可产生瞳孔散大、口干、尿潴留等不良反应。

黄嘌呤类药物是一类强有力的支气管扩张剂，通过抑制磷酸二酯酶（PDE）提高细胞内 cAMP 浓度，或通过抑制细胞钙离子和儿茶酚胺释放，发挥舒张支气管平滑肌的作用。临床常用茶碱缓释剂舒弗美或茶碱控释制剂葆乐辉等。但由于黄嘌呤类药物治疗窗窄，易出现毒性治疗或无效治疗，实施治疗药物监测，有助于提高治疗的合理性和有效性。

(郭瑞臣)

xiāohuà xìtǒng jíbìng zhìliáo yàoxué shíjiàn

消化系统疾病治疗药学实践（gastroenterology pharmacy practice）

临床药师参与消化系统疾病患者临床药物治疗相关的实践

活动，提供药学技术服务，发现和解决用药问题，促进药物合理使用的过程。目的是指导患者正确地使用或服用药物，减少不良反应发生，减轻患者痛苦，提高药物治疗效果。是临床药师参加药物治疗学实践的一个领域。由于消化系统疾病属于常见病，发病率高，治疗药物品种多，相互作用复杂，药源性疾病多，有些消化系统疾病患者需同时服用多种药物，药物疗效和潜在危害使参与治疗者面临挑战。因此，临床药师参与临床，对患者实施药学监护和用药教育，对药物临床合理应用具有重要作用。

实践内容 ①熟悉消化系统常见疾病的诊断标准、分期和各自的特点，以及相关的治疗指南，为参与临床病例讨论和治疗方案的制订奠定基础。②全面了解患者的病情及用药效果，发现问题与医师沟通，协助医师制订或调整用药方案。③对患者实施药学监护，进行用药指导，提高患者用药依从性，促进药物合理使用，提高治疗效果。

实践方法 ①参与临床查房。熟悉患者的病情，关注患者病情的变化，了解医师的医疗行为过程和目的，帮助医师合理使用药物。进行药学查房，重点了解病情变化可能与药物有关的患者，为患者答疑。②开展药学监护。书写药历，提供专业化用药建议。着重选择用药情况复杂、病情较重的患者为日常监护对象，将药学服务方案准确地记录在药历中，观察其用药情况。通过药历及时了解患者药物治疗效果，发现问题及时向医师提出，以保证患者用药安全、有效。③加强患者用药教育。通过与患者交流，了解患者用药后的反应，对患者进行

用药教育，改善患者的用药依从性。患者出院时，进行用药依从性教育和帮助，向患者交代药物的用法用量，以及几种药物同时服用时的注意事项等。④有针对性地进行治疗药物监测。对于治疗窗窄或易致肝、肾损害的药物进行血药浓度监测，根据患者个人情况对药物用量进行调整，制订个体化给药方案。⑤开展药物不良反应监测。临床药师在查房过程中对遇到的不良反应进行登记，有利于药物的合理使用。⑥加强与护理人员的沟通。临床药师将用药监护的相关知识传递给护士，如药物的输注速度、药物的给药间隔等，可以提高药物治疗效果。

（郭瑞臣）

wèiniánmó bǎohùjì

胃黏膜保护剂（gastric mucosal protective agent） 具有保护胃黏膜、促进组织修复和溃疡愈合作用的药物。种类较多，某些胃黏膜保护剂兼有一定抗酸和杀灭幽门螺杆菌作用。是消化系统疾病治疗药学实践中常用的一类药物。

胃黏膜保护剂可通过增加胃黏膜血流促进胃黏膜细胞黏液和碳酸氢盐分泌及胃黏膜细胞前列腺素、胃黏膜和黏液中糖蛋白的合成，从而增加胃黏膜和黏液中磷脂含量及黏液层疏水性，发挥胃黏膜保护作用。

胃黏膜保护剂主要包括以下各类药物：①胶体铋剂，如枸橼酸铋钾、胶体果胶铋等，具有胶体特性，可在胃黏膜上形成牢固的保护膜，并通过铋离子杀灭幽门螺杆菌。②前列腺素及其衍生物，如米索前列醇、沙前列醇、恩前列腺醇、恩前列腺素、罗沙前列醇和奥诺前列素等，有强的

细胞保护作用，并能通过降低细胞环磷酸腺苷（cAMP）水平减少胃酸分泌而发挥作用。其他如替普瑞酮，能促进胃黏膜微粒体中糖脂质中间体的生物合成，加速胃黏膜及胃黏液层中主要黏膜修复因子即高分子糖蛋白的合成，提高黏液中磷脂质浓度，从而提高黏膜的防御功能。③吉法酯通过增加胃黏膜中前列腺素和氨基己糖的浓度，增强胃黏膜防御能力，促进胃黏膜上皮再生和修复过程；通过增加胃黏膜前列腺素水平，预防应激、异物或药物引起的胃黏膜变态反应及胃黏膜防御因子急剧下降引起的黏膜充血、水肿、出血等。④酸性环境下，硫糖铝类药物解离出的硫酸蔗糖复合离子可聚合成不溶性的携带负电荷的胶体，与溃疡面带正电荷的蛋白质渗出物结合，形成一层保护膜覆盖于溃疡面，促进溃疡愈合，还可吸附胃蛋白酶和胆汁酸，促进内源性前列腺素合成，吸附表皮生长因子，并使之于溃疡处浓集，利于黏膜再生。⑤表皮生长因子类药物能抑制胃酸、胃蛋白酶分泌及其对黏膜的破坏作用，增加胃黏膜黏液及糖蛋白的合成和分泌，刺激胃黏膜上皮细胞增殖，增加黏膜血流量，诱导尿氨酸脱羧酶的活性，刺激RNA和DNA的合成，从而介导胃黏膜营养、保护作用及促进胃上皮修复。⑥三叶肽、甘草锌、十六角蒙脱石、铝碳酸镁等药物也可通过不同机制发挥保护胃黏膜、促进溃疡愈合作用。

患者使用胃黏膜保护剂进行治疗时，临床药师应根据不同药物的特点，结合患者的病情，协助临床医师共同制订合适的给药方案，并向患者解释给药方案的目的和意义。在患者住院期间为

患者解释其所用药品的用法用量、不良反应和相关注意事项等，以提高患者的用药依从性。在用药监护期间，关注患者疗效的同时注意观察用药后的不良反应。如果条件允许，可以让患者家属或看护人员参与到治疗中，让他们了解缺乏依从性的后果和服药可能产生的不良反应，更好的督促患者服药，更好地进行自我药疗的监护。

（郭瑞臣）

zhìzǐbèng yìzhìjì

质子泵抑制剂 （proton pump inhibitor，PPI）

特异性作用于胃黏膜壁细胞，抑制细胞 H^+-K^+-ATP 酶活性，有效抑制胃酸分泌，治疗胃酸分泌过多引起的食管炎、胃炎、胃溃疡和十二指肠溃疡的药物。细胞 H^+-K^+-ATP 酶也称质子泵，其抑酸作用强而持久，可使胃内 pH 升高至 7，1 次用药可抑制胃酸分泌 24 小时以上。是消化系统疾病治疗药学实践中常用的一类药物。

典型药物 包括：①奥美拉唑，对消化性溃疡有良好疗效，具有高效低毒、治愈率高、治愈用时短、耐受性好、患者易于接受等特点，但由于其为肝药酶抑制剂，易发生药物相互作用。②艾司奥美拉唑，为奥美拉唑药物分子的 S 构型立体异构体，具有吸收快、对剂量响应更强烈等特点，对肝药酶抑制作用较奥美拉唑轻。③兰索拉唑，是第二代质子泵抑制剂，生物利用度高于奥美拉唑，不直接作用于质子泵，而是在壁细胞微管的酸性环境形成活性亚磺酰胺代谢物，对质子泵产生明显抑制作用。④泮托拉唑，是第三代质子泵抑制剂，具有高度选择性，通过细胞色素 P_{450} 双系统代谢，不易发生药物

相互作用，生物利用度可高达 80%，疗效高，不良反应少，无药物间交叉反应，无促胃液素及组胺细胞密度改变，是长期和短期治疗胃酸相关疾病的药物。⑤雷贝拉唑，为第二代质子泵抑制剂，作用呈剂量依赖性，可抑制基础胃酸分泌和刺激状态下的胃酸分泌，疗效与奥美拉唑、兰索拉唑和泮托拉唑等相似。⑥艾普拉唑，是新型的质子泵抑制剂，比同类质子泵抑制剂的半衰期长，药效维持时间持久，体内代谢不受细胞色素同工酶 CYP2C19 基因多态性的影响。

部分质子泵抑制剂为肝药酶抑制剂，即肝细胞内能促进多种药物发生生物转化的酶的抑制剂，较易发生与药物经该酶代谢相关的相互作用。但不同质子泵抑制剂对肝药酶抑制活性不同，如奥美拉唑、艾司奥美拉唑的肝药酶抑制作用较强，也更易发生，其他则不受影响或影响轻微。

应用 质子泵抑制剂常被用于急、慢性消化系统疾病的治疗，如上消化道出血和胃食管反流病，极易造成长期大剂量药物的使用。而长期大剂量地使用质子泵抑制剂会导致多种严重的不良反应，如引起低镁血症、骨折、难辨梭菌感染、肺炎、胃癌风险、肌病和横纹肌溶解症等，并影响氯吡格雷等药物的治疗安全性，临床药师应加强对质子泵抑制剂的药学监护，遵循适应证，权衡利弊，有效地降低其应用的潜在风险。建议在使用质子泵抑制剂时严密监护发生低镁血症的风险，尤其在与地高辛或利尿剂合用时，要检测或定期复查血镁水平。长期使用质子泵抑制剂可轻度增加脊柱、前臂和髋部骨折风险，对于这类患者可于用药前评估其骨质

疏松和骨折风险，权衡患者用药后的获益和风险后再推荐质子泵抑制剂或 H_2 受体拮抗剂，并且给予患者足够的维生素 D 和补充钙剂。在长期使用质子泵抑制剂时，还应密切关注难辨梭状杆菌导致的腹泻，一旦发现患者出现水样便、腹痛和发热，应考虑诊断为难辨梭状杆菌相关腹泻，应立即停止质子泵抑制剂治疗，给予对症治疗。质子泵抑制剂与他汀类药物合用时，可能会由于药物代谢酶相互作用导致他汀类相关的肌病或横纹肌溶解症发病率增加，因此，临床药师应注意监测患者是否出现肌痛，小便是否发红，尿常规中红细胞指标，肝功能检查中磷酸激酶和肌酸激酶等指标。此外，临床药师还应密切关注质子泵抑制剂引起的肺炎、胃癌和心血管事件等不良反应，促进合理用药，提高治疗效果。

（郭瑞臣）

H_2 shòutǐ jiékàngjì

H_2 受体拮抗剂 （histamine type-2 receptor antagonist）

通过选择性地与胃壁细胞膜 H_2 受体竞争性结合而产生减少胃酸分泌、降低胃酸和胃蛋白酶活性作用的药物。H_2 受体是组胺受体的一个亚型，主要分布于胃壁细胞、血管和心室、窦房结，具有促进胃酸分泌、血管扩张、心脏收缩加强、心率加快等生物反应的功能。H_2 受体拮抗剂不仅能抑制基础胃酸分泌，而且能部分阻断组胺、五肽促胃液素、拟胆碱药和刺激迷走神经等所致的胃酸分泌。是消化系统疾病治疗药学实践中常用的一类药物。

H_2 受体拮抗剂典型药物包括临床广泛使用的西咪替丁、雷尼替丁、拉呋替丁、尼扎替丁、法莫替丁和乙酰罗沙替丁。①西咪

替丁是临床应用频率最高的 H_2 受体拮抗剂，临床用于治疗活动性十二指肠溃疡，预防溃疡复发，对胃溃疡、反流性食管炎、预防和治疗应激性溃疡等均有效，但中断用药后复发率高，需维持治疗。②雷尼替丁对 H_2 受体的拮抗作用比西咪替丁强 5~8 倍，药效维持时间比西咪替丁长，治疗消化性溃疡的疗效优于西咪替丁，对西咪替丁效果不佳者有效，具有速效和长效的特点，主要用于治疗十二指肠溃疡、良性胃溃疡、术后溃疡、反流性食管炎等。③尼扎替丁抑酸作用比西咪替丁强 18 倍，与西咪替丁、雷尼替丁治疗消化性溃疡的疗效相近，副作用相似但明显降低，常规剂量治疗消化性溃疡安全有效。④法莫替丁抑制胃酸分泌的作用为雷尼替丁的 3~20 倍、西咪替丁的 20~100 倍，且作用持续时间更长，副作用小，可以治疗溃疡病、溃疡病出血、糜烂性胃炎出血等。⑤拉呋替丁和乙酰罗沙替丁是比较新的 H_2 受体拮抗剂。

H_2 受体拮抗剂如西咪替丁可抑制肝药酶活性，影响华法林、苯妥英钠、茶碱、苯巴比妥、地西泮、普萘洛尔等药物的体内代谢，合用时应调整剂量。雷尼替丁的肝药酶抑制作用较弱，法莫替丁、尼扎替丁对肝药酶无影响。

H_2 受体拮抗剂尤其是雷尼替丁、法莫替丁和尼扎替丁不良反应较少发生，长期服用耐受良好。偶可引起便秘、腹泻、腹胀及头痛、头晕、皮疹、瘙痒等。静脉滴注速度过快可减慢心率，减弱心收缩力。长期服用西咪替丁，可引起男性阳痿、性欲消失及乳房发育，与其能抑制二氢睾丸素与雄性激素受体的结合、增加血液雌二醇浓度有关。

医师应根据患者的病情和身体状态，权衡利弊，选用合适的 H_2 受体拮抗剂。临床药师应对患者进行用药监护和教育，告知患者餐后服药效果优于餐前，避免刺激性药物如吲哚美辛对胃、十二指肠黏膜的损害，避免吸烟，控制情绪，定期检查肝肾功能和血常规，注意防治长期用药后可能发生的不良反应如脱发、乳房增大、性功能下降、肝肾功能损害等。

（郭瑞臣）

cù wèicháng dònglìyào

促胃肠动力药 （gastric prokinetic agents）

通过促进胃肠蠕动、增加胃肠动力和提高运动速度，使胃肠能以适当频率和速度推送消化道内容物向下移行的药物。临床主要用于胃肠胀满、食管反流、胃轻瘫、功能性消化不良及放化疗患者恶心、呕吐的治疗。是消化系统疾病治疗药学实践中常用的一类药物。

促胃肠动力药典型药物包括：①甲氧氯普胺，为第一代促胃肠动力药，20 世纪 60 年代问世，临床应用历史最久，疗效确切，但长期应用易引起锥体外系反应，即表现为肌震颤、下肢肌肉抽搐、斜颈等，也可引起头晕、嗜睡、泌乳等不良反应，以及便秘、腹泻、皮疹、溢乳、男性乳房发育等，但较少见，停药即消失。孕妇、哺乳期妇女、小儿、老年人慎用。②多潘立酮，为第二代促胃肠动力药，为最主要的促胃肠动力药。作用较强，口服、肌内注射、静脉滴注或直肠给药均可，临床用于各种原因引起的胃轻瘫、功能性消化不良、胃食管反流、恶心、呕吐等。但对术后或麻醉或化疗引起的呕吐无效。孕妇及 1 岁以下婴儿慎用。不良反应常

见口干、腹泻、皮疹。③西沙必利，是 80 年代推出的第三代促胃肠动力药，可促进整个胃肠道包括食管到肛门括约肌的动力，临床应用比既往促胃肠动力药更广泛。对胃食管反流、胃轻瘫综合征、非溃疡性消化不良、特发性便秘等有效。不良反应多见腹泻、肠鸣等消化道反应，减量或停药后可自行消失。最严重的不良反应是致死性心脏毒性反应，患者可出现 Q-T 间期延长、严重心律失常甚至死亡，应引起重视。④莫沙必利，是新型的第三代促胃肠动力药，能增强胃肠运动，但不影响胃酸分泌，主要用于治疗食管反流疾病、慢性胃炎及胃大部切除术患者的胃功能障碍。无锥体外系反应和腹泻等不良反应，耐受性好。⑤依托必利。主要用于功能性消化不良，其特点是具有全胃肠道促动力作用，无锥体外系副作用，起效快，可迅速缓解症状。

促胃肠动力药在治疗胃动力障碍性疾病中发挥独特的作用，但其不良反应不可忽视，国外已有心血管、中枢神经系统、内分泌代谢、血液等不良反应报道，使用中应密切关注。临床药师应根据患者的病情和身体状态，协助临床医师合理选择促胃肠动力药，对患者进行用药教育，告知患者服用药物的使用方法、禁忌证、药物相互作用及其他一些注意事项等，避免药物不良反应的发生，促进临床合理用药。

（郭瑞臣）

gōngnéngxìng xiāohuàbùliáng yàowù zhìliáo

功能性消化不良药物治疗 （pharmacotherapy of functional dyspepsia）

针对以胃部不适症状为主要表现而无引起这些症

的器质性病变的临床综合征的药物治疗。在消化系统疾病治疗药学实践中常常遇到。一般认为功能性消化不良与胃肠动力障碍、内脏感知过度、胃酸分泌异常、幽门螺杆菌感染和精神心理障碍等因素有关，主要表现为上腹不适、疼痛、上腹胀、餐后加重、早饱、食欲不振、恶心或呕吐等。

药物治疗主要包括抑酸、促胃肠动力、抗抑郁等。①抑酸剂如中和性抗酸药、H_2 受体拮抗剂和质子泵抑制剂，适用于以上腹痛或上腹灼烧感为主要症状的患者；中和性抗酸药有复方氢氧化铝、铝碳酸镁，H_2 受体拮抗剂有雷尼替丁、法莫替丁，质子泵抑制剂有奥美拉唑、泮托拉唑、雷贝拉唑和兰索拉唑等。幽门螺杆菌感染也可能与功能性消化不良的发生有关，对幽门螺杆菌阳性的功能性消化不良患者应进行根除幽门螺杆菌治疗，部分患者获得肯定疗效，但仍有争议。②促胃肠动力药主要包括多巴胺受体拮抗剂、5-羟色胺 4（5-HT_4）受体激动剂和胃动素受体激动剂，适用于以早饱或餐后饱胀为主要表现的患者。于餐前 15～30 分钟服用，疗程 2～8 周。多巴胺受体拮抗剂有甲氧氯普胺、多潘立酮、伊托必利等。甲氧氯普胺存在锥体外系不良反应，不适合长期使用。5-HT_4 受体激动剂有西沙必利、莫沙必利、替加色罗等。替加色罗因可增加心血管缺血事件风险而暂停使用。莫沙必利疗效略优于多潘立酮，但偶可引起腹痛、腹泻或腹部肠鸣音亢进等，降低剂量或用药一段时间后可减轻至消失。胃动素受体激动剂有红霉素等。③抗抑郁药主要用于常规抑酸剂和（或）促胃肠动力药效果不佳、伴有明显的焦虑或

抑郁等精神症状患者的治疗。抗抑郁药有三环类抗抑郁药如阿米替林，5-羟色胺再摄取抑制剂如氟西汀、帕罗西汀等。宜从小剂量开始，注意可能发生的不良反应。④治疗功能性消化不良药物还包括缩胆囊素拮抗剂，如右氯谷胺、二甲硅油、胃黏膜保护剂、米索前列醇、复方谷氨酰胺及某些中草药等。

临床药师应根据患者的病情及身体状态指导患者选用合适的治疗药物，告知患者正确的服药方法、禁忌证、药物相互作用、可能出现的不良反应及其他一些注意事项，以促进临床合理用药，提高治疗效果。另外，在药物治疗的同时，提醒患者保持良好的情绪，生活规律，避免暴饮暴食，多吃高营养、高蛋白、高维生素的软质饮食，多吃水果、蔬菜等，使患者痛苦减轻，疾病早日治愈。

（郭瑞臣）

chángyìjī zōnghézhēng yàowù zhìliáo

肠易激综合征药物治疗

（pharmacotherapy of irritable bowel syndrome） 针对以腹痛、腹胀、排便习惯和粪便性状改变为主要症状，而又缺乏形态学和生化异常改变依据的症候群的药物治疗。是消化系统疾病治疗药学实践中常进行的治疗。胃肠动力和内脏感觉异常为其病理生理基础。

常用治疗药物如下：①解痉剂。适于痉挛性疼痛发作的治疗，可改善肠易激综合征总体症状或腹痛症状，为肠易激综合征的一线用药。包括抗胆碱能药，代表药物东莨菪碱，可选择性缓解胃肠道、胆管平滑肌痉挛及改善微循环；离子通道拮抗剂，如马来酸曲美布汀，对治疗肠易激综合征有良好作用；选择性胃肠平滑

肌钙离子通道阻滞剂，代表药物为匹维溴铵和奥替溴铵，可改善肠易激综合征患者腹痛、腹泻、便秘，特别是交替出现的腹泻和便秘症状。②导泻药。包括渗透性导泻药，如乳果糖及聚乙二醇；容积性导泻药，如聚卡波非钙；刺激性导泻药，如含蒽醌类泻剂和多酚化合物，可引起电解质紊乱、结肠黑便病等，不宜长期应用；选择性 2 型氯离子通道激活剂，如鲁比前列酮。③止泻药。包括阿片受体激动剂，如地芬诺酯和洛哌丁胺。洛哌丁胺用于腹泻型肠易激综合征，疗效优于地芬诺酯，且无明显不良反应，但不能单独用于伴有发热和便血的细菌性痢疾、急性溃疡性结肠炎、假膜性肠炎的治疗。如有便秘、腹胀及不全性肠梗阻发生，应立即停药。吸附剂如蒙脱石散，效果确切，安全性好，应用广泛。④抗生素。可明显改善肠易激综合征患者的腹胀症状，如喹诺酮类、甲硝唑等，但利福昔明更为常用。⑤微生态制剂包括益生菌、益生元等，能有效补充肠道有益菌或促进其生长繁殖，改善机体免疫功能，促进机体营养物质吸收，不同程度缓解肠易激综合征患者的腹痛、腹胀、腹泻、便秘等症状。⑥其他药物。如 5-HT_3 受体拮抗剂阿洛司琼、格雷司琼等，5-HT_4 受体激动剂西沙必利、莫沙必利、替加色罗等，三环类抗抑郁药如多塞平、地昔帕明，新型选择性 5-HT 再摄取抑制剂，如氟西汀、帕罗西汀，也可用于肠易激综合征的治疗。

肠易激综合征因为症状较复杂，所以没有标准的治疗方式，治疗应根据患者的具体情况采取个体化方案，选用合适的药物对症治疗。临床药师在实施药学监

护时，应协助临床医师制订合理的给药方案，对患者进行正确的用药教育，详细了解患者的饮食习惯及其与症状的关系，提醒患者饮食清淡、易消化、少油腻，避免暴饮暴食，不吃辛辣、刺激性食物，不喝咖啡、茶及含酒精的饮料等，以减轻患者痛苦，提高治疗效果。

（郭瑞臣）

Kèluó'ēnbìng yàowù zhìliáo

克罗恩病药物治疗 （pharmacotherapy of Crohn's disease）

针对一种病因不明的慢性非特异性胃肠道肉芽肿性疾病（即克罗恩病）的药物治疗。克罗恩病，可累及胃肠道的任何部位，但以末端回肠和右半结肠多见，临床表现取决于病变部位、范围及程度，以腹痛、腹泻、腹部包块为主要症状，且常伴有发热、营养障碍、贫血、关节炎、虹膜炎等肠外表现。药物治疗包括传统药物治疗和新型生物药物治疗。

传统治疗药物 ①氨基水杨酸类，如柳氮磺吡啶和各种新型5-氨基水杨酸制剂，用于轻、中度活动性克罗恩病的治疗。②糖皮质激素，如泼尼松、布地奈德，用于中度至重度克罗恩病的治疗，对控制克罗恩病活动疗效确切，部分患者可出现激素抵抗，或疗效减弱，或激素依赖。③免疫抑制剂，如硫唑嘌呤、巯嘌呤以及甲氨蝶呤、环孢素、吗替麦考酚酯（又称霉酚酸酯），也常用于对糖皮质激素治疗抵抗、依赖或伴有复发性瘘管的慢性克罗恩病的治疗，起效缓慢，可维持疗效或缓解症状，用于活动性克罗恩病时应与其他快速起效的药物联合使用。免疫抑制剂不良反应明显，常见骨髓抑制、胰腺炎、过敏性肝损伤和感染等，用药期间应定期检测血常规，或实施治疗药物监测。肿瘤高危人群和孕妇禁用。

新型生物药物 可通过阻断肿瘤坏死因子、抑制 T 细胞激活、抑制炎症细胞迁移和黏附等产生治疗作用。①肿瘤坏死因子阻断剂，如英夫利昔单抗，为小鼠抗人肿瘤坏死因子-α 嵌合型免疫球蛋白 G1 抗体，对活动性、中重度伴有瘘管形成或常规药物治疗无效的患者有良好疗效；阿达木单抗，为重组人源性免疫球蛋白 G1 型肿瘤坏死因子-α 单克隆抗体，耐受性好，首次使用对中、重度活动性克罗恩病疗效好，对英夫利昔单抗过敏或无效的克罗恩病患者仍有效；赛妥珠单抗，为聚乙二醇化抗肿瘤坏死因子-α 抗体 Fab 片段，对中、重度活动性克罗恩病，尤其是伴 C 反应蛋白升高的克罗恩病患者有良好疗效。②抑制 T 细胞激活药物，如嵌合型抗人 CD40 单体（ch5D12），可阻断 CD40/CD40L 协同刺激通路，耐受性良好，可诱导克罗恩病缓解。③抑制炎症细胞迁移和黏附药物，如那他珠单抗，为以 α₄ 整合素为靶点的重组人源性免疫球蛋白 G4 单克隆抗体，可用于肿瘤坏死因子拮抗剂等其他治疗无效或不耐受的中、重度克罗恩病的治疗。

此外，作用于其他细胞因子的药物，如抗白介素 6 受体单克隆抗体、抗白介素 12 单抗、重组人白介素 10 等，也可用于克罗恩病的治疗。

药学实践 临床药师在参与克罗恩病患者治疗过程中，应协助医师制订有效的治疗方案，拟定药学监护计划，指导临床合理用药。具体监护点可包括：监测药物不良反应，如糖皮质激素的不良反应，并与医师沟通，对症治疗。在抗炎、抗感染治疗期间，应注意监测患者的体温、血常规、C 反应蛋白、临床症状等，以及时调整用药方案。提醒患者保持乐观的生活态度和健康的生活方式，避免精神紧张、失眠、过度劳累等，饮食上应选择柔软、易消化、富含营养、有足够热量的食物，忌食辛辣、刺激性食物，忌饮酒。因克罗恩病为慢性病，可反复恶化和缓解，劳累、细菌感染均可能增加疾病的危险度，所以应告知患者坚持按时服药，维持治疗。

（郭瑞臣）

yōuménluógǎnjūn gǎnrǎn yàowù zhìliáo

幽门螺杆菌感染药物治疗 （pharmacotherapy of helicobacter pylori infection）

针对消化系统幽门螺杆菌感染疾病的药物治疗。是消化系统疾病治疗药学实践的重要组成部分。幽门螺杆菌是微需氧菌，传染力强，可通过手、食物、餐具、粪便等途径传染，是慢性活动性胃炎、消化性溃疡、胃黏膜相关淋巴组织、淋巴瘤和胃癌的主要致病因素。

治疗用药物 幽门螺杆菌感染症状包括反酸、胃灼热及胃痛、口臭，治疗药物包括针对感染菌、感染症状的抗生素、抑酸剂、金属制剂治疗等。①抗生素。包括阿莫西林、四环素、土霉素、红霉素、克拉霉素、阿奇霉素、庆大霉素、阿柔比星、柔红霉素、环丙沙星、诺氟沙星、呋喃唑酮、甲硝唑、替硝唑、克林霉素、利福平等。②抑酸剂。可抑制胃酸分泌，提高胃内 pH 值，增加不耐酸抗生素的抗菌活性、减少其降解，抑制幽门螺杆菌生长。常用抑酸剂包括：H_2 受体拮抗剂，如西咪替丁、雷尼替丁、法莫替丁等；质子泵抑制剂，如奥美拉唑、兰索拉唑、泮托拉唑等。③金属制剂。包括：铋剂，如枸橼酸铋、枸橼酸铋钾、胶体果胶铋；硫糖铝，抑制幽门螺杆菌在胃黏膜增殖聚集，降低壁细胞敏感性及抑制胃酸分泌。

用药原则 幽门螺杆菌感染的药物治疗应遵循的原则有：①联合用药原则。即以质子泵抑制剂或以胶体铋为基础，加两种抗菌药物的三联疗法，如奥美拉唑+（阿莫西林、克拉霉素、甲硝唑中的两种），或胶体铋+甲硝唑（或呋喃唑酮）+四环素（或克拉霉素、阿莫西林），疗程一般为两周，是临床常用的幽门螺杆菌感染一线治疗方案。如一线治疗失败或幽门螺杆菌对甲硝唑、克拉霉素耐药，可采用质子泵抑制剂加铋剂为基础的四联疗法，即二线方案。②根除治疗原则。幽门螺杆菌根除率<80%，最好>90%，指治疗终止后至少1个月，细菌学、病理组织学或同位素示踪方法证实无幽门螺杆菌生长。根除幽门螺杆菌治疗应强调按要求接受完整疗程治疗的重要性，以获得患者的配合。③无明显副作用、患者耐受原则。不良反应以消化道反应较为常见，与抗生素应用不当引起的菌群失调、真菌感染等有关。个别临床症状较重的患者，可能会因为药物不良反应使临床症状加剧而不能坚持药物治疗，此时应暂缓根除幽门螺杆菌治疗。④经济可承受原则。

（郭瑞臣）

wèishíguǎn fǎnliú jiàngjiē liáofǎ

胃食管反流降阶疗法 （de-escalation therapy of gastroesophageal reflux） 药物种类和剂量逐渐递减的胃食管反流病治疗方法。

又称胃食管反流递减疗法。胃食管反流病是由于胃及十二指肠中的内容物反流入食管引起反酸、反食、胃灼热等症状，导致食管以及咽喉、气道等食管邻近组织损害发生，包括反流性食管炎和内镜阴性的胃食管反流病。

胃食管反流病的治疗药物主要包括抑酸剂、促胃肠动力药、黏膜保护剂和抗酸剂。抑酸剂通过抑制胃酸分泌，减少食管酸暴露发挥作用，主要包括质子泵抑制剂、H_2受体拮抗剂；促胃肠动力药通过促进食管蠕动，加强食管酸廓清而发挥治疗作用，常用药物有莫沙必利、甲氧氯普胺、多潘立酮及依托必利等。单用促胃肠动力药对胃食管反流病的效果不理想，抑制胃酸分泌是主要的治疗措施。胃食管反流病治疗药物的疗效强弱由高到低依次为高剂量质子泵抑制剂、标准剂量质子泵抑制剂、半剂量质子泵抑制剂、标准剂量H_2受体拮抗剂、抗酸剂。临床药师在消化系统疾病治疗药学实践中应熟知这些内容。

胃食管反流降阶疗法首先选用质子泵抑制剂和促胃肠动力药治疗，以迅速控制症状，治愈食管炎症。治疗方案为1种质子泵抑制剂，如奥美拉唑、兰索拉唑、泮托拉唑、雷贝拉唑、艾司奥美拉唑，使用标准剂量，必要时加用促胃肠动力药如多潘立酮。症状控制后，再减量维持，改用H_2受体拮抗剂或促胃肠动力药。反流性食管炎需质子泵抑制剂常规治疗8周，食管炎症愈合后，再逐步减少药物剂量和药物种类；症状控制后再减量维持，改用H_2受体拮抗剂或促胃肠动力药。内镜检查无食管糜烂、溃疡的中、重度胃食管反流病患者需在临床

症状完全消失数日或数周后，逐步减少质子泵抑制剂用量，一般为原治疗量的半量，如质子泵抑制剂标准剂量由2次/日减为1次/日，数日或数周后再减半量，逐步再减为隔日1次，或质子泵抑制剂与H_2受体拮抗剂交替使用。促胃肠动力药也可随症状缓解而逐渐递减剂量。维持治疗的时间依据病情而定。

降阶疗法作用强，起效快，临床控制症状满意率高，且不增加患者总体治疗费用，是胃食管反流病的推荐治疗方法。对中、重度胃食管反流病，尤其是内镜检查诊断为反流性食管炎的患者，降阶疗法的疗效优于传统的升阶疗法。

（郭瑞臣）

wèishíguǎn fǎnliú shēngjiē liáofǎ

胃食管反流升阶疗法 （escalation therapy of gastroesophageal reflux） 药物种类和剂量逐渐递增的胃食管反流病治疗方法。又称胃食管反流递增疗法。是临床药师在消化系统疾病治疗药学实践中应熟知的内容。

该疗法是在治疗过程中，为逐步加强抑酸强度，逐渐采用联合用药的分期治疗方法。①Ⅰ期治疗即基础治疗，主要为改变生活方式。症状发作时可加用抗酸剂，如氢氧化铝、氧化镁、铝碳酸镁、碳酸钙，或小剂量H_2受体拮抗剂，如西咪替丁、雷尼替丁、法莫替丁、尼扎替丁、拉呋替丁。②Ⅱ期治疗适用于Ⅰ期治疗不能缓解的胃食管反流患者，可在Ⅰ期治疗的基础上加用标准剂量H_2受体拮抗剂或促胃肠动力药，如甲氧氯普胺、多潘立酮、西沙必利。③Ⅱ期治疗无效，应进行Ⅲ期治疗，即药物强化治疗，可联合应用H_2受体拮抗剂和促胃肠动

力药，或加大 H_2 受体拮抗剂用量，如症状无改善，则采用质子泵抑制剂，如奥美拉唑、兰索拉唑、雷贝拉唑、泮托拉唑、艾司奥美拉唑治疗，开始选用 1 种质子泵抑制剂标准剂量，如症状仍无改善，由 1 次/日改为每日早晚各 1 次，必要时加用促胃肠动力药，如多潘立酮。疗程要足够长，一般至少 8 周，否则胃食管反流症状易复发。

升阶疗法主要适用于轻、中度胃食管反流病患者，可使部分患者避免使用更强的抑酸药及更多的药物联合治疗，但在分期治疗过程中患者症状改善和食管炎愈合速度缓慢，达到理想的治疗方法常需很长时间摸索，难以及时改善患者生活质量，还会因频繁进行内镜检查而增加患者医疗费用。药物经济学研究也发现该升阶疗法并不比一次性给予质子泵抑制剂治疗优越，已较少采用。

（郭瑞臣）

yízhí yàoxué shíjiàn

移植药学实践 (transplantation pharmacy practice)

临床药师参与移植患者药物治疗相关的实践活动、提供药学技术服务、发现和解决用药问题、促进药物合理使用的过程。目的是使移植患者免受或减少用药损害，提高药物治疗效果，改善生活质量。是临床药师参加药物治疗学实践的一个领域。

移植患者由于病情危重，术后用药复杂，往往要终身服用免疫抑制药以防止移植排斥反应。由于免疫抑制药治疗范围窄、个体差异大、不良反应重，加上合并用药多、影响用药因素多、术后并发症多等诸多因素，故临床药师参与移植患者的药物治疗，实施药学监护，对改善患者治疗结果和生命质量具有重要作用。

实践内容 ①了解移植术后的各种潜在风险，包括术后各种类型排斥反应及影响因素，以及影响器官存活的各种危险因素（感染、心血管疾病、肿瘤等）。②全面了解移植患者的病理和生理特点，准确掌握术后常用的免疫抑制药物、抗感染药物（包括抗细菌、抗病毒、抗真菌药物）、抗高血压药物等使用特点，了解各种免疫抑制药的理想药物浓度、器官排斥反应的临床表现等。③针对移植患者药物治疗特点与临床需求，进行临床用药分析，参与制订个体化用药方案，关注患者病情变化和治疗效果，监护患者用药安全，防止或减少药源性危害，保障患者安全合理用药。

实践方法 ①参加临床查房，了解患者术后移植器官功能和身体的总体情况，了解各项检查和药物使用情况，明确药物治疗目标，及时发现患者治疗中药物相关问题，并向医师提出用药建议，设法予以解决。②在掌握患者病情和监测结果的基础上，与医师共同制订个体化用药方案。产生治疗效应的药物浓度范围为药物治疗窗，药物浓度太低不产生治疗效应，浓度太高则产生难以耐受的毒性。在使用治疗窗窄的药物（如环孢素、他克莫司等）时，要根据血药浓度监测结果调整剂量，提供个体化给药指导。③通过药学查房，开展药学监护，观察患者用药后的疗效和不良反应，对患者用药进行指导和教育，包括适宜的用药方法，药物治疗依从性的必要性，影响治疗的药物与药物（或食物）相互作用，可能的药物不良反应及应对措施等，保障患者用药安全有效。④为移植患者建立用药档案，即药历，

完整记录患者住院期间用药及相关情况，对用药方案进行分析，制订药学监护计划，监测患者用药结果等。⑤对患者进行出院指导，包括用药指导、免疫抑制药物的定期血药浓度监测、健康宣教和随访计划，确保患者出院后的药物治疗效果和用药安全，保障生活质量。

与医学实践区别 移植药学实践与移植临床医学实践不同。移植临床医学实践侧重于病情诊断、手术及术后治疗。移植药学实践不仅是临床药师利用自己的药学专业优势，与医护人员进行专业互补，侧重于从药物与药物（或食物）相互作用、药物的药动学和药效学特点、药物不良反应、血药浓度监测与剂量调整等方面配合临床医师进行药物治疗，而且通过个体化给药，使移植患者处于最佳免疫抑制状态，保障安全合理用药，减少不良反应，对改善患者治疗结果、延长移植患者的存活期具有重要的意义。

（刘高峰）

qìguān yízhí miǎnyì yìzhì

器官移植免疫抑制 (immuno-suppression in organ transplantation)

器官移植过程中，为减轻患者对移植物的排异反应所采取的治疗。器官移植是临床上治疗终末期心、肝、肺、肾等器官疾病的有效方法。器官移植术后的关键是抑制受体的免疫系统和防止排异反应发生，最终目的是使受体的免疫系统接受移植器官或对移植器官耐受。是临床药师参加移植药学实践中要面对的最根本性问题。

受体通过供体器官表面的同种异体抗原来识别供体器官，从而引发免疫应答反应。供体器官表面的抗原称为组织相容性抗原，

它与红细胞表面 ABO 抗原共同在器官移植中发挥重要作用。移植器官的排斥反应是众多物质参与的复杂过程，其中 T 细胞的作用最为重要。整个反应可分为抗原提呈、T 细胞识别、活化、增殖和分化五个阶段。如肾移植后的排斥反应，从发病时间上可分为超急性排斥反应（一般发生在移植后 24 小时内）、加速性排斥反应（多见于移植后 3～5 天）、急性排斥反应（多见于移植后一周到几个月内）和慢性排斥反应（一般在器官移植后数月至数年发生）；从发病机制角度可分为细胞性排斥反应和体液性排斥反应。超急性排斥反应一旦发生，通常无法逆转，只能切除移植物，导致移植失败；通过移植前 ABO 血型及人类白细胞抗原配型可筛除不合适的器官供体，防止超急性排斥反应发生。加速性排斥反应发生后，移植物功能迅速减退和衰竭，此时需采取激素冲击治疗加血浆置换以去除血中的抗体。急性排斥反应将导致移植物肿大，引起局部胀痛和移植器官功能骤然恶化，多可通过大剂量激素冲击治疗或增加免疫抑制剂的用量而得到缓解。对于慢性排斥反应仍是以预防为主，一旦发生则缺乏理想的治疗措施。

器官免疫抑制治疗主要采用药物进行，但是对于最佳的治疗方案并没有统一的意见，主要与移植器官和移植过程相关。在移植术中应用的主要免疫抑制剂种类包括：糖皮质激素（泼尼松、甲泼尼龙等）、钙调磷酸酶抑制剂（他克莫司、环孢素）、西罗莫司靶点抑制剂类（西罗莫司）、DNA合成抑制剂类（霉酚酸酯及其不同剂型、咪唑立宾、硫唑嘌呤等）、生物学免疫抑制剂（兔抗人胸腺细胞免疫球蛋白、巴利昔单抗、马抗人胸腺免疫球蛋白、抗人 T 细胞 CD3 鼠单抗、阿仑单抗、利妥昔单抗等）、二氢乳清酸脱氢酶抑制剂（来氟米特等）、中药及其有效成分（雷公藤提取物、五酯片等）等。器官移植的整个过程中都贯穿着免疫抑制治疗。如肾移植后，最常用的维持治疗方案是以钙调磷酸酶抑制剂为基础的三联免疫抑制方案，即环孢素或他克莫司联合一种 DNA 合成抑制剂类药物如霉酚酸酯、西罗莫司或咪唑立宾，再加上糖皮质激素。器官移植术后可能有多种并发症的出现，而与免疫抑制治疗相关的主要是真菌感染、巨细胞病毒感染、钙调磷酸酶抑制剂引起的肾毒性、高血压、糖皮质激素引起的骨质疏松等。

(陈 孝)

qìguān yízhí yòudǎo zhìliáo

器官移植诱导治疗 （induction therapy in organ transplantation）

在器官移植术前、术中或者术后采用生物制剂进行治疗的方法。诱导治疗是通过使用抗体制剂降低或调节 T 淋巴细胞在移植物进入宿主体内后对异基因抗原提呈的免疫应答反应，可以有效降低急性排斥反应的发生率，提高移植物存活率；减小移植术后风险；减少常规维持性免疫治疗药物的用量和药物相关不良反应；有利于对术后异常临床情况的医疗处置。这是移植药学实践的一种治疗方法。

诱导治疗常用抗体制剂，包括以抗淋巴细胞球蛋白、抗胸腺细胞球蛋白为代表的多克隆抗体，和以抗 CD3⁺T 淋巴细胞单克隆抗体和白介素-2 受体阻断剂为代表的单克隆抗体。抗淋巴细胞球蛋白和抗胸腺细胞球蛋白抗体可与受体体内循环系统中的 T 细胞和 B 细胞形成复合物，促进其被单核吞噬细胞系统所吞噬，使免疫活性细胞尤其是 T 细胞减少，从而发挥抑制宿主免疫系统、防止排斥反应发生的作用。T 细胞抗原受体（TCR）是 T 细胞表面的特征性标志，以非共价键与 CD3 结合，形成 CD3-TCR 复合物。抗 CD3⁺T 淋巴细胞单克隆抗体可与成熟 T 细胞表面的 CD3-TCR 结合，阻断 TCR 和外来抗原识别结合，使淋巴细胞失活。白介素-2 受体阻断剂如巴利昔单抗、达昔单抗的作用机制为使高亲和力的白介素-2 受体失活，阻断 T 淋巴细胞的活化和增殖。

中国 2010 年版《临床诊疗指南——器官移植学分册》明确提出了诱导疗法的应用原则和诱导抗体的选择原则。使用原则推荐如下：①存在高免疫学危险因素的器官移植受体。②受体伴随疾病时，如肝脏疾病、糖尿病等，需要减少常规免疫抑制剂使用剂量。③发生排斥反应耐受性差的特殊受体人群，如儿童、高龄患者。④各种原因需要降低常规免疫抑制剂剂量的受体，以及准备采用早期撤除激素方案的受体。⑤接受边缘供肾的受体，如接受高龄供肾、冷缺血和热缺血时间长供肾的受体。⑥接受脑死亡供肾的受体。

选择诱导疗法抗体的原则：①必须首先保证受体医疗安全，并严格按照使用说明选择诱导疗法抗体。②选择有效、安全的诱导疗法药物，尤其对特殊人群应选择副作用小、治疗过程温和、特异性强的制剂。③存在免疫高危因素时，应选择有利于控制危险因素的多抗药物。④抗 T 淋巴细胞单抗的首次使用综合征可能十分强烈，因此不推荐作为诱导疗法使用。

（陈 孝）

qìguānyízhí jīsù chōngjī zhìliáo

器官移植激素冲击治疗（glucocorticoids pulse therapy in organ transplantation） 器官移植术后发生急性排斥反应时，使用大剂量糖皮质激素抑制排斥反应的治疗方法。急性排斥反应是器官移植术后常出现的排斥反应，多数发生在移植术后3个月内。早期准确诊断并及时果断处理是治疗急性排斥反应的主要手段。主要的治疗方法围绕控制杀伤性T细胞毒性，减轻炎症反应，阻断细胞因子途径等方面进行。而大剂量糖皮质激素冲击治疗是急性排斥反应的首选治疗方法。是移植药学实践中常用的一种治疗方法。

器官移植激素冲击疗法的治疗原则：①需有充分依据并排除药物肾毒性反应、血管因素及尿路梗阻、溶血尿毒综合征、病毒感染等，应将移植器官病理活检作为重要治疗依据。②糖皮质激素通常作为急性排斥的首选治疗药物。③急性排斥治疗期间及治疗后应注意调整钙调磷酸酶抑制剂或霉酚酸酯的剂量，特别是调整钙调磷酸酶抑制剂的血药浓度，预防急性排斥的再次发生。

糖皮质激素冲击疗法的应用：①肾移植情况下，激素冲击疗法可逆转约75%的首次排斥反应。通常应用甲泼尼龙250~500mg/d或6mg/（kg·d）静脉滴注，持续30~60分钟，连续3~5天。排斥反应较轻者也可酌情减少剂量，合并糖尿病者冲击剂量不宜过大，或直接采用抗体治疗。以后改为口服，逐渐递减至冲击前用量。甲泼尼龙冲击治疗结束后钙调磷酸酶抑制剂宜较原剂量增加20%左右，钙调磷酸酶抑制剂血药浓度应位于"目标治疗窗"范围近上限区域；若较长时间位于"目标治疗窗范围"以下，有诱发再次急性排斥反应的可能。对糖皮质激素抵抗的难治性急性排斥反应，宜尽早改为抗胸腺细胞球蛋白（ATG）或单克隆抗体（OKT3）治疗；如移植肾穿刺活检病理证实为抗体介导的急性体液性排斥反应，可将抗胸腺细胞球蛋白作为一线抗排斥治疗药物，并联合其他辅助治疗。②肝移植急性排斥反应治疗。各移植中心对急性排斥反应治疗无明确的冲击疗法标准。2011年中国卫生部印发的《糖皮质激素类药物临床应用指导原则》建议第1天甲泼尼龙500~1000mg静脉推注冲击，第2天始剂量递减，至第5~7天改为口服泼尼松20mg/d维持，维持时间视病情而定。

（陈 孝）

yíngyǎng zhīchí yàoxué shíjiàn

营养支持药学实践（pharmacy practice in nutrition support） 临床药师参与肠内肠外营养支持治疗相关的实践活动过程。是临床药师参加药物治疗学实践的一个领域。在临床营养支持出现后不久，20世纪70~80年代即诞生了营养支持团队。在美国，参与营养支持团队的药师称为营养支持药师（nutrition support pharmacist, NSP）。营养支持团队明确指出其组织构架中营养支持药师的重要地位，营养支持药师的工作包括：参与肠外营养液的配制；对肠外营养液进行质量检验；就与药物相关的问题提供咨询；监测与肠外营养相关的数据；参与发展和保持高效益-低成本的营养治疗配方，可以保证患者营养支持的用药安全以及个体化的合理使用，并随病情不断调整营养配方。

根据国内外营养支持药学实践经验和培训指南，临床药师参与营养支持药学实践的工作内容和方法主要分为六个部分。

参与查房 全面了解患者病情特点，充分把握营养支持的时机药师在参与每日医师查房过程中，除了全面、连贯地了解和掌握危重患者的临床诊断、病情发展程度和用药情况外，还需联合医护人员对这些患者的营养状况做出恰当的评估，采取适宜的营养支持以调整危重患者的代谢状况，改善蛋白质合成及免疫功能，降低获得性感染发病率，降低病死率，改善预后。在营养支持需尽早开始，早期肠内营养支持（入院24~48小时内）对危重患者有益，同时应坚持三大营养素同步给予的治疗原则，以补充血容量、满足组织的氧输送、积极防止氧自由基损伤、纠正内脏缺血及隐匿性代偿性休克、保护肠黏膜、防止细菌和内毒素移位。

治疗方案的制订与调整 临床药师应与临床营养师、医师一同参与制订患者营养支持治疗方案的过程。首先是营养评价，营养制剂的给予要根据患者的年龄、身高、体重、疾病状态来计算患者需要的能量值，可使用哈里斯-本尼迪克特公式计算，组成合适的配比。其次是在营养制剂的挑选方面，应采用合适的制剂、剂量、配伍和疗程，要求在安全性、有效性和经济性三个方面做到最优。最后是确定给药途径，选择肠内还是肠外、是否需要置管、确定置管位置等。同时临床药师要了解患者的药物不良反应史，尤其是过敏史，以防止营养制剂中存在过敏成分，保证治疗的安全性。

监测患者病情 应关注营养物质的特殊药理作用，监测患者病情。某些营养素具有特殊的药理作用，它们的添加并非作为营养的补充，而是作为疾病药物治疗的一部分。另外，患者长时间使用肠内肠外营养的过程中，需要监测患者的肝肾功能和其他相关数据。营养支持还可能引发并发症，如再喂养综合征、低糖血症、高糖血症、代谢性酸中毒、高甘油三酯血症和胃肠道并发症等。临床药师在给患者拟定营养配方时，要按不同程度与频率进行营养支持项目监测，然后根据监测结果及时调整配方，预防并发症发生，保证患者营养支持的合理和安全。

合并用药 通常患者在接受营养支持时也接受药物治疗，营养素本身和身体状态的改变可能对药物的作用产生影响，因此临床药师应该向医师提出用药建议，尽量减少药物相互作用和不良反应发生。

营养制剂的准备、储存和使用 营养制剂的配制通常由药师或者护士在特定的洁净区如医院的静脉药物配制中心完成，配制时不仅要做到成分剂量准确精密，也要注意溶媒选择、配制顺序以及制剂的均匀性和稳定性，最为重要的是保持清洁无菌，执行质量监控。配制后要在合适的环境中储存，使用时不能超过保质期。在使用时应注意滴注速度、制剂有无沉淀污染、管道是否通畅等。这些工作都应由临床药师和护士协作完成。

做好营养制剂咨询以及营养支持宣教工作 加强患者宣教，对患者及家属进行肠内营养或肠外营养的作用、目的、注意事项等内容的用药教育；采用培训、讲座、发放材料等方式开展灵活多样的规范营养宣教，将营养风险、营养不良风险调查法（2002版）、低热量供给、首选肠内营养等基本的理念灌输给广大临床医护人员。

其他 定期对脂肪乳、氨基酸等营养制剂开展专项点评，对不规范、不合理医嘱、无指征用药进行通报，减少营养液单瓶输入、白蛋白滥用等临床不合理用药现象。

（陈　孝）

chángpíngzhàng gōngnéng

肠屏障功能（intestinal barrier function） 肠道上皮组织具有的分隔肠腔内容物质、防止致病性抗原侵入血液循环和淋巴循环并向肠腔外组织、器官移位，从而防止机体受侵害的功能。是营养支持药学实践中需要了解的基本知识。

正常状态下，肠道屏障由内向外依次为生物屏障、化学屏障、机械屏障和免疫屏障，它们并不是界限分明的分层分布，而是相互渗透、相互依存。生物屏障指的是肠内按合适的数量与比例组成的正常寄生菌群，是正常消化与吸收不可或缺的组成部分，与宿主形成了一个相互依赖又相互作用的微生态系统。生物屏障具有重要的功能，能通过促进肠蠕动，产生乳酸、短链脂肪酸，分泌细菌毒素，占据致病菌黏附位点以及争夺营养物质起到防止有害细菌侵入、增强宿主的黏膜免疫功、维护人体健康的作用。当生物屏障的稳定性遭到破坏后，肠道定植抵抗力大大降低，可导致肠道中潜在病原体的定植和入侵，造成二重感染。化学屏障由肠黏膜上皮分泌的黏液、肠腔中的消化液及正常寄生菌产生的抑菌物质构成。其中，黏液可润滑肠黏膜，使其免受机械和化学损伤；消化液中的胰蛋白酶能水解细菌；黏多糖可结合细菌，并随粪便排出；溶菌酶可破坏细菌的细胞壁，使细菌裂解；胆汁中的胆盐可与内毒素结合，胆酸可降解内毒素分子，分泌型免疫球蛋白可包绕细菌，阻断其黏附。机械屏障，又称物理屏障，是指完整的彼此紧密连接的肠黏膜结构，由完整的肠黏膜上皮细胞以及上皮细胞间的紧密连接构成，是肠屏障中最重要的部分。机械屏障只允许离子及可溶性小分子物质通过，而不允许毒性大分子及微生物通过，能有效阻止细菌及内毒素等有害物质透过肠黏膜进入血液。免疫屏障由肠黏膜淋巴组织和肠道内浆细胞分泌型抗体构成。肠道相关淋巴组织产生的特异性分泌型免疫球蛋白进入肠道后，能选择性地包被革兰阴性菌，形成抗原抗体复合物，阻碍细菌与上皮细胞受体相结合，同时刺激肠道分泌黏液并加速黏液层的流动，可有效地阻止细菌对肠黏膜的黏附。在创伤、感染、休克等应激状态下肠道相关淋巴组织呈现选择性地抑制状态，特异性分泌型免疫球蛋白分泌减少，增加了细菌黏附机会进而发生易位。

肠屏障功能可以受到多种疾病、治疗、药物的破坏，如肠缺血和再灌注损伤、感染、急性损伤、饥饿、禁食、营养不良、长期肠外营养、重症急性胰腺炎、抗肿瘤药物化学治疗或放射治疗、使用免疫抑制剂等。随着对肠屏障功能认识、检测和维护等研究地不断深入，会进一步减少肠道细菌移位感染的发生。

（陈　孝）

dànpínghéng

氮平衡（nitrogen balance）

机体氮摄入量和排出量的平衡关系。是临床营养支持药学实践中的基本概念。机体中绝大部分氮来源于蛋白质，而氮在蛋白质组成中的比例相对恒定，约16%，并易于检测，因此可通过测定氮的摄入量和排出量来反映机体中蛋白质的合成与分解的状态。氮平衡可以用公式表示：

$$B=I-(U+F+S)$$

其中 B 表示氮平衡；I 为摄入氮，主要是食物氮；U 为尿氮，即吸收氮中经过代谢转变由尿中排出的氮；F 为粪氮，即摄入氮中的未被吸收由粪便排出的氮；S 为皮肤氮，即由表皮、毛发等其他形式排出的氮，尿氮、粪氮、皮肤氮均属于排出氮。

氮平衡有三种形式：①零氮平衡，即摄入氮为排出氮的95%~105%，表明体内蛋白质的合成量和分解量处于动态平衡中，一般营养正常的健康成年人属于此类情况。②正氮平衡，摄入氮大于排出氮，这表明体内蛋白质的合成量大于分解量，常见于生长期的少年儿童，孕妇和恢复期的伤病员等。③负氮平衡，摄入氮小于排出氮，指蛋白质的消耗量大于合成量，常出现在人饥饿状态、老年人和慢性消耗性疾病患者身上。可以通过测定人体每天氮的摄入量和各个途径的排出量来了解氮平衡的状态。氮平衡也可以作为评价食物蛋白质营养价值的指标。

健康成人每日摄入的蛋白质量如果在一定范围内增多或减少，机体能够通过调节蛋白质的代谢速度维持在零氮平衡状态。但是如果机体过度摄入蛋白质，则会加重消化和代谢器官的负担。相反，如果机体在完全不摄入蛋白质的情况下，体内的蛋白质仍然在分解和合成，处在负氮平衡状态。持续几天以后，氮的排出将维持在一个较恒定的低水平，称为必要的氮损失。

对氮平衡产生影响的因素包括：①蛋白质与氨基酸摄入量。蛋白质摄入量少于排出量，会出现负氮平衡，引起体内蛋白质消耗。②能量。当能量供给不足时，蛋白质即使达到需求量，也会因为被当作供能物质使用而向负氮平衡方向发展。③活动量。活动量与能量消耗成正相关，减少活动量可以减少能量消耗，对蛋白质有保护作用。④激素。生长激素等促进合成代谢的激素可以促进氮在体内的潴留，而糖皮质激素等促进分解代谢的激素倾向于将氮排出。⑤应激状态。人体在病态、精神紧张等应激状态时氮的排出将会增加。

通过测定氮的摄入量和排出量来了解蛋白质平衡情况的方法称为氮平衡法，是研究人体内蛋白质代谢的一种方法。氮平衡法可用来测定人体蛋白质的需要量和评价食物蛋白质的营养价值。

（陈 孝）

yíngyǎng píngjià

营养评价（nutrition assessment）

运用各种手段准确了解某个人群或个体各种营养指标的水平，判定其当前的营养状况，综合分析调查结果后做出判断的过程。目的是判断该人群或个体是否有营养不良，并评估营养不良的程度。是临床药师参加营养支持药学实践中的一项重要工作。

评价方法 营养评价方法包括传统营养评价方法和新型营养评价方法。

传统营养评价方法 包括人体测量与评估、实验室检查和膳食调查。人体测量与评估包括体质量、体质量指数、肱三头肌皮褶厚度等；实验室检查可观察到临床缺乏症状出现前的情况，包括白蛋白、前白蛋白等；膳食调查可以计算出每餐或每天所摄入的营养素，包括调查期间患者每日摄入食物的品种、数量，分析其摄入营养素的数量和比例是否合理，以及能量是否充足等。该方法应用广泛，但是需要测定的指标过多，易受病情影响，从而影响综合评价结果。

新型营养评价方法 包括简易营养评价法（mini nutritional assessment，MNA）、主观全面营养评价法（subjective global assessment，SGA）及其改良法和欧洲营养不良风险调查法（nutritional risk screening，NRS）。①简易营养评价法。包括体质量指数等人体测量，生活类型、医疗疾病状况等综合评价，食欲、蛋白质摄入情况等膳食问卷和主观评定4个部分、18条问题，不需要进一步的侵袭性检查，且与传统的人体营养评定方法及人体组成评定方法有良好的线性相关性，适合在65岁以上老年人群和肿瘤患者中使用，其不足之处在于有些调查方法需经训练才能获得，且自主评价项目中患者有时不能给出明确答案，易造成假阳性。②主观全面营养评价法及其改良法。评估内容包括体质量下降的程度，饮食变化，消化道症状，生理功能状况和皮脂肌肉消耗程度等五个方面，结果简单可靠、重复性强、不需要复杂的实验室方法，医师和护士评价吻合率较高，但是该方法重点在营养物质摄入及身体组成的评估，没有考虑到内在蛋白质水平。改良的主观全面营养评价法是一种定量的营养评价方法，与传统主观全面营养评价法相比增加了合并症的评估，操作性与重复性更强，经过简单的训练后就能在几分钟正确地评分；适合血液病患者化学治疗期间的营养评估，评估的结果与最常用的人血白蛋白测定结果一致，也能准确反映腹膜透析患者的营养状况，是一种较理想的评估方法；且对维持性血液透析患者有良好的评价作用，是一种早期营养不良的筛选方法。③营养不良风险调查法。欧洲肠外肠内营养学会于2002年推出的住院患者营养评定指南，评分内容包括疾病状态、营养状态和年龄三项，完全适用率高，且操作简单、费时少，容易为临床护士掌握，可作为营养不良风险的筛查工具，适用于住院1天以上、意识清楚、能站立、无腹水、无胸水、无临床凹陷性水肿的患者。

评价步骤 住院患者营养状况评价一般包括两个步骤：初步营养筛查和进一步的营养评价。对患者进行初步营养筛查，以明确是否存在确定性的营养不足和营养风险，并确定是否具备营养支持的适应证。对部分患者，在需要的时候，还可进一步进行营养评定，包括进行人体组成测定、生化测定等。

评价内容 住院患者完整的营养状况评价应包括以下方面的内容：分析膳食、临床检查、体格测量、实验室检查等多方面的结果，并结合医学、社会和膳食史、药物与营养素的相互作用情况进行综合评价。其中，临床药师对患者的信息采集应包括：①膳食史，包括饮食偏好、食物禁忌、吸收不良、消化障碍及能量与营养素摄入量等。②疾病史，已存在的病理状况与营养素影响因子，包括传染病、内分泌疾病、慢性疾病。③用药史及治疗手段。④对食物的过敏及不耐受性等。

评价目的 将患者的营养不良从罹患的疾病中分辨出来，如果拥有适当的评估工具，可以早期发现营养不良风险的患者。对患者的营养状况进行鉴定，明确哪些患者需要立即给予营养支持以恢复或维持良好的营养状况，确定营养不良的危险程度，选择适宜的临床营养治疗手段，及监测临床营养治疗效果。

（陈　孝）

hālǐsī-běnnídíkètè gōngshì

哈里斯－本尼迪克特公式

（Harris-Benedict equation） 计算人体一天中的基础代谢率和能量需求的公式。简称 HB 公式。该公式于 1918 年首次出现在由美国两位科学家哈里斯（J. Arthur Harris）和本尼迪克特（Francis G. Benedict）发表在美国科学院院报的文章 "*A biometric study of human basal metabolism*" 中，因此取名为 "Harris-Benedict 公式"。是临床药师进行营养支持药学实践需要掌握的计算营养不良患者每日热卡需要量的工具。

哈里斯－本尼迪克特公式为：

男性：$h = 66.4730 + 13.7516w + 5.0033s - 6.7550a$

女性：$h = 655.0955 + 9.5634w + 1.8496s - 4.6756a$

其中，h 为 24 小时总产热量（kcal/d，1kcal = 4180J），w 为体重（kg），s 为身高（cm），a 为年龄（年）。

21 世纪初，国内外临床上多采用经典的 HB 公式估算患者的基础能量消耗再乘以应激程度系数，作为营养不良患者每日热卡的需要量。有文献报道，根据 HB 公式的预测值进行营养支持，约 50% 的患者处于过度营养或营养不足的状态。原因之一是当时缺乏明确客观的疾病严重程度评价指标，使用的应激因子指标较为主观、模糊；原因之二是赖以推导校正公式的样本量较少，缺乏普遍性与可比性。最为重要的是决定人体能量消耗的主要因素不是身高、体重和年龄，而是无脂细胞总体。因此，实际能量消耗的测定和在此基础上建立的个体化治疗方案对现代营养支持治疗十分重要。

（陈　孝）

yíngyǎng zhīchí liáofǎ

营养支持疗法

（nutrition support therapy） 在不能正常进食的情况下，通过消化道或静脉将特殊制备的营养物质送入体内的营养治疗方法。是临床综合治疗方法的一个重要的组成部分，有改善患者的营养状况、提高机体免疫功能、纠正异常代谢状态、缩短病程、促进康复的作用。是临床药师参加营养支持药学实践需要掌握的基本知识。院内营养不良可增加患者发生各种并发症的概率、导致呼吸机脱机困难、手术和创伤患者伤口愈合延迟、住院时间延长、综合住院费用增加和死亡率增加。

原则 施行营养支持疗法的重要原则是根据适应证合理选择营养支持途径，合理选择营养物质的用量，并选择合适的使用时间和输注技术。选择合适的营养支持方法之前，首先要对患者的营养状态进行评估，判断患者是否营养不良或者是否有营养不良的风险。

方法 营养支持有两大途径：肠内营养支持和肠外营养支持。

肠内营养支持 肠内营养是指经消化道给予较全面的营养素，是最符合生理要求的营养支持途径。胃肠功能存在、远端肠管无梗阻是选用肠内营养途径的首要条件。根据营养素组成的不同可分为整蛋白型肠内营养、短肽型肠内营养和氨基酸型肠内营养；根据用途的不同可分为通用型和疾病导向型；根据给予途径的不同可分为口服和管饲。其中口服可以分为部分经口营养补充或全量供给。肠内营养支持可为患者提供代谢能量的来源，还可维护肠黏膜结构与功能的完整性，刺激胃肠道激素分泌，改善肠黏膜免疫功能，也可使肠道固有菌群正常生长，具有更好的代谢效应，抑制重症患者的高分解代谢水平，促进机体蛋白质合成，改善危重患者的内脏循环障碍，加速患者恢复。

肠外营养支持 肠外营养是经中心静脉或周围静脉为无法经胃肠道摄取或摄取营养物不能满足自身代谢需要的患者提供包括葡萄糖、氨基酸、脂肪乳、碳水化合物、维生素及矿物质在内的营养素的方式，分为全肠外营养和部分补充肠外营养。全肠外营养指的是所有营养素完全经肠外获得的营养支持方式，部分补充肠外营养适用于经肠营养不足或由肠外营养向肠内营养过渡的阶段，在施行肠内营养时，也可同时从静脉补充必要的营养素。肠外营养能使患者保持正氮平衡，维持良好的营养状态，对提高危重患者耐受力及抢救成功率，改善疗效，促进康复有明显的作用。因此，胃肠道梗阻患者、胃肠道吸收功能障碍患者、大剂量放化疗后患者或接受骨髓移植患者、急性胰腺炎患者、严重营养不良伴胃肠功能障碍患者、严重的分解代谢状态患者，应早期应用肠外营养支持。

应用 营养支持疗法适用于：①胃肠疾病影响进食的患者。如消化道肿瘤胃肠梗阻、穿孔、肠瘘、大部分肠切除术后、肠道急性炎症性疾病患者。②大手术后、严重大面积烧伤和多发性骨折、多发性脏器损伤患者。③重症胰腺炎、急性肾衰或多脏器功能衰竭患者。④肿瘤放射治疗、肿瘤化学治疗、脏器移植和骨髓移植等患者，主要根据病前营养状态、年龄、疾病持续时间、严重程度、手术创伤的大小和估计可能恢复进食的时间等确定。

注意事项 在进行营养支持疗法时，应注意：①应给予高蛋白、高脂肪和低碳水化合物的饮食，因过量碳水化合物摄入可增加 CO_2 生成量，使呼吸功能增强。②过量葡萄糖输入可诱发胰岛素释放，使葡萄糖和磷酸结合进入骨骼肌和肝脏，从而加剧低磷血症发生，促使呼吸衰竭进一步发展，因此对人工通气行将脱机的患者，勿输注过量葡萄糖，并补给影响呼吸肌功能的电解质如磷、钾、镁等。③对病情危重不能进食或胃肠功能紊乱的患者，过量的经胃肠营养可导致渗透性腹泻，应予以胃肠外营养疗法，经深部静脉给予营养支持。④有些患者虽经手术或创伤，但一般情况较好，可以迅速恢复；也有患者处于严重休克或电解质紊乱，此时需先纠正休克、电解质紊乱，然后视病情决定是否进行营养支持。确定为晚期肿瘤广泛转移时，应视病情需要选择不同于急性病的营养支持。

发展现状 营养支持作为重症患者整体治疗的重要组成部分已得到广泛的认同，实施中往往面临着种种困难与挑战。认识危重症代谢与营养状态的改变是实现有效营养治疗的基础，把握治疗时机及选择恰当途径意味着一个良好的开端。实时监测可能发生的风险并采取防范措施，是获得营养支持最大收益的保障。

(陈 孝)

chángnèi yíngyǎng yàoxué shíjiàn

肠内营养药学实践（pharmacy practice in enteral nutrition） 临床药师参与肠内营养支持治疗相关的实践活动过程。包括提供肠内营养药学技术服务、发现并解决肠内营养用药问题、促进药物合理使用、提高肠内营养药物效果、减少用药损害。是营养支持药学实践中的一个重要内容。

肠内营养是指经口、肠道途径为患者提供全面的营养素，并维护、修复肠道正常功能。肠内营养能够满足机体营养需求；保护肠道功能；纠正或者预防患者营养不良，提高对临床治疗的耐受性和依从性；促进外伤及手术创口的愈合；增强机体免疫力，减少临床可能出现的并发症；降低重症患者的死亡率，缩短病程。

肠内营养在临床的应用得到了广泛认可，医师和患者均从中获益，尤其对于危重症患者，肠内营养的临床使用具有循证医学证据的支持。肠内营养带来的肠道复苏新概念，已成为临床尤其是重症领域继心肺复苏、液体复苏后不可或缺的三驾马车之一。

根据国内外营养支持的药学实践经验和培训指南，临床药师在肠内营养支持中的工作主要侧重于以下几个方面：①对患者进行营养状况评估，根据患者不同身体情况、疾病情况选择不同制剂，计算所需营养物质，制订肠内营养和药物处方。②防治肠内营养支持的常见并发症，如置管并发症、感染并发症、代谢并发症、胃肠道并发症等。③重点关注包括肝功能不全、肾功能不全、烧伤、胰腺疾病、糖尿病等几种疾病或特殊生理状态（如小儿、孕期、老年）患者的肠内营养支持。④帮助患者由肠内营养向正常饮食过渡。⑤提供药物信息咨询。⑥进行药学查房。⑦进行患者用药教育。

（陈 孝）

chángwài yíngyǎng yàoxué shíjiàn

肠外营养药学实践（pharmacy practice in parenteral nutrition）

临床药师参与肠外营养支持治疗相关的实践活动过程。包括提供药学技术服务、发现和解决用药问题、促进药物合理使用等。是营养支持药学实践中重要的一个内容。

肠外营养指从静脉内供给营养作为手术前后及危重患者的营养支持。全部营养从肠外供给称全胃肠外营养。肠外营养支持和治疗是一个多学科的工作，临床药师参与肠外营养支持和治疗包括以下内容：①营养制剂遴选。②全营养混合液的组方确定和标准化配制。③协助临床治疗，提供个体化给药方案。④提高疗效，降低药物副作用和治疗费用。⑤提供药学知识咨询。

临床药师在营养支持中的工作方法包括：①配制肠外营养制剂并进行质量检验。这是药师的重要工作，应撰写配制标准操作规程和质量检验要求，确保制剂质量合格。②参与治疗方案的制订。肠外营养制剂主要有：葡萄糖注射液、脂肪乳注射液、氨基酸注射液、注射用维生素、微量元素注射液、电解质注射液。药

师应该掌握肠外营养相关制剂的分类、主要成分、药理作用、药动学特性、适应证、禁忌证、不良反应、相互作用、用法用量、给药方法、规格、注意事项、临床评价等知识与技能，为制订治疗方案提供建议。③营养支持途径的选择和维护。根据病情需要和患者身体状况及意愿选择合适的给药途径。同时在给予营养支持过程中注意管道的通畅、输注速度、制剂稳定性等。④提供相关用药咨询。包括药物与营养素的相互作用、合适的给药方法、药物与营养制剂的配伍等。⑤熟悉肠外营养支持的常见并发症及防治，包括置管并发症、感染并发症、代谢并发症、消化道并发症等。⑥熟悉肠外营养向肠内营养过渡、肠内营养向正常饮食过渡的原则及办法。

（陈 孝）

jízhěn yàoxué shíjiàn

急诊药学实践（emergency medicine pharmacy practice）

临床药师参与急诊科临床药物治疗相关活动、提供药学技术服务、发现和解决用药问题、促进药物合理使用的过程。急诊药学服务是各级医院药学服务的一个重要组成部分，是药物治疗学实践的一个重要领域。急诊科是容易产生医疗差错的科室。1999年，美国医学科学院在其发表的报告中指出，急诊科是医院内"最有可能发生高错误率和严重后果"的三个科室之一。急诊科常处于应急和混乱的环境中，工作与社会接触面大，许多社会矛盾会在医疗过程中体现。同时急诊科面对的急重症常是突发性的，病种广泛，医师和护士的工作节奏快、强度大，容易出现未执行治疗或执行错误的情况。医师在对患者

进行问诊和检查时也许不能及时、全面获取患者完整的病史、用药史、过敏史等信息。因此，临床药师参与急诊科的工作，开展药学服务十分有必要。

美国急诊药学实践内容 美国医院药师学会于2008年发布了《关于急诊药学服务声明》，对急诊药学服务的范围进行了介绍。2011年，美国医疗机构药师协会提出了更详细的《美国医疗机构药师协会急诊药学服务指南》。提出了急诊药学服务分为两个层次：基本服务和可考虑补充的服务。

基本服务包括：①查房。相比于通过医师获取患者信息，药师查房可以与患者直接交流，便于掌握患者特点、观察疗效和病情变化，从而更有效地参与治疗方案的制订。②医嘱审核。尽管在美国，急诊医嘱属于可以不经过药师审核即可用药的范围，但是药师对医嘱的审核能够明显提高治疗针对性，降低错误使用药物的概率，减少不良反应和药物相互作用的发生。指南也要求临床药师对患者的用药进行分层管理。③药物治疗监测。药师应该熟练掌握急诊科常见病种和常用药物的检测指标，提高治疗疗效和安全性。④参与有高危因素的治疗过程。高危因素包括病情不稳定或者可能变为重症的患者，和治疗指数低或可能引起严重不良反应的药物。药师应该参与用药的确定、调整、监测、管理等方面。⑤参与急救复苏过程。其中中毒患者的毒物鉴别和治疗是重要的工作内容，要求药师掌握各种毒物的诊断特征，并协助获取患者的用药史、现病史，选择和准备特效解毒剂和支持治疗方案，并监测疗效和安全性。⑥药品的采购和准备。药师应当成为

药房和急诊科之间关于药物采购准备的沟通桥梁，协助急诊科的药物分类管理和处方集编写。⑦提供药物信息。⑧文件编汇。

可考虑补充的服务主要体现在对留观患者的照顾和用药史的收集、药物调整方面。药师也可以参与教育和学术研究过程。美国临床药师的药学实践成功提高了医疗质量，降低了医疗成本；为医护人员提供了药物信息，对患者进行了用药教育；协助处理了紧急突发事件，并在中毒救治中发挥了重要的作用。

中国急诊药学实践内容　中国的临床药学处于起步阶段，到急诊科开展工作的临床药师尚不多见。中国急诊药学实践工作主要有以下几方面：①完善急诊药房的服务，包括药物的采购、调剂、储备等。②以治疗药物监测为切入点，为急诊科患者提供血药浓度监测。③中毒患者药学监护，考察不同中毒救治方法的疗效和安全性，力求为临床合理用药提供依据。④为医师提供其所需的各方面药物知识，参与治疗和抢救方案的制订，为临床药物治疗提供支持等。⑤深化处方分析，加强与医师的直接沟通，保证临床用药安全有效。⑥预防及解决药患纠纷。⑦定期进行急诊科用药分析，切实、有效、安全地保证急诊科患者用药，同时帮助患者降低医疗费用。

（陈　孝）

yàowù zhòngdú zhìliáo

药物中毒治疗（treatment of drug poisoning）　针对使用药物产生中毒的治疗。是临床药师参加急诊药学实践中的一项重要工作。药物中毒指人体受到药物作用引起功能性或器质性改变。药物中毒的治疗原则是去除病因、加速排泄、延缓吸收、支持疗法、对症治疗。临床药师有助于医师了解中毒物质，并可协助抢救。

能造成中毒的常用药物主要包括镇静催眠药、解热镇痛药、精神类药物、乙醇、阿片类药物，其中镇静催眠药为最常见的中毒药物。巴比妥类镇静催眠药物中毒以后，应首先洗胃或导泻清除毒物，补液、利尿或者碱化尿液可加速巴比妥类药物排出，维持呼吸与循环功能，严重患者可考虑使用血液净化、纳洛酮或者中枢兴奋剂。苯二氮䓬类镇静催眠药中毒处理与巴比妥类类似，苯二氮䓬类药物中毒的特效解毒剂为氟马西尼。

解热镇痛类药物常用于风湿病或感冒患者。阿司匹林中毒后应立即催吐导泻，处理酸中毒、呼吸碱中毒症状，调节中枢状态及对症支持治疗，并且注射维生素K以防出血。对乙酰氨基酚中毒的处理措施与阿司匹林中毒相似，但对乙酰氨基酚主要会对肝功能产生较大损伤，应在早期使用N-乙酰半胱氨酸进行解毒。

抗抑郁药物中毒的治疗主要是对症支持治疗。阿米替林是临床常用的三环类抗抑郁药，中毒后应积极纠正低血压及休克，纠正心律失常，控制癫痫发作，碱化尿液加速毒物排出。抗精神病药氯丙嗪中毒后应防治中枢神经系统抑制、低血压、心律失常，控制癫痫、锥体外系反应。

饮酒过量或者服用过多的乙醇可导致中枢神经兴奋或抑制状态，称为急性乙醇中毒。根据中毒程度可分为兴奋期、共济失调期和昏迷期。补液可以加速乙醇的排泄，兴奋期的患者可适量给予镇静剂。

阿片类药物中毒的原因多为误用过量药物或者吸毒。中毒可分为四个阶段：前驱期、中毒期、麻痹期、恢复期。中毒后应保持呼吸通畅，适当使用中枢兴奋剂，补液并给予抗生素。特效解毒剂为纳洛酮和烯丙吗啡。

（陈　孝）

nóngyào zhòngdú zhìliáo

农药中毒治疗（treatment of pesticide poisoning）　针对农药进入人体后达到中毒量而产生全身性损害的治疗。是临床药师参加急诊药学实践的一项重要工作。农药是指用于预防、消灭或者控制危害农业、林业的病、虫、草和其他有害生物的化学合成的或者来源于生物、其他天然物质的制剂，广泛应用于农林业生产中。常见的农药中毒有有机磷农药、百草枯除草剂等。

有机磷农药中毒治疗　有机磷农药是应用最广泛的农药，大多数属于磷酸酯类或硫代磷酸酯类化合物，绝大多数为杀虫剂，可因生产或使用过程中违反操作规程或防护不当而引起急性或慢性有机磷中毒，也可因误服或自服含有机磷的药物或食物而引起急性中毒。中毒症状主要为乙酰胆碱酯酶被抑制后引起乙酰胆碱蓄积，使胆碱能神经受到持续冲动，导致先兴奋后衰竭的一系列毒蕈碱样、烟碱样和中枢神经系统等症状，严重患者可因昏迷和呼吸衰竭而死亡。治疗策略：首先迅速清除毒物，立即离开现场，脱去被污染的衣服，用肥皂水清洗皮肤、毛发和指甲。口服中毒者应反复洗胃、导泻，及早使用解毒药治疗。有机磷农药中毒最理想的治疗方案是胆碱酯酶复活剂与阿托品合用，应用原则是早期、足量、联合、重复用药，胆碱酯酶复活剂辅以适量的阿托品，尽快达到阿托品化。两种解毒药合用时，阿托品的剂量应减少，以免发生阿托品中毒。轻度中毒亦可单独使用胆碱酯酶复活剂。

百草枯中毒治疗 百草枯是使用最广泛的除草剂之一，对人畜均有剧毒，可经呼吸道、皮肤、消化道或腹腔吸收进入体内，在体内分布广泛，以肺损伤最为突出。主要中毒机制是造成组织细胞的过氧化损害。治疗策略：立即阻止毒物继续吸收，用肥皂水彻底清洗污染的皮肤，口服者立即催吐，尽早彻底洗胃，洗毕可口服吸附剂，如漂白土或皂土溶液、活性炭悬浮液，然后导泻。血液灌流、血液透析能清除血液中的百草枯，越早效果越好。在肾功能允许的情况下，适量补液，使用利尿剂，可加速毒物排出。百草枯中毒尚无特效解毒剂。普萘洛尔可能与结合于肺组织的毒物竞争，使其释放出来。还可及早应用自由基清除剂，如维生素C、E、A、还原型谷胱甘肽等。早期应用糖皮质激素和免疫抑制剂对部分中、重型患者有效，一些中药如银杏叶提取物、丹参等具有抗过氧化损伤和防止肺纤维化作用。

（陈 孝）

zhōngjiān zōnghézhēng zhìliáo

中间综合征治疗 （treatment of intermediate syndrome） 针对有机磷农药中毒患者在救治过程中，在急性胆碱能危象消失后、迟发性周围神经病变出现前发生的一组以肌无力为突出表现的临床综合征的治疗。是临床药师参加急诊药学实践中的一项重要工作。中间综合征约在急性中毒后24～96小时发生，表现为意识清楚、肩外展和屈髋困难、抬头无力、睁眼及眼球活动受限、复视、

面肌呆板、声音嘶哑和吞咽困难、呼吸肌无力麻痹，严重者昏迷、呼吸停止，如未能及时救治，死亡率极高。引起中间综合征的有机磷农药多为二甲氧基类化合物，中国多见于乐果、氧乐果、对硫磷等中毒。

中间综合征的治疗以对症治疗为主，主要是针对呼吸肌麻痹所致的呼吸衰竭进行抢救，要密切注意观察患者的呼吸频率、生命体征、血气分析及神志等变化，一旦出现呼吸肌麻痹，患者可迅速出现呼吸无力、呼吸停止、缺氧昏迷等表现，则需及时抢救，抢救的关键是及时建立人工气道，进行机械通气，维持通气、换气功能。胆碱酯酶复活剂不仅能使中毒的酶恢复活性，而且能直接对抗胆碱酯酶抑制剂引起的神经肌肉传导阻滞，改善神经肌肉传递。同时治疗上要注意抗感染、保持呼吸道的湿化和进行营养支持疗法，在呼吸肌恢复期间，根据患者自主呼吸、血气分析等情况，鼓励患者停用呼吸机进行自主呼吸训练。

中间综合征的治疗需要与下列疾病区别：①有机磷农药中毒反跳。指农药中毒患者经过治疗，症状明显好转后，重新出现胆碱能症状，但无脑神经麻痹现象，多发生在清除毒物不彻底、阿托品及胆碱酯酶复活剂停药过快或过早的情况下，加大阿托品剂量可有效消除症状。②中枢性呼吸衰竭。提示中枢神经系统损害严重，多出现昏迷、呼吸节律改变、病理反射征阳性等脑水肿表现，患者先有脑水肿、神志改变，后出现呼吸节律改变。而发生中间综合征时患者神志大多清醒，出现呼吸无力、呼吸运动减弱，但呼吸节律正常，后因缺氧可出现

昏迷、脑水肿，经及时抢救后神志转清，但无自主呼吸仍可持续。③迟发性周围神经病。多在有机磷中毒2～3周后发生，多为肢体远端感觉异常或肌无力，不累及脑神经、呼吸肌，恢复需6～12个月。

中间综合征的发生率、病死率均较高，所以有机磷农药中毒后，特别是中重度中毒、胆碱酯酶活性持续降低的患者，如果出现眼球、颈部运动减弱，咳嗽、呼吸、肌反射减弱，说话、吞咽困难等症状，应高度警惕中间综合征。早期诊断、早期治疗是提高抢救成功率的关键。

（陈 孝）

shíwù zhòngdú zhìliáo

食物中毒治疗 （food poisoning treatment） 针对食物引起的中毒的治疗。是临床药师参加急诊药学实践中的一项重要工作。食物中毒指：摄入了含有生物性、化学性有毒有害物质的食品或把有毒有害物品当作食品摄入后出现的非传染性（不属于传染病）的急性、亚急性疾病。根据此定义可知，食物中毒并不包括食物源性肠道传染病和寄生虫病、食物过敏、暴饮暴食引起的急性胃肠炎等。

食物中毒的抢救治疗原则：首先停止进食有毒食品；留取标本；抢救危及生命体征，维持呼吸、循环；清除未被吸收的消化道毒物，如催吐、洗胃、导泻等；使用特效解毒剂，对症治疗；考虑血液透析等措施。

食物中毒可分为细菌性、真菌性、动植物性、化学性。细菌性食物中毒最为常见，好发于夏秋季，常集体突然暴发，常见的病原菌有沙门菌、葡萄球菌、蜡状芽胞杆菌等。细菌性食物中毒

又可分为细菌直接侵犯肠黏膜和细菌毒素引起的中毒。大多数中毒患者有胃肠道症状，如恶心、呕吐、腹痛、腹泻，即胃肠型食物中毒。感染较重的患者可考虑经验性地使用抗菌药物，如喹诺酮类、磺胺类等。要注意对症支持治疗，如补液、纠正水、电解质紊乱等。真菌性食物中毒常由于食用霉变食物而引起。霉变甘蔗中毒最为常见。治疗时应使用改善脑细胞代谢药物，早期防治脑水肿。动植物性食物中毒指误食有毒动植物或摄入因加工、烹调方法不当而未去除有毒成分的食物引起的中毒，常见的有食用河豚、毒蘑菇、四季豆等。食用河豚中毒可使用士的宁、维生素 B$_{12}$ 和阿托品解救。食用毒蘑菇后应使用阿托品来消除毒蕈碱样症状，细胞色素 C 可保护肝功能。四季豆中毒治疗主要是输液维持水电解质平衡，给予维生素 C 静脉滴注。化学性食物中毒指经口摄入含有化学性有害物质的食物后，引起身体出现急性中毒的现象。常见的引起中毒的化学物质包括农药（来源包括蔬菜、水果等）、亚硝酸盐（来源主要是腌制食品）、克伦特罗（主要来自肉类）、甲醇（主要来自酒精性饮料）、乙醇等。农药中毒治疗应根据引起中毒的农药种类来选择其对应的解毒药。亚硝酸盐中毒的特效解毒药是亚甲蓝。克伦特罗又称"瘦肉精"，是一种 β 肾上腺素受体激动剂，一般中毒较轻，主要给以补液、补钾治疗。

（陈 孝）

zhòngzhèng jiānhù yàoxué shíjiàn

重症监护药学实践（intensive care pharmacy practice）

临床药师参与重症监护治疗相关的实践活动、提供药学技术服务、发现和解决用药问题、促进药物合理使用的过程。是临床药师参加药物治疗学实践的一个领域。

重症医学是研究任何损伤或疾病导致机体向死亡发展过程的特点和规律性，并根据这些特点和规律性对患者进行治疗的学科。重症医学在医疗机构的表现形式是重症监护病房（intensive care unit，ICU）。ICU 的患者来源可分为四个方面：①急性可逆性疾病。②高危患者。这类患者患有潜在危险的基础疾病，又因其他原因需要进行创伤性治疗。③慢性疾病的急性加重期。④急慢性疾病的不可逆性恶化。ICU 收治的患者病情重、变化快，治疗要求准确、及时，同时用药多而复杂，多数伴有多器官的损害，容易出现药物相互作用和药品不良反应，因此，需要药师参与到重症治疗的工作中，对患者实施全程药学监护。

内容 临床药师在重症监护病房的工作内容包括：①参与抗感染治疗，抗感染治疗是 ICU 最重要的治疗方案之一，基本上所有的重症患者都可能用到抗菌药物，因此 ICU 的抗菌药物使用率和使用强度远高于普通病房，合理、规范、有效的抗感染治疗在重症医学临床药师的工作中占据首要位置。②关注药物相互作用，重症监护患者的病情危重且复杂，治疗药物使用复杂，故药物相互作用的可能性较普通病房患者更高，药师在审核医嘱时需注意药物相互作用。③分析药品不良事件，重症监护病房患者病情危急，多涉及多脏器功能障碍甚至衰竭，此时药品不良事件会对患者造成更大伤害，延长病程，甚至导致死亡，因此临床药师应参与分析药品不良事件，及时发现并停用导致药品不良事件的药物。④注意合理用药细节，包括判断给药途径是否适宜、鼻饲给药是否正确、药物配伍是否有禁忌。⑤参与多学科讨论及科室业务学习。

方法 根据国内外重症监护药学实践经验和指南，临床药师的工作主要分为以下几个部分。

参与查房 临床药师应与临床医师一起参与重症监护患者的查房，查看病历、检验结果，掌握患者病情的变化和用药情况，参与药物治疗方案的制订和调整。重症监护治疗应特别注意以下几点：①抗菌药物的合理使用。相比于其他使用抗菌药物的普通患者，ICU 患者并发感染多、病情重，转入 ICU 前大多有抗生素使用史，感染多重耐药菌的可能性更大，并且患者本身身体功能差、免疫力低下、有不同程度的器官损害甚至多器官衰竭，药师应该结合病原检测结果、患者身体状态和药物作用特点来制订抗感染治疗方案。如万古霉素对肾功能有损害，对于肾功能降低的患者应考虑调整剂量或换用其他有效药物。②关注患者器官功能变化，及时调整药物剂量。ICU 患者常伴有肝、肾、心、肺、脑等多个脏器功能衰竭，尤其肝脏和肾脏是药物代谢、排泄的重要器官，因此对有器官功能不全的患者，需通过监测该器官功能指标，及时调整给药剂量，以免发生药物蓄积而产生毒性。对于肾功能不全的患者，临床药师须根据实验室数据计算出肌酐清除率，评估患者肾功能水平，调整给药剂量。③关注可能发生的药物相互作用和不良反应。医师在治疗过程中，常常使用多种药物，而在制订方案时往往首先考虑的是药物的疗效，对药品不良反应、特别是药物相互作用关注相对较少。药师应该综合评估用药方案，关注可能发生的相互作用和不良反应，并提出可行的调整方案。④参与营养支持方案的制订。ICU 的多数患者都要涉及营养支持问题，尤其以肠外营养支持为主。因此临床药师应当与临床营养师一同进行营养评估和筛选，选择合适的营养制剂、给药途径等。另外，药师也要关注每日血糖、血脂的变化，及时调整各组分的比例，尤其对有基础疾病如糖尿病的患者要格外注意。

药学咨询　主要回答医师和护士提出的关于用药的相关问题。如护士在日常工作中常常会遇到给药时间、给药方法、药品的贮存、药品配制的溶媒、配伍禁忌、输液配制后的放置时间等问题，临床药师应根据自己的专业知识及时为护士解答。

药学教育　主要分为针对医护人员和针对患者家属的用药宣传教育。针对医师、护士可定期开展用药讲课，内容包括 ICU 中常见的用药问题、药物警戒或者是新药介绍等；ICU 也应成为药学专业学生和进修生的一个培训基地；还可以通过宣传栏、宣传手册等进行用药教育。针对患者及其家属的药学教育可重点进行日常用药方面的教育。

参与抢救　临床药师可成为抢救小组的一员，参与抢救药物的准备与使用过程，还可制订抢救药物使用手册，进行护理人员抢救药物规范化使用的培训。

参与药物管理　临床药师可参与撰写科室内部的用药指南、规程；可为优化患者治疗方案并节约费用提供建议。

参与相关研究　临床药师可参与重症监护患者药物治疗的相关研究，如药动学、药效学、个体化用药等。

（陈　孝）

tèshū rénqún yòngyào

特殊人群用药 (medication in special populations)

生理、生化和病理等因素与普通人群存在明显差异的人群使用药物的行为。特殊人群包括老年人、儿童、妊娠期妇女、哺乳期妇女、特殊嗜好人群、肝功能异常患者、肾功能异常患者、肥胖患者、姑息疗法患者和特殊职业人员等。其中特殊嗜好人群指日常生活中对烟、酒、茶、醋等有特殊偏好者。姑息疗法指对所患疾病已经治疗无效的患者施行的积极地、全面地医疗照顾，主要对疼痛、其他症状以及心理的、社会的和精神的问题的管理。特殊职业人员指所从事职业对业者注意力、身体反应性有较高要求，使用某些药物会造成用药者感觉、判断能力异常、反应能力降低，可能产生严重不良后果者，如司机、高空作业者、机械操作者等。对于特殊人群，需关注其药动学和药效学变化并及时调整用药方案，确保其用药安全。关注特殊人群用药是临床药师在药学服务中的一项重要工作。

影响特殊人群用药的因素主要是生理、生化和病理等因素。

影响药物作用的生理因素

特殊人群生理因素主要考虑年龄、妊娠、哺乳和肥胖。

年龄　年龄是影响药物作用的一个主要因素。儿童和老年人对某些药物的反应与成年人不同。小儿尚未发育完善，特别是作为药物代谢和排泄的器官——肝脏和肾脏发育不完善，在应用某些经肝脏代谢的药物或经肾脏排泄的药物时易引起中毒。如新生儿、早产儿的肝功能未发育完善，使用主要在肝脏内代谢的氯霉素后，由于代谢缓慢，极易引起中毒。新生儿使用经肾脏排泄的药物氨苄西林、巴比妥类药物时，排泄缓慢，应减少剂量。老年人随着年龄的增长，会出现某些器官、组织的退化，伴随相应生理、生化功能的减退，自稳机制的下降等变化；对药物的代谢和排泄功能降低，对药物的耐受性下降，一般用药剂量比成人少。

妊娠　妊娠期妇女用药既要考虑到妊娠引起的生理、生化的变化对药效产生的影响，同时还需关注药物对胎儿的影响。①在妊娠早、中期，胃肠道的功能有变化，胃酸分泌减少、胃排空延迟，可致口服药物吸收延缓，药效下降。妊娠时血浆容积增加约50%、脂肪约增加 25%，体液含量也有一定增加，可使药物的分布容积增大；此外，药物还会经胎盘向胎儿分布，一般而言，孕妇血药浓度低于非孕妇。妊娠期肝血流量增加，加上孕激素水平升高引起肝酶活性增强，药物代谢能力增强。妊娠期肾血流量增加 25%～50%，肾小球滤过率增加50%，多种药物的消除率相应加快，尤其是主要经肾排出的药物消除加快。②胎儿胚胎期和胎儿期是细胞分化、组织器官发育特别迅速的时期，容易受外界药物等因素的干扰。一般妊娠第 20天至妊娠 3 个月是胚胎各组织器官分化最活跃的时期，某些药物可能干扰部分胚胎的分化与组织器官的形成。药物对胎儿在不同阶段的发育影响不尽相同，不同组织器官在不同的发育阶段对药物的敏感性也不相同。若在胎儿发育过程中某一组织器官正处在细胞分化、形成阶段，接触了其敏感的药物，干扰了相应的组织细胞分化，形成畸形的可能性就较大。妊娠14周后，组织器官分化大体完成，造成畸形的可能性相对较小，但此时胎儿仍在继续生长发育，若用药不当仍可能影响胎儿的生长与功能的发育，导致耳聋、失明、智力低下，甚至死胎。产前用药，若分娩时胎儿体内药物未完全清除，胎儿娩出后可继续受到药物作用，影响胎儿健康。

哺乳 哺乳期是妇女的特殊生理时期，乳母用药后，药物可分泌进入乳汁，并被母乳喂养的婴儿吸收，进入婴儿体内的药物不超过母亲摄入量的 1% ~ 2%，通常不至于给哺乳儿带来危害。但有一些药物在乳汁中的排泄量较大，如红霉素、甲硝唑等，乳母使用时应考虑对哺乳儿的危害，避免使用。

肥胖 由于肥胖患者脂肪组织在体重中所占的百分比增加，而非脂肪组织如肌肉、体液等的百分比减少；这一改变会造成脂溶性药物在肥胖患者更易分布至周围脂肪内，使分布范围增大。肥胖对某些药物的分布、代谢和排泄产生明显影响，如地西泮（安定）的半衰期明显延长，药物作用时间延长；万古霉素的消除半衰期明显缩短，随体重增加，分布体积增加，血浆药物浓度降低。这些药物在临床用药中，必须考虑肥胖患者的个体差异，适当调整给药剂量，从而获得最佳的疗效。需要调整给药剂量的药物还有苯妥英钠、莫西沙星、妥布霉素等。

影响药物作用的病理因素

特殊人群病理因素主要考虑影响药物代谢和排泄的病理状态，包括肝功能异常和肾功能异常。

肝功能异常 肝脏是机体最大的代谢器官，是重要的药物代谢部位。在患者肝功能不全时可导致药物的代谢能力下降，可使主要经肝脏代谢的药物代谢速度和程度降低，清除半衰期延长，血浓度增高，易引起蓄积性中毒，临床应用时应降低给药剂量，如阿司匹林、吗啡、硝苯地平、氯沙坦等。某些前体药物，如可待因、依那普利、环磷酰胺等，则由于肝脏生物转化功能减弱，活性代谢产物生成减少，使药理效应降低。

肾功能异常 肾功能异常时肾小球滤过率、肾血流量、肾小管分泌以及肾小管重吸收等功能发生变化，从而影响药动学过程。一般来说，主要以原形从肾脏排泄的药物，由于肾血流量的减少，可导致肾脏清除率下降、消除变慢、消除半衰期延长，血浓度增高，药理作用增强，甚至出现毒性反应。如庆大霉素、地高辛、依那普利等，在临床应用时，应根据患者的肾功能调整给药方案，以保证治疗安全有效。

影响药物作用的其他因素

主要包括晚期癌症姑息疗法和特殊嗜好人群和特殊职业人员。

晚期癌症姑息疗法 治疗目的是减轻患者的痛苦，延长患者的生命，使患者获得最佳生活质量。姑息治疗的内容主要是控制疼痛，处理并缓解如疼痛、呼吸困难、厌食、抑郁等症状。在癌症疼痛治疗时，首先要对癌痛的性质和原因做出正确评估，根据患者的疼痛程度和原因适当地选择相应的镇痛剂。对于轻度疼痛主要选用解热镇痛剂类止痛剂，如阿司匹林、对乙酰氨基酚；对于中度疼痛应选用弱阿片类药物，如可待因。对于重度疼痛选用吗啡等强阿片类药物，如盐酸吗啡控释片。并应遵循口服给药为主、按时给药，按阶梯用药、注意用药中的个体化的原则。

特殊嗜好 日常生活中可能因对烟、酒、茶、醋等有特殊偏好而影响药物的疗效。在药动学上，吸烟产生的主要肺部致癌物之一多环芳香烃类物质可提高肝药酶的活性，加快经肝脏代谢药物（如咖啡因、氯氮平、地西泮、茶碱类药物等）的代谢，使药效减弱，要维持吸烟者正常药效就需要提高所使用药物的剂量；在药效学上，尼古丁可以影响一些药物的药理学效应。如高浓度的尼古丁刺激中枢神经系统，导致地西泮镇静和嗜睡作用减弱。尼古丁介导交感神经兴奋，使 β 受体阻滞剂美托洛尔等的降压和心率控制的效应减弱。吸烟还会增加口服避孕药炔诺酮、甲地孕酮等心血管不良反应的风险。

饮酒对用药产生影响的主要物质是乙醇（又称酒精）。乙醇对药酶具有诱导和抑制双向作用；少量饮酒，可使肝药酶的活性增强，药物代谢加快，药效降低。长期大量饮酒者易发生肝硬化，导致药酶活性降低，产生酶抑作用。乙醇与临床常用的对中枢神经有抑制作用的药物，如地西泮、苯妥英钠、苯海拉明等同时应用均能引起严重的中枢抑制作用，可引起昏迷、虚脱、休克、呼吸抑制，甚至造成死亡。饮酒后血管扩张，若此时再服用胍乙啶、哌唑嗪等强降压药，或服用氯噻嗪类利尿药，会引起头晕、血压过度下降，甚至出现休克而危及生命。甲苯磺丁脲等磺酰脲类口服降血糖药物、甲硝唑等硝咪唑类药物等能抑制乙醇在体内的代谢，可引起恶心、呕吐等不适感。

饮茶会对药效产生影响，茶叶含有茶碱、咖啡因等黄嘌呤类化合物，具有明显的中枢兴奋作用，能兴奋延脑血管运动中枢，使血压升高。黄嘌呤竞争性抑制磷酸二酯酶，减少儿茶酚胺的破坏，并与可增加体内儿茶酚胺类化合物含量的药物，如苯乙肼、异烟肼等合用后有明显协同作用，造成过度兴奋，血压升高等。另外茶叶含有大量鞣质，可与多种药物，如铁剂、消化酶等结合生成难溶性物质，难以被胃肠道消化，导致药物的吸收减少而降低药物的疗效。

特殊职业 对司机、高空作业者、机械操作者而言，在操作时保持正常的感觉、判断和反应能力十分必要。一些药物通过作用于中枢神经系统或者影响血糖、血压、视力，进而造成人的视力、认知力和运动功能障碍而危及操作安全。具有这种潜在危害的药物主要有抗组胺药（如苯海拉明、氯雷他定）、苯二氮䓬类药物（如地西泮、三唑仑、咪达唑仑）、巴比妥类药物（如苯巴比妥）、三环类抗抑郁药（如丙咪嗪、阿米替林、多塞平）、抗糖尿病药等。中国上市的大部分抗感冒药中都包含抗组胺药，服用时应引起重视。

（刘松青）

lǎoniánrényòngyào

老年人用药 （medication in the elderly） 65岁以上患者使用药物的行为。老年人因某些器官、组织结构退化，相应的生理、生化功能减退，自稳机制下降等变化，产生药物体内过程和药效学改变，而造成用药特殊性。老年人用药属于特殊人群用药。

特殊性 老年人用药后，药物的吸收、分布、代谢和排泄等药动学参数会发生改变（见老年人药动学），某些药物的药效学也会产生改变；另外老年人的药物耐受性下降，药物治疗的依从性下降。因此，临床药师应特别关注老年人的用药安全问题。

药效学变化 老年人随着年龄增长而出现的药效学改变比较复杂，涉及机体各器官结构和功能退化、内环境稳定的调节能力下降、药动学的改变、组织器官的反应性变化、受体数量与功能的改变、酶活性改变等因素。

心血管系统变化对药效学的影响 老年人会出现心血管系统功能减退、交感神经控制的血管感受器敏感性下降、心脏本身和自主神经系统反应障碍等，在使用β受体阻滞药、利尿药等抗高血压药时，即使服药后血药浓度在正常范围也可能引起长时间明显的直立性低血压。儿茶酚胺对老年人心脏的最大效应降低，β受体激动剂和β受体阻滞剂的作用都减弱；老年人凝血功能减弱，抗凝血药的用量须相应减少。另外，老年人对洋地黄类强心药敏感性增加，应适当调整剂量，密切注意洋地黄的中毒反应。

神经系统变化对药效学的影响 老年人脑血流量减少，一些受体的数量发生改变，某些受体与药物的亲和力发生变化，这些因素都会影响药效；神经递质代谢及功能的改变也会对药效产生影响。老年人对镇静催眠药的敏感性增强，药物的半衰期延长，不良反应发生率也比年轻人高，如地西泮易引起的醒后困倦或定位不准及尿失禁。对中枢抑制药的反应增强，如吗啡的镇痛作用时间显著延长，更易发生呼吸抑制等不良反应。

药物耐受性下降 与年轻人相比，老年人对药物的敏感性增高而耐受性降低。老年人中枢神经系统一些受体处于高敏状态，小剂量即可产生治疗作用，常规剂量可出现较强的药理效应，出现耐受性降低的现象。如老年人对抗惊厥药、三环类抗抑郁药、镇静催眠药等较敏感，用药后可能严重干扰中枢神经系统的功能，可出现精神错乱、烦躁、抑郁、过度激动、幻觉及失眠等不良反应。老年女性对药物耐受性的降低比男性更甚，单一用药比多药合用耐受较好，口服用药比其他用药途径耐受较好。

药物治疗的依从性下降 老年人慢性病的治疗效果与患者是否依从药物治疗方案密切相关。老年人因记忆力减退、对药物了解不足及忽视按医嘱服药的重要性，均造成对药物治疗的依从性较差。因此，老年人用药应尽量减少用药种类，治疗方案简单明了，用药方法及意义需向患者交代清楚，争取得到理解与配合。

基本原则 由于上述原因，老年人用药应十分谨慎，主要把握以下原则：①严格掌握用药指征，合理选用药物。在明确诊断的情况下，权衡利弊，确定是否需要用药。对可通过改善社会因素和心理因素解除的疾病，应尽量少用或不用药。②个体化用药。由于老年人之间在个体衰老、器官受损程度及药物治疗史等方面存在不同，对药物效应有明显的个体差异，因此，老年人用药须遵循个体化原则，要在治疗过程中密切观察并及时调整。药物使用应从小剂量开始，通常推荐的剂量为成年人剂量的 $1/4 \sim 1/3$，然后逐渐加量，直至最低安全有效维持量。③用药尽量简单。老年人常同时患多种疾病，经常要联合应用多种药物，处方时应全面了解其用药情况，注意可能存在不良的药物相互作用，尽量简化用药方案，减小用药风险。④关注药物不良反应。对于需长期服用药物的老年人，应根据所用药物的特性，定期监测肝、肾功能、电解质及酸碱平衡状态，防止不良反应的发生。⑤选择最佳用药时间。根据时间生物学和时辰药理学的原理，选择最合适的用药时间进行治疗。⑥控制嗜好和饮食。由于饮食及嗜好可能对用药效果产生影响，因此，用药期间应控制烟、酒、茶等嗜好，以免影响治疗效果。⑦提高用药依从性。宜对老年患者（或其家属）交代清楚用药目的及用药方案，争取患者的合作，以提高其依从性。

（刘松青）

rènshēnqī fùnǚ yòngyào

妊娠期妇女用药（medication in pregnant women）　女性患者在妊娠期间使用药物的行为。属于特殊人群用药。妊娠期妇女的母体与胎儿为同一环境中紧密联系的两个独立个体，因其生理效应和对药物的敏感性有很大差异，既要保证对胚胎、胎儿无损害，又要对妊娠妇女所患疾病有效，因此，其用药具有特殊性。

妊娠期妇女药动学特点
①妊娠早期由于妊娠反应引起频繁恶心呕吐，而临产期因胃排空时间延长会影响口服药物的吸收，所以，妊娠早期及临产期妇女都不宜胃肠道给药。②妊娠期体液及血容量均增加，对药物的体内分布有很大影响：单位体积血清蛋白含量降低，以白蛋白下降更为明显，可造成血清低蛋白血症；药物与白蛋白结合能力明显降低，血中游离药物浓度增加，分布到组织和通过胎盘的药物增多。③妊娠时母体对某些药物的代谢，

如氧化、还原、水解、结合等过程有一定影响，药物不易解毒或排泄，可能造成蓄积中毒。如妊娠时体内孕激素水平增高，可抑制某些药物与葡萄糖醛酸的结合而不利解毒，尤其在妊娠早期剧烈呕吐而缺乏营养时更为明显，导致这些药物作用时间延长，容易蓄积过量而中毒。又如妊娠期肾血流量增加，肾小球滤过率增加，多种药物特别是主要经肾排出药物的消除相应加快。相反，在分娩期由于仰卧位时肾血流量减少而使药物由肾排出延缓。

妊娠期用药对胎儿的影响
孕妇用药时，药物可通过胎盘屏障，对胎儿产生影响，这种影响与胎儿的胎龄（孕期）及其成熟程度有关。①受精卵着床于子宫内膜前，对药物高度敏感，如受到药物严重损害，可造成极早期的流产，但若只受到部分损害，有时还有补偿功能，胚胎可能继续发育而不发生后遗问题。②受孕3～12周左右是胚胎、胎儿各器官处在高度分化及迅速发育阶段，胎儿尚未形成，若在此期用药不当，易导致胎儿发育畸形，故在此期间用药应特别慎重。③妊娠中后期（妊娠的中3个月和末3个月），怀孕大约14周后胎儿大部分器官组织已分化完成，所以此期因用药而引起畸形的可能性不大，但用药不当，仍可造成胎儿生长发育不良、流产、早产、甚至死胎等。④在临产前用药，药物通过胎盘转运给胎儿，若胎儿娩出前药物未能排泄至胎盘再经由母体排出，则可致使药物在胎儿体内积蓄，引起窒息、黄疸等严重的新生儿疾病。

已确定对胎儿有害的药物有：①抗生素类，如青霉胺、四环素、氯霉素。②抗肿瘤药，如氮芥、

环磷酰胺、氟尿嘧啶、甲氨蝶呤、巯嘌呤等。③性激素，如己烯雌酚、氯米芬、甲睾酮、炔雌酮、炔诺酮等。④其他，如乙醇、锂制剂、汞制剂、丙戊酸钠、苯妥英钠、沙利度胺、华法林、地西泮等。⑤另外，一些中草药也对胎儿有害或有妊娠禁忌。主要有剧毒中草药，如砒霜、水银、生马钱子、生川乌、生草乌、生白附子、生附子、生半夏、生南星、生巴豆、斑蝥等；能直接抑杀癌细胞的中草药，如秋水仙、青黛、莪术、蟾皮、冬凌草、苦参、肿节风等；妊娠禁忌的中草药，如水蛭、麝香、穿山甲、蜈蚣、巴豆、芦荟、番泻叶、红花等。

用药的一般原则　妊娠期用药应兼顾孕妇和胎儿双重安全。①用药需有明确指征，必须用药时尽量选择已证实对胎儿没有不良影响和动物实验证实对胎儿无危害的药物。美国食品药品监督管理局根据对胎儿的危险性将药物分为五个等级。A级：在有对照组的人体研究中，证实对胎儿无危害性。此类药物很少，如适量的维生素。B级：动物研究提示对胎儿无危害，但缺乏人类研究；或对动物有不良影响但在良好控制的人体研究中对胎儿无不良影响，如青霉素。C级：缺乏动物及人体的充分研究，或在动物研究中对胚胎不利，但缺乏对人类的对照研究，许多妊娠期常用的药物属于此类，使用时必须谨慎权衡药物对胎儿的影响。D级：有证据表明对胚胎有危害，但用药后对孕妇有绝对的好处，如孕妇有严重疾病或受死亡威胁急需用药时，可考虑使用。X级：有确切的证据表明对胚胎有危险，禁用于妊娠期或将要妊娠的妇女。妊娠期用药尽量选用A级或B级

药物，慎用 C 级药物，权衡利弊下使用 D 级药物，禁用 X 级药物。②优先使用代谢途径清楚并有多年临床安全经验的药物而不是新药。③严格掌握用药剂量、用药持续时间。大多数常用药物的剂量可与非妊娠妇女相同，应从最小有效剂量开始。④尽量避开敏感期用药。鉴于妊娠最初 3 个月的胎儿对药物最为敏感，应尽量避免用药，包括保健品。因很难确定何时是胚胎器官形成的最终时刻，所以对某些疾病的用药，要权衡利弊，最好能在妊娠足四个月后开始。⑤能只用一种药物时，应避免联合用药。⑥孕妇病情危重必须使用具致畸作用的药物时，应确认利大于弊后方可应用。

（刘松青）

bǔrǔqī fùnǚ yòngyào

哺乳期妇女用药 （medication in breastfeeding women）

女性患者在哺乳期使用药物的行为。属于特殊人群用药。乳母用药后，因部分药物从乳汁排出，可通过哺乳被乳儿吸收，影响乳儿的生长发育，甚至引起毒性反应，由此造成哺乳期妇女用药的特殊性。

药物从母血通过乳腺的转运，由乳汁排出，其浓度与用药剂量、药物的蛋白结合率、相对分子质量、pH 值、脂溶性、解离度以及乳母的肾功能有关。药物蛋白结合率越低，乳汁中药物浓度越高；相对分子质量越小，越容易转运，大分子的药物难进入乳汁；碱性药物易进入乳汁；非离子型的脂溶性药物易进入乳汁；乳母肾功能损害时，可致血浆和乳汁中药物浓度升高。几乎能进入乳母血循环的药物，均可进入乳汁，但含量很少超过摄入量的 1%~2%。

药物通过乳汁进入乳儿体内的数量取决于药物分布到乳汁中的数量和乳儿能从母乳中摄入药物的量。而乳汁中的药物能否对乳儿产生不良影响则取决于药物的作用类别及药物在乳汁中的浓度、乳儿的饮乳量和乳儿对药物的清除能力。药物进入乳儿体内后，因其血浆白蛋白含量低，与药物的结合能力差，具有药理活性的游离药物浓度增加；加上乳儿肝脏功能尚未健全，会影响到药物的代谢；此外，乳儿肾小球滤过率低，排泄药物及其代谢物的能力也较低，易导致药物在乳儿体内蓄积、中毒。

哺乳期用药可以分为三类：①避免使用的药物。这类药物多具有内在的毒性或较严重的副作用。如抗甲状腺药、抗代谢药、溴化物、氯霉素、麦角碱类、异烟肼、锂制剂、单胺氧化酶抑制剂、甲硝唑、苯茚二酮、四环素等。②慎用的药物。在应用时需认真监护，权衡利弊。包括镇静剂、抗惊厥药、抗心律失常药等，如苯巴比妥、水合氯醛、氯丙嗪、胺碘酮、依那普利、阿司匹林、青霉素、磺胺等。③婴儿可单独使用的药物。乳母可使用。

哺乳期用药应遵循以下原则：①选药慎重，权重利弊。用药前应充分评估其对母婴双方的影响，可用可不用的药物最好不用。对乳儿可产生严重不良反应的药物，乳母应避免应用，如病情需要，则应终止哺乳。②适时哺乳，防止蓄积。避免在乳母血药浓度高峰期间哺乳，可在乳母用药前、血药浓度较低时段哺喂婴儿。避免使用长效药物及多种药物联合应用，尽量选用短效药物，以单剂量疗法代替多剂量疗法，这样可减少药物在乳儿体内蓄积的机会。③控制时间，缩短疗程。哺乳是一个长期过程，用药疗程对哺乳期安全用药也至关重要。如果哺乳期妇女须长期用药，而药物对婴儿有较高风险，则应考虑暂停哺乳。如果仅为短期用药，则应尽可能考虑缩短用药疗程，一旦病因消除，应立即停药。

（刘松青）

értóng yòngyào

儿童用药 （medication in pediatric patients）

18 岁以下患者使用药物的行为。儿童因处于生长发育阶段，特别是婴幼儿期，其身体各器官发育尚不健全，导致药物在体内呈现的药动学和药效学与成人有较大差别，药品不良反应发生率较高，而造成用药的特殊性，因此属于特殊人群用药。

特点 儿童生长可分为新生儿期、婴幼儿期和少儿期三个阶段。①新生儿期，自出生结扎脐带后至出生后 28 天。②婴幼儿期，出生 28 天后至 3 周岁之前。③少儿期，3~18 岁。儿童期是身体生长发育最快的时期。随着年龄增长，身高、体重、体表面积及组织、脏器的功能逐渐发育成熟，对药物的吸收、分布、代谢及排泄能力也不同（见儿童药动学）。因此，不同阶段儿童用药各有其特点，并非简单地将成人剂量减少。

新生儿用药特点 ①体液方面。新生儿体液总量约为体重的 78%，以后逐渐减少。其中细胞外液占 40%，比成人高。因此，新生儿对水盐的代谢较快，但调节能力较差，易出现水盐平衡能力障碍；对影响水盐代谢或酸碱平衡的药物特别敏感，如应用利尿剂后极易发生低钠和低钾血症。新生儿由于细胞外液较多，水溶性药物在细胞外液常被稀释而使浓度较低，且排出较慢。②血浆方面。新生儿的血浆蛋白特别是白蛋白含量较低，其结合药物的能力较弱，因此，血浆中的游离药物和进入组织中的药物浓度较高，易出现中毒现象。新生儿葡萄糖醛酸转移酶不足，不能将过多的胆红素转化为葡萄糖醛酸盐而排出体外，需借助于胆红素与血浆蛋白结合，以降低血浆中游离胆红素浓度而不引起中毒。但若服用与血浆蛋白结合较强的药物如维生素 K、磺胺类、吲哚美辛等，它们可与胆红素竞争白蛋白上的结合位点，使胆红素从血浆蛋白的结合点上置换出来，导致血中游离胆红素浓度升高，造成新生儿胆红素脑病乃至死亡。③肝脏功能方面。新生儿及未成熟儿童的肝脏中葡萄糖醛酸含量低，药物转化功能不足，服用氯霉素后易致灰婴综合征；某些新生儿由于缺乏 6-磷酸葡萄糖脱氢酶，应用磺胺类或呋喃类药物后易出现溶血。④肾脏功能方面。新生儿肾功能发育不全，肾脏有效循环血量及肾小球滤过率均较成人约低 30% ~ 40%，应用主要经肾排泄的药物时，血浆半衰期延长，排泄减慢。另外，新生儿的肾小管分泌及尿浓缩、离子交换和酸碱平衡等功能也不完善，须待满月后才日趋成熟。因此，新生儿用药方案必须适当调整，用量宜少，间隔时间应适当延长，疗程宜短，否则易致药物蓄积和中毒。

婴幼儿用药特点　①婴幼儿呼吸道狭窄，炎症时黏膜肿胀，渗出物较多，应少用或不用镇静剂，而选用支气管扩张剂和祛痰剂。但若咳嗽剧烈、精神紧张、影响休息时，可酌情适当配伍镇静剂。②婴幼儿血脑屏障发育不完善，对吗啡类药物特别敏感，易致呼吸中枢抑制，但对镇静剂

等的耐受性却较强，而且这种耐受性与年龄成反比，应根据年龄适当调整剂量。婴幼儿服用氨茶碱后可引起过度兴奋；服用皮质激素、维生素 A 等药物可使脑脊液压力增高；氨基糖苷类抗生素可引起听神经和前庭不可逆性损害，造成耳聋、眩晕、共济失调。③婴幼儿消化功能未完全成熟，消化道抵抗力较弱，易发生消化功能紊乱及胃肠道炎症。治疗时宜选用饮食疗法、抗感染和液体疗法，不宜过早使用止泻剂，以免肠内毒素吸收增加或全身症状加重。发生便秘时，不应使用剧泻剂。④婴幼儿给药途径也应注意。小儿吞咽能力较差，依从性差，有误吸入气管的危险，例如幼儿口服液状石蜡通便易误入气管而致油脂吸入性肺炎，应小心使用，对幼儿便秘最好从饮食调整入手，必要时可使用小儿开塞露。所以对危重患儿常用注射疗法，以尽快达到有效血药浓度，而肌内注射的吸收速度易受局部血循环影响，因此通常采用静脉点滴较好。必须口服时，亦以糖浆剂为好。

少儿用药特点　少儿期是生长发育较快的阶段，此期儿童的体格和器官功能都在不断地发育成熟。①少儿期新陈代谢旺盛，循环时间较短，故对药物的排泄也较快，但对水、电解质的代谢功能还较差，易受其他因素影响，出现水、电解质平衡紊乱，若长期或大剂量使用酸碱类药物，更易引起酸、碱平衡失调；应用利尿剂后，容易出现低钾、低钠现象，因此，应用这几类药物时，要注意调整剂量或采用间歇治疗法。②激素类药物对少儿生长发育的影响较大，长期应用肾上腺皮质激素可致骨骼脱钙和生长障碍。

学龄期及学龄前儿童应用四环素，可引起釉质发育不良及牙齿变黄。

剂量计算　在实际临床应用中，并没有各年龄段的禁用药或慎用药，许多药物在儿童生长发育的各年龄段使用都要谨慎。而且儿童发病急、变化快、并发症多，故如有疾病，应去医院就诊，在医师指导下用药，不要自行用药，以免发生危险。①说明书上写明千克（公斤）体重用药剂量的药物，应按儿童实际体重算出每日用药剂量，再算出每次给药剂量。②对未给出千克（公斤）体重用药剂量的药物，可按公式计算：

$$儿童剂量 = 儿童体重 \times 成人剂量 / [60(成人体重)]$$

若"成人剂量"为每次量，此式所得即为儿童每次服药量；若"成人剂量"为每日量，应再按服药次数计算出儿童每次给药量。③也可按年龄、儿童体表面积进行折算。这些方法只适用于一般药物，儿童特别敏感或不敏感的一些药物则不适用。

（刘松青）

tèshūshìhàorénqúnyòngyào
特殊嗜好人群用药　（medication in patients with special propensities）　对烟、酒、茶等有特殊偏好的患者使用药物的行为。属于一种特殊人群用药。这些特殊偏好影响到所用药物的药动学和药效学，而造成的用药特殊性。

吸烟对用药的影响　①在药动学上，吸烟产生的主要肺部致癌物之一多环芳香烃类物质可提高肝药酶 P_{450} 中 CYP1A1、1A2、3A4、2C19、2D6、2E1 等酶系活性，加快经肝脏代谢药物的代谢，使药物浓度降低，药效减弱；要维持吸烟者正常药效就需要提高

所用药物的剂量。已明确吸烟可降低下列药物浓度：抗精神病药如氟奋乃静、奋乃静、氯氮平、奥氮平、齐拉西酮；抗抑郁药如丙咪嗪、氯丙咪嗪、氟伏沙明、度洛西汀；支气管炎扩张剂如茶碱；抗凝药如华法林、肝素；中枢兴奋药如咖啡因；抗心律失常药如氟卡尼、利多卡因、美西律、普萘洛尔、镇静催眠药如阿普唑仑、地西泮等。②在药效学上，除了代谢作用增强、药物浓度降低引起药效降低外，吸烟还因尼古丁与药物产生相互作用，可影响一些药物的药理学效应。如高浓度的尼古丁刺激中枢神经系统，导致地西泮镇静和嗜睡作用减弱。吸烟引起由尼古丁介导的交感神经兴奋，使β受体阻滞剂美托洛尔等的降压和心率控制的有益效应减弱。尼古丁抑制多尿，减弱呋塞米的利尿作用。吸烟还会增加口服避孕药炔诺酮、甲地孕酮等心血管不良反应的风险。

饮酒对用药的影响 饮酒后对用药产生影响的主要物质是乙醇（又称酒精）。①药动学方面。首先，饮酒可影响药物的吸收。乙醇可损害肠道黏膜，使其运动功能发生障碍，干扰A、B、D族维生素、叶酸及钙、镁、锌、钠、磷等微量元素的吸收和储存。在消化道，乙醇还会促进缓释片（如茶碱缓释片）中的缓释剂溶解，使药物迅速释放而使药效增加，可产生严重不良反应。其次，饮酒可影响药物的代谢。乙醇对药酶具有诱导和抑制双向作用：少量饮酒，可使肝药酶的活性增强，药物代谢加快，药效降低；长期大量饮酒者易发生肝硬化，导致药酶活性降低，产生酶抑制作用。②药效学方面。乙醇与药物的相互作用很复杂，它既能增加

某些药物的疗效，也能使某些药物减效或产生明显不良反应。乙醇与临床常用的对中枢神经有抑制作用的药物，如地西泮、苯妥英钠、苯海拉明等同时应用能引起严重的中枢抑制作用，可引起昏迷、虚脱、休克、呼吸抑制，甚至造成死亡。饮酒后血管扩张，如此时再服用胍乙啶、哌唑嗪等强降压药，或服用氯噻嗪类利尿药，会引起头晕、血压过度下降，甚至出现休克而危及生命。甲苯磺丁脲等磺酰脲类口服降血糖药物、甲硝唑等硝咪唑类药物、头孢菌素类抗生素中的头孢孟多、头孢哌酮及拉氧头孢等能抑制乙醇在体内的代谢，可引起恶心、呕吐等不适感，出现双硫仑样反应。肝脏是乙醇和大多数药物的主要代谢场所，同时摄取时，肝脏的负担突然增加，尤其如果同时饮酒和服用对乙酰氨基酚、酮康唑等，可致肝损害或肝坏死。乙醇能刺激胰岛素β细胞，增加胰岛素分泌，故可加剧胰岛素和格列本脲的降糖作用，容易引起低血糖；因此，使用降血糖药如苯乙双胍、格列本脲、甲苯磺丁脲、胰岛素等的患者应避免大量饮酒。

饮茶对用药的影响 在药动学方面，因茶叶中含有大量的鞣质，可与多类药物结合生成难溶性物质，难以被胃肠道吸收，导致药物的吸收减少而降低药物的疗效；这些药物包括铁剂，如硫酸亚铁、富马酸亚铁、乳酸亚铁等；钙剂，如葡萄糖酸钙、碳酸钙等；铋剂，如碱式碳酸铋等；消化酶类，如胃蛋白酶片、胃蛋白酶合剂、多酶片、胰酶片等；抗菌药物，如四环素、氯霉素、红霉素、利福平等；生物碱类药物，如阿托品、麻黄碱、伪麻黄

碱、奎宁、可待因、山莨菪碱、颠茄合剂等。饮茶会对药效产生影响，主要是因茶叶含有茶碱、咖啡因等黄嘌呤类化合物，具有明显的中枢兴奋作用，能兴奋延脑血管运动中枢，使血压升高。黄嘌呤竞争性抑制磷酸二酯酶，减少儿茶酚胺的破坏，与可增加体内儿茶酚胺类化合物含量的药物如苯乙肼、异烟肼等合用后有明显的协同作用，造成过度兴奋，血压升高等。

为了保证用药安全性和有效性，嗜烟、酒、茶的患者应注意以下事项：首先，用药期间控制以上嗜好，最好不要吸烟、饮酒、饮茶。其次，就诊时向医师说明自己的有关生活嗜好，供医师处方时参考。第三，生活中应避免使用含乙醇、茶、烟草的物品，如含乙醇的饮料、以乙醇为溶媒的药品（如藿香正气水、氢化可的松注射液等）、烟（含尼古丁）、茶点等。

（刘松青）

gāngōngnéng yìcháng huànzhě yòngyào

肝功能异常患者用药 （medication in patients with liver dysfunction）

肝功能实验室检查指标超出正常参考范围的患者使用药物的行为。属于特殊人群用药。

药动学改变 肝功能异常者蛋白合成功能减退，肝药酶含量和活性下降，肝血流速度下降。此外，其肝内血流阻力增加，导致门静脉高压，肝内外门体分流及肝实质损害，内在清除率下降。因内源性缩血管活性物质在肝内灭活减少，影响肝脏高效地摄取药物，即流速限定了药物的摄取率，使体内药物不能有效地经过肝脏代谢，使主要于肝脏内代谢清除的药物首过效应和生物利用

度改变，体内血浓度明显增高，药物作用增强，不良反应发生率和严重程度增加。因此，肝功能异常患者用药有其特殊性。

药效学改变 肝病患者体内氨等物质代谢异常，脑代谢也处于非正常状态，使得对中枢神经系统抑制剂敏感性增强。例如慢性肝病患者在使用常规剂量的镇静剂氯丙嗪、地西泮时可能出现木僵和脑电波减慢，宜改用不在体内形成活性代谢产物的奥沙西泮或劳拉西泮。由于吗啡可抑制呼吸、加重脑代谢非正常状态，可加重严重肝病患者的昏迷和催眠药引起的沉睡反应，应慎重给药。肝细胞损伤降低了血浆假性胆碱酯酶水平，可延长去极化型肌松剂琥珀胆碱的作用；由于体内乙酰胆碱含量增高，可减弱非去极化型肌松剂筒箭毒碱、哌库溴铵的作用，尤其是哌库溴铵需要一个较高的初始剂量才能达到有效的肌松效果，但清除延迟，重复给药时会存在作用过度延长的危险。肝病可以抑制维生素K依赖的凝血因子合成及胆道阻塞引起的维生素K吸收损害，应用口服抗凝血药时应慎重。

剂量调整 肝脏有巨大的潜能，摘除80%也不会影响其功能的发挥，包括涉及药物代谢的许多功能。普通慢性肝病患者单位重量肝组织中的肝酶CYP含量降低，但可被肝脏体积的增大所补偿，因此药物代谢不受影响，但肝功能不全时如肝硬化患者可导致药物的代谢能力下降，此时给药剂量需要调整。考虑肝功能不全患者的药物剂量时需考虑机体生理因素和动力学因素，如肝病的特征和严重程度、药物消除的比例、给药途径、蛋白结合率、肝脏血流量、内在清除率、胆管

堵塞程度、药效学改变、治疗范围等。使用依赖酶代谢的药物如吗啡、哌替啶、硝苯地平、氯沙坦、奥美拉唑、他克莫司等时，肝衰竭患者的给药剂量通常为正常人的半剂量或更少，中度肝硬化患者的给药剂量需至少减半，且必须监测临床药物反应和药物血浆水平。肝衰竭患者应避免使用依赖血流清除的药物。在口服给药时，必要情况下，这些药物的剂量需减少到通常剂量的1/10；从小剂量开始治疗，并监测临床反应和血浆药物水平，以最大限度地保证药物治疗的安全、有效。

注意事项 ①慎重选用药物，仔细评价药物治疗的益处和风险。禁用或慎用经肝脏代谢活化后发挥作用的前体药物，如依那普利、环磷酰胺等；禁用或慎用有明显肝毒性和可能引起肝功能进一步损害的药物，如异烟肼、对乙酰氨基酚、四环素类、红霉素类等；禁用具有较高肝脏摄取率的药物，如阿司匹林、普萘洛尔等。②注意选择适于肝功能异常患者的给药方式，根据药动学和药效学的改变，降低剂量，延长给药间隔，或从小剂量开始，逐渐增加剂量；如果必须接受治疗窗窄、毒性大或对肝脏有特异性毒性的药物，应进行血药浓度监测，严密监测肝、肾功能变化。③使用中药时，避免使用黄药子、青葙子、苍耳子、千里光等可引起肝脏损害的药物。④生活中避免饮用含酒精的饮品。

（刘松青）

shèngōngnéngyìcháng
huànzhěyòngyào

肾功能异常患者用药 （medication in patients with renal dysfunction）

肾脏功能实验室检查指标超出正常参考范围的患者使用药物的行为。因肾功能异常时肾小球滤过率、肾血流量、肾小管重吸收以及肾小管分泌等功能发生变化，将会影响药物体内动力学过程和药物疗效，造成患者用药特殊性。肾功能异常患者用药属于特殊人群用药。

药动学改变 肾功能异常时，药物的吸收、结合、代谢、清除均会发生改变。①如肾功能不全时由于胃肠道水肿、恶心、呕吐、自主神经病变等因素，均可使药物的吸收下降。②尿毒症患者营养不良时血清蛋白水平会降低，而低蛋白血症使药物与蛋白结合减少，游离药物增加；某些尿毒症毒素可降低白蛋白与多种药物的亲和力，也可使药物与蛋白结合减少，游离药物增加；代谢性酸中毒时，由于有机酸可与酸性药物竞争蛋白结合位点，因而酸性药物与蛋白的结合可能减少，游离药物增加；肾功能不全时地高辛等药物与组织结合减少，分布容积下降，血浆浓度升高；这些均可能导致药效增强。③肾功能不全时，由于肾血流量减少，肾小球滤过率和肾小管转运功能下降，主要以原形药从肾脏排泄的药物，经肾小球滤过和肾小管转运的清除率明显下降；而脂溶性高、主要经肝脏代谢和排泄的药物则其血浆清除率一般不受影响。当处于肾功能储备代偿期时，因为肾脏储备代偿能力很大，肾脏功能虽有所减退，但其排泄代谢产物及调节水、电解质平衡的能力仍可满足正常需要，临床上并不出现症状，肾功能化验指标也在正常范围或偶有稍高现象。当处于肾功能不全期时，肾小球已有60%~75%受到损害，肾脏排泄代谢物时已有一定障碍，肌酐、尿素氮可偏高或超出正常值。当处

于肾功能衰竭期时，肾脏功能75%~95%受到损害，已不能维持身体的内环境稳定，患者血肌酐、尿素氮上升明显，并常有酸中毒，此时，药物的排泄受到很大影响。当处于尿毒症期或肾功能不全终末期时，肾小球超过95%受到损害，已有严重临床症状，此时药物的排泄受到严重影响。

药效学改变　肾脏功能不全患者药效学的变化主要取决于肾功能不全时靶器官对药物的敏感性。肾脏功能衰竭时，体液调控会产生紊乱，尤其在利尿剂治疗后，患者对抗高血压药物，如α肾上腺素受体阻滞剂、血管紧张素转化酶抑制剂和血管紧张素Ⅱ受体阻滞剂会非常敏感。肾脏衰竭引起尿毒症时，易出现电解质和酸碱紊乱，导致体内各种膜电位改变及其平衡机制改变，会改变机体对药物的敏感性；尿毒症患者由于血脑屏障有效性降低，对镇静剂、阿片类镇痛剂和催眠药的中枢神经抑制效应更敏感。由于凝血机制改变，机体对抗凝药更敏感，使用阿司匹林等非甾体抗炎药时更易引起胃肠道出血。由于钠、钾代谢紊乱，具有钠潴留作用的非甾体抗炎药等易引起体液平衡失调和心力衰竭；潴钾利尿剂、补钾剂、血管紧张素转化酶抑制剂和血管紧张素Ⅱ受体阻滞剂等易引起更严重的高钾血症，增加地高辛发生不良反复的风险。

用药原则　①要通过计算肌酐清除率，了解患者的肾功能情况；同时还需了解其他病理生理状况，如肝功能、血清蛋白水平、电解质代谢状况、酸碱平衡状况等。应根据肾功能衰竭的程度调整部分药物特别是以原形经肾排泄药物的临床使用剂量，注意药物的相互作用，做到个体化用药。

如果肾损害严重，药物从肾排泄的比例大或者治疗指数低，给药剂量的调整是必要的，如氨基糖苷类、万古霉素等；如果药物从肾排泄量低于给药剂量的25%，且代谢是灭活反应，一般无需调整给药方案，如红霉素、林可霉素等；或者患者肾功能是正常人的70%，也不必调整剂量。经验上，可在临床治疗时根据肾损害程度酌减药物剂量。如肾功能轻度不全时，药物的维持剂量减为正常量的1/2~2/3，或给药间隔时间延长至正常的1.5~2倍；中度不全时，药物维持量减为正常量的1/5~1/2，或给药间隔延长至正常的2~5倍；重度肾功能不全时，药物维持量减为正常量的1/10~1/5，或给药间隔延长至正常的5~10倍。②要了解常用药物的药动学和药效学特点，熟悉肾脏功能不全及其他病理生理状况时的用药原则，首选肾脏不良反应相对较小的药物，避免使用肾脏毒性药物。四环素、氯霉素、谷氨酸钠、丙磺舒、二甲双胍等需慎用。③对某些治疗窗相对较窄的药物，如氨茶碱、地高辛、氨基糖苷类抗生素、苯妥英钠等，在条件允许时可通过测定药物血清浓度或血浆浓度指导剂量调整和风险评估。④要认真进行临床观察，及时发现不良反应，并及时处理。

（刘松青）

féipànghuànzhěyòngyào

肥胖患者用药（medication in obese patients）　体重指数超出正常参考范围的患者使用药物的行为。肥胖患者常伴随着身体组成和机体功能的显著变化，可能引起许多药物的药动学和药效学特征发生明显改变；了解这些变化对用药的影响，是肥胖患者用

药安全的重要保证。属于特殊人群用药。

肥胖对药动学的影响主要表现在药物的分布、代谢和排泄方面。①分布容积受多种因素影响，包括组织的通透性与体积、血浆蛋白结合率、药物对组织的亲和性等，这些因素可受药物的理化性质及病理状态影响。与正常体重者相比，肥胖者的体内脂肪组织增加、器官重量、心脏体积和心输出量、内脏血流等增加；脂溶性药物更易分布至周围脂肪内，使分布容积增大，从而导致药物半衰期延长；如地西泮在肥胖患者体内半衰期明显延长，药物作用时间延长。②在中度肥胖者中存在肝脂肪浸润，病态肥胖者肝损害明显增加，均会影响药物的肝脏代谢。Ⅰ相代谢的氧化、还原、水解反应能力增加或不变，如肥胖者用氯唑沙宗后药物代谢成6-羟基氯唑沙宗的量增加，说明其酶活性增加，使氯唑沙宗的清除增加。Ⅱ相代谢反应的葡萄糖醛酸化和磺酸化可能增强，引起药物清除率增加。③药物的肾脏排泄受肾小球滤过、肾小管分泌与重吸收影响，因肥胖的程度不同或存在病理状态，其结果不尽相同，最有效的方法是通过测定患者的肌酐清除率来评估肥胖者的肾功能。

肥胖患者在使用某些药物时，因药动学发生改变，需要调整给药剂量。①氨基糖苷类抗生素（如庆大霉素、阿米卡星、妥布霉素等）以及环丙沙星、万古霉素。因部分分布于脂肪组织，可用实际体重来校正，适当增加给药剂量，且需要监测血清谷浓度。②莫西沙星。可广泛分布于脂肪组织，体重是影响其药动学的一个重要因素，日剂量可增加至

600mg。③头孢唑林。肥胖患者的药物剂量加至2g时，血药浓度和组织浓度与非肥胖者1g剂量的浓度相当，因此，成人肥胖患者每次推荐剂量为2g。

（刘松青）

tèshūzhíyèrényuányòngyào

特殊职业人员用药 （medication in special professionals）

注意力、身体反应性有较高要求的职业人员使用药物的行为。属于特殊人群用药。特殊职业人员包括司机、高空作业者、机械操作者等，职业伤害包括车祸、高空坠落、身体的机械损伤等。药物可能造成感觉、判断能力异常、反应能力降低，了解这些药物，对防范特殊职业人员职业伤害十分必要。

对特殊职业人员有潜在伤害的药物　主要通过作用于中枢神经系统或者影响血糖、血压、视力，产生镇静、低血糖、视物模糊、低血压、头晕、昏厥和共济失调等药效，从而影响用药者的感觉、判断和反应能力，主要有八类。

抗组胺药　其最典型的不良反应是困倦、思睡，还有不安、紧张、兴奋和视物模糊，均可造成驾驶损害；不同抗组胺药因用药剂量、疗程不同，其危害程度也不同，多次用药能增加药物在体内蓄积而加剧驾驶危险。第一代抗组胺药（如苯海拉明、氯苯那敏、溴苯吡胺等）的镇静作用明显强于第二代品种的氯雷他定、西替利嗪、非索非那定等；第一代抗组胺药还有明显的循踪和视觉观测损害、驾驶警觉性损害、反应时间迟滞作用；第一代抗组胺药即使单剂量给药对认知和精神运动的损害也十分明显。比较而言，氯雷他定和非索非那定是对驾驶安全危害最小的抗组胺药，但第二代抗组胺药仍然有潜在驾驶者伤害作用。中国上市的大部分抗感冒药中都包含抗组胺药，服用时应引起重视。

巴比妥类　如苯巴比妥、司可巴比妥。是最危险的一类药物，用药者的车祸发生风险是未用药者的7.5倍。巴比妥类药物有镇静作用，但可引起视物模糊，用药后对人执行的眼-手协调功能测试、符号——数字替换测试等均有明显损害，即使小剂量也可造成患者认知功能障碍，这类药物对精神运动和认知功能的不良影响与醉酒相似，并随用量增大而剧增。

苯二氮䓬类　对于驾驶员感知和精神运动能力的影响，地西泮、奥沙西泮、三唑仑、咪达唑仑等可持续5~6小时，而1次大剂量使用长半衰期品种药物，如硝西泮10mg、氟硝西泮2mg，则产生明显障碍作用，并且可持续18~24小时，此类药物长期使用还可在体内蓄积，尤其是老年人、肥胖者、肝病患者或合用对肝脏代谢有影响的药物时。该类药物作为催眠药使用时易产生宿醉，对驾驶能力的危害等同于醉酒。

三环类抗抑郁药　如去甲替林、丙咪嗪、阿米替林、多塞平等。原因是有视物模糊、疲倦、精神错乱、肌无力和直立性低血压等症状，且在开始用药和调整剂量时危害尤为突出。

抗糖尿病药　用药过程中可能产生的低血糖反应（如颤抖、头晕或眩晕、精神错乱、注意力不集中、嗜睡、全身无力等）和高血糖反应（如无力、视物模糊、意识水平下降等）均可危及驾驶安全。胰岛素（包括普通胰岛素、中性精蛋白锌胰岛素、甘精胰岛素、赖脯胰岛素等）比磺脲类、双胍类、格列酮类、格列奈类、α-糖苷酶抑制剂等口服降糖药车祸发生风险略高。

抗高血压药　主要是因血压降低引起的眩晕、疲乏和无力所致；作用于中枢的降压药（如可乐定、甲基多巴等）还可引起失眠、精神错乱和神经质而导致驾驶安全事故。利尿药可引起眩晕、无力、直立性低血压和视物模糊等；血管紧张素转化酶抑制药（如雷米普利、赖诺普利等）、钙拮抗药（如氨氯地平、地尔硫草、维拉帕米等）可致眩晕、虚弱，这些都不同程度地构成驾驶安全隐患。

平喘药　如沙丁胺醇、左沙丁胺醇、沙美特罗、福莫特罗、匹布特罗等β_2受体激动剂，可引起的伤害表现为心率加快、眩晕、心律失常、神经质、肌肉或骨骼疼痛、疲乏等。

镇痛药　如吗啡、可待因、羟考酮、哌替啶、美沙酮、芬太尼等常有明显中枢抑制作用，包括眩晕、头晕、虚弱、无力乃至视力改变等，初始用药者尤其应注意。

注意事项　为了保证用药安全，特殊职业人员应注意以下事项。首先，就诊时向医师说明自己职业特点，供医师处方时参考，尽量避免处方有此类药物。其次，如果必须使用以上药物，应避免进行驾车、高空作业等。再次，使用了其他药品，如有视物模糊、头晕、昏厥等症状时，也应避免作业。

（刘松青）

yòngyàoānquán

用药安全 （medication safety）

用药过程中，通过采取有效措施避免、预防或纠正用药者遭到意外伤害的策略。用药过程包括处方、调剂、给药、监测等环节。是药学服务的重要内容之一。

用药伤害来源 用药伤害可能来源于药品不良反应、用药差错、药品不良事件、药源性疾病等。药品不良反应是指合格药品在正常用法用量下出现的与用药目的无关的有害反应。包括药物副作用、药物毒性反应、药物致癌作用、药物致突变作用、药物致畸作用、变态反应、首剂效应、继发反应、二重感染、特异质反应等。用药差错指在药物治疗过程中，医疗专业人员、患者用药不当，导致不能达到预期结果或因而造成患者损伤的可预防的事件，可以发生在药物处方、调配、给药和监测等过程中。药品不良事件指药物治疗期间所发生的任何不利于医疗的事件或经历，该事件并非一定与该药的使用有因果关系。根据用药过程中是否发生差错，药物不良事件可以分为两类：一类是导致了患者的实际损害，但用药过程中没有错误，这类药物不良事件为药品不良反应，例如患者首次使用某种药物后所出现的药物副作用。另一类是由于用药过程中出现了错误，导致了患者的实际损害，这一类药物不良事件是可以预防的或可以将损害降到最低，例如处方了一种药品给已知对其有过敏的患者。另外，由药物引起的对人体功能或结构的损害并有临床过程的疾病称为药源性疾病，其实质是药品不良反应的后果。

在医疗过程中，用药差错十分常见，但并非所有的用药差错都造成患者的实际损害；资料显示绝大多数用药差错在伤害发生之前被有效处理，仅有1%的用药差错导致患者的实际损害；约1/4的药品不良事件是由于用药差错造成。未造成伤害的用药差错被称为潜在的药品不良事件。

用药伤害风险防范 主要是对药品不良反应和用药差错的风险防范。

药品不良反应风险防范 药品不良反应是药物不良事件的主要来源，是药品固有特性所引起、并在特定个体上产生的。影响药品不良反应产生的因素有药物、机体和环境三个方面。临床上防范药品不良反应风险需把握以下几点：①正确诊断患者病情，并全面了解患者情况，如种族、性别、年龄、病理状态（特别是肝脏、肾脏等药物代谢器官功能）、个体遗传差异、生活嗜好、生活环境和职业特点等。②根据患者疾病等情况，选用治疗药物，并充分了解所选药物的化学结构、理化性质、药理活性、适应证、剂量、剂型、给药途径、连续用药时间和药物相互作用、不良反应等信息，确定其为疾病首选用药，并在患者无禁忌证等不宜用药情况下使用。③确定治疗方案，包括正确的给药途径、正确的剂量和正确的给药时间。④根据患者病情、身体情况和药物作用特性，拟定用药监测方案，监测指标如：血压、脉搏、体温、精神状况等；发现有药品不良反应应立即采取相应处理措施，将患者的损害降至最低。另外，通过药品不良反应监测可以避免药品不良反应的重复发生，有效控制药品风险。

用药差错风险防范 用药差错是造成药物不良事件的重要原因之一。造成用药差错的客观原因很多，可概括为以下六个方面：①沟通方面失误。如处方或医嘱书写潦草导致辨认错误，药名读音相似使处方者和给药者理解不同，写错剂量或剂量单位，使用缩写引起误解等（见读音相近药品）。②产品的缺陷。如药品包装外观相似的药品极易造成药师和护士拿错药品（见外观相似药品），药品标签的浓度表示不当是剂量错误的原因之一，同种药物不同规格之间也常因此引起用药剂量的差错。③工作流程和环境的缺陷。如药师未执行双人核对制度、护士临时稀释药品、药品摆放凌乱、新手值班、工作过度繁忙、常有电话打扰等，以及计算机医嘱系统缺乏自动审方功能，不能适时提示用药禁忌等。④剂量计算错误。需要经剂量计算给药的有儿童、老年人用药，同类药品如激素或麻醉性镇痛药也需进行等效剂量计算等。使用输液泵给患者静脉给药时，由于设定程序错误而导致输液浓度和速度发生偏差也可引发伤害。⑤给药错误。如没有做药物敏感性试验或没有注意配伍禁忌，将药物给错患者，以及用药途径错误、错过正常的给药时间等。⑥患者教育欠缺。如果医师或药师没有足够的时间和耐心教会患者如何用药，患者对药品储存条件、服用方法和时间、用药疗程、注意事项等问题缺乏充分了解，患者用药依从性差，也会造成用药效果不佳甚至造成损害。

用药差错涉及医疗机构管理者、医师、药师、护士、患者、制药企业等。在临床实践中，需把握以下几点以减小用药差错的数量和严重程度：①设计和使用更安全的用药系统，如医院信息系统、循证医药学数据库、患者身份核对系统、静脉输液泵系统等。②在各医疗岗位配备足够人力资源，并建立各类人员的选择、培训、监督、评价机制。③建立有效机制，加强医、药、护人员的有效沟通。药师对医师处方进行专业审核，护士对药品进行再次核对，碰到疑问不能猜测，必须立即确认。可引进计算机医嘱与合理用药软件系统，自动筛查处方错误。④行业、医疗机构应制订持续、系统性的质量提升规范，建立用药差错报告系统，无记名式自愿报告差错隐患及事故，收集积累第一手资料。应采取措施鼓励报告，并承诺对报告人或当事人的信息保密。对数据进行分析、调查、评估、研究，定期发布用药安全信息，向医务人员或公众进行专业指导性的宣传和培训。⑤为药物的配制设置适宜的工作环境，避免配制作业被频繁打断。⑥适时进行药品整理，以避免药疗偏差，如漏服药物、重复用药、剂量错误和药物相互作用等。比较患者目前正在应用的所有药物的用药方案与药物医嘱是否一致时，应注意这些药物包括处方药、非处方药、替代治疗药物（如天然药物）、保健品等。⑦促进产品改进。提请药品监督管理部门督促生产厂家对产品容易导致用药差错的缺陷限期进行改进。如要求对外观相似的药品改换包装，以免药师或护士取药时出错。⑧鼓励患者参与药物治疗。医务人员应辅导患者了解用药目的、用法、用量、给药时间、疗程、保存条件、注意事项、不良反应处置措施、疗效监测方法等，不仅可增加患者的用药依从性，正确地完成药物治疗，也可及时进行中毒解救。

（刘松青）

yàopǐn bùliáng fǎnyìng jiāncè
药品不良反应监测 （adverse drug reaction monitoring） 药品不良反应的发现、报告、评价和控制的过程。其目的是为进一步加强药品上市后监管，及时发现新的、严重的药品不良反应，以避免不良反应的重复发生，有效控制用药风险，是保障公众用药安全的重要措施之一。

世界卫生组织将药品不良反应定义为：在预防、诊断、治疗疾病或调节生理功能过程中，合格药品在正常用法用量情况下出现的与用药目的无关且与药品应用有因果关系的有害反应。根据药品不良反应与药理作用的关系，可将药品不良反应分为A型反应、B型反应和C型反应。其中，A型反应是由于药物的药理作用增强所致，其特点是可以预测，常与用药剂量有关，停药或减量后症状很快减轻或消失，发生率高但死亡率较低。包括药物副作用、药物毒性反应、首剂效应、后遗效应、继发反应、二重感染等。B型反应是与正常药理作用完全无关的一种异常反应，一般很难预测，不容易发现，发生率低但死亡率高。包括特异质反应、变态反应等。C型反应是指A型和B型反应以外的异常反应。一般在长期用药后出现，潜伏期长，没有明确的时间关系，难以预测，发病机制不清，有些与药物致癌作用、药物致突变作用以及药物致畸作用有关。

简史 任何药物都具有两重性，既能治疗疾病，也可对人体造成伤害。在人类用药过程中，曾出现过多次严重药品不良反应危害事件，如尖端扭转型室性心动过速、己烯雌酚迟发作用、横纹肌溶解症，特别是1960～1962年出现的反应停事件，导致17个国家先后发现多名的海豹样肢体的畸形儿，从此药品不良反应的严重性和普遍性逐渐被人们认识和重视，同时也意识到新药上市前临床试验的重要性，以及对上市后的药品进行药品不良反应监测的必要性。1963年，世界卫生组织建议在全球范围内建立药品不良反应监测报告制度；1968年，世界卫生组织制定了一项国际药物监测合作试验计划，并于1970年在日内瓦成立了世界卫生组织药物监测中心；1978年该中心迁至瑞典的东部城市乌普萨拉，更名为世界卫生组织国际药物监测合作中心；1997年改名为乌普萨拉监测中心（Uppsala Monitoring Centre，UMC），主要负责收集世界各国的药品不良反应报告，将报告的病例汇总，分类并反馈给医务工作者，同时将病例收录世界卫生组织数据库。成员国有权免费定期获得乌普萨拉监测中心的各种药品不良反应汇总资料和其他相关出版物，通过互联网可随时查询乌普萨拉监测中心及其他成员国数据库中的药品不良反应信息，从而发挥信息中心的作用。中国于1998年加入了该中心，成为这一国际合作计划的第49个成员国。

中国已经初步建立了药品不良反应监测体系，国家药品监督管理部门设立了国家药品不良反应监测中心和专家咨询委员会；各省级药品监督管理部门已设立了省级药品不良反应监测中心，部分省还设立了地市级药品不良反应监测中心。中国在不断完善与药品不良反应相关的立法工作，1999年11月26日，国家药品监督管理局和卫生部正式颁布实施了《药品不良反应监测管理办法（试行）》，使药品不良反应监测管理工作步入法制化轨道。随着药品不良反应监测工作的不断推进，《药品不良反应报告和监测管理办法》已于 2004、2011 年经历两次修订和完善。

监测内容 明确药品不良反应监测范围、报告主体、监督主体、报告流程、处置、评价、控制要求和作用。

监测范围 ①新药监测期内的国产药品，应当报告所有不良反应；其他国产药品，报告新的和严重的不良反应。②进口药品自首次获准进口之日起 5 年内，报告该药品的所有不良反应；满 5 年的报告新的和严重的不良反应。其中，新的药品不良反应是指药品说明书中未载明的不良反应。说明书中已有描述，但不良反应发生的性质、程度、后果或者频率与说明书描述不一致或者更严重的，应按照新的药品不良反应处理。严重药品不良反应是指因使用药品引起以下损害情形之一的反应：导致死亡；危及生命；致癌、致畸、致出生缺陷；导致显著的或者永久的人体伤残或者器官功能的损伤；导致住院或者住院时间延长；导致其他重要医学事件，如不进行治疗可能出现上述所列情况的。为避免漏报，上报原则为"可疑即报"。

报告主体 药品生产企业、药品经营企业和医疗机构在获知或发现可疑药品不良反应时必须及时报告。同时，国家鼓励公民、法人和其他组织报告药品不良反应。

监督主体 国家药品监督管理部门主管全国药品不良反应报告和监测工作；地方各级药品监督管理部门主管本行政区域内的药品不良反应报告和监测工作。各级卫生主管部门负责本行政区域内医疗机构与实施药品不良反应报告制度有关的管理工作。国家药品不良反应监测中心负责全国药品不良反应报告和监测的技术工作。

报告流程 药品不良反应报告的基本要求是逐级、定期报告，必要时可以越级报告。对其中严重和新的药品不良反应病例，须用有效方式快速报告，最迟不超过 15 个工作日，死亡病例须立即报告。药品经营企业、医疗卫生机构应随时收集本单位经营、使用的药品发生的不良反应情况并报告。医疗卫生机构发现严重或新的不良反应病例和在外单位使用药品时发生不良反应后来本单位就诊的病例，应先经医护人员诊治和处理并立即报告。个人发现药品引起的新的或严重的不良反应，可以向经治医师报告，也可向药品生产企业、药品经营企业或当地的药品不良反应监测机构报告，必要时提供相关的病历资料。

处置、评价和控制 由收到药品不良反应报告的部门对其真实性、完整性和准确性进行审核。对死亡病例应进行调查，详细了解死亡病例的基本信息、药品使用情况、不良反应发生和诊治情况等。对于死亡病例，应及时根据调查报告分析、评价，必要时进行现场调查，并将评价结果逐级上报。

药品生产企业应当对收集到的药品不良反应报告和监测资料进行分析、评价，并主动开展药品安全性研究。对已确认发生严重不良反应的药品，应当通过各种有效途径将药品不良反应、合理用药信息及时告知医务人员、患者和公众；采取修改标签和说明书、暂停生产、销售、使用和召回等措施，减少和防止药品不良反应的重复发生。对不良反应大的药品，应当主动申请注销其批准证明文件。同时，应当将药品安全性信息及采取的措施报有关部门。药品经营企业和医疗机构应当对收集到的药品不良反应报告和监测资料进行分析和评价，并采取有效措施减少和防止药品不良反应的重复发生。

省级药品不良反应监测机构应当每季度对收到的药品不良反应报告进行综合分析，提取需要关注的安全性信息，并进行评价，提出风险管理建议并报有关部门。

国家药品不良反应监测中心应当每季度对收到的严重药品不良反应报告进行综合分析，提取需要关注的安全性信息，并进行评价，提出风险管理建议，及时报国家药品监督管理部门和卫生主管部门。国家药品监督管理部门根据药品分析评价结果，可以要求企业开展药品安全性、有效性相关研究。必要时，应当采取责令修改药品说明书、暂停生产、销售、使用和召回药品等措施，对不良反应大的药品，应当撤销药品批准证明文件，并将有关措施及时通报卫生主管部门。

作用 通过药品不良反应监测，能及时发现新的、严重的药品不良反应，提醒药品生产企业、药品经营企业和医疗机构重视被监测药品的安全隐患。有利于提高医务工作者对药品不良反应的正确认识、促进临床合理用药、提高临床监护水平，避免一些严重药品不良反应的重复发生；也提醒被监测药品的生产企业加强对其生产品种的追踪监测，不断深入研究、改进工艺、提高质量，更有效地保障人民安全用药。

(刘松青)

yàowùfùzuòyòng
药物副作用 (drug side effects)

药物在正常用法用量下出现的与治疗目的无关的作用。属于药品不良反应监测的范围。大多数药物的药理作用不止一种，其中一种或者两种药理作用与治疗目的有关，而其他的药理作用则成为副作用。因此，药理作用越广泛的药物副作用越多。如 M 胆碱酶受体阻滞药阿托品，具有抑制腺体分泌、散瞳、升高眼压和松弛内脏平滑肌等药理作用。当其用于治疗胃肠道痉挛时，其抑制腺体分泌引起的口干及散瞳引起的视物模糊则是副作用。由于副作用和治疗作用在一定条件下可以转化，由此也可导致副作用概念上的转变。如在手术前为了抑制腺体分泌和排尿，阿托品的上述副作用可转化为治疗作用。

副作用是药物固有的药理作用所产生的，一般无法避免。但副作用一般较轻，患者可以忍受。为减少药物的副作用，可适当调整剂量或合并用药。有些药物副作用可以预知，医师开处方时可提前告知患者，避免带来不必要的恐慌。有些副作用则可加以利用开发成为治疗其他疾病的新药。例如西地那非（伟哥），最初作为心血管治疗药物投入临床试验，疗效一般，但意外发现许多男性受试者在实验结束后并不愿意归还剩余药品，是因该药对治疗阳痿有一定的效果，于是将该药开发成为治疗男性勃起功能障碍的药物并获得巨大成功。由此可见，药物副作用是一把双刃剑，可能给患者带来痛苦，也有可能加以利用，造福大众。

（刘松青）

yàowù dúxìng fǎnyìng

药物毒性反应（drug toxic reaction）

药物剂量过大或用药时间过长对机体产生的有害作用。又称毒性作用。属于药品不良反应监测的范围。因用药剂量过大而立即发生的毒性反应称为急性毒性（acute toxicity），多发生在循环、呼吸及中枢神经系统；因长期用药而逐渐表现出的毒性作用称为慢性毒性（chronic toxicity），多发生在肝脏、肾脏、血液和内分泌系统。其中致癌、致畸和致突变也属于慢性毒性范畴。

①消化系统毒性反应，最常见，主要表现为消化道黏膜损害，恶心、呕吐，腹泻，胃肠道出血等。②循环系统反应，主要有心律失常、心力衰竭、室性早搏、心室颤动以致停搏等，严重者可致死。③神经系统毒性反应，主要有锥体外系反应、惊厥、癫痫发作、共济失调等。④肝脏毒性反应，肝脏为代谢的主要器官，药物在肝脏中聚集，大多数药物对肝脏都有损伤，重者可致肝炎、肝脂肪变、肝坏死而危及生命。⑤肾脏毒性反应，肾脏是药物及其代谢物排泄的主要器官，所以大部分药物对肾脏也会产生损伤，药物所致肾脏毒性早期表现为蛋白尿、管型尿等，随之发展为肾功能减退，严重者可引起肾衰竭甚至尿毒症。⑥造血系统毒性反应，主要表现为再生障碍性贫血、缺铁性贫血、粒细胞减少、抑制骨髓功能等。

毒性反应通常与用药的剂量和用药时长有关，因此，在临床使用可能对身体器官功能有损害的药物时，应定时检测患者的肝肾功能和血常规等，并注意用药的剂量大小和间隔时间，适时停药或换药。

（刘松青）

yàowù zhì'ái zuòyòng

药物致癌作用（carcinogenic effect of drugs）

某些药物长期使用后可诱发机体某些器官、组织或者细胞过度增殖，发生癌变，从而形成肿瘤的现象。属于药品不良反应监测的范围。

国际癌症研究机构（International Agency for Research on Cancer，IARC）将这些有致癌可能性的化学物质归类为 4 组。组 1，确定对人类有致癌作用的物质（carcinogenic to humans），包括马兜铃酸、白消安、苯丁酸氮芥、硫唑嘌呤、环磷酰胺、环孢素、依托泊苷等药物。组 2，包括很可能对人类有致癌作用的物质（probably carcinogenic to humans）和可能对人类有致癌作用的物质（possibly carcinogenic to humans），分别为组 2A 和组 2B。其中组 2A 包括多柔比星、水合氯醛、顺铂、氮芥、吡格列酮等药物；组 2B 包括博来霉素、咖啡酸、柔红霉素、地高辛、卡比多巴、甲硝唑、苯巴比妥等药物。组 3，现有证据还不能对其致癌作用进行分类的物质（not classifiable as to its carcinogenicity to humans），包括氨苄西林、斑蝥素、氯喹、西咪替丁、艾司唑仑、羟基脲等药物。组 4，对人类可能是非致癌的物质（probably not carcinogenic to humans），截至 2015 年底暂无药物归于此类。由于药物致癌的潜伏期可长达数年至数十年，因此应尽量避免长期使用上述有致癌可能性的药物。

确定对人类有致癌作用药物包括：①抗肿瘤药中的烷化剂，如环磷酰胺、苯丙酸氮芥；抗代谢药甲氨蝶呤等。长期应用抗肿瘤药环磷酰胺，可诱发膀胱癌、淋巴癌及急性白血病。白血病及银屑病患者若长期使用抗代谢药甲氨蝶呤，可能诱发皮肤癌、鼻咽癌和乳腺癌。②激素类药物，如己烯雌酚、黄体酮、甲睾酮等可增加患妇科肿瘤的概率。怀孕

3个月内孕妇若服用己烯雌酚，可能会引起出生女婴在青春期前患阴道腺癌、子宫癌的概率大幅上升。女性若长期应用黄体酮，可诱发宫颈癌。甲睾酮等雄激素类药物对肝脏具有一定的损害作用，长期或大量地使用这类药物，可诱发肝癌。③免疫抑制剂，如环孢素、硫唑嘌呤，可增加患淋巴瘤、皮肤癌的风险。④利血平是一种临床常用的降压药，长期服用利血平的女性（尤其是绝经期女性）患乳腺癌的概率比未服用利血平者高3倍。⑤抗癫痫类药物，如苯妥英钠，可诱发恶性脑瘤或肝癌。⑥氯霉素，可抑制骨髓的造血功能，白细胞减少可能导致再生障碍性贫血或诱发急性白血病，这类白血病的潜伏期可长达7年。⑦长期应用解热镇痛药物，如非那西丁，可诱发胃癌、肝癌和膀胱癌等。

另外，有些中药也含有致癌物质，如关木通中的马兜铃酸就有致癌作用，在使用这类中药时，应避免大量、长时间用药，以免造成伤害。

（刘松青）

yàowù zhìtūbiàn zuòyòng

药物致突变作用（mutagenic effect of drugs） 药物导致生物体细胞内遗传物质发生变异，从而使遗传结构发生永久性改变的现象。这种改变主要包括染色体畸变和基因突变两类。属于药品不良反应监测的范围。生物细胞内的遗传物质主要是染色体，染色体上排列着成千上万个基因，即染色体上占有一定位置的遗传单位；遗传物质的变化，如涉及整个染色体，则表现为染色体结构或数目的改变，称为染色体畸变。这种改变可用普通光学显微镜直接观察。如只限于基因范围，即仅限DNA序列发生变化，称基因突变。这种突变属于分子水平的变化，不能用普通光学显微镜直接观察，要用其他方法加以鉴定。两种类型突变仅有程度之分，而无本质差别。如果突变发生在体细胞，则可能导致癌症发生；如突变发生在胚胎细胞，则可能导致胎儿畸形或流产；如果突变发生在生殖细胞，则可导致服药者死亡或发生遗传性疾病等。

常见的致突变试验主要有：①基因突变试验，主要包括细菌回复突变试验（Ames试验）和哺乳动物细胞基因突变试验。②染色体畸变试验，包括染色体畸变分析和微核试验。③DNA损伤，包括姐妹染色单体交换试验和程序外DNA合成试验。各种致突变试验都有其特定的观察终点，并设定质量控制指标，如盲法、阳性对照和阴性对照的设置等。在评定结果前，应检查质控指标是否合理。阳性结果应具有剂量相关性，即剂量越大，致突变效果越强，且各试验组均与阴性对照组相比应有显著性差异，各组间阴性结果差距不应过大。无论阳性结果还是阴性结果都要求试验具有重现性，即重复试验可以得到相同的结果。

（刘松青）

yàowùzhìjīzuòyòng

药物致畸作用（teratogenic effect of drugs） 药物导致胚胎发育异常而形成畸胎的现象。属于药品不良反应监测的范围。由于妊娠不同阶段胚胎发育的特点不同，药物致畸作用各不相同。妊娠早期，尤其是妊娠后12天~8周，此阶段为胚胎细胞高度分化和各个器官系统基本形成期，最易受外来药物的影响，引起胎儿畸形，此阶段若用药不当可能破坏胚胎或使之死亡或形成畸形。胚胎形成3个月以后直至分娩，即妊娠中后期，这个阶段为器官系统生长发育期，胚胎对药物的敏感性降低，但小脑、大脑皮质以及泌尿生殖系统等继续分化，这几部分结构对药物仍保持敏感性，故此阶段若用药不当也可能影响胎儿的生长和器官功能发育，甚至死胎。孕妇在妊娠期间用药应权衡利弊，尽量选择对妊娠妇女有效而对胎儿比较安全的药物进行治疗，并注意用药时间、疗程和剂量的个体化。

美国食品药品管理局曾根据药物对动物和人类所具有的不同程度的致畸危险，将妊娠期用药分为A、B、C、D、X五个等级，该分类系统称为ABCDX分类系统。A级：在有对照组的研究中，妊娠3个月的妇女经临床观察未见到对胎儿危害的迹象，可能对胎儿的影响甚微的药物。B级：在动物生殖研究中（未进行孕妇的对照研究），未见到对胚胎有影响的药物。在动物生殖研究中表现有副作用，但这些副作用并未在妊娠3个月的妇女中得到证实。C级：在动物的研究中证实对胚胎有副反应（致畸或使胚胎死亡或其他），但并未在有对照组的妇女中进行研究，或没有在妇女和动物并行进行研究，仅在权衡对胎儿的利大于弊时可给予的药物。D级：已经证实对胎儿有危害，但如果确定对孕妇有利，如孕妇生命垂危或疾病严重而无法应用较安全的药物或药物无效时，则可以使用的药物。X级：动物或人的研究中已证实可使胎儿异常，或基于人类的经验知其对胎儿有危险，对人或对动物均有害，而且该药物用于孕妇时，其危险明显地大于任何有益之处的药物。

该类药物禁用于已妊娠或将妊娠的妇女。

鉴于 ABCDX 分类系统对药物的风险评定过于简单，无法有效完整地涵盖妊娠、生产、授乳各时期的药物风险变化，且无法指出药物对于女性与男性生殖系统潜在的风险，美国食品药品管理局于 2014 年 12 月发布了新的针对处方药和生物制品的妊娠和哺乳期标示规则。新的妊娠期和哺乳期标示规则以格式化的文字取代了原来的字母分类系统，内容包括妊娠期、哺乳期、对女性和男性生殖潜能影响三个小节。妊娠期和哺乳期小节都有风险概要、临床考量以及支持性数据三部分内容，以帮助医护人员开具处方与咨询决策。①第一小节妊娠期包含了怀孕（妊娠）、产程与分娩过程。风险概要包括基于人类资料的风险情况、基于动物资料的风险情况和基于药理学资料的风险情况三个方面；临床考量包括与疾病相关的母体与/或胚胎（胎儿）风险、在妊娠期与产后的剂量调整、对母体的不良反应、对胎儿/新生儿的不良反应、产程或分娩五个方面；支持性数据包括人类的资料和动物的资料两个方面；本小节还包含怀孕暴露注册试验的讯息，说明用于研究孕妇与新生儿服用药物或使用疫苗的健康数据跟未服用药物的孕妇进行比对的情况。②第二小节哺乳期是关于母乳喂养期间的药物使用资讯，例如药物在母乳中的含量及其对幼儿的潜在影响；风险概要包括存在人体乳汁的药物、药物对接受哺乳孩童的影响、药物对乳汁产生和分泌的影响、风险与利益声明四个方面；临床考量包括尽量减少暴露和监视不良反应两个部分。③对女性和男性

生殖潜能影响小节包括怀孕检验、避孕与不孕症方面的内容；包括有关药物对妊娠检查的影响，为避免可疑的或已知的畸胎应采取避孕措施的建议、可能的药物-药物相互作用影响避孕有效性的信息，以及药物造成不孕的信息。该规则已于 2015 年 6 月 30 日正式生效，能否在临床实践中更好地为临床医师（和患者）提供更全面的信息并以此作为决策的依据，还有待时间的检验。

总之，孕妇在妊娠期间用药应权衡利弊，尽量选择对妊娠妇女有效而对胎儿比较安全的药物进行治疗，并注意用药时间、疗程和剂量的个体化。

（刘松青）

tíngyào fǎntiào

停药反跳（rebound）　长时间应用某种药物，在症状得到控制或治愈后突然停药或减量过快导致的疾病复发乃至逆转的现象。又称停药综合征。属于药品不良反应监测的范围。

多种药物使用过程中都可能发生停药反跳，如长期应用糖皮质激素，减量过快或突然停药时，可引起肾上腺皮质萎缩和功能不全，导致原病复发或恶化；长期服用降血压药可乐定，突然停药后次日血压将剧烈回升；普萘洛尔长期使用后突然停药，可使原来症状加剧；苯妥英钠、氯硝西泮等抗癫痫药，久服骤停可使癫痫发作加剧，甚至诱发癫痫持续状态。

预防停药反跳的主要措施：①当需要停用长期服用的药物时，应采取逐渐减量的方法，不可骤然停药。②如需更换药物，可在原药基础上加用新药，并逐渐将原药减量直至停用。③停药期间仍应备存原有药物，一旦发生停

药反跳，可再恢复使用，反跳情况会随着用药而消失。

（刘松青）

èrchóng gǎnrǎn

二重感染（superinfection）　应用抗菌药物治疗疾病的过程中，因抗菌药物造成体内菌群失调而发生的新的感染。属于药品不良反应监测的范围。人体免疫功能降低或长期应用广谱抗生素或联合应用抗生素后发生的菌群失调是诱发二重感染的重要因素。正常情况下，人体内的致病菌、条件致病菌和部分益生菌相互制约，维持体内菌群平衡状态。在长期应用抗生素尤其是广谱抗生素后，体内菌群的平衡受到破坏，敏感菌被杀死，对抗生素具有耐药性的致病菌大量繁殖而引起二重感染。引起二重感染的致病菌主要是耐青霉素的金黄色葡萄球菌、革兰阴性杆菌和真菌，常表现为消化道感染、尿路感染和败血症等。二重感染引起的消化道感染主要为鹅口疮和肠炎。鹅口疮主要由真菌引起，表现为口腔黏膜出现乳白色、微高起斑膜，受损的黏膜治疗不及时，感染可不断扩大，蔓延到咽部、扁桃体、牙龈等，严重者可蔓延至食管、支气管，引起念珠菌性食管炎或肺念珠菌病。肠炎包括真菌性肠炎和假膜性肠炎。真菌性肠炎表现为水样便或黏液便，无明显腹痛；假膜性肠炎主要由难辨梭状芽胞杆菌、金黄色葡萄球菌引起，表现为恶心、呕吐、发热、腹泻等症状，病情严重者甚至出现休克。尿路感染主要由革兰阴性杆菌引起，常表现为发热，尿液镜检脓细胞较多。此外，合并使用糖皮质激素类、抗代谢药及抗肿瘤药物时因机体免疫力降低，也易诱发二重感染。因此，当使用抗生

素治疗时，应尽可能采用有效的窄谱抗生素，慎重选用广谱抗生素或联合应用抗生素，如确需使用，应警惕二重感染的发生，需定期做涂片或培养（真菌或细菌），出现二重感染时，如病情许可，可停用抗生素或改用其他抗生素，或进行抗真菌治疗，可防止二重感染继续发展。

（刘松青）

jìfā fǎnyìng
继发反应 （secondary reaction）

在治疗剂量下继发于药物治疗作用之后的一种不良反应。又称继发作用或治疗矛盾。属于药品不良反应监测的范围。该类反应一般不是药物本身效应直接作用的结果（有别于副作用），而是治疗作用的间接诱发结果。如长时间使用广谱抗生素可引起菌群失调，从而诱发的二重感染即为继发反应；长期使用噻嗪类利尿药引起低血钾从而使患者对强心苷类药物地高辛不耐受也属于继发反应；青霉素引起的赫氏反应（Herxheimer's reaction）也是继发反应。

药物的继发反应主要与药物和治疗的疾病种类有关。了解继发反应的发生原因，对预防继发反应十分重要。如要避免二重感染的发生，应严格掌握广谱抗生素使用的适应证，并控制好使用剂量和疗程。在使用首剂青霉素前，肌内注射地西泮、静脉给予地塞米松可减轻青霉素引起的赫氏反应。

（刘松青）

tèyìzhì fǎnyìng
特异质反应 （idiosyncratic reaction）

因先天性遗传异常引起药物在体内代谢受阻所致的个体对某些药物特有的异常敏感性反应。又称特异性反应，属于药品不良反应监测的范围。这种先天性遗传异常，见于少数特异体质患者，以酶缺陷多见，源于基因变异，平常无表现，因此特异质反应的初次发生难以预测。例如，氯霉素导致的再生障碍性贫血就属于特异质反应，发生率约为1/50 000。特异质反应的发生与用药剂量无关，但严重程度与用药剂量成正比。

特异质反应是药物常见不良反应之一，通常与遗传变异有关。如：①蚕豆病，即因葡萄糖-6-磷酸脱氢酶（G-6-PD）缺乏所致。极少数人食用新鲜蚕豆后会出现急性血管内溶血，已知原因是，有G-6-PD遗传缺陷的敏感红细胞不能提供足够的还原型辅酶Ⅱ（NADPH）以维持还原性谷胱甘肽的抗氧化作用，在遇到蚕豆中某种因子后诱发了红细胞膜被氧化，而导致溶血反应。G-6-PD缺乏是一种性连锁隐性遗传病，致病基因在X染色体上，为隐性遗传，女性大多只是该致病基因携带者。某些药物也可导致上述情况发生，如抗菌药物氨苯砜、多柔比星、硝基呋喃类、磺胺类，抗疟药伯氨喹等。②体内乙酰化酶缺乏者服用异烟肼后容易出现维生素 B_6 缺乏症和多发性神经炎，服用肼屈嗪后易出现全身性红斑狼疮样综合征。③体内假性胆碱酯酶缺乏者应用琥珀胆碱及相关药物后，由于药物延长肌肉松弛作用而常出现呼吸暂停。④极少数患者在使用琥珀胆碱和各种吸入性麻醉药、镇静药后迅速出现肌肉强直、高热和肌酶升高为主要症状的恶性高热。其成因是横纹肌（也包括心肌）内肌质网上的钙离子释放通道（即已知的肉桂碱受体）遗传表达异常。

特异质反应与人们常说的变态反应不同。特异质反应不是免疫反应，不存在敏化过程，只在极少数患者中出现。而变态反应是一类免疫反应，常见于过敏体质患者，其反应性质与药物原有效应无关，使用药理性拮抗药解救无效，反应严重度差异很大，与用药剂量也无关。临床上应慎重诊断，注意区分二者。特异质反应防不胜防，患者往往不知道自己是否存在某种先天性特异质，一般是在反应出现后才被证实。一旦诊断明确，应及早治疗，避免再用此类药物。临床实践中密切关注这类不良反应有助于提高用药安全性。此外，随着新型药物不断进入临床，还可能出现一些尚不为人所知的特异质反应，需格外注意。

（徐贵丽）

biàntài fǎnyìng
变态反应 （allergic reaction）

机体受致敏原刺激后产生的以生理功能紊乱或组织细胞损伤为主的特异性免疫应答反应。又称超敏反应（hypersensitivity reaction），属于药品不良反应监测的范围。致敏原即可以导致过敏的抗原性物质，常见的有细菌、病毒、寄生虫、花粉等。变态反应的发生需要具备两个主要条件：①容易发生变态反应的特应性体质，由先天遗传决定，并可传给下一代。②与抗原的接触。当首次接触抗原后，机体产生相应抗体，通常不会发生变态反应；当再次接触相应抗原时即可发生，反应发生快慢不定，敏感者可在再次接触后数秒钟内发生。

变态反应按发生机制和临床特点分为四型：①Ⅰ型变态反应，即速发型变态反应，又称过敏反应，临床上较常见。常见的有皮肤黏膜过敏症（荨麻疹、湿疹和血管神经性水肿等），呼吸道过敏反应（过敏性鼻炎、支气管哮喘和喉头水肿等），消化道过敏症（食物过敏性胃肠炎）和全身过敏症（过敏性休克）等。特点是由免疫球蛋白 E 介导；发生快，消退也快；有明显个体差异和遗传倾向。②Ⅱ型变态反应，即细胞毒型/细胞溶解型变态反应，抗体首先同细胞本身的抗原成分或吸附于细胞膜表面的成分结合，然后通过四种不同的途径（抗体和补体介导的细胞溶解、炎症细胞的聚集和活化、免疫调节作用、抗体依赖细胞介导的细胞毒作用）杀伤靶细胞。常见疾病有输血反应、新生儿溶血症和自身免疫性溶血性贫血等。③Ⅲ型变态反应，即免疫复合物型变态反应，又称血管炎型超敏反应。主要特点是游离抗原与相应抗体结合形成免疫复合物。免疫复合物的形成是常见现象，且大多数可被机体的免疫系统清除，若清除不及时则会在局部沉积，并通过激活补体，引发一系列连锁反应而致组织损伤。常见疾病有血清病、类风湿性关节炎和链球菌感染的肾小球肾炎等。④Ⅳ型变态反应，即迟发型变态反应或细胞介导型变态反应，由特异性致敏效应 T 细胞介导，局部炎症变化出现缓慢，通常在接触抗原 24～48 小时后才出现高峰反应。常见的有接触性皮炎、药物热、移植排斥反应、多种细菌、病毒（如结核杆菌、麻疹病毒）感染过程中出现的变态反应等。

变态反应的发生主要是遗传和环境因素共同作用的结果，主要采取预防为主的方针，分三级预防。①预防高危期儿童发生变态反应。首要是寻找可能的特异性致敏原并避免接触，包括螨、蟑螂、猫、狗和真菌等，另外还要避免被动吸烟、食用致敏食品、接触花粉和污染大气等。②预防已知患者的症状发作及药物脱敏。除回避致敏原外，可针对病因做特异性变态反应疫苗治疗或药物对症治疗。临床常用药物包括抗组胺药、过敏反应介质阻释剂、钙盐类与脱敏制剂、免疫调节剂、糖皮质激素类及中草药类等。③预防慢性变态反应病恶化和其他更严重的问题，提高患者的生活质量。

（徐贵丽）

shǒujì xiàoyìng

首剂效应（first-dose effect）

部分患者在首次服用常规治疗剂量的某种药物时，机体对药物作用尚未适应而引起不可耐受的强烈反应的现象。又称首剂综合征（first-dose syndrome）或首剂现象（first-dose phenomenon）。属于药品不良反应监测的范围。20 世纪 80 年代初期，美国的科卢奇（Colucci）医生发现患者在首次应用 α₁ 受体阻滞剂哌唑嗪后出现直立性低血压和晕厥等现象。哌唑嗪是首个被发现可引起首剂效应的药物。此外，β 受体阻滞剂、钙通道阻滞剂和硝酸酯类药物也可引起首剂效应。少数患者首次服用 β 受体阻滞剂普萘洛尔等药物 30～120 分钟后出现心力衰竭、急性肺水肿、严重心动过缓和房室传导阻滞、血压下降甚至休克，严重者可因心脏停搏而死亡，多见于年老体弱、心功能不全者。有些患者首次服用钙通道阻滞剂硝苯地平等降压药时会出现头昏、头痛、恶心、心悸、面色潮红等现象，停药后上述症状逐渐消失，减量服用后一般不再出现上述反应。有些患者在首次应用常规治疗剂量的硝酸酯类药物后出现头痛、头晕、虚弱、出汗、恶心呕吐或血压下降、体位性晕厥、休克等现象，调整剂量后上述症状逐渐减轻、消失。首剂效应发生率与用药剂量有关，开始用药的剂量越大，其发生率越高。对于具有这种性质的药物，为预防上述现象的出现，使用时，应先从小剂量或常用量开始，然后视病情和耐受情况，逐渐增加剂量。如果症状较轻，可不必停药，症状重者应立即停药，积极救治。救治时以稳定血压，纠正低氧，改善循环、呼吸功能为主要原则。如预防 α₁ 受体阻滞剂哌唑嗪的首剂效应，可采用临睡前给药，并从小剂量开始，逐渐加大到一般治疗剂量。一旦出现首剂反应，应立即停药，让患者平卧休息，轻度反应常可自行缓解，严重者立即送医就诊，由医师根据病情和反应程度采取相应救治对策。再如老年高血压患者大多有不同程度的心功能减退，应用 β 受体阻滞剂降血压时，应从常规剂量的 1/4～1/2 开始，以最小有效量为应用原则，必要时缓慢增量，以达到合适剂量为准。如因故中断用药，再复始用药时从小剂量开始较为安全。

（徐贵丽）

tíngyào fǎnyìng

停药反应（withdrawal response）

患者突然停用或者大幅度减量使用某些长期连续应用的药物后产生的一系列不良反应。又称撤药反应（drug withdrawl reaction）、停药综合征（withdrawal syndrome）。属于药品不良反应监测的范围。

停药反应主要表现为症状反跳，此外，还有停药后出现的戒断反应、药物毒性迁延作用和停药危象等。症状反跳即长期应用某些药物治疗，症状已被控制或部分缓解，突然停药或大幅度减少药物剂量后引起疾病复发或病情加重。药物戒断反应是长期应用某些精神药、镇痛药或麻醉药，停药后患者产生难以耐受的不适症状，当再次应用该药时症状消失，但会形成精神依赖性和生理依赖性而难以停药。药物毒性迁延作用是药物引起的严重功能紊乱和器质损害在停药后仍持续存在一段时间甚至更严重的现象。停药危象是停药后出现的严重、可危及生命安全的症状。很多具有调整机体功能作用的药物都可能出现这类不良反应，临床上常见的药物有激素类（糖皮质激素和激素类避孕药等）、精神药（吗啡类、巴比妥类和苯丙胺类等）、抗抑郁药（选择性 5-羟色胺重吸收抑制剂、三环类和单胺氧化酶抑制剂等）、抗高血压药（β 受体阻滞剂、利尿剂）和镇痛药等。

研究停药反应对促进合理用药、保障用药安全至关重要。停药过早，患者达不到预期治疗效果，还可能引起反跳现象；停药过迟，不仅造成医疗资源浪费，还会给患者带来或轻或重的药物不良反应。及时停药的益处包括：①预防药物蓄积中毒。②防止药物依赖和药物滥用。③防止药源性疾病发生。

一般采取的停药原则包括：①发现药物引起严重的毒副作用或有引起不可逆毒性反应的症候和预兆时及时停药。②当症状控制或病情缓解或病因治疗已达到预期疗效时停药。③需由多个疗程治疗的疾病，疗程之间的暂时停药时间要合理，应以最大限度地发挥药物的疗效，减低毒副反应为准则。④根据药物的性质慎

重考虑停用时机，严防反跳和停药反应的发生。⑤充分考虑联合用药时的药物相互作用对疗效的影响。⑥当某些药物的存在影响疾病诊断的化验结果的正确性时，化验前选择适当时间停药。

在临床应用过程中除了选择恰当停药时机来预防可能出现的停药反应外，还可以采取逐渐减量的方法来过渡，以达到有效预防停药反应的目的。减量停药的方法是使机体进行自我调节，逐步摆脱对药物作用的依赖，避免突然停药而引起的不适应状态。一般可参考停药方法：首次减药 1/4 量，维持 1 个星期；再减去 1/4 量，维持 1 个星期，第 3 次再减 1/4；最后 1/4 量要维持 1~2 周，根据实际情况最后停药。

（徐贵丽）

yàowù yīlài

药物依赖（drug dependence）

因药物与机体相互作用造成的精神和躯体上的疾病状态。临床表现为强迫性地需连续或定期用该药的行为和其他反应，目的是感受它的精神效应，有时也是为了避免停药引起的不适，俗称"药瘾"。属于药品不良反应监测的范围。使用者的自我用药可导致耐受性增加、戒断症状和强制性觅药行为。所谓耐受性是指药物使用者必须增加使用剂量方能获得所需的效果，或使用原来的剂量则达不到其所追求的效果的一种状态。戒断症状指停止使用药物或减少使用剂量后所出现的特殊的心理生理症状，其机制是由于长期用药后，突然停药引起的适应性的反跳。不同药物所致的戒断症状因其药理特性不同而不同，一般表现为与所使用药物的药理作用相反的症状。强制性觅药行为是指使用者冲动性使用

药物，不顾一切后果，是自我失去控制的表现，不一定是人们常常理解的意志薄弱、道德败坏问题。药物的依赖性可分为生理依赖性和精神依赖性。生理依赖性也称躯体依赖性；精神依赖性又称心理依赖性。

药物依赖是社会、心理和生物因素相互作用的结果，药物的存在和药理特性是导致药物依赖的必要条件，但是否形成依赖性，还与个体人格特征、生物易感性有关，社会文化因素在药物依赖中只起诱因作用。它与人们常说的药物滥用不同。滥用是反复使用药物而导致明显的不良后果，如不能完成重要的工作、学业，损害了躯体、心理健康，以致产生法律上的问题等，又称有害使用。滥用强调的是不良后果，滥用者没有明显的耐受性增加或戒断症状。

根据药物的结构，通常将可产生药物依赖性的物质分为八大类：①酒精、巴比妥类。包括乙醇、巴比妥类及其他催眠药和镇静药，如苯二氮䓬类。②苯丙胺类。包括苯丙胺、甲基苯丙胺等。③大麻。④阿片类。包括阿片、吗啡、海洛因、美沙酮和哌替啶等。⑤可卡因。包括可卡因和古柯叶。⑥致幻剂。包括麦角酰二乙胺、麦司卡林等。⑦挥发性化合物。包括丙酮、四氯化碳和其他溶媒。⑧烟碱。包括烟草、鼻烟。这些物质中，阿片类物质依赖流行最广，危害最大，它不但对人体造成极大损害，还导致许多社会问题，如暴力、犯罪。

药物依赖可对机体的内分泌系统、神经系统、免疫系统及其他脏器产生损害。妇女孕期和哺乳期的药物依赖行为还可能对胎儿和新生儿存在伤害。要预防药

物依赖，首先应健全药品管理制度，合理用药，广泛普及药物知识。其次，一旦产生药物依赖后最好去专科医院就诊，避免自行乱用药物。

治疗时应注意：①正确认识自身病况，明确药物依赖对自身的危害，积极主动配合治疗。②逐渐减少可致依赖药物的用量，遵循"逐渐"减量原则。③可以用非依赖性或依赖性较低的药物暂时替代，减轻因削减可致依赖药物用量出现的不适。④依赖戒除后，应注意巩固所取得的效果。

（徐贵丽）

yàowùxìng gānsǔnhài

药物性肝损害 （drug-induced liver injury，DILI）

药物使用过程中，由于药物本身和（或）其代谢产物、特殊体质对药物的超敏感性或耐受性降低所导致的肝脏损伤。又称药物性肝损伤、药物性肝病，属于药品不良反应监测的范围。多发于抗肿瘤药、抗结核药、解热镇痛药、免疫抑制剂、降糖降脂药、抗细菌、抗真菌及抗病毒药等应用中。以往没有肝病史的健康者或原来就有严重疾病的患者都可能发生；可发生在用药超量时，也可发生在正常用药剂量下。临床上表现为各种急慢性肝病，轻者停药后可自行恢复，重者可能危及生命，需积极治疗、抢救。

作用机制 药物导致肝损伤与药物在肝脏中的代谢特点有关。通常经消化道吸收的药物，经过门静脉进入肝脏后发生代谢。大多数药物在肝脏内的代谢过程分为Ⅰ相代谢和Ⅱ相代谢，有些药物仅需Ⅰ相代谢，有些药物则需要Ⅰ相及Ⅱ相代谢才能完成。Ⅰ相代谢主要包括氧化、还原和水解反应，药物经过Ⅰ相代谢后极

性增大，易于排出体外。参与Ⅰ相代谢的酶主要是细胞色素 P_{450}。Ⅱ相代谢主要为结合反应，即药物与人体内的内源性物质，如葡萄糖醛酸、甲基、硫基、甘氨酸等基团结合，形成极性更强的物质，通过胆汁或尿液排出体外。肝脏中代谢酶的基因在人群中具有多态性，因此，不同个体对药物的耐受性及敏感性也有很大差异。

按作用机制可分为两种：①药物及其中间代谢产物对肝脏的直接毒性作用。药物代谢过程中产生的亲电子基、自由基等活性代谢产物，通常与谷胱甘肽结合而解毒，不会导致肝损伤。但是，当过量服药或遗传性药物代谢异常时，亲电子基、自由基等活性代谢产物大量生成，耗竭肝内谷胱甘肽，并通过损害细胞膜、破坏钙-镁三磷酸酶的自稳性，使线粒体损伤、肝细胞坏死。这类药物性肝损伤是与服药剂量有关的、可以预测的。常见的遗传性药物代谢异常有琥珀胆碱敏感性降低、异烟肼慢性灭活和葡萄糖-6-磷酸脱氢酶缺乏症等。②机体对药物的特异质反应，包括过敏性（免疫特异质）及代谢性（代谢特异质）。前者主要是由于药物或其活性代谢产物作为半抗原，与内源性蛋白质结合形成具有免疫原的自身抗体，可诱导肝细胞死亡或被破坏；后者主要与个体药物代谢酶遗传多态性有关，出现对药物代谢能力降低，使药物原形或（和）中间代谢产物在体内的蓄积，产生对肝细胞的毒性。机体对药物的特异质反应所诱导的药物性肝损害与用药剂量和疗程无相关性，这种肝脏损伤仅发生在个别或少数人身上，是不可预测的，但对大多数人是安

全的。如患者为特异质或过敏体质，继续用药有可能发生严重致命的不良反应，需引起注意。

分类 按病程特征可分为急性药物性肝病及慢性药物性肝病。肝脏炎症在 6 月内消退的为急性药物性肝病，按照临床表现特征分为肝细胞性药物性肝病、胆汁淤积性药物性肝病及混合性药物性肝病，约占报告病例数的90%以上，少数患者可发生威胁生命的暴发性或重症肝功能衰竭。肝脏炎症>6 月或再次肝损伤的为慢性药物性肝病，可分为慢性肝实质损伤（包括慢性肝炎及肝脂肪变性、肝磷脂沉积症等）及慢性胆汁淤积、胆管硬化、血管病变［包括肝静脉血栓、肝小静脉闭塞症、紫癜性肝病（肝紫斑病）］、非肝硬化性门脉高压（特发性门脉高压）。

诊断标准 药物性肝损伤缺乏特异性诊断标志物，属于排除性诊断，其诊断的基本条件包括：①使用某种伤肝药物后的1~4周（少数患者的潜伏期更长）出现肝损伤的表现。②除有肝炎的一般表现外，首发症状可有发热、皮疹、皮肤瘙痒等。③周围血象嗜酸性粒细胞大于6%。④有肝内胆汁淤积的表现和（或）肝实质细胞损害的病理改变。⑤各种病毒标志物检测结果为阴性。⑥再次用药后仍可发生肝损害者。药物性肝病诊断的结论用非常可能、很可能、可能、不像、无关等表述，没有确切的诊断。

治疗原则 ①立即停用有关或可疑药物。②促进导致肝损害药物的清除和应用解毒剂。③应用肝细胞保护剂，如谷胱甘肽、多烯磷脂酰胆碱等。④治疗肝功能衰竭等。

预后 一般来说，急性药物

性肝损害如能及时诊断、及时停药，预后多数良好。少数发生急性重型肝炎、急性脂肪肝者，需人工肝支持或肝移植治疗，病死率较高。慢性药物性肝损害的临床表现隐匿，常常因不能及时诊断和停药而预后不好。慢性肝内胆汁淤积，轻者预后较好，重者黄疸迁延而发展到胆汁淤积性肝硬化，预后较差。

预防策略 ①加强合理用药的科普宣教。②了解药物性肝损伤的最新信息，尽量避免应用有肝损伤的药物，如必须使用，应从小剂量开始，密切监测，必要时合用保肝药。③避免超剂量服药和疗程过长，避免频繁用药或多种药物混合应用，高度重视中草药引起的肝损伤。④注意原有疾病，肝肾功能不全者应注意减量用药。⑤避免各种促进或诱发药物性肝损伤的因素，如空腹服药，长期营养不良状态下服药，嗜酒者或饮酒后服药，与苯巴妥或氯丙嗪类药物同时服用。⑥及时报告药物应用中出现的不良反应。⑦加强药源性肝病的监测。⑧完善上市后药物品不良反应的报告系统。⑨建立、健全药物性肝病的数据库。

(徐贵丽)

yàowùxìng shènsǔnhài

药物性肾损害 （drug-induced renal injury，DIRI） 治疗剂量药物导致的和因药物过量或不合理应用而引起的肾脏毒性反应。又称药物诱发性肾损害，属于药品不良反应监测的范围。具有不同临床特征和不同病理类型，主要表现为肾毒性反应及过敏反应。药物引起的肾损害日趋增多，临床上20%~34%的急性肾功能衰竭与应用肾毒性药物有关。这些药物主要有：①抗生素及磺胺类

药物，如氨基糖苷类、青霉素类、头孢菌素类、多黏菌素、四环素族和两性霉素B等。②非甾体抗炎药物，如阿司匹林、布洛芬、保泰松、吲哚美辛和吡罗昔康以及对乙酰氨基酚等。③X线造影剂，主要为含碘造影剂。④抗肿瘤药物，如顺铂、甲氨蝶呤、丝裂霉素、亚硝基脲类（如卡莫司汀）。⑤利尿剂，如渗透性利尿剂及呋塞米。⑥中草药，主要有马兜铃、关木通、广防己等。⑦其他药物，如避孕药等。

作用机制 ①直接肾毒性。肾脏毒性药物本身或其代谢产物经肾脏排出时导致肾损害。这是药物性肾损害的最主要机制，易发生于代谢活跃且药物易蓄积的肾小管处。损害程度与药物的剂量和疗程有关。②肾脏血流动力学影响。药物可引起肾脏血管收缩，血流量减少可降低肾脏滤过清除功能，同时还可导致肾脏缺血缺氧，导致肾脏损害，如青霉素、利尿剂等引起的过敏性休克、脱水或弥散性血管内凝血等。③免疫炎症反应。药物作为半抗原进入机体后可能引发超敏反应，也可能形成抗原-抗体复合物沉积于肾小球基底膜及血管，引起肾小球肾炎、间质性肾炎、膜性肾病，导致肾损害。此类损害与药物的剂量无关。④梗阻。药物或其代谢产物和病理作用产物导致肾内梗阻性病变，造成肾损害。如磺胺类药物因结晶可沉积堵塞肾小管造成梗阻性肾病变；大剂量甲氨蝶呤以及超大剂量免疫球蛋白可通过梗阻引起肾损害。⑤诱发或加重因素。肾功能减退，药物半衰期延长；低蛋白血症使药物游离度增大，药物更易达到中毒剂量。上述几种肾脏损害机制，可以单独存在或者并存。

临床表现 可表现为各种临床综合征，与药物种类、损害机制、使用时间及机体状况有关。①急性肾功能衰竭，较多见。由X线造影剂导致的急性肾功能衰竭，多在造影后48小时内出现；由磺胺、氨基糖苷等肾脏毒性药物所致的急性肾功能衰竭，主要见于用药5~7天后或一次性大剂量用药后24~48小时；由青霉素类所致过敏反应损害引起的肾功能衰竭，多发生在用药后24小时内。②肾小管-间质疾病。青霉素可引起急性过敏性间质性肾炎，表现为血尿、白细胞尿、蛋白尿，尿白细胞中有较多嗜酸性粒细胞。非甾体抗炎药物以及含马兜铃酸的中草药除可引起急性过敏性间质性肾炎外，还可伴肾功能不全、发热、药疹，血中嗜酸性粒细胞增多，慢性间质性肾炎等。肾毒性抗菌药（如氨基糖苷及头孢霉素类）和抗肿瘤药（如顺铂）等除直接损伤肾小管上皮细胞外，也可引起慢性间质性肾炎；卡托普利可导致慢性间质性肾炎。此外，两性霉素、四环素及部分中药可引起肾小管性酸中毒和肾性尿崩症等肾小管疾病。③肾病综合征。表现为大量蛋白尿、水肿、低蛋白血症等。青霉胺、非甾体抗炎药物等均可导致其发生。④肾炎综合征。表现为血尿、蛋白尿和高血压。⑤单纯性血尿和（或）蛋白尿。各种肾毒性药物如氨基糖苷、头孢菌素、磺胺、非甾体抗炎药物、抗肿瘤药均可引起。⑥肾功能衰竭。关木通、广防己等含马兜铃酸的中草药所引起的肾损害，表现为进行性难以逆转的肾功能衰竭。⑦梗阻性肾损害。主要由大量磺胺结晶阻塞肾小管引起，肿瘤化学治疗药物也可引起尿酸结晶阻塞肾小管。

⑧致继发溶血尿毒综合征。避孕药和环孢素等可导致。根据用药史、临床表现、肾损害的实验室检查指标以及辅助检查诊断药物性肾损害并不困难，但缓慢发生的肾脏损害的早期识别仍有一些难度。因此，使用这些药物时应注意比较用药前后的肾功能、尿液改变以及一些尿中小分子蛋白和尿酶的改变，以早期诊断，避免不可逆损害的出现。

治疗原则 ①停用引起肾损害的药物。一旦疑诊为药物性肾损害，应立即减量甚至停药。②饮水利尿。磺胺类和抗肿瘤药物形成结晶损害肾脏时可采用大量饮水、服用呋塞米来清除阻塞肾小管的结晶。但表现为肾功能衰竭的患者则不宜大量饮水，以免增加容量负荷。③使用肾上腺皮质激素。青霉素类抗菌药、抗肿瘤药和非甾体抗炎药物引起的急性过敏性间质肾炎可以使用糖皮质激素；肾病综合征或肾炎综合征的药物性肾损害也可酌情使用。④使用免疫抑制剂。用于由非甾体抗炎药物所引起的间质性肾炎，且肾上腺皮质激素治疗效果不满意时使用。⑤使用肾小管上皮细胞保护及促进细胞再生药物。⑥透析疗法。急性肾功能衰竭时采用血液净化或腹膜透析治疗，透析还有助于药物的清除。药物性肾损害预后良好，如能及时诊断及正确治疗，多数药物性肾损害患者肾功可恢复正常。但个别重症肾功能衰竭、病情复杂或原有肾功能不全及老年患者肾功能常难以恢复，表现为进行性肾功能不全最终发展为终末期肾功衰竭。

预防措施 ①避免和纠正各种危险因素。包括老年人、肾功能不全、心力衰竭、糖尿病和过敏人群，以及各种可能引起肾灌注不足（如脱水、休克）的因素等。②尽量选用肾毒性小或无肾毒性的药物，避免肾毒性药物的联合应用或在短时间内相继使用。③根据患者的肾功能及存在的危险因素选择合适的剂量、给药时间和给药途径。④密切观察肾损害指标和尿量。⑤水化和碱化尿液。⑥适当使用预防药物，如硫代硫酸钠和还原型谷胱甘肽可防治顺铂和造影剂引起的肾损害。

（徐贵丽）

jiānduān niǔzhuǎnxíng shìxìng xīndòng guòsù

尖端扭转型室性心动过速
（torsades de pointes，TdP）

介于室性心动过速和心室颤动之间的特殊类型的室速。又称室颤前奏型室性心动过速。室性心动过速即室速，是一种严重的快速心律失常，可发展成室颤，甚至心脏性猝死。心室颤动即室颤，指心室发生无序的激动，致使心室规律有序的激动和舒缩功能消失，为功能性的心脏停搏，是致死性心律失常。室颤发作时严重影响心室排血功能，其结果为心室无排血，心音和脉搏消失，血压测量不出，心脑等脏器和外周组织血液灌注停止，阿-斯综合征发作和猝死。室颤是导致心脏性猝死的主要原因之一，具有不可预知性和突发性。喹诺酮类药物、抗抑郁药、大环内酯类药物、胺碘酮等均可引起尖端扭转型室性心动过速，发作时因心室率极快，心输出量锐减，可致昏厥、抽搐及猝死，通常较为严重。药物引起的尖端扭转型室性心动过速属于药品不良反应监测的范围。

心电图特征 ①极易反复发作的短阵心动过速，一般为2~5秒，极少超过10秒，心室率每分钟160~280次。②室性的QRS-T波可分出除极波与复极波，但QRS波群的振幅和形态不断改变，约每隔5~20次心搏QRS轴变动1次（围绕基线扭转波峰的方向）。③发作间的基础心律也可为窦性心动过缓、窦房传导阻滞、连接性心律、高度或完全性房室传导阻滞、心房颤动或其他异位心律。无论何种心律，心室率均较缓慢。④不管发作间的基础心律如何，Q-T间期延长是尖端扭转型室性心动过速发作的一个预兆。⑤心动过速的第一个QRS波群往往发生在主导心律的T波上，即所谓的R在T上的现象，由于Q-T间期延长，故伴有较长的配对间期，称之为"特殊的二联律"，而最后几次心室波群之间的间期常是延长的，发作最终可转为基础心律，亦可转为心室静止或新的扭转发作，少数可发展为明显的室颤而需立即体外直流电击。

诊断 应和多形性室性心动过速相鉴别，两者有完全不同的预后与治疗。最重要的鉴别点是有无Q-T（U）间期的延长，其次是尖端扭转型室性心动过速的心室波群形态和振幅的改变是连续和渐进性的，而多形性室性心动过速则常是突发的，无渐进性的，其频率一般也不能明确区分出快相和慢相。

治疗原则 ①清除病因，如停用致病的药物。②纠正电解质紊乱，如低钾则应积极补钾。③若为高度严重房室传导阻滞应立即放置临时人工心脏起搏器。④若无严重传导阻滞，可静脉点滴异丙肾上腺素使心率保持在每分钟100~120次，亦可同时缓慢静滴硫酸镁。⑤忌用各种抗心律失常药。

（徐贵丽）

héngwénjī róngjiězhèng

横纹肌溶解症（rhabdomyolysis）

由药物引起的横纹肌细胞坏死溶解、破坏，肌红蛋白等细胞内容物释放入血引起的生化紊乱及脏器功能损伤。又称肌球蛋白尿症，俗称肌肉溶解，属于药品不良反应监测的范围。当横纹肌产生急性损伤时，会导致肌肉细胞坏死及细胞膜破坏，肌肉的一些蛋白质及肌球蛋白便会渗漏出来进入到血液中，并随后出现在尿中。

病因及危险因素包括：①他汀类调脂药（洛伐他汀、辛伐他汀和普伐他汀等）、环孢素 A、伊曲康唑和秋水仙碱等对横纹肌有直接毒性作用，合并使用克拉霉素、阿奇霉素等影响细胞色素 P_{450} 酶系的药物时，更容易发生横纹肌溶解症。②中枢性镇静剂（氯丙嗪和替马西泮等）、抗精神病药物对横纹肌有间接毒性作用。③ β_2 受体激动剂特布他林等可引起横纹肌溶解症和急性肾功能衰竭，可能与这类药物的高动力作用如震颤和激动等原因导致横纹肌损害有关。④酒精饮用过量者可出现无症状肌酸激酶升高和组织学肌肉病变，从而导致急性肌溶解。⑤有机磷、一氧化碳等中毒，毒蛇咬伤，蜂蜇伤。⑥可引起电解质紊乱（如低钠血症、高钠血症、低钾血症和低磷酸盐血症）的药物的应用。如两性霉素 B、强利尿剂、轻泻剂以及长期服用甘草酸可引起横纹肌溶解症。⑦药物滥用。如阿片类（海洛因和美沙酮）、巴比妥类和苯二氮䓬类药物的非药理学用途可致肌损害，其作用机制与药物诱导昏迷或活动过度有关。

横纹肌溶解症没有统一诊断标准，一般遵循以下原则：①有使用引起横纹肌溶解的药物史及其诱发因素。肌肉疼痛、乏力、肌肉痉挛、肌肉肿胀、肌肉"注水感"及急性肾功能衰竭等临床表现应疑为横纹肌溶解症。②肌酸激酶及其他肌酶（转氨酶、醛缩酶和乳酸脱氢酶等）等反映肌细胞损伤的敏感指标高于正常值的 10 倍。③血肌红蛋白浓度升高，见无红细胞性酱油色尿和肌红蛋白尿。同时要考虑其他合并因素。干预措施有早期监测、去除诱因、碱化尿液、利尿及血液净化等。

（徐贵丽）

shǒuzú zōnghézhēng

手足综合征（hand-foot syndrome，HFSR）

好发于受压部位，由化学治疗或手掌-足底感觉迟钝导致肢端红斑的一种皮肤毒性反应。又称掌跖感觉丧失性红斑、手足皮肤反应。

临床表现为手掌和脚掌皮肤发红、肿胀、麻木、感觉迟钝、感觉异常、刺痛或灼热感、触痛及皮疹，严重反应有皮肤皲裂或表皮剥落、硬结样水疱、溃疡、剧烈疼痛，以及行走和抓物困难等。多见于细胞毒性肿瘤化学治疗药（如卡培他滨、阿糖胞苷、氟尿苷和氟尿嘧啶等）及分子靶向治疗药（如索拉非尼、舒尼替尼）等药物的应用中。肿瘤患者在接受化学治疗或分子靶向治疗过程中，如果治疗药物渗出毛细血管，对周围组织产生破坏即引起肢端红斑。

手足综合征发病机制尚不明确，一般认为与使用药物的药理作用有关，属于药品不良反应监测的范围。通常在用药 3 天~10 个月发生，停药后症状逐渐消退，再次用药，该不良反应会再现。

临床上常按照其症状强度分为三级。Ⅰ级，以下列任一现象为特征：①手和（或）足的麻木、感觉迟钝、感觉异常。②无痛性红斑肿胀和（或）不影响日常活动的不适。大多数患者出现该级反应。Ⅱ级，手和（或）足的疼痛性红斑、肿胀和（或）影响患者日常活动的不适，在部分患者中可见。Ⅲ级，手和（或）足湿性脱屑、溃疡、水疱，严重的疼痛和（或）使患者不能工作或进行日常活动的严重不适，症状痛感强烈，皮肤功能丧失，只在极少数患者中出现。

手足综合征与手足口病不同，后者是由肠道病毒引起的一种传染性疾病，主要症状为口腔黏膜、手掌和脚掌出现米粒大小疱疹，个别患者可出现心肌炎、肺水肿、无菌性脑膜炎等并发症。两者切勿混淆。

防治措施：①加强自我健康教育，强化心理健康建设。患者通过了解该病的症状、处理措施等，正确认识该征的特点，解除心理压力和负担，主动配合日常保健和临床治疗。②Ⅰ级患者在日常生活中尽量做到穿戴宽软舒适的鞋袜、手套以保证血液循环不受限制；适当涂抹凡士林软膏或含有绵羊油、鱼肝油的软膏以保持患处皮肤湿润；避免激烈运动、用力捆绑、使用粗硬物品等活动，以防止手足摩擦伤；防寒防冻，避免接触洗衣粉、肥皂等化学洗涤剂，减少手足接触热水的次数，保持患处皮肤表面卫生，以防外界对皮肤的刺激。③Ⅱ级患者在Ⅰ级护理基础上注意坐、卧时将手足适当垫高以促进肢体静脉回流。④Ⅲ级患者在Ⅱ级护理基础上注意避免直接在阳光下曝晒。另外，Ⅰ级患者可在采取相应措施的同时，继续使用原来的用药剂量；Ⅱ～Ⅲ级患者则需要停药并向医师寻求治疗帮助，一般需将毒性反应降低至Ⅰ级或恢复正常后再恢复原用药剂量。

（徐贵丽）

lángchuāngyàng zōnghézhēng

狼疮样综合征（lupoid syndrome）

长期使用某些药物引起的类似红斑狼疮样的综合征。属于药品不良反应监测的范围。以发热、关节症状、心脏损害及皮损等系统性红斑狼疮表现为特征，而又有所不同，即停用致病药物后，多数患者的自觉症状及客观体征能很快缓解。

病因 尚不清楚，可能是由多因素、多原因所造成。药物引起狼疮样综合征的报道较多，药物总剂量过大可能是致病因素之一。各种药物引起该综合征的机制可分为四类：①个体对药物具有过敏性。②形成药物复合物，引起 DNA 变性并形成抗原。如肼屈嗪能与可溶性 DNA 形成复合物并改变后者的抗原性质。③DNA复合物形成后，在物理或化学因素作用下发生变性，从而增加了免疫原性（如普鲁卡因胺引起的本综合征）。④其他。体外试验证明，肼屈嗪、普鲁卡因胺能抑制DNA 聚合酶Ⅰ，服用这些药物后可导致核酸代谢障碍，使 DNA 代谢产物在体内的存留时间延长，发挥其免疫原作用，因而产生抗核抗体。另外，尚有药物使潜在性病毒感染显性化或影响结缔组织代谢而诱发本综合征的学说。临床症状基本与系统性红斑狼疮相似，多数患者都有不同程度的发热、关节症状、肌痛、浆膜炎、皮损、光过敏、体重减轻、疲乏无力、厌食和失眠等症状。该综合征因致病药物不同，临床症状也有所差异。

诊断 在治疗其他原发病的过程中，若患者出现关节症状、发热、心肺症状等系统性红斑狼疮表现，并有长期接受能引起该综合征的药物的历史，为排除继发性或机会性感染，则应立即停用致病药物。停药后体温可逐渐下降至正常，症状也消失，再结合有关实验室检查可确定诊断。

实验室检查：①血常规及血沉。约 20% 病例有贫血，30% 病例白细胞减少，血小板大多偏低，多数病例血沉增快。②尿常规。少数病例可表现轻度蛋白尿、管型尿和镜下血尿。3 项当中可以是其中 1 项、2 项或全部阳性。③生化学检查。多无异常，仅部分病例有 γ 球蛋白升高。④免疫学检查。约 40% 的病例 LE 细胞阳性；类风湿因子和抗人球蛋白试验［即库姆斯（Coomb）试验］均可为阳性；由普鲁卡因胺致病者，约 1/3 病例抗人球蛋白试验阳性，约 1/2 病例类风湿因子阳性，这是该药物致本综合征的特征，很少见于其他药物所致者，因此具有一定的鉴别意义；多数抗核抗体呈阳性；约 1/3 的病例免疫球蛋白 G、免疫球蛋白 A 或免疫球蛋白 M 升高。⑤总补体。急性期和恢复期均正常，借此可与特发性系统性红斑狼疮鉴别。⑥其他辅助检查。X 线检查，胸片可见有不同程度的胸腔积液、心包积液和片状肺浸润。

治疗 治疗疾病过程中控制药物总剂量是预防狼疮样综合征的关键所在。一旦确诊，立即停用致病药物或改用其他药物是最有效的措施。若停药后症状仍持续存在，可考虑应用激素抑制病情发展。

（徐贵丽）

kàngjīngjuéyào chāomǐn fǎnyìng zōnghézhēng

抗惊厥药超敏反应综合征（anticonvulsant hypersensitivity syndrome，AHS）

由抗惊厥药引起的以发热、皮疹、淋巴结肿大、面部水肿、白细胞增多和多脏器受累为特征的全身性过敏反应。是药物超敏反应综合征的一种，发病率为服药者的千分之一到万分之一。药物超敏反应综合征又称药疹，伴嗜酸性粒细胞增多和系统症状，是与用药剂量无关的Ⅳ型变态反应，依据罹发药物种类的不同，可有不同的命名，如抗惊厥药物引起者称抗惊厥药超敏反应综合征，氨苯砜诱发者称氨苯砜超敏反应综合征。属于药品不良反应监测的范围。

发病机制尚不明确，但病毒再活化、药物解毒功能缺陷及超敏反应机制是研究热点。多认为是药物代谢物与体内蛋白质组分结合，引发 T 细胞活化，继而活化的 T 细胞激活体内潜在的人类疱疹病毒 6 型，诱发本征，也可能与对抗惊厥药有解毒作用的环氧水解酶缺乏有关。

典型临床表现为持续发热、皮疹和内脏器官功能损害的三联征，特点为：①起病急骤，常先有发热、肌痛、关节痛及咽炎等。②潜伏期较长，常为 2~6 周，平均 3 周。③皮疹大多表现为麻疹样、猩红热样或紫癜，重者发展为全身剥脱性皮炎等，停用原因药物之后，症状仍可迁延 2 周以上。④内脏损害多，尤以肝炎最常见，亦可有肾炎、肺炎及心肌炎，多伴有淋巴结肿大。⑤血液嗜酸性粒细胞增多（≥1.0×10^9/L），淋巴细胞增高伴异型淋巴细胞（>5%），肝酶增高。⑥病程长，易反复，病死率高。

由于该综合征潜伏期长，初期表现差异较大，常伴有多脏器损害，其诊断主要依靠服药史、典型临床表现及治疗反应判断，故常需与发疹性感染性疾病、传染性单核细胞增多症、川崎病、败血症、病毒性肝炎及风湿性疾病等疾病鉴别。由于该综合征的发生可能与遗传因素有关，因此患者的一级亲属应用抗惊厥药物时危险性高，临床应尽量避免。

治疗关键在于：①及时确诊，停用所有可疑药物，多饮水或输液以促进致敏药物的排出。②监测内脏功能，给予脏器保护和对症治疗。③系统应用糖皮质激素。但由于糖皮质激素有使病毒再激活增强甚至引起播散感染的危险，应用时应慎重。④免疫球蛋白冲击疗法，静脉输液时严格控制输液速度，不能太快，避免发生不良反应，同时注意保持输液针头在血管内，防止液体漏出导致局部组织坏死。⑤针对人类疱疹病毒6型再激活患者，可使用抗病毒药物。⑥血浆置换疗法。适用于重症患者，尤其伴有免疫功能低下或者重症感染而不宜采用糖皮质激素冲击疗法或者糖皮质激素冲击疗法无效的患者；并可联用免疫球蛋白。

（徐贵丽）

guòmǐnxìng xiūkè

过敏性休克（allergic shock）

人体对某些过敏物质产生的一种急性全身性反应。外界某些抗原性物质进入已致敏的机体后，通过免疫机制在短时间内发生的一种强烈的多脏器累及症群。其表现与程度依机体反应性、抗原进入量及途径等不同而有很大差别。通常突然发生且很剧烈，如不及时抢救，常可在5~10分钟内致人死亡。药物引起的过敏性休克属于药品不良反应监测的范围。

绝大多数过敏性休克是典型的I型变态反应在全身器官尤其是循环系统的表现。外界的抗原性物质进入人体内能刺激免疫系统产生相应的抗体，其中免疫球蛋白E的产量因体质不同而有较大差异。这些特异性IgE有较强的亲细胞性质，能与皮肤、支气管、血管壁等"靶细胞"结合。以后，当同一抗原再次与已致敏的个体接触时，肥大细胞和嗜碱性粒细胞迅速释放大量的组胺、缓激肽、血小板活化因子等炎性介质，导致全身毛细血管扩张和通透性增加，血浆外渗，有效血容量下降，引起休克。

可作为过敏原的抗原性物质有：①药物。如抗生素、含碘造影剂、破伤风抗毒素、局部麻醉药及诊断性制剂等。抗生素中最常见的为青霉素，发生率居各种抗生素的首位。②异种（性）蛋白。内泌素、酶、食物、抗血清、职业性接触的蛋白质及蜂类毒素等。③多糖类。右旋糖酐铁等。

过敏性休克的临床表现有两大特点：①休克表现。即血压急剧下降到80/50mmHg（1kPa≈7.5mmHg）以下，患者出现意识障碍，轻则朦胧，重则昏迷。同时具备血压下降和意识障碍，方能称之休克，两者缺一不可。②过敏症状。包括皮肤黏膜表现（如皮肤潮红、瘙痒，荨麻疹和血管神经性水肿等）、呼吸道阻塞症状（如支气管痉挛、喉头水肿等，甚至窒息死亡）以及循环衰竭、昏迷，甚至死亡。

药物过敏性休克预防：①仔细询问患者药物过敏史，按要求行皮肤敏感试验，曾出现过敏性休克患者禁止行皮肤过敏试验并禁用原致敏的药物。②皮试阳性者禁用本药。③停用药物3天以上者、更换药品批号等，需再次行皮肤敏感试验。④抗菌药物应现配现用。⑤用药过程中严密观察，防止迟发型过敏反应发生。⑥加强对高敏体质患者的药物使用观察与警示。

过敏性休克处理原则：①一旦发生过敏性休克应立即停药。②肾上腺素是救治过敏性休克的首选药物。③吸氧，若发生心脏骤停应行心肺复苏，必要时行气管切开。④建立静脉通道，补充血容量。⑤维持患者生命体征、监测尿量以及其他临床变化。

（徐贵丽）

zhuītǐwàixì fǎnyìng

锥体外系反应（extrapyramidal reaction，EPS）

锥体外系在多巴胺系统功能降低和乙酰胆碱系统功能相对增强时出现的胆碱能神经亢进的症状。是抗精神疾病药物治疗中最常见的神经系统副作用，属于药品不良反应监测的范围。

锥体外系是中枢锥体系以外的连接大脑皮层、基底神经节、丘脑、小脑网状结构及神经元的神经束和传导系统，通过调节中枢神经递质多巴胺和乙酰胆碱的动态平衡而调节肌张力、肌肉的协调运动与平衡。锥体外系反应的发生机制可能是突触后多巴胺受体长期被药物阻滞，受体数目向上调节，敏感性增加，或反馈性促进突触前膜多巴胺释放增加，或乙酰胆碱的兴奋作用相对增强，或抑制脑内的抑制性递质γ-氨基丁酸与受体结合，使中枢神经系统兴奋性增高所致。

引起锥体外系反应的药物主要有：①抗精神病药。如吩噻嗪类、丁酰苯类、硫杂蒽类及联苯丁哌啶等，发生率最高，且与剂量、疗程和个体有关。②抗生素类。如喹诺酮类、硝基咪唑类等。③钙离子拮抗剂。如氟桂利嗪、桂利嗪、硝苯地平等。④止吐和改变胃肠动力药。如甲氧氯普胺、多潘立酮等。

主要表现有：①急性肌张力障碍。最早出现。局部肌群的持续性强直性收缩，如眼上翻、斜颈、颈后倾、面部扭曲等。②静坐不能。治疗1~2周出现。表现为来回走动、情绪焦虑或不愉快、无法控制的激越不安、不能静坐、反复走动及原地踏步等。③帕金森病。治疗的1~2月出现。表现为运动不能、肌张力高、震颤及自主神经功能紊乱。严重者有协调运动丧失、僵硬、佝偻姿势、慌张步态、面具样脸、粗大震颤、流涎及皮脂溢出等。④迟发性运动障碍。多见于持续接受抗精神病药物治疗数年后。以不自主的、有节律的刻板运动为特征。严重程度波动不定，睡眠时消失，情绪激动时增加。最早为舌或口唇周围的轻微震颤。

防治：①尽可能不使用有可能导致锥体外系反应或锥体外系反应大的药物。②个体化用药，针对患者的个体情况和药物本身的特点选择合适的药物。③对症治疗，通过减少药量或停药来减轻或消除，也可联合抗胆碱能药物或者普萘洛尔等对症治疗。抗胆碱药能明显改善抗精神病药导致的帕金森症状，苯二氮䓬类和普萘洛尔治疗药源性静坐不能较有效，地西泮、氯硝西泮类药物可缓解急性肌张力障碍。

（徐贵丽）

kuínídīng yūnjué

奎尼丁晕厥 （quinidine syncope）

采用奎尼丁治疗的患者突发阵发性室性心动过速，甚至心室纤颤，表现为神志丧失、四肢抽搐并呼吸停止的现象。为延迟复极综合征（即长 Q-T 间期综合征）的一个类型，具有延迟复极综合征的共同特点：Q-T 间期延长、室性心律失常、晕厥和猝死。属于药品不良反应监测的范围。

奎尼丁晕厥多发生在奎尼丁治疗后的1~5天，且常在末次剂量后4小时内发作，往往具有一过性、反复发作及自动终止的特点，发生率3.7%~9.2%，猝死率2%~4%。任何剂量的奎尼丁都有可能导致晕厥的发生，特别是那些对奎尼丁过敏的患者。奎尼丁晕厥时患者可无奎尼丁中毒或奎尼丁药理作用的其他表现。

其发作至少有以下三种原因：①直立性低血压。多发生于注射用药或服用较大剂量者，主要因奎尼丁阻断了 α 肾上腺素能感受器而使周围血管扩张所致。②阵发性室速和室颤。可能是其引起心室弥漫性传导障碍与复极不均一所致，为药物引起晕厥或猝死的主要原因，一般常见于中等剂量者。③特异质反应，较少见。

防治原则：①在采用奎尼丁治疗房颤时，应先用强心苷增加房室结的隐匿性传导，以避免奎尼丁所致的心室频率加快。②在治疗过程中发生奎尼丁晕厥后应立即停药，并立即进行人工呼吸、胸外心脏按压、电除颤等措施抢救，同时进行心电监护。③首选使用异丙肾上腺素对抗奎尼丁所致的有效不应期和动作电位时程延长，密切关注心电监护，及时根据监护结果调整滴速，确保心率保持在每分钟100~120次之间。④用乳酸钠（亦可用碳酸氢钠）提高血液 pH 值，使血中钾离子向细胞内转移，减少钾离子对心脏的危害，并增加奎尼丁与血浆蛋白的结合，降低其毒性。⑤补钾。体内钾镁离子缺乏可使心肌复极延缓，出现 Q-T 间期延长。钾离子主要在细胞内，机体缺钾时血钾浓度不一定过低。⑥补镁。以硫酸镁缓慢静脉注射。

（徐贵丽）

shuǐyángsuān fǎnyìng

水杨酸反应 （salicylism）

长期大量服用水杨酸类药物所出现的慢性水杨酸中毒现象。表现为头痛、眩晕、恶心、呕吐、腹泻、耳鸣、烦渴、出汗、视力及听力减退，严重者出现高热、酸碱失衡、出血、精神错乱甚至昏迷惊厥。多见于风湿病的治疗，是常用药物阿司匹林的不良反应之一。属于药品不良反应监测的范围。

服用较小剂量时，水杨酸主要与甘氨酸或葡萄糖醛酸形成结合物自尿中排泄，也有小部分以原形排出；大剂量时，结合物已饱和，就有大量水杨酸以原形排出，如果尿液 pH 值低，可致排泄率大大减低，碱性尿中可排出85%，酸性尿中仅能排出5%，引起蓄积中毒。

病理生理变化主要有：①呼吸性碱中毒。高浓度的水杨酸盐刺激呼吸中枢，引起过度换气，发生呼吸性碱中毒。②代谢性酸中毒。由于对氨基转移酶和脱氢酶的抑制，使乙酰辅酶 A 经三羧酸循环的代谢受到阻碍而致酮体增加，引起代谢性酸中毒。③周围循环衰竭。直接作用于血管平滑肌，使周围血管扩张，血压下降；并可使血管运动中枢麻痹导致周围循环衰竭。④出血。抑制肝脏合成凝血酶原，使凝血酶减少，引起出血。⑤作用于中枢神经系统。对中枢神经系统的作用开始为兴奋，表现为呼吸增强、烦躁不安、震颤及惊厥等，逐渐由兴奋转为抑制，表现为呼吸缓慢、昏迷等。⑥肾脏损害。可引起肾脏损害，重症可以发生肾小管坏死，导致急性肾功能衰竭。长期大剂量应用可引起肾乳头、肾小管坏死、肾变性及萎缩等改变。

根据误服史、用药过量史及以中枢神经系统和代谢方面变化为主要表现的临床征象，一般可做出诊断。实验室检查可有脑电图异常、酸碱平衡改变、低血糖或高血糖、酮尿、低钠血症、低钾血症及蛋白尿。

治疗：①温水洗胃及导泻。②加速排泄。碱化尿液，即口服大剂量碳酸氢钠或静脉滴注碳酸氢钠溶液，并静脉滴注 5% 葡萄糖生理盐水，直至尿液呈碱性为止。此法既能纠正酸血症，又能促使药物从尿中排泄。如患者有明显过度换气，应避免大量输入碳酸氢钠。③对症治疗。及时纠正水、电解质和酸碱失衡情况；控制抽搐、消化道出血；防止休克和脑水肿；凝血酶原时间延长出血时，可给予大量维生素 K_1 静脉注射，也可用维生素 K_1 肌内注射，并可给予其他止血剂；当呼吸增强时禁用呼吸抑制剂。④人工透析疗法。其指征为出现血压下降；疑有肾功能障碍，药物排泄率低；昏迷或呼吸、循环受抑制；血药浓度逾 500~550mg/L；经 3 小时强制性碱利尿处理而达不到预期效果者。因水杨酸盐有与血清蛋白结合的倾向，当采用腹膜透析时，透析液中宜加入适量白蛋白，否则水杨酸不能迅速析出。

(徐贵丽)

Ā-Sī zōnghézhēng

阿-斯综合征（Adams-Stroke syndrome）

因心脏多种病变使心脏排血功能骤降引起暂时性脑缺血、缺氧而致的急骤而短暂的意识丧失、伴有晕厥和抽搐的综合病症。又称心源性脑缺血综合征。

其发生是由于多种心律失常导致心跳极慢，甚至短时间的心室停跳，或心跳极快至室颤，使心脏排血功能骤降，引起大脑严重短暂缺血，从而出现昏厥、抽搐。如抢救不及时往往可引起死亡。多见于高度房室传导阻滞、期前收缩后间歇太长、期前收缩太频繁、窦性停搏、扭转性室性心动过速及心室率很快的室上性心动过速等。一般的室上性心动过速的心室率不会太快，不会引起阿-斯综合征，但如果原来存在脑动脉供血不足的情况，往往会引起阿-斯综合征。另外，心导管检查、胸膜腔穿刺、内镜检查均能反射性地引起阿-斯综合征。一些抗心律失常药物、抗精神病药物、抗寄生虫药物、作用于自主神经系统的药物、抗肿瘤药物及某些中草药也可引起阿-斯综合征，药物引起的阿-斯综合征属于药品不良反应监测的范围。低血钾、心理问题以及饱餐、便秘是其常见的诱因。

最突出的表现为突然晕厥，轻者只有眩晕、意识丧失，重者意识完全丧失。常伴有抽搐及大小便失禁、面色苍白，进而青紫，可有鼾声及喘息性呼吸。根据患者病史，通过发作中心脏听诊、心电图检查可以明确诊断。

治疗原则：①血管迷走性晕厥患者应避免情绪激动、疲劳、饥饿及惊恐等诱发因素。情景性晕厥患者则应在排尿、排便咳嗽、吞咽时注意体位等。②心动过缓型心律失常所致者可使用增快心率的药物或安置人工心脏起搏器；心动过速型心律失常所致者可使用抗心律失常药；室性心律失常

首选利多卡因，其次用普罗帕酮、胺碘酮等；如条件允许，可首选电击复律。③Q-T 间期延长引起的多形性室性心动过速，除试用利多卡因外，禁忌使用延长复极的抗心律失常药物，包括所有 I a 类（如奎尼丁）和 III 类抗心律失常药（如胺碘酮）。通常应给予增高心率的药物，如异丙肾上腺素静脉滴注或静脉使用阿托品；如无效则可行人工心脏起搏治疗，以保证心室率每分钟 100~120 次。④心肌缺血引起的 Q-T 间期正常的多形性室性心动过速所致晕厥，除病因治疗外，可按室性心动过速进行常规治疗。极短联律间期的多形性室速，静脉使用维拉帕米有良效。⑤因急性心脏排血受阻所致的晕厥，应嘱患者避免剧烈运动，防止晕厥发作；若有手术指征则应尽早手术治疗。

(徐贵丽)

Léiyē zōnghézhēng

雷耶综合征（Reye's syndrome, RS）

病因未明的以急性脑病和肝脏脂肪变性为主要临床特征的综合征。由澳大利亚小儿病理学家雷耶（Reye）等人于 1963 年首先报道，又名 Reye 综合征、瑞氏综合征、病毒感染性脑病综合征及肝脏脂质沉着征等。

临床表现：多发生于 2 个月~13 岁的儿童。病前数天至 1~2 周常有先兆症状，如呼吸道感染或消化道症状，当这些症状好转时，突然出现顽固性呕吐、急性颅内压增高、意识障碍和惊厥等脑病症状，伴有严重脑水肿、急性肺水肿、肝脏或其他脏器出现脂肪沉积、线粒体变形及代谢紊乱。多数病例因严重颅内压增高及脑疝致死，存活的患儿中约 1/3 遗有严重后遗症，如精神症状、癫痫、偏瘫及智力减退等神

经系统功能障碍。

病因可能与病毒感染或其他因素诱发的线粒体损伤等有关。①感染。发病前均有历时数天的呼吸道感染、腹泻等前驱表现，致病源可能是流感病毒、肠道病毒、水痘等。②药物。阿司匹林等水杨酸制剂不仅应用在上述各种感染时易致雷耶综合征，用于其他疾病时也可诱发。药物引起的雷耶综合征属于药品不良反应监测的范围。③遗传倾向。部分患儿有家族史。

其诊断主要参照美国疾病控制中心标准：伴有意识受累的、无法解释的急性非炎症性脑病。①前驱性的上呼吸道等感染史。②以频繁呕吐为首发症状。③无黄疸。④转氨酶超出正常值的3倍。⑤脑脊液检查排除颅内感染。因为诊断标准缺乏特异性，只能根据临床、实验室及组织病理学三方面综合诊断。该病经常被误诊为脑炎、脑膜炎、糖尿病、药物过量、中毒、婴儿猝死综合征或精神病。

治疗：尚乏特效疗法，治疗重点是抢救脑病和肝功能衰竭，与一般降颅压、保肝治疗措施相同，但不能用尿素降颅压。应采取综合措施加强护理和对症处理。以病情监护、纠正代谢紊乱、维持内环境稳定、控制脑水肿和降颅内压、控制惊厥、控制低血糖、凝血障碍等对症治疗为主。

雷耶综合征是世界范围内关注的小儿急性神经系统疾病。不少国家已制定限制或禁止给幼儿使用阿司匹林的措施。如美国规定患儿在水痘流感期间，不宜使用阿司匹林；英国规定2岁以下儿童禁止使用。中国虽然无限制，但儿童应慎用。在使用阿司匹林期间，如发生异常，特别是伴有

呕吐及意识障碍时应立即停药，以免发生生命危险。

（徐贵丽）

Lài'ěr zōnghézhēng
赖尔综合征（Lyell syndrome）

以泛发的急性表皮坏死、松解剥脱为突出特征，波及身体大部分体窍黏膜，并伴严重的全身中毒症状及多脏器、系统受累的皮肤重症反应。又称中毒性表皮坏死松解症（toxic epidermal necroaysis，TEN）、莱氏综合征（Lyell's syndrome）。多发生于成人。常与磺胺类、巴比妥类、非甾体抗炎药、苯妥英钠、别嘌醇和青霉素的使用有关，也曾与其他药物有较少的牵连，由药物引起的赖尔综合征属于药品不良反应监测的范围；约有1/5的患者否认有服药史。为皮肤科少数紧急情况之一，预后差，死亡率高。其角质形成细胞凋亡失控的具体机制尚不清楚。

发病开始为疼痛性局部红斑，很快蔓延，在红斑上发生松弛性大疱或表皮剥离。若遇轻度触碰或牵拉可导致大面积剥离。发生大面积裸露时可伴有疲乏、寒战、肌痛和发热。患者在24~72小时内发生广泛的糜烂，包括所有黏膜（眼、口及外生殖器），此时病情极为严重，受累皮肤类似Ⅱ度烫伤。可因液体和电解质失衡和多脏器合并症（如肺炎、胃肠道出血、肾小球肾炎、肝炎、感染）而导致死亡。

诊断标准：①大疱或糜烂面积占总体表面积≥30%，或者累计三个独立的解剖区域≥30%。②在红斑基础上发生大疱。③皮疹发生在非曝光皮肤。④剥脱的皮肤面积>300mm²。⑤频繁累及黏膜。⑥皮疹发生48小时内出现触痛。⑦尼氏征阳性。⑧发热。

⑨组织活检符合药物诱发。应与史蒂文斯-约翰逊综合征相区别。

尚无公认行之有效的特异性疗法。①一般治疗仍为支持性治疗：尽早停用致敏药物；尽早进入烧伤治疗单元，可进行植皮；补液、纠正电解质紊乱；保持营养；镇痛；针对坏死表皮需清创，用人造膜或生物敷料覆盖，有利于控制大面积皮肤损伤，明显提高存活率。②定期进行皮损分泌物、血液、尿液的细菌培养，以便早期发现感染征象。必要时依据细菌培养和药敏结果选择使用抗生素控制感染。由于大量的皮损渗出导致药物丧失，其用量应做适当的调整。③皮质类固醇激素治疗，一般早期采用大剂量冲击疗法。④静脉用免疫球蛋白治疗，大剂量可降低死亡率。⑤推荐在给予支持性治疗的基础上联合应用多种抗凋亡药物。

（徐贵丽）

Shǐdìwénsī-Yuēhànxùn zōnghézhēng
史蒂文斯-约翰逊综合征（Stevens-Johnson syndrome，SJS）

累及皮肤和黏膜、伴有眼病的急性多形渗出性红斑水疱样病变。又称重症多形红斑。由药物引起的史蒂文斯-约翰逊综合征属于重症药疹，属于药品不良反应监测的范围。1922年由史蒂文斯（Stevens）与约翰逊（Johnson）首先报道而得名。临床表现为红斑性大疱广泛散布，口腔、眼部、咽部及外生殖器等处黏膜糜烂，唇红缘溃烂结痂，同时有发热、头痛、关节痛、四肢乏力等全身症状。以药物引起者占多数（40%~50%），也与恶性肿瘤、特异体质、病毒感染及自体免疫疾病相关。

药物引起的该综合征属于细胞性免疫反应，主要机制是药物

在体内代谢过程中产生毒性代谢物，在体内形成半抗原，进而产生不完全抗体，并键结至皮肤角质细胞，引发一连串免疫细胞反应。

主要依靠临床症状以及组织学特征进行诊断。诊断标准：①不规则的斑样皮疹。②尼氏征阳性，即当皮损发展至大范围时，在没有发生表皮分离的区域进行轻度触碰或牵拉也可见表皮剥脱。③累及至少两处黏膜。④发热。⑤组织活检符合史蒂文斯-约翰逊综合征。⑥直接免疫荧光染色，显示没有免疫球蛋白和（或）补体沉积于表皮内或表皮-真皮交界区，借此可与自身免疫性大疱病鉴别。

治疗原则包括果断及早停用致病药物、及时连续对该病严重程度和预后进行评估、支持治疗以及药物治疗：①支持治疗。针对发热、血容量不足、电解质紊乱、体液丢失、肾功能不全、继发感染、脓毒血症等进行相应治疗，目的是减少该综合征的主要死因——继发并发症。常见的并发症有严重的肝肾功能损害、胃肠功能紊乱及眼部并发症。特别是眼部并发症，如角膜粘结、睫毛缺损或泪管闭塞所致的眼球干燥症等。下呼吸道限制性呼吸功能障碍、舌咽下狭窄并发吞咽困难及食管狭窄也是远期并发症。②药物治疗。糖皮质激素，大剂量短期冲击治疗有效；免疫球蛋白，大剂量静脉内注射免疫球蛋白能快速并持续阻断表皮剥脱和病情的进展，但尚需大样本临床试验的验证。

（徐贵丽）

Fǎnyìngtíng Shìjiàn

反应停事件 （thalidomide event）

服用药物沙利度胺导致胎儿先天畸形的事件。该事件发生在20世纪50年代至60年代，全世界30多个国家和地区的孕妇在妊娠期为防治早孕反应服用德国格兰泰（Chemie Gruenenthal）公司的沙利度胺（反应停）后造成了1万余例海豹肢症畸形胎儿（图）。是药物史中药品不良反应的典型实例。海豹肢症畸形胎儿主要表现为肢体的长骨缺损，而相当正常的或退化的手和脚长在（或靠近）躯干上，像海豹的阔鳍一般，因此也叫"海豹肢"。

反应停是沙利度胺的俗称，德国药厂格兰泰公司在研究中发现其具有一定的镇静安眠作用，且对孕妇怀孕早期的妊娠呕吐效果极佳，在以大鼠、兔子和狗为研究对象的毒性实验中也没有发现有明显的副作用（事后研究显示，动物服药时间并不是反应停作用的敏感期），格兰泰公司于1957年10月1日将反应停正式推向了市场。此后不久，反应停在欧洲、亚洲、非洲、南美洲等多个国家被大量用于妊娠呕吐。其实1956年12月25日，世界上第一例因母亲在怀孕期间服用反应停而导致耳朵畸形的婴儿就出生了，但当时并未引起人们的足够注意。直到1961年11月底格兰泰公司才将反应停在德国召回，但此时已有1万余例海豹胎出生。后来经过对大量病史资料的回顾性分析发现，其致畸作用及表现与服药时间关系密切；对数十种不同种属动物进行的致畸试验表明，反应停对大约15个种属的动物有不同程度的致畸作用，并且致畸作用有明显的种属差异。

由于当时各国对药物临床试验没有严格的要求和管理，所以该药未经临床试验就在许多国家上市并被广泛使用。这一灾难性事件使世界各国政府充分认识到研究新药仅有动物药理实验是远远不够的，必须通过立法来要求新药在上市前进行充分合理的临床试验，从而评价新药的有效性和安全性，并加强药品上市后的再评价。由此极大地促进了临床试验的发展。反应停事件对妊娠期用药安全性的研究也起到了极大的促进作用。药物种类日益增多，大多数药物都有可能穿透胎盘屏障而最终进入胚胎循环，因此应重视妊娠期妇女的用药安全，严格禁止妊娠早期（前3个月）妇女使用对胎儿发育有影响的各类药物，包括中药和中成药。

（徐贵丽）

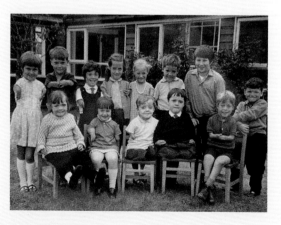

图　海豹肢症畸形胎儿（摘自：http://www.liverpoolecho.co.uk/news/liverpool-news/thalidomide-victim-recalls-kindness-pioneering-9584674） yàowùrè

药物热 (drug fever)

伴随着某种药物的使用而出现、随着停药而消失，且通过身体检查和实验室检查未能发现明显的其他致热病因的发热反应。是一种典型的药品不良反应临床表现，占所有药品不良反应的 3%~5%，但由于经常被误诊或不报告，药物热的实际发生率应该高于该比例。临床工作中若不能及时识别药物热，则可能造成不良后果，比如住院时间延长、额外检查和治疗所带来的经济负担以及不良反应风险，因此应在药品不良反应监测工作中增强对药物热的关注。

发生机制 药物热的发生机制呈现多样性，可以归为以下几类：①变态反应。药物作为半抗原或全抗原，刺激机体产生变态反应，是药物热中最常见的发生机制。这类药物热常伴有皮疹、关节痛、哮喘等过敏表现。②热原反应。是药物在制造和使用过程中被微生物、内毒素或其他外源性致热原污染所致。是最常见的是输液反应。③体温失控。如苯丙胺、可卡因、麦角酰二乙胺直接作用于下丘脑体温调节中枢；过量甲状腺素升高基础代谢率使产热增加；肾上腺素收缩外周血管、阿托品抑制排汗而使散热减少。④药理作用。如某些抗生素大量杀灭病原体会释放出内毒素而引起发热；抗癌药使大量肿瘤细胞迅速破坏并被机体吸收时，也会导致发热反应。⑤特异质反应。如氟烷和琥珀胆碱在遗传性代谢异常的个体中引起的恶性高热。⑥给药刺激。如静脉注射给药引起静脉炎，肌内注射某些药物引起无菌性脓肿亦可导致发热。⑦机制不明。相当多的药物引起发热的机制还未能阐明，如两性霉素 B、放射造影剂引起的发热。

药物热的热型变异很大，可以呈持续性低热，也可以表现为间歇性高热，因此热型对药物热的诊断价值不大。药物热的出现与用药的时间关系也因药物种类与患者机体状态的不同而不同。如过敏反应所致的药物热，未致敏的患者首次用药后，发热出现时间一般为用药后 7~10 天，但再次用药时往往立即发生。

诊断 药物热的诊断通常要在排除其他可能导致发热的病因后才能做出。对任何接受药物治疗的发热患者，均应考虑到药物热的可能，以避免漏诊。在停用相关药物后，药物热随着药物从体内清除而迅速消退。这是药物热区别于其他原因发热的一个重要特征，有鉴别诊断价值。确诊药物热往往需要再激发（再次用药后在短时间内重新出现发热）的证据。但是，再激发试验可能会导致更严重的不良反应发生，因此必须慎用。对接受多种药物治疗而出现药物热的患者，可先停用全部药物，待体温正常后，选择对当前治疗最必要的药物分别进行再激发试验，以明确致热药物。

治疗 针对药物热的最有效措施是停用致热药物，体温一般会很快复常。当发热症状严重或停药对患者造成的风险超过药物热本身的危害时，则可采取对症处理措施：补液，重病患者可应用糖皮质激素，对高热或超高热患者可同时应用物理降温。

(程能能)

jīnjīnà zhòngdú zōnghézhēng

金鸡纳中毒综合征 (cinchonism syndrome)

奎宁每日用量超过 1g 或反复连续用药后产生的一组症状。又名金鸡纳反应 (cinchonism)，产生的症状包括耳鸣、听力减退、头痛、恶心、呕吐、视物模糊、神经错乱、谵妄甚至昏迷等，属于药品不良反应监测的范围。

金鸡纳中毒综合征发生的确切机制不明，但其发生具有剂量相关性，常见于反复以全效量进行治疗的病例。常引起明显的消化道不适，如恶心、呕吐、腹部疼痛和腹泻，可能系药物的局部刺激所致，但恶心及呕吐常为神经毒性反应；皮肤红热，多汗，并多伴有皮疹；偶见血管神经性水肿，多见于面部。轻症表现经常发生，但在停药后很快消失。少数患者对金鸡纳碱高度敏感，小剂量即可引起金鸡纳中毒反应，但症状较轻。

轻度金鸡纳中毒综合征的临床表现与消化道疾病、过敏性疾病的症状相似，容易被漏诊而持续用药。这可导致患者症状持续加重，出现严重不良反应。因此，服用金鸡纳类药物的患者出现消化道不适或皮疹等症状，要考虑药物中毒的可能，可停药观察。若停药后上述症状好转，可作为金鸡纳中毒综合征的诊断佐证。必要时可检测血液中药物浓度以明确诊断。

金鸡纳中毒后的救治措施包括：①轻症者减少奎尼丁或奎宁的用药剂量或停药，即可控制症状。②房室传导阻滞者，给予异丙肾上腺素 0.5~1mg 静脉滴注，必要时安装心脏起搏器。③血小板减少者，应用肾上腺皮质激素，必要时输注血小板。④抗休克、心肺复苏及其他对症处理。

为了预防金鸡纳中毒综合征，在应用奎尼丁或奎宁过程中应注意：①严格掌握适应证及剂量，先服小量观察。②严防误服。

③孕妇禁用，哺乳期妇女慎用。
④心脏病患者、6-磷酸葡萄糖脱氢酶缺乏者、重症肌无力、视神经炎患者均应慎用。

(程能能)

jǐxīcífēn chífā zuòyòng

己烯雌酚迟发作用 (delayed effect of diethylstilbestrol) 妇女在妊娠期间使用己烯雌酚导致出生的女性胎儿以后出现阴道细胞腺癌的现象。是药品不良反应监测中的典型历史性事例。1938年，英国多兹（Dodds）公司合成第一个非动物雌激素——己烯雌酚，在1940~1970年广泛应用于保胎和治疗不孕症。然而，经过一代人之后，1966年美国波士顿市妇科医院首先在短时间内连续在8名14~21岁少女中诊断出阴道癌，比同世纪以来报道总数还要多；其他医院也陆续在5年时间里报道了8~25岁阴道癌少女病例共达91例，其中49例明确母亲在妊娠期为保胎而服用过己烯雌酚。1960年间报告的病例总数超过了300例。1971年开始己烯雌酚禁用于妊娠期妇女。

己烯雌酚虽有安胎和避孕的作用，但也可导致胎儿发育异常。美国学者的一份调查结果表明，服用过己烯雌酚的人生下的女孩，其阴道和宫颈细胞都有不同程度的病变。据调查，阴道透明细胞腺癌在少女和年轻妇女中的发病率有增加趋势，而多数患者在出生前受到过己烯雌酚的影响。胎儿期接触过己烯雌酚的妇女，到24岁时患该病的累积危险性是0.14%~1.4%。还有相当多的人有子宫颈和阴道的良性组织改变，称为腺瘤病。通过对胎儿期接触过己烯雌酚妇女的常规检查发现，约1/3的人有上述异常。

自从发现己烯雌酚具有严重的迟发作用后，科学家们就开始对其致病机制进行广泛的研究，但其确切机制仍不清楚。研究认为己烯雌酚之所以有致癌性，主要缘于其与雌激素受体的结合。雌激素受体与己烯雌酚结合后其构象发生改变，进入子宫细胞的细胞核内并与染色体结合，使蛋白质的合成发生改变，最终导致子宫细胞发生癌变。2006年美国药理学专家瓦科斯（Waalkes）等研究发现，己烯雌酚具有增强致癌物质致癌性的作用，并且能加速子宫内膜癌、乳腺癌和泌尿生殖器官癌细胞的生长。

已经怀孕的妇女如果服用己烯雌酚来增加体内雌激素水平，则其女性后代发生生殖器肿瘤的风险增大，因此其女性后代应尽早开始检查，一般在14岁左右。如果症状明显，检查时间还要提前，并且至少在育龄期间或更长一段时间内定期检查。

(程能能)

sìhuánsùyá

四环素牙 (tetracycline-stained teeth) 在牙齿发育矿化期服用四环素类药物造成的牙本质着色并伴有程度不同的牙釉质发育障碍的口腔疾病。可引起四环素牙的四环素类药物包括四环素、金霉素、去甲金霉素（地美环素）、土霉素等，尤以四环素作用最为明显，使牙本质着色的颜色有黄色、灰色或灰褐色。属于药品不良反应监测的范围。

四环素牙的发生机制可概括为：在牙齿发育的矿化期，四环素类药物与牙体组织内的钙结合，形成极稳定的螯合物，沉积于牙体组织中，使牙着色。由于羟基磷灰石晶体的表面积在牙本质中远大于牙釉质，因此着色主要发生在牙本质中。着色牙齿初呈黄色，在阳光照射下呈现黄色荧光，以后颜色逐渐加深。这种颜色转变是缓慢进行的，阳光对其有促进作用。不同种类的四环素类药物可使牙齿染着不同颜色，如去甲金霉素使牙齿呈黄色，金霉素使牙呈灰棕色，土霉素使牙齿呈浅黄色。药物在牙本质内结合部位的深浅不同，牙本质着色的程度也随之有所不同，当着色带越靠近牙釉-牙本质交界面时，越易着色，因而在婴儿早期形成外层牙本质时，用药影响最大。此外，四环素类药物还可通过胎盘引起乳牙着色。药物的种类、剂量和给药次数也会影响牙着色程度。

由于只有在牙齿发育期服用四环素类药物才会引起牙着色和牙釉质发育不全，6~7岁以后再给药则不会引起显著的牙变色，因此四环素牙患者一般都有母亲妊娠期、哺乳期或本人儿童期服用四环素类药物的用药史。乳牙的釉质较薄、透明，不易遮盖牙本质中的黄色复合物，所以乳牙着色通常较恒牙明显，前牙着色较后牙明显。一般四环素牙患者整个牙齿均有颜色的改变，严重者常伴有牙釉质发育不全和牙畸形等。

对于已罹患四环素牙的患者，常用的治疗方法有可见光复合树脂修复法和脱色法。光复合树脂修复法主要用可见光复合树脂覆盖牙表面以遮盖变色的牙齿，对牙齿损害较小。脱色法包括外脱色法和内脱色法两种。外脱色法利用一些药物降低牙釉质的钙化程度，以达到漂白的目的。内脱色法即为脱色目的而行牙髓摘除术，使活髓牙成为无髓牙。任何治疗方法对牙齿的结构都有一定损伤，因此，四环素牙的预防很重要。只要妊娠或哺乳期的妇女、

8岁以下的儿童不使用四环素类药物即可达到预防目的。

（程能能）

lǐyīng'ér

锂婴儿（neonatal lithium toxicity）

妊娠期间曾服用锂制剂的母亲所生的婴儿。锂婴儿在新生儿时期多有神经发育不良和抑郁的精神状态，表现为肌张力减退、呼吸窘迫综合征、脸色发白、嗜睡、较弱的吮吸和拥抱反射能力等症状，大多会逐渐缓解并完全康复。其他异常表现包括巨大胎儿、早产、黄疸、尿崩症和甲状腺、心血管功能异常。妊娠期服用锂制剂主要与围生期并发症和可逆性新生儿毒性有关，先天畸形发生率较低。属于药品不良反应监测的范围。

锂可以通过胎盘自由进入婴儿体内，胎儿的血浆锂浓度和母体的血浆浓度一致；由于胎儿的肾发育不成熟，对锂的清除率降低，因此在母体体内达到治疗浓度时已经可以对胎儿造成毒性。锂婴儿肌张力减退的发生机制可能是神经元离子通道的改变，或者腺苷酸环化酶介导的转运体的抑制，或者对神经元碳水化合物代谢的直接干扰；心脏异常是锂通过影响腺苷酸环化酶激活而影响心肌收缩力，导致心脏收缩力不足，没有结构上的异常改变。

锂婴儿的诊断需与呼吸窘迫综合征、新生儿缺氧缺血性疾病相鉴别。锂婴儿的母亲有妊娠期间服用锂制剂的用药史，同时锂婴儿的症状在经过一段时间后可自行好转，可以作为诊断的线索。必要时可对患儿进行血浆锂浓度检测。

在妊娠3个月内应避免使用锂制剂。哺乳期妇女服用锂制剂后锂可从血液进入乳汁，婴儿血清锂浓度为母亲的 $1/10 \sim 1/2$。接受锂治疗的母亲是否可以哺乳婴儿尚有争论。有些婴儿未出现并发症，也有报道婴儿出现锂中毒症状，但改为人工喂乳后几天内症状消失。因此在哺乳期应当谨慎地调整锂的剂量，或在分娩前后停用锂治疗。

（程能能）

tāi'ér huáfǎlín zōnghézhēng

胎儿华法林综合征（fetal warfarin syndrome）

妊娠最初3个月服用华法林而导致胎儿出现的一组特异的发育异常。表现为鼻发育不良和扁鼻背，在鼻翼与鼻尖之间常有一深沟，点状骨骺，视神经萎缩，智力迟钝，心、肝、脾、胃肠道和头部畸形等，发生率可达 $5\% \sim 30\%$。属于药品不良反应监测的范围。

华法林是维生素K的拮抗剂，通过竞争性抑制维生素K环氧化物还原酶的活性，阻止维生素K还原为氢醌型维生素K，后者是谷氨酸残基 γ-羧化酶的辅基。华法林的治疗作用是通过抑制维生素K依赖性凝血因子（Ⅱ、Ⅶ、Ⅸ、Ⅹ），阻断抗凝蛋白C和抗凝蛋白S的前体谷氨酸残基 γ-羧化，使其停留在前体阶段而产生抗凝作用。另一方面，华法林也可以干扰骨中合成的 γ-羧基谷氨酸蛋白的羧化。孕期妇女使用华法林时，药物可透过胎盘屏障引起胎儿的骨骼发育异常，增加自然流产、早产、死胎和中枢神经系统发育障碍的风险，尤其是孕期 $6 \sim 12$ 周用药易导致胎儿先天性畸形，风险增加 $6\% \sim 10\%$。妊娠后期应用华法林可致出血和死胎，故妊娠早期3个月及妊娠后期3个月禁用华法林。华法林平均日剂量小于 5mg 时致畸概率较小，但风险仍然存在。

胎儿华法林综合征需与胎儿先天畸形或其他先天性疾病相鉴别。若患儿的母亲有在妊娠最初3个月服用华法林的用药史，且胎儿出现上述特异的发育异常表现，应考虑胎儿华法林综合征。

部分患有心血管疾病的生育期妇女需要长期抗凝治疗以预防血栓形成，同时又须考虑抗凝药物对胎儿发育及凝血功能的不良影响，因此抗凝方案的选择非常重要。临床应重视孕早期华法林对胚胎及胎儿的影响，于孕期 $6 \sim 12$ 周应用肝素抗凝，12周后改为华法林，孕期36周后再改为肝素抗凝。规范应用抗凝剂可有效降低华法林相关的胎儿不良反应的发生。

（程能能）

ānběnfēng zōnghézhēng

氨苯砜综合征（dapsone syndrome）

在服用氨苯砜后出现的以发热、皮损、肝损害、黄疸、淋巴结病及溶血性贫血为主要表现的药物超敏反应。多发生于服药后 $5 \sim 6$ 周，故又称"五周氨苯砜皮炎"，是氨苯砜治疗引起的少见但严重的不良反应。其发生率小于 0.5%。属于药品不良反应监测的内容。

氨苯砜综合征的确切发生机制尚不明确，可能与超敏反应、毒性代谢产物生成有关。人群中氨苯砜综合征发生的时间存在一定变异，可能在药物暴露后48小时或者长达6个月才发生泛发性丘疹或剥脱性皮炎，伴有发热、不适和无力，继之出现黄疸、肝脏肿大和触痛、全身淋巴结病和单核细胞增多。皮炎是氨苯砜综合征必定出现的症状，其他症状可能不会出现。这种浸润性皮肤病变包括红皮病、丘疹红斑性皮疹、多形红斑、剥脱性皮炎和中毒性表皮坏死。红斑性皮疹和表皮脱落性皮炎是最常见的症状。另外，氨苯砜综合征引发的肝脏损伤多数是胆汁淤积而不是肝炎。

临床化验检查多伴有白细胞增多、溶血性贫血、高铁血红蛋白症、嗜酸性粒细胞、红细胞沉降率、血清胆红素水平增加、肝脏酶升高等，所有年龄组没有性别差异。

氨苯砜综合征需要与其他药物或病因引起的皮疹、肝炎、溶血性贫血相鉴别。本综合征有明确的氨苯砜用药史，皮损、肝脏损害及溶血性贫血的临床表现同时出现，皮炎的发生距离氨苯砜用药一般有 5 周左右的潜伏期，肝脏损害多数是胆汁淤积而不是肝炎。这些特征有助于鉴别诊断。

氨苯砜综合征一旦确认，应立即停药，并终生避免再用。治疗药物首选泼尼松，同时应加强对患者的监护，注意保肝和预防感染。多数患者经处理后数周即可痊愈，少数患者因肝功能严重破坏导致死亡。

（程能能）

huīyīng zōnghézhēng

灰婴综合征 （grey syndrome）

早产儿和新生儿应用氯霉素过量时引起的综合征。氯霉素每日剂量超过 100mg/kg 体重或血浓度超过 100 μg/ml 即为过量。灰婴综合征临床表现为腹胀、呕吐、呼吸困难、进行性血压下降、皮肤苍白和发绀，可因循环衰竭而危及生命。灰婴综合征是氯霉素的严重不良反应之一，属于药品不良反应监测的内容，一般发生于治疗的第 2～9 天，停药后可恢复。症状出现 2 天内的死亡率可高达 40%。较大的儿童和成人在用药剂量过大或肝功能不全时也可发生，但恢复者常无后遗症。

通常情况下，氯霉素与葡萄糖醛酸结合成为无活性的物质从肾脏排出。但是，婴儿因其肝功能发育不全，肝药酶的含量和活性较弱，解毒功能差，肾脏排泄功能也低下，因此易引起药物在体内蓄积中毒，细胞内线粒体的蛋白合成受到明显抑制，组织细胞损伤、坏死，并释放大量血管活性物质，从而使机体内环境紊乱引起微循环功能障碍，进而导致灰婴综合征。大龄儿童和成人发生的灰婴综合征主要是由于短时间内超剂量服用氯霉素，造成肝脏负荷过重，引起机体重要组织器官内氯霉素药物浓度增加，从而导致急性药物中毒。

氯霉素连续大剂量口服、肌注或静注均可导致灰婴综合征，患儿大多为早产儿或出生 48 小时以内的新生儿。临床表现主要有：呕吐、皮肤呈灰白色、四肢无力、低血压、发绀（嘴唇及皮肤呈紫蓝色）、体温过低、心血管虚脱等。其中皮肤呈灰白色和发绀是典型的症状，同时能检测到血清氯霉素浓度的异常升高，据此可与其他疾病相区分。

氯霉素是一种广谱抗生素，曾被广泛应用于伤寒、脑膜炎、肺炎等疾病的抗菌治疗，但由于能够抑制骨髓造血功能，其临床应用已受到严格控制。孕妇、早产儿及出生两周以下新生儿应避免使用。一旦出现症状后，必须立即停止氯霉素治疗，同时根据症状采取相应急救措施，必要时可进行血液置换以清除体内的氯霉素。

（程能能）

Yǎlǐxī-Hèkèsīhǎimò fǎnyìng

雅里希－赫克斯海默反应 （Jarisch-Herxheimer reaction）

抗感染治疗后出现的一过性可逆性感染病灶增大、淋巴结增大、胸膜炎等"恶化现象"。又名赫克斯海默反应 （Herxheimer reaction）、赫 克 斯 海 默 热 （Herxheimer's fever），也叫暂时性矛盾反应。该反应属于药品不良反应监测的内容。

最初在治疗晚期梅毒时，如一开始即使用青霉素或砷剂等抗梅毒螺旋体作用较强的药物，在注射给药后 24 小时内可发生上述局部和全身反应，使原有症状加剧。这是由于在短时间内杀死大量螺旋体，释放较多的异性蛋白或毒素所致。在治疗早期钩端螺旋体病时，首剂青霉素注射后 0.5～4 小时也可发生赫克斯海默反应。这是由于大量的钩端螺旋体被杀后释放毒素所致，表现为突发寒战、高热、头痛、心率及呼吸加快等，使原有症状明显加重。抗结核病治疗初期（1～3 月）也可出现类赫克斯海默反应或"暂时性恶化"。这是由于异烟肼和利福平联用时，体内大量的结核杆菌在短时间内被杀死，游离的菌体成分磷脂、蛋白质及内毒素等刺激机体，使已致敏的机体发生变态反应。表现为结核病灶中毛细血管扩张，中性粒细胞渗出，巨噬细胞、淋巴细胞聚集形成结节，甚至病灶坏死，故使病变扩大或增多。在继续抗结核治疗后约 15～20 天，这种暂时性病灶增大现象可消失，对机体不会造成危害，因此不能视为"治疗无效"。这种矛盾反应转归是良性的，故无需改用其他药物。

雅里希－赫克斯海默反应要与感染恶化相鉴别。雅里希－赫克斯海默反应是一过性症状加剧，之后病灶增大、发热等症状或体征会逐渐自行消退，而感染恶化的症状或体征不会自行消失。两者在短时间内有时难以进行有效的鉴别，需通过用药一段时间后的观察作出判断。在感染性疾病治疗过程中，建议持续用药观察2~3天后，再判断是否需要换药。

雅里希-赫克斯海默反应具有自限性，转归良好，一般无需特殊治疗。患者出现该反应后，应及时做好患者的解释、安抚工作，保证患者的用药依从性，不要擅自停药。状况许可时，鼓励患者正常进食，补充能量，避免虚脱、无力等症状。高热时，可物理降温，及时补充水、电解质。

（程能能）

shénjīngxìng ěrlóng

神经性耳聋 （neural hearing loss） 各种因素造成的听觉神经损害而出现听力下降或者全聋的现象。病变位于螺旋器的毛细胞、听神经或各级听中枢，表现为对声音的感受与神经冲动的传导发生障碍，引起听力下降甚至消失的病症，常伴有耳鸣。主要分为三种类型：感音神经性耳聋、传导神经性耳聋、混合神经性耳聋。不同类型的神经性耳聋表现略有差别。属于药品不良反应监测的内容。

神经性耳聋是病情较为复杂的一种耳聋疾病，不仅仅是耳内部的问题，还极有可能与患者的心理因素有关。神经性耳聋的常见病因有：①过量使用耳毒性药物，如链霉素、卡那霉素、庆大霉素、呋塞米等，所引起的药物中毒性耳聋。②由病毒感染或内耳血管栓塞引起的突发性耳聋。③患传染病，如脑膜炎、麻疹、伤寒等，所致的传染性耳聋。④由外伤或爆震、噪声引起的爆震性耳聋等。

神经性耳聋的主要表现为单侧或双侧不同程度的渐进性听力减退直至耳聋，伴有耳鸣、耳内闷塞感，约半数患者伴有眩晕、恶心及呕吐症状，在安静环境中患者感觉更明显，可伴有发热、头痛、烦躁不安、腹胀、腰酸、乏力等多种全身症状。由于临床上通常不易鉴别感音性耳聋和神经性耳聋间的差异，故常将两者合并称为感音-神经性耳聋症状。所以，临床上各种急慢性传染病的耳并发症、药物或化学物质中毒、迷路炎、膜迷路积水、颞骨骨折、听神经瘤、颅脑外伤、脑血管意外、脑血管硬化或痉挛等引起的耳聋及老年性耳聋均可包括在感音神经性耳聋之中。

神经性耳聋需要与传导性耳聋加以鉴别。传导性耳聋最常见的病因是耵聍栓塞，常在沐浴和游泳后出现；其次是中耳炎，中耳内液体聚集，影响声音传递至耳蜗；除此之外，胆脂瘤、耳硬化、外伤、外（中）耳先天性畸形和血管球瘤等也都可以引起传导性耳聋。对听力障碍的患者首先要重视采集病史，收集用药史、噪声接触史、家族遗传史、外伤史等，并且要仔细进行耳检查，耵聍栓塞、中耳炎、鼓膜穿孔、胆脂瘤、外伤等均可通过体格检查发现征兆。如果耳检查正常，还需进行纯音听力计检查，对神经性耳聋与传导性耳聋做进一步鉴别诊断。

神经性耳聋的治疗目标首先是恢复或部分恢复已经丧失的听力，然后尽量保存并利用残存的听力。其最佳治疗时间是在症状出现1周之内，一般在3个月内治疗都会有效果，但现代医学暂时还不能根治。一般病例均可进行高压氧舱治疗，用药可选择山莨菪碱、前列腺素 E_1、丹参、纳洛酮、东菱克栓酶、维生素 B_1、维生素 B_6 等神经营养药物以及高价能量合剂。积极防治传染病，重视耳毒性药物的合理应用，注意饮食和休息，严格控制噪声等对预防神经性耳聋有重要意义。

（程能能）

shūyè fǎnyìng

输液反应 （infusion reaction） 临床使用静脉制剂时发生的不良反应的总称。常见的输液反应包括热原反应、过敏反应、急性肺水肿、心力衰竭、静脉炎和空气栓塞等，严重者可危及生命。属于药品不良反应监测的内容。

输液反应诱发因素较为复杂，其症状往往是多种因素的综合表现。临床上诱发输液反应的因素主要有：①药物因素。大输液或添加药物的质量问题，以及联合用药导致的药物间相互作用，致热物质或不溶性微粒叠加超过了人体耐受的阈值。②输液操作。配药间空气洁净度不合要求，使用不达标或被污染了的输液器材，药液配制过程中操作不规范，输液部位消毒不彻底等均会引入细菌和尘粒，导致输液反应。另外，输液速度不当也是诱发输液反应的重要途径。③患者因素。受疾病、年龄和个体差异等各方面的影响，不同患者对致敏原、致热原等的敏感性或耐受阈值不同，如老年人的抵抗力及应激性均较弱，对药物也极为敏感，因此，老年人发生输液反应的概率就要高于年轻患者。④输液环境。输液间空气洁净度不合要求，或者由于夏季气温炎热，微生物繁殖快，均可导致药液污染。冬季天气寒冷，高龄、高血压、冠心病等患者，在输入较冷液体时，易使血管壁痉挛，诱发寒战、血压增高等不良反应。

临床上约有80%的输液反应表现为发热反应，轻症患者体温常在38℃左右，多发生于输液后数分钟至1小时，表现为发冷、寒战和发热，停止输液后数小时体温恢复正常；重症患者可出现40℃以上的高热，伴有呕吐、意识不清、昏迷、低血压性休克，甚至发生多脏器功能损害、循环呼吸衰竭而危及生命。输液引起的发热反应为致热原引发，应与病理性发热相鉴别。病理性发热呈持续性，一般伴有白细胞增多，而输液反应发热往往发病突然，一般在输液中或输液后发生。其他类型的输液反应发生率相对较低，一般都能通过其特异性的临床表现而快速诊断。

当发现患者出现输液反应时，应立即停止输液，更换输液器及液体（保留备查），做好抢救治疗准备。同时根据反应类型对症治疗。只要处理及时，患者的症状很快就会缓解，不会留有后遗症。输液过程中，应进行一系列详细而及时的病患护理记录，包括病患的生命体征变化、一般情况等，这对于抢救过程很重要。输液反应并不罕见，最重要的是"预防在先"，医护人员在保证输液质量和操作技术规范的前提下，尽量减少配伍药物品种，患者也应严格地遵医嘱进行治疗。用药前医护人员应主动询问患者既往是否发生过输液反应，并告知患者如果输液过程中一旦出现心慌、冷汗、头晕等不适时要尽快通知护理人员，以便及时处置。

（程能能）

yàowù guòmǐn shìyàn

药物过敏试验 （drug allergy test）

检测药物是否引发服药者过敏反应的特异试验。为了防止过敏反应的发生，特别是严重过敏反应的发生，一些容易发生过敏反应的药物在使用前需要做药物过敏试验。临床药师应关注药物过敏试验的结果，以保证患者用药安全。

皮肤试验是临床中最常用也是最有效的药物过敏试验方法，分为以下几种：皮肤划痕试验法、皮内注射法、挑刺试验法、斑贴试验法。①皮肤划痕试验法是用无菌的注射针头在前臂屈面划痕"十"，再将配制到规定浓度的药液滴一滴于划痕上，20分钟后观察结果。②皮内注射法是抽取规定浓度的药液约0.1ml作皮内注射，使成为直径等于或小于0.5cm的皮丘，20分钟后观察结果。③挑刺试验法是将药物滴在前臂屈面皮肤，然后用特制的挑刺针刺入表皮约1mm，挑破表皮浅层但不使出血，15~20分钟后观察皮肤反应。④斑贴试验法是继皮内注射法之后较常用的药物皮肤过敏试验法，是将标准变应原从注射器或小瓶内挤出，置于斑试器内，变应原的量以能够使变应原接触到皮肤又不溢出斑试器为度，受试者皮肤消毒后将已加变应原的斑试器贴敷于皮肤，压紧后用低敏胶布固定，经48小时取下，于72小时判读结果。四种方法判定结果时均需观察局部皮肤是否出现红肿，皮丘直径是否大于1cm、是否出现红晕或伴有小水疱。一旦出现上述现象可判定为阳性，对于可疑阳性者，应在另一前臂用氯化钠注射液做对照试验。四种皮肤试验方法各有优缺点，斑贴试验的安全性最佳，快速、便捷，但观察时间长，可靠性差，测试品种有限；皮内注射较为常用，准确性好，灵敏度较高，但安全性差，有引起过敏性休克的风险。实际工作中，对于各种皮肤试验方法，可按不同的病情及对象，从安全、准确、方便等方面考虑选用。

与皮肤试验相仿的还有另一类体内特异性试验法，即眼结膜试验法，将规定浓度的药物滴入受试者的眼结膜囊内，15~20分钟如有阳性反应，可见结膜充血、水肿、眼分泌物增多、眼痒、甚至眼睑红肿等反应。该法敏感度低于皮肤试验，且每次只能做一种药物，一侧结膜滴入药物，另一侧结膜滴入对照溶媒，因此不常用。碘造影剂的过敏试验可先采用眼结膜试验方法，若为阴性结果，再加静脉注射试验法试验。

血清特异性抗体测定法，主要采用生化方法测定血清特异性IgE浓度。该法敏感度低于皮肤试验，适合测试的药物（如β-内酰胺类药物、肌松药、胰岛素）有限，且需要特定仪器，同时成本较高，故仍在探索阶段。然而，相对于皮肤试验或其他体内诊断方法，该方法减少了过敏性休克的风险，增强了安全性。因此该方法推荐用于那些曾经出现过过敏性休克或其他严重过敏症状的患者。测定血清特异性抗体的方法主要有以下几种：放射性变应性吸附试验、免疫酶试验、酶联免疫吸附测定、荧光酶免疫测定、肥大细胞颗粒试验、特异性淋巴细胞转化实验等。

可疑药物激发性试验是判断患者对某种药物是否过敏的金标准，但安全性最差，只能在规定的、有资质的医院且在严密地观察下进行。参加此项试验的患者距上次使用可疑药品至少1个月以上，同时要遵循规定流程。

（程能能）

yàoyuánxìng jíbìng

药源性疾病 （drug-induced disease，DID）

药品在用于预防、治疗、诊断疾病过程中，因药物本身的作用、药物相互作用或使用不当，引起人体组织器官发生功能性或器质性损害，而出现相应的临床症状、体征的异常状态。药源性疾病的实质是用药不当和药品不良反应的后果，但一般不包括药物过量导致的急性中毒和轻微而短暂的药品不良反应。

药源性疾病的发生一方面与患者本身的因素有关，如年龄、营养状况、精神状态、病理生理状况等，另一方面与医药人员在临床治疗过程中不合理用药有关，如过量长期用药、不恰当使用药品、多重用药等。因此，药源性疾病是用药安全中一个值得重视的问题。

类型 临床上常见的药源性疾病有药源性肝病、药源性肾病、药源性心血管病、药源性哮喘、药源性眼病、药源性皮肤病和药源性神经病。

常见的药源性疾病有四种类型：①量效关系密切型药源性疾病。由药物本身或（和）其代谢产物引起，是药理作用增强所致。其特点是有剂量依赖性、一般容易预测、发生率较高而死亡率较低。②量效关系不密切型药源性疾病。疾病的发生与少数用药者的过敏体质或特异体质有关，而与药物的剂量和正常药理作用不相关。这一类型的药源性疾病，在常规毒理学筛选中难发现，难预测，发生率较低，但死亡率较高。③长期用药继发反应型药源性疾病。疾病不是由药物本身的直接作用造成，而是由药物治疗后机体内环境、功能状态的变化所诱发。例如，长期应用广谱抗生素后，可致体内菌群改变，敏感菌群受到抑制，而一些不敏感菌（如真菌等）乘机生长繁殖，从而产生二重感染。长期使用免

疫抑制剂，可使机体免疫监视功能低下，从而诱发肿瘤。④药物相互作用型药源性疾病。两种或两种以上药物联合应用时，其中一个（或几个）药物的药效因其他药物的存在而发生显著变化并由此引发的疾病。例如噻嗪类利尿剂与强心苷同时使用，前者引起的低血钾症可明显提高心肌对合用的强心苷的敏感性，可诱发严重的心律失常。

诊断 对药源性疾病的诊断，要求医药工作者经常想到药物作为一种致病因子的可能性。诊断方法包括：①详细了解患者用药史、药品不良反应史和家族史，对药源性疾病诊断有重要价值。②确定给药时间、剂量和临床症状发生的关系。不同类型药源性疾病发病的潜伏期不同，量效关系密切型药源性疾病的潜伏期主要取决于致病药物的药动学和药理作用特征，量效关系不密切型药源性疾病的潜伏期取决于变态反应类型或遗传因素。剂量变化与症状变化间的相关性信息是诊断的重要依据，量效关系密切型的症状严重程度会随药物剂量增减而起伏，各型药源性疾病所造成的可逆性损害，均可在停药后缓解，而再次用药后重现，这是临床症状与用药间存在因果关系的有力证据。③进行必要的实验室检查和相关的试验。一方面为确诊提供可靠依据，如嗜酸性粒细胞计数、皮试、致敏药物免疫学检查、血药浓度监测、药物不良反应激发试验等；另一方面确定药源性疾病受损器官系统、评估损害程度，如体格检查、血液学和生化学检查、器官系统的功能性检查、心电图、影像学检查等。④排除非药物因素。多数药源性疾病的临床表现并无特异性，

与原发疾病及其并发症间存在相似性。因此在诊断时，要注意通过一定方法（如渐次停用可疑药、换药、再激发等）排除非药物因素，才能确立其诊断。⑤进行流行病学调研。有些药源性疾病在单个病例发生时很难得到正确的诊断，需要依据更多病例报告的信息或经过流行病学调研后方能确定。

治疗原则 药源性疾病的治疗原则包括以下几项：①及时停药，去除病因。一旦怀疑疾病由药源性因素引起，应及时停用可疑药物。部分药源性疾病为自限性疾病，停用药物后患者往往可以自愈，无需额外治疗措施。②减少药物吸收，加速药物排泄。可以使用催吐剂或洗胃除去胃内药物，也可用吸附剂、螯合剂，减少药物在胃肠道吸收，同时可根据药物的理化特性，采取相应措施促进药物排泄。如巴比妥类药物中毒时，可使用催吐剂去除胃内残留药物，同时碱化尿液促进药物从尿液中排泄，或考虑使用利尿剂或导泻剂，促使药物通过尿液或粪便排泄。③使用拮抗剂。部分药物存在拮抗剂，当出现药源性疾病时，可使用该拮抗剂拮抗药物作用，缓解疾病。如华法林导致的出血，可使用维生素K拮抗华法林的抗凝血作用，避免患者进一步出现重要脏器大出血事件。④对症治疗，保护受损器官。部分药源性疾病可能无法自愈或痊愈时间过长，甚至已经造成了体内器官的损伤和干扰，需要对症治疗，缩短病程，保护受损器官，预防易损或重要器官的损伤。如药物引起的过敏疾病，需要使用抗过敏药物治疗，皮疹严重时，还需要外敷用药缓解症状，加速皮疹消退；而药物造成

的肝损伤，则需要使用保肝药物，保护肝脏功能。

（程能能）

yàoyuánxìng gānbìng

药源性肝病 (drug-induced liver disease)

在药物治疗过程中，肝脏受到药物或其代谢产物的损害所致的肝脏疾病。肝脏是药物在体内代谢的最主要场所，也是最容易受到药物及其代谢产物损害的器官。临床上有近千种药物与肝损害有关，几乎涉及各种药物类型。在诊断为急性肝炎的患者中，约10%~20%为药物所致。药源性肝病也是导致上市药物撤市的最常见原因之一。然而，由于药源性肝病的临床表现缺乏特异性，在诊断上难以与其他原因导致的肝病鉴别，其发病率和严重性仍被低估，在药源性疾病中容易被忽视。

病因与发病机制 药源性肝损伤分为可预测性和不可预测性两种。前者是由药物自身或其代谢产物导致的直接肝损伤，一般具有剂量依赖性；后者是一种免疫介导的肝损害，一般与用药剂量和疗程无关，又可分为代谢特异质和过敏特异体质两类。事实上，在药源性肝病的发病过程中上述两种类型可同时并存。例如，对乙酰氨基酚所致肝病一直被认为是其代谢产物N-乙酰苯亚胺醌对肝细胞的直接损伤造成，但已有证据表明免疫性损伤也在其中起重要作用。药物引起肝损伤的机制主要包括细胞膜破坏、线粒体损伤、氧化应激、胆汁淤积、细胞色素P_{450}介导的肝损伤、形成靶抗原激活免疫反应等。其中氧化应激参与药物直接损伤和免疫介导的损伤的发生过程，而线粒体损伤是药物导致细胞损伤的早期共同机制。

病理表现 药源性肝病的病理表现复杂多样且缺乏特异性，涉及急慢性肝细胞损伤、胆汁淤积、肝纤维化、肝硬化、血管病变甚至肿瘤等几乎所有肝损伤类型，常见病理表现有急性药物性肝炎、慢性药物性肝炎、胆汁淤积、融合坏死等。组织学表现只能提示是否可能为药源性肝损伤和反映损伤的严重程度，通常不能以此确定导致肝损伤的药物。

急性药物性肝炎 特征为肝细胞坏死伴某种程度小叶内或汇管区炎症。轻者有散在性嗜酸性小体和肝细胞坏死灶，伴轻度炎性细胞浸润。重者可见肝细胞灶性坏死和气球样变，通常无毛细胆管内胆汁淤积或较轻微。临床上很多药物可引起急性肝炎样损伤，如异烟肼、苯妥英、甲基多巴、磺胺类药物等。

慢性药物性肝炎 特征为汇管区或其周围单核细胞浸润伴有与汇管区相邻的肝细胞碎屑样坏死，汇管区周围可有纤维化进展，小叶内可见灶性或融合性坏死，可发展为纤维间隔或肝硬化。此类损伤类型无论在组织学还是临床上都与自身免疫性肝炎相似，可由呋喃妥因、甲基多巴、双醋酚丁等药物引起。

胆汁淤积 可分为三种类型。①单纯性胆汁淤积。病变组织学常以毛细胆管型胆汁淤积为主要形态学表现，小叶或门管区炎症缺如或较轻微，无肝细胞坏死。毛细胆管内胆栓常见于小叶中央区，可伴轻度肝细胞损伤，可见多核肝细胞。单纯性胆汁淤积多由药物过敏或甾体类激素引起。②胆汁淤积性肝炎。具有胆汁淤积和肝炎两种特征，组织学见小叶倾向于中央的毛细胆管型胆汁淤积，伴程度不同的肝细胞损伤

和炎性细胞浸润，常有多核肝细胞出现。肝细胞损伤可见气球样变、散在嗜酸性小体、灶性坏死及小叶内或汇管区轻、中度单核细胞浸润。氯丙嗪、保泰松、吩噻嗪、红霉素等可引起此类损伤。③慢性胆汁淤积。汇管区有浸润性炎症或不规则胆小管增生，伴有轻度毛细胆管淤积。多数患者可见小叶间胆管进行性破坏或消失，汇管区失去伴行的胆小管，仅有肝动脉和门静脉。常由氯丙嗪、丙米嗪、氨苄西林、红霉素等药物引起。

融合坏死 可由急性肝炎发展而来，或与其他炎症过程相关，可见严重的肝细胞破坏，肝细胞呈广泛性多灶性坏死，可伴网络支架塌陷，呈现独特的带状分布，有时伴有桥连坏死。对乙酰氨基酚、异烟肼、氟烷、肼屈嗪等药物可引起此类损伤。

除上述病理改变外，药物还可导致脂肪肝、肝纤维化、肝硬化及血管病变等，甚至还可诱发肝肿瘤。

临床表现 因损伤机制和严重程度的不同，临床表现呈现多样化，可以类似于临床上所有形式的急性或慢性肝胆疾病。

根据血清谷丙转氨酶 (glutamic-pyruvic transaminase, GPT) 和碱性磷酸酶 (alkaline phosphatase, ALP) 的水平变化，药源性肝病可分为肝细胞损伤型、胆汁淤积型、肝细胞损伤-胆汁淤积混合型三类。①肝细胞损伤型。GPT≥正常值上限的3倍（即3×ULN）或GPT上限倍数/ALP上限倍数≥5。临床上以GPT、谷草转氨酶显著升高而ALP正常或轻微升高为主要特征，症状通常与病毒性肝炎相似，可从无症状至乏力、食欲不振、腹痛、恶心

呕吐、黄疸甚至急性肝衰竭。多数情况下，此类肝损伤及其引起的血清 GPT 升高可在撤药后数周内逐渐恢复正常。②胆汁淤积型。ALP ≥ 正常值上限的 2 倍（即 2 × ULN）或 GPT 上限倍数/ALP 上限倍数 ≤2。临床上以 ALP、5'-核苷酸酶、γ-谷氨酰转肽酶及胆汁酸等胆管损伤指标的升高为特征，症状类似于急性胆道梗阻，患者可出现急性腹痛和发热等症状，也可出现瘙痒和慢性黄疸。虽然此类型损伤的严重程度不如肝细胞损伤型，但如果没有及时停药和控制，可引起慢性肝内胆管缺失症甚至肝硬化。③混合型。GPT 上限倍数与 ALP 上限倍数的比值为 2～5，临床表现兼具肝细胞损伤型和胆汁郁积型的特点。

检查项目　根据药源性肝病的临床表现对疑似病例进行肝功能检查，必要时进行病理学检查。肝功能以血清转氨酶、碱性磷酸酶升高为特点，其次是乳酸脱氢酶、血清胆红素、γ-谷氨酸转肽酶及血清胆汁酸浓度增高，尿三胆阳性，血浆白蛋白减少等。末梢血象常见白细胞和嗜酸粒细胞总数增多。

诊断与鉴别诊断　药源性肝损伤的临床表现缺乏特异性，难以与非药源性肝病相区别，造成了诊断上的困难。为了确定肝病与可疑药物间是否存在因果关系，临床上已提出了数种标准化评分系统，使用较多的有 CIOMS/RUCAM 评分系统和 CDS/M&V 评分系统，但是并没有一个量化评分系统是公认完美的，其结果只能作为参考。在无特异性诊断标志的情况下，诊断更多地要依靠临床医师的逻辑推理和综合判断。对药源性肝病有重要诊断价值的信息包括：致肝病药物用药史及与临床症状发生之间合理的时间联系，肝脏损伤的实验室证据，没有其他引起肝损伤的因素；停用可疑药物后肝功能明显改善。确诊药物性肝病一般要再次用药激发肝病症状，但需要十分慎重。

治疗原则　①尽快停用引起肝损伤的药物或可疑药物是治疗药源性肝病的关键。肝脏是体内唯一在损伤后具有再生能力的器官，如果及时停药，许多情况下无需特殊治疗肝损伤也可逐渐修复，恢复正常肝功能。②促进有害药物的代谢、清除。可应用解毒剂，如用乙酰半胱氨酸治疗对乙酰氨基酚中毒和静脉注射卡尼汀（肉毒碱）救治丙戊酸钠过量。③加强支持疗法。患者应卧床休息并给予充足的热量、蛋白质和维生素，目的是维持内环境稳定和重要器官的功能，促进肝细胞再生。④应用肝细胞保护剂。值得注意的是，临床上"保肝药"种类繁多，虽被广泛地应用于药源性肝病，但从临床使用情况看，大多数所谓的"保肝药"疗效并不确切。⑤其他疗法。人工肝支持系统治疗可能有效，但需早期进行。肝移植对于药物性肝衰竭亦具有良好疗效。

转归预后　对于药物引起的肝损伤，如能及时诊断，及时停药，并进行必要的对症治疗，肝功能大多可在 1～3 个月内逐渐恢复正常。若延误治疗，可发生严重而广泛的肝损伤，导致急性肝功能衰竭或肝硬化者则预后不佳，在无肝移植的情况下，药源性肝病引起的急性肝功能衰竭死亡率高达 50% 以上。慢性肝内胆汁淤积型肝功能损害者，若病情迁延而发展到胆汁淤积性肝硬化后，其预后一般不良。

预防　①注意安全用药。尽量避免使用已知有肝毒性的药物或联用多种肝毒性药物，治疗过程中要严格遵守药物安全剂量、适用范围。②风险最小化。药源性肝病具有多种易感因素，如异烟肼肝毒性多发于中老年人群，丙戊酸钠和依托红霉素主要引起儿童肝毒性，对乙酰氨基酚诱导的特异质反应和急性肝功能衰竭易发于女性人群，具有病毒性肝炎等其他肝脏疾病或具有饮酒习惯及营养不良的人群对药物肝毒性的易感性会增加等。因此，应特别询问患者的既往用药史、疾病史和过敏史，老人、儿童及妊娠妇女用药时要权衡利弊，对易感个体在药物种类、剂量、给药途径的选择上应倍加谨慎。③监测肝功能。用药过程中及时发现肝损伤并停用或更换相关药物是预防严重药源性肝病的关键，尤其对于已知具有肝毒性的药物及刚上市的新药，在应用过程中要严密监测用药者肝功能的变化。

(程能能)

yàoyuánxìng shènbìng

药源性肾病（drug-induced renal disease）　药物治疗过程中，肾脏受到药物或其代谢产物的损害所致的肾脏疾病的总称。是一种较易发生的药源性疾病。肾脏是体内药物重要的代谢及排泄器官，由于其结构与生理特点，特别容易发生药源性损害。这些特点包括：肾脏是体内血流灌注最多的器官，加之存在逆流倍增系统，使肾小管内的药物浓度逐渐升高，导致肾脏的药物暴露量增大而极易发生中毒性肾损害；肾小球的内皮细胞表面积/重量之比高于其他组织细胞，因此药物参与形成的抗原-抗体复合物易于沉积在肾小球而导致过敏性肾损害；

肾小管上皮细胞对许多药物具有分泌和重吸收功能，增加了药物对肾小管产生直接毒性作用的风险；肾脏通过调节尿液 pH 值参与维持机体的酸碱平衡，尿液 pH 值的变化幅度大于其他实质器官的细胞间液，而 pH 值的改变可造成某些药物溶解度降低而沉积、阻塞肾小管。

病因与发病机制 临床上，急性肾功能衰竭约 1/3 是由药物所致，能引起肾脏损害的药物种类多样。其中抗菌药物由于临床使用量大，一直排在引发药源性肾病药物的前列。据统计，中毒性肾病约 50% 是氨基糖苷类抗生素造成，其中 10%～15% 发生急性肾功能衰竭。其他抗菌药物，如两性霉素 B、万古霉素、多黏菌素、头孢菌素、磺胺类等引发的药源性肾病也屡有发生。

药源性肾病的发生机制包括：①直接肾毒性。当药物在肾小管内的浓度升高至一定程度，可直接损伤肾小管上皮细胞，毒性作用大小与用药剂量、疗程呈正相关。肾小管各段均可受损，严重者可引起急性肾功能衰竭。如氨基糖苷类抗生素等药物可通过改变肾小管上皮细胞膜通透性、损伤上皮细胞内溶酶体、破坏线粒体功能、使细胞内钙超载、细胞骨架结构破坏，导致肾小管上皮细胞变性坏死。造影剂一般为高渗性，在体内以原形由肾小球滤过后不被肾小管吸收，脱水时在肾内浓度增高，可造成肾小管细胞骨架结构破坏、上皮细胞变性坏死等损害而发生急性肾衰，称为造影剂肾病。②免疫性肾损害。一些药物及其代谢产物可与肾小管或肾间质蛋白相互作用，使宿主蛋白结构变化，成为全抗原或半抗原，诱导机体产生抗体。此外，由肾毒性药物引起坏死的肾小管上皮细胞也可作为抗原，导致自身抗体形成。这些抗体与肾组织内抗原结合后，可激发不同类型的变态反应，引起急性或慢性间质性肾炎、免疫复合物性肾小球肾炎。免疫性肾损害的严重程度与药物剂量无关，其潜伏期长短与变态反应的类型有关。③肾血流动力学改变。缩血管药物引起肾血管的强烈收缩，或非甾体抗炎药抑制肾内前列腺素合成，肾血管扩张作用减弱，这些都使得肾血流量和肾小球滤过率下降，甚至造成肾髓质缺血而出现肾乳头坏死，可导致急性肾功能衰竭。④梗阻性肾损害。某些药物在尿中形成结晶，沉积并阻塞肾小管，可导致肾小管上皮细胞变性坏死。⑤肾外因素造成的肾损害。某些药物对肾脏的损害是通过肾外因素造成的。如药物引起的过敏性休克，血压骤降，可以引起急性肾功能衰竭；药物造成的急性溶血、横纹肌溶解等病变，大量血红蛋白和肌红蛋白从尿中排出，可引起肾小管阻塞，出现急性肾衰。干扰尿酸代谢、钙磷代谢的药物可引起痛风性肾病和肾结石。⑥其他。药物通过刺激体内细胞合成、释放细胞因子和多肽生长因子，或干扰细胞代谢、产生毒性代谢产物，参与某些间质性肾炎的发病过程。

病理表现 各种药物引起肾损害的毒理作用不同，肾组织的病理学改变也各异。肾小管及肾间质受累最为常见，而肾小球和肾血管损伤相对较少。

急性肾小管坏死 是药源性肾病最常见的病理学变化。肾损害程度较轻时表现为急性肾小管损伤，病变呈现肾小管上皮细胞肿胀、空泡变性、脱落和凋亡；肾损害程度较重时则表现为急性肾小管坏死。这两种病变可同时并存，或在受损早期表现为急性肾小管损伤为主，晚期表现为急性肾小管坏死为主。两种病变在临床上均表现为急性肾功能衰竭。

急性过敏性间质性肾炎 可出现肾脏肿大、肾间质水肿和广泛的炎症细胞浸润。一般无肾小球和血管系统的损害以及肾间质纤维组织增生或纤维化。临床上表现为肾功能急剧减退，常伴有皮疹、关节痛、发热等全身症状。发病可能与机体对药物的高度敏感性有关，多数与剂量无关，主要由变态反应介导。

肾小球损害 药物引起的肾小管损害多表现为膜性肾小球肾炎及狼疮性肾炎，少见急性肾小球肾炎。

慢性间质性肾炎 主要病理表现为间质纤维化、肾小管萎缩和局灶性淋巴单核细胞浸润，严重者可伴有局灶性或完全性肾小球硬化。慢性间质性肾炎临床症状常不典型，往往通过实验室检查发现慢性肾功能衰竭。

临床表现 主要有四种。

急性肾功能衰竭综合征 药物引起的急性肾小管坏死、急性过敏性间质性肾炎或过敏性休克均可导致急性肾功能衰竭。临床表现为少尿、无尿，但也有部分患者表现为非少尿型。实验室检查显示血肌酐、尿素氮迅速升高，肌酐清除率下降，尿比重及尿渗透压降低。可伴有代谢性酸中毒及电解质紊乱。

急性过敏性间质性肾炎综合征 药物过敏是主要病因。临床上病情轻重、发病时间因药物而异。临床表现包括：①全身过敏反应。典型病例有高敏三联征，即发热、皮疹和血中嗜酸性粒细胞增多。部分患者还可表现为关节肿痛、淋巴结肿大等肾外脏器过敏的表现。②肾功能损害。约半数患者出现氮质血症，还可有肾性糖尿、氨基酸尿和小分子蛋白尿等近端小管受损的表现，也可有低渗尿、肾小管酸中毒等远端小管病变的特征。③尿检异常。可有无菌性白细胞尿，尿沉渣见嗜酸性粒细胞占 1/3 以上，部分患者有血尿、蛋白尿。④肾小球损伤。可伴有膜性肾病、新月体肾炎，临床表现为典型的肾病综合征。肾活检是确诊的金指标。

急性肾炎综合征和肾病综合征 急性肾炎综合征临床出现发作性蛋白尿、血尿、水肿、高血压及肾功能减退。临床也可呈现典型的肾病综合征的表现。

梗阻性肾病 药物阻塞尿路时，可导致突然无尿，血肌酐、尿素氮迅速升高，同位素肾图显示梗阻图形。病变持续存在可导致慢性肾功能不全。

治疗原则 诊断确立后应及时停用怀疑导致肾损害的药物。一旦发生少尿型急性肾功能衰竭，经扩容、利尿等仍无效者，应紧急透析，同时纠正水、电解质和酸碱平衡紊乱，必要可采用适当对症处理。发生急性过敏性间质性肾炎综合征者在停药后，一般肾功能均可恢复，早期应用大剂量糖皮质激素治疗可缩短病程和促进肾功能恢复，应用透析疗法可帮助患者度过急性肾衰的少尿、无尿期。表现为肾病综合征的患者，给予糖皮质激素治疗，必要时加用环磷酰胺等免疫抑制药。

转归预后 少尿型的急性肾衰若无有效治疗，患者常因急性肺水肿、高钾血症及其他并发症而死亡。停用肾毒性药物后，肾功能可逐渐恢复，但肾小管上皮细胞的功能及结构往往需 0.5～1 年时间才能恢复正常。重症或老年患者常不能恢复，逐渐发展为慢性肾功能不全。急性过敏性间质性肾炎综合征多数可治愈，预后良好。梗阻性肾病在梗阻解除后，尿量随之增多，肾功能恢复正常。若药物结晶在肾间质中沉积并持续存在，可出现慢性肾功能不全。

预防 ①用药前纠正患者的脱水、低血容量状态，防止血药浓度及肾内药物浓度过高，不利药物排泄。②婴幼儿、老年患者、肾功能不全或原有肾脏病的患者是发生药源性肾病的高风险人群，在应用具有肾毒性的药物时，应全面评估用药的风险与获益，谨慎用药。③用药期间应定期尿检并监测肾功能，尿溶菌酶、N-乙酰-β-D-葡萄糖苷酶、尿微量蛋白测定均有助于早期发现肾损害，及时调整治疗方案。④使用肾毒性药物时应注意：不要同时使用两种以上肾毒性药物或肾毒性药物并合用利尿剂；严格控制剂量与疗程，防止剂量过大或疗程过长。⑤为预防造影剂肾病，除以上措施外，还可进行造影后水化治疗及碱化尿液。用 20% 甘露醇及呋塞米静脉滴注，于造影前 1 小时开始应用，可以增加肾血流量，加强利尿，促进造影剂的排泄。鼓励患者多饮水，用 5% 碳酸氢钠静脉滴注以碱化尿液，增加尿酸盐溶解。

（程能能）

yàoyuánxìng xīnxuèguǎnbìng

药源性心血管病（drug-induced cardiovascular disease） 药物或药物相互作用引起的心脏、血管结构或功能异常而导致的心血管疾病。心血管系统是人体血液循环的动力系统，临床应用的药物绝大部分被吸收进入血液，再通过心脏、血管组成的循环系统被运送到其作用靶位，发挥对疾病的治疗作用。因此，从生理学及治疗学的角度讲，药源性心血管病对健康的影响在众多医源性疾病中更显突出。

病因与发病机制 可引起药源性心血管病的药物种类繁多，甚至一种药物可引起多种类型的心血管疾病，发病因素主要涉及药物和机体两方面：前者表现为选药不当、用法不合理及配伍错误等；后者包括患者性别、年龄、病理状况的影响。

发病机制表现为心脏组织结构的改变和血管的病变。药物对心肌细胞直接或间接的毒性作用损害了心脏的组织结构，导致了心脏功能的改变，增强或减弱心肌的收缩力，抑制或改善心肌的传导，增加或减少心肌的耗氧量。药物诱发的血管病变可引起血管的收缩或舒张而影响血压，血管壁的病变导致血管的痉挛或炎症反应，进而发生血管栓塞。

病理生理 在病理特征上，药源性心血管病可分为器质性损害和功能性损害，或两者同时存在，累及心脏和血管。

心脏病变 包括：①心肌损害。特征为心肌细胞变性、坏死、炎症渗出及间质水肿，常伴有心包病变。②心包和心内膜损害。发生心包炎或心包积血，甚至出血性休克。③心肌收缩力减弱。导致心脏前后负荷增加，心动过缓，可诱发或加重心力衰竭，甚至可引起严重低血压或心源性休克。④影响心肌电生理。表现为动作电位延长、复极延缓、Q-T 间期延长或传导抑制，可诱发心律失常、心脏骤停，甚至心源性猝死。⑤冠脉损害。引起冠脉痉挛，血供减少，可致心绞痛。

血管病变 不同的药物对动脉和静脉的收缩及扩张产生不同的影响，可致不同类型的心血管疾病发生。动脉血管的收缩可引起高血压甚至血管栓塞或坏死，而动脉的扩张可使血压下降，发生低血压甚至休克；同时回心血量的减少较易诱发心绞痛或心肌梗死。而静脉血管的损害可导致血栓性静脉炎的发生。高脂血症是冠脉及周围动脉粥样硬化的重要诱因，可发生或加重冠心病及高血压。

临床表现 药源性心血管病的临床表现常见有药源性心力衰竭、药源性心律失常、药源性高血压、药源性低血压、药源性心肌梗死、药源性心绞痛、药源性心电图异常等。

药源性心力衰竭 临床特点是发病急骤、进展较快、死亡率高。可分为急性和慢性，前者表现为呼吸困难、心动过速、血压过低；后者表现为意识模糊、疲劳、头晕、心悸、踝水肿、喘息、胸部不适及咳嗽。有的患者临床症状不明显，必须做心功能检查才能发现心功能受损。

药源性心律失常 药物引起心律失常的类型繁多，常见的有尖端扭转型室速、持续或非持续室速、心室扑动或颤动、室性早搏及室上性心律失常。所有的抗心律失常药都有潜在的致心律失常作用，可使原有心律失常恶化并发生新心律失常的发生率为5%~10%，危及生命的心律失常如室速或室颤发生率为1.5%~8%。少数患者发生时无自觉症状，而多数患者发生头晕、晕厥、虚脱、心律不齐、心悸等症状。

药源性高血压 临床表现为用药后出现高血压，或高血压患者在治疗过程中进一步升高或出现反跳甚至发生高血压危象。一般病情较轻，停药后可逆转。

药源性低血压 用药后患者血压下降，低于 90/60 mmHg（1mmHg = 0.133kPa），且伴有头昏、乏力、嗜睡、精神不振、眩晕，甚至出现晕厥等表现。部分高血压患者用药后血压下降速度过快或幅度过大，出现上述不适症状，血压虽未降到 90/60 mmHg，但也可归于药源性低血压范畴。

药源性心绞痛 某些药物引起心肌缺血，表现为胸部憋闷或紧缩感，并放射至左肩、左上臂、颈或下腭部，易被误诊为消化不良或胃部疾病，心电图显示 ST 压低或升高以及 T 波改变，停药后可缓解或恢复正常。

诊断与鉴别诊断 患者应用某些药物后出现心血管疾病的症状或使原有的症状加重，而不能用药物以外的原因或诱因解释，当停药后症状好转或消失，而再次应用后又使病情再发，停药后症状再次有所缓解，同时分析用药时间与发病时间的关系是否符合药物的体内特性，这些结果有助于做出明确的诊断。对于药源性心血管病来说，除了心血管反应外，观察临床其他的发病症状如皮疹、发热、关节痛、黄疸等亦有助于病因的诊断。通过血清酶学、心电图、动态心电图、超声心动图等辅助检查亦有助于诊断的确立。

治疗原则 一旦出现心血管疾病症状应立即停止使用可疑药物，轻症者一般在停药后可自行恢复，但对于症状严重者必须采取相应的治疗措施进行紧急抢救，通常可通过以下方式：①对于超剂量用药者可进行洗胃、导泻、利尿或透析以增加药物排出。

②根据药物作用机制的不同，选择相应的解毒或拮抗药物。③对于危及生命的严重心律失常、心力衰竭、高血压危象及休克等，要给予心电图、血压及血流动力学的监护，及时纠正电解质紊乱和酸碱平衡。

预防 药源性心血管病的预防，首先是合理用药：选择疗效好而对心血管毒副作用小的药物，严格掌握药物的适应证，应用合适的剂量，合理的配伍，对心脏病患者、老年人、幼儿等特殊人群用药应慎重，宜从小剂量开始；治疗过程中注意观察患者的反应，严格控制有潜在心血管毒性药物的剂量和疗程，撤药时逐渐减量；注重用药的监护，尤其对治疗范围窄、毒性大的药物、需长期服用的药物、肝肾功能减退以及多种药物合用者，可进行血压、心率、心电图等的监测。

（程能能）

yàoyuánxìng xiàochuǎn

药源性哮喘（drug-induced asthma）

药物引起的气道阻塞性疾病，临床表现为发作性喘息、气促、胸闷和（或）咳嗽等症状。症状严重程度与病程经过的个体差异很大，与药物种类、患者是否存在气道高反应性等因素有关。气道高反应性指有哮喘、慢性阻塞性肺疾病等疾病的患者，因气道存在慢性炎症而处于过度反应状态，表现出敏感而过强的支气管平滑肌收缩反应，因而比一般人更容易发生药源性哮喘，而且症状也更严重。一些药物在没有任何气道高反应性病史的患者中也能引起哮喘发作，在药源性疾病中需要引起重视。

发病机制 不同的药物引起药源性哮喘的发病机制也不相同，主要包括：①过敏反应。一些具有抗原或半抗原性质的药物可刺激机体产生 IgE 抗体，当同种药物再次进入体内时，可引起速发型变态反应，导致药源性哮喘。青霉素类抗生素是最常引起过敏性支气管痉挛的药物。②释放组胺。一些药物可直接刺激组胺释放而导致支气管痉挛，诱发和加重哮喘。研究发现，含碘造影剂、硫喷妥钠、肌松药（如泮库溴铵、琥珀胆碱、筒箭毒碱等）、吗啡等多种药物引发的哮喘与这些药物引起组胺释放有关。③胆碱能 M 受体功能亢进。直接拟胆碱药物（如乙酰胆碱、卡巴胆碱、毛果芸香碱）可激动支气管平滑肌 M 受体，引起气道痉挛和哮喘发作；胆碱酯酶抑制剂（新斯的明、毒扁豆碱、依可碘酯）通过抑制乙酰胆碱降解，气道局部乙酰胆碱浓度增高，过度兴奋 M 受体而引发哮喘。④肾上腺素能 β_2 受体阻断。支气管平滑肌上的肾上腺素能 β_2 受体激动可引起支气管舒张，阻断该受体则可引起支气管平滑肌收缩，气道阻力增加。对正常健康人群，β_2 受体阻断对气道阻力的影响轻微，但有气道高反应性的患者，则可诱发严重的支气管痉挛和哮喘发作。非选择性 β 受体阻滞剂（如普萘洛尔等）引起药源性哮喘较常见，选择性 β_1 受体阻滞剂（如美托洛尔）虽然安全性提高，但仍有引发严重哮喘的案例报道。⑤阿司匹林哮喘。部分敏感患者在使用阿司匹林或其他非甾体抗炎药后数分钟到数小时内出现哮喘发作。反应可以很严重，甚至威胁生命。可能的发病机制为：阿司匹林或其他非甾体抗炎药抑制了环氧化酶，导致花生四烯酸的代谢由环氧化酶途径转到 5-脂氧化酶途径，导致具有气道收缩作用的白三烯生成增多，引起哮喘发作。⑥反射性支气管狭窄。吸入性药物对支气管黏膜的非特异性刺激，可致异常支气管收缩。可能引起的药物有：β 受体激动剂、糖皮质激素、异丙托溴铵、色甘酸钠，防腐剂如苯扎氯铵，抛射剂如氢氟碳。

临床表现 一般在药物使用后数分钟至数小时间出现咽部瘙痒、咳嗽、胸闷、气促、喘息、口唇发绀等症状。体检可见呼吸、心率加快，两肺满布哮鸣音。有哮喘史者，发作较先前为重，甚至出现哮喘持续状态。使用原有平喘药物，效果不明显。过敏性支气管痉挛者，常伴有气道以外过敏反应症状，如皮疹、瘙痒、血管神经性水肿等。阿司匹林哮喘患者中约有半数伴有鼻息肉、鼻窦炎和嗅觉异常，当阿司匹林哮喘伴有上述鼻部症状和体征时，称为阿司匹林哮喘综合征。需注意，阿司匹林哮喘患者一般无儿童时期哮喘史和哮喘家族史。

诊断与鉴别诊断 药源性哮喘的临床表现及实验室检查通常无典型特征，多种药物都可引起哮喘。主要根据病史、哮喘发作与用药时间的关联性、药物的致喘特性与临床症状的符合度做出诊断。这可能出现一定程度的假阳性与假阴性，因此药物激发试验是确诊药源性哮喘的重要手段，必要时须在密切监护下谨慎实施。

治疗原则 发生药源性哮喘时，应立即停用引起哮喘的药物，吸氧，给予静脉糖皮质激素治疗。同时进行平喘、抗过敏、抗炎及其他对症治疗。对于哮喘持续不能缓解甚至出现二氧化碳潴留、意识障碍者，应当给予机械通气治疗。对于阿司匹林哮喘，当吸入或口服糖皮质激素不能完全控制症状时，较有效的治疗药物是白三烯受体拮抗剂和 5-脂氧化酶抑制剂。阿司匹林哮喘综合征患者的鼻部症状可用糖皮质激素喷鼻治疗，对手术后反复发作的鼻息肉，可采用阿司匹林脱敏治疗。

转归预后 多数药源性哮喘在停药和治疗后均可逐渐缓解，预后良好。重症的药源性哮喘若未及时有效救治可发展为哮喘持续状态、呼吸衰竭甚至死亡。

预防 有哮喘、慢性阻塞性肺疾病的患者，要慎用可引起哮喘发作的药物。有药源性哮喘史的患者应避免再次使用同类药。慢性鼻塞或确诊为鼻息肉者慎用阿司匹林及其他非甾体抗炎药。特异质患者在使用有关药物（如麻醉剂、造影剂等）前应当做皮试，以防止过敏反应发生。

（程能能）

yàoyuánxìng yǎnbìng

药源性眼病（drug-induced oculopathy）

全身或局部用药引起的眼部病变。眼睛的血供丰富而体积较小，是最容易受到药品不良反应侵害的器官之一。许多药物均可导致药源性眼病，眼的大部分组织及功能均可受到影响，在药源性疾病中常见。

分类 分为六种类型。

药源性眼睑、结膜及角膜病 眼睑是所有眼部结构中最常受到药物损害累及的部位。眼睑的炎性病变常常是药物引起的全身性皮炎或皮疹的一部分。例如卡马西平、磺胺类等药物引起的史蒂文斯-约翰逊综合征常出现眼部并发症，表现为黏脓性结膜炎，可造成广泛的睑球粘连。后期瘢痕形成可引起睑结膜皱缩和倒睫、干眼症。滴眼剂及膏剂均可因其 pH 值、渗透压的不稳定和介质的性质而引起眼表面非特异性刺激性炎症，表现为急、慢性充血、流泪和结膜滤泡增生等。苯烷铵是眼用制剂中常用的防腐剂，它可通过激活 P2X7 受体引起细胞毒性、诱发眼部刺激、结膜滤泡、充血、角膜浸润、泪膜紊乱等角膜及结膜病的产生。长期服用吩噻嗪类、氯喹、胺碘酮等药物可引起结膜和巩膜色素沉着、角膜浑浊，视力障碍。

药源性葡萄膜病 ①白内障术前使用α₁肾上腺素受体阻断剂坦洛新可引起术中虹膜松弛综合征（intraoperative floppy iris syndrome，IFIS），其典型表现是三联征：对于眼内正常的液流，虹膜松弛呈波浪状涌动；尽管手术切口恰当，虹膜有向切口脱出的倾向；术中渐进性瞳孔缩小。此征的发生将增加手术并发症的风险，如术中虹膜撕裂出血、术后葡萄膜炎等。②睫状体肿胀眼压升高。某些含磺胺基团的药物如托吡酯通过引起睫状体肿胀、晶体-虹膜圈前移而诱发或加重闭角型青光眼，对此不良反应禁忌使用局部缩瞳剂，因为阻断瞳孔将加重上述病变。

药源性青光眼 全身或局部使用某些药物可致继发性青光眼，分为：①药源性开角型青光眼。用药后逐渐出现眼压升高、视神经病变、视野缺失。通常不伴有眼痛、充血和急性视力障碍，眼部检查前房角正常。局部或全身应用糖皮质激素均可引起眼压升高，眼压升高出现的时间、升高幅度取决于药物、剂量、给药次数与途径和个体敏感性。一旦发现，应尽早停用糖皮质激素，因为用药时间越长，眼压恢复越慢。②药源性闭角型青光眼。用药后眼压急性严重升高，伴眼痛、充血和雾视，眼部检查显示前房角闭塞。抗胆碱药（如阿托品、东

莨菪碱等）、肾上腺素受体激动药（如肾上腺素）通过扩大瞳孔，引起前房角间隙狭窄，房水流出受阻而引起急性闭角型青光眼发作。

药源性白内障 药物对晶状体的毒性主要表现为白内障。引起白内障的药物以糖皮质激素最常见，无论全身还是局部用药均可造成白内障。其发病率与用药剂量与用药时间明显相关。口服氯喹、氯丙嗪可致晶状体前囊下色素沉着，长期大量应用可发展为前极性白内障。

药源性视网膜病 药物引起的视网膜病变都与视细胞及视网膜色素上皮细胞受累有关。可引起药源性视网膜病的药物：①氯喹及羟氯喹。同属于 4-氨基喹啉类的抗疟药。该类药物长期应用可导致中毒性视网膜病变，其临床特征为牛眼样黄斑病变（bull's eye maculopathy），即黄斑区周围出现环形色素脱失。视网膜病变晚期可出现周边部视网膜及视盘异常，广泛视网膜色素上皮萎缩。严重者可发展为视网膜变性，伴有视盘萎缩，视网膜血管变细，最终可能导致失明。氯喹及羟氯喹所致的视网膜病变仅在早期是可逆的，停药后随着时间的推移，病变可能会慢慢消退。由于氯喹及羟氯喹所致的视网膜病变尚无有效的治疗办法，因此其早期诊断十分重要。②他莫昔芬。是雌激素拮抗剂，可剂量依赖性引起视网膜病变，视网膜或黄斑出现黄白色斑、水肿、变性、色素变化和出血。③硫利达嗪。属吩噻嗪类抗精神病药，大剂量用药时可在数周至数月时间内产生严重的视网膜病变，出现视野缺失和夜盲。④其他药物。可引起视网膜病变的药物还包括维生素 A、糖皮质激素、吲哚美辛、毛果芸

香碱等。

药源性视神经炎 可引起药源性视神经炎的药物：①乙胺丁醇。是结核分枝杆菌的主要治疗药，可引起剂量和时间依赖性的眼部不良反应，包括色觉变化、视野缺损、视神经炎。乙胺丁醇引起的视神经炎一般为双侧、眼后性的。引发视神经炎的平均潜伏期为 2～8 个月，严重时可使视力丧失、色觉丧失。②西地那非。是磷酸二酯酶 5 的选择性抑制剂，服用西地那非者可出现短暂的视功能障碍，包括视物模糊、蓝色或绿色眩光以及光敏度增加，大剂量使用西地那非引起的视神经炎病变与非动脉炎性前部缺血性视神经病变相似，故对先前有眼前部缺血性视神经病病史患者，禁用磷酸二酯酶 5 抑制剂，如他达拉非、西地那非。③胺碘酮。引起的视神经病变也与非动脉炎性前部缺血性视神经病变相似。确切发病机制尚不清楚，可能与该药选择性积聚在视神经轴突中，机械性或生化性阻碍了轴浆流有关。④其他。引起视神经损伤的药物还有异烟肼、链霉素、奎宁、两性霉素 B、利奈唑胺等。

防治原则 ①严格掌握适应证及剂量。②让患者充分了解可能的药源性疾病及其临床表现，以便及早发现、及时停药、及时治疗。③对眼毒性风险较大的药物，用药前应行眼部检查，用药期间定期进行眼科监测。借助眼科器械，大部分眼睛的组织结构都可以进行在体的清晰观察，为药源性眼病的诊断提供了独特的便利条件。④对于发生药源性眼病风险较大的患者，可同时使用保护眼组织、拮抗其不良反应的药物。如异烟肼与维生素 B₆ 同时使用。⑤一旦发生药源性眼病，

应及时停药，并按眼科同类疾病的治疗原则积极治疗。

（程能能）

yàoyuánxìng pífūbìng

药源性皮肤病（drug-induced skin disease）

由药物引起的以皮肤、黏膜为主要病变部位的炎性疾病。其实质是药品不良反应，十分常见，发生率在所有药源性疾病中位居前列。引起药源性皮肤病的药物种类多，病情严重程度差异大，既有单纯的局部皮肤反应，也有严重药物超敏反应引起的全身性综合征的皮肤并发症。轻度皮肤病变停药后可很快自愈，而严重的病例如不及时停药治疗可导致死亡。

病因与发病机制 临床上能引起药源性皮肤病的药物非常多，其中发生率高、症状较重的药源性皮肤病主要由以下几类药物引起：抗生素、磺胺类药物、非甾体抗炎药、抗癫痫药、生物制品、抗心律失常药及抗精神病药。药源性皮肤病的发病机制复杂，可分为变态反应机制和非变态反应机制。

药物引起的变态反应性皮肤病 药物或其代谢产物作为变应原，在体内引起抗体或致敏淋巴细胞形成，当药物再次进入体内与相应抗体或致敏淋巴细胞发生特异性结合，导致皮肤、黏膜产生炎性病变，引起组织损伤或功能紊乱。变态反应分为四种类型：①Ⅰ型药物变态反应（即速发型或过敏反应型变态反应），如血清制品引起的荨麻疹与血管性水肿。②Ⅱ型药物变态反应（即细胞毒型变态反应），如司眠脲引发的血小板减少性紫癜。③Ⅲ型药物变态反应（即抗原抗体复合物型变态反应），如普鲁卡因酰胺引起的红斑性狼疮样综合征，④Ⅳ型药

物变态反应（即迟发型变态反应），如外用磺胺药引起的接触性皮炎。

药物引起的非变态反应性皮肤病 ①药物过敏样反应。药物引起的皮肤病变类似过敏性反应，但不是由免疫机制介导，而是由非免疫机制介导，故也称为假变态反应。机制包括药物直接刺激肥大细胞或嗜碱性粒细胞中的过敏介质释放，或通过激活补体系统间接刺激过敏介质释放。如静脉滴注万古霉素可发生"红颈"综合征，与该药刺激组胺释放有关。②药物的药理作用与毒性反应。包括直接作用，如睾酮促进皮脂腺发育并产生大量皮脂，可引起痤疮样皮疹；间接作用，如阿司匹林抑制环氧化酶，使花生四烯酸生成前列腺素减少，而生成白三烯增多，进而引发皮炎；毒性作用，如化学治疗药物损伤毛囊细胞引起脱发。③蓄积作用。长期用药或排泄受阻，可使一些药物在体内浓度过高，并在皮肤中蓄积而引起皮肤损害。如碘化物、溴化物所致的痤疮样皮损，砷剂引起皮肤角化过度，甚至癌变。④光毒性反应。使用光敏感性药物后，经日光照射而产生的一种非免疫性炎症反应。如服用噻嗪类利尿药引起的光敏性皮炎。⑤其他机制。基因遗传多态性可以通过改变药物在体内的代谢产物或免疫反应，从而对特定类型的药疹易感。如，中国的汉族人群中，HLA-B1502阳性者更容易发生对卡马西平的严重过敏反应——重症多形红斑（Stevens-Johnson综合征）/中毒性表皮坏死松解症。HLA-B等位基因可能通过表达肽与药物或药物的代谢产物结合来激活T淋巴细胞。

部分药源性皮肤病的确切机

制仍不完全清楚。有些药源性皮肤病的发病并非单一机制，而是不同机制的联合所致。如药物引起的光敏性皮疹，就包括光敏反应和光毒性反应。前者属于Ⅳ型变态反应，组织病理学类似于接触性皮炎；而后者是非免疫性、剂量依赖性的，组织病理学类似于刺激性皮炎。

临床表现 临床上常见的药源性皮肤病类型有多种，一般分为轻型和重型。轻型包括：固定性药疹、药源性荨麻疹与血管神经性水肿、麻疹样或猩红热样药疹、湿疹型药疹、紫癜型药疹、痤疮样药疹、结节型红斑、药源性红斑狼疮样综合征、药源性接触性皮炎、药源性光敏性皮炎等。重型包括：药源性剥脱性皮炎、重症多形红斑型药疹、中毒性表皮坏死松解症。

诊断与鉴别诊断 药源性皮肤病的临床表现缺少特异性，不易和非药源性皮肤病鉴别，需要结合临床病史、组织病理和特殊检查等资料进行综合分析才能做出正确判断。确切的用药史、与发病机制相符的潜伏期、皮疹符合该药经常诱发的皮疹类型、停药后皮损消退，以及能排除皮疹相似的其他皮肤病及发疹性传染病等有助于诊断和鉴别诊断。组织病理检查常有助于诊断，嗜酸性粒细胞浸润是药源性皮肤病的诊断线索，但不是确诊依据。

药物激发试验有助于确诊，但风险较大，需慎用。为确定致敏药物，可采用以下试验方法：①皮肤试验。包括皮肤划痕试验与皮内注射试验。前者更安全但准确性不高。对作用强烈或缺乏足够经验的抗原物质，可先做划痕试验，阴性时再进行皮内注射试验。②斑贴试验。对外用药引

起的变应性接触性皮炎及内用药引起的湿疹样发疹，均有诊断价值。光斑贴试验适用于光变态反应。③体外试验。有一定诊断价值，包括血细胞凝聚抗体滴度测定、嗜碱性粒细胞脱颗粒试验、特异性淋巴细胞转化试验、放射性变应原吸附试验和单克隆抗体-生物素亲和素（McAb-BA）酶联免疫吸附试验等。

治疗原则 停用一切可疑致病药物，促进药物排泄，应用抗过敏药物、糖皮质激素。重型患者尤其要及时足量应用糖皮质激素，还可大剂量静脉滴注丙种球蛋白，积极预防和控制继发感染，支持疗法，加强病变部位的局部护理。

预防 不滥用药物；用药前详细询问药物过敏史及其他过敏情况；应用青霉素、血清制品、碘造影剂等高过敏性药物之前应做皮肤过敏试验；注意药疹的早期症状，如发现局部或全身瘙痒、红斑、发热等现象要提高警惕。

（程能能）

yàoyuánxìng shénjīngbìng
药源性神经病 （ drug-induced neuropathy）
由药物所导致的神经系统结构损害或者功能障碍。药物对神经系统的损害包括中枢神经系统损害和周围神经系统损害，分为对神经系统的直接毒性和间接的神经系统不良反应。是临床上颇为常见的一种药源性疾病，约18%的药品不良反应涉及神经系统病变，用药后不良反应的发生时间不确定，症状表现既可以为神经症状，也可以呈现精神异常。尽早识别药源性神经病的症状和体征对避免药物造成不可逆损伤具有重要的临床意义。

病因 引起药源性神经病的主要因素有患者因素和药物因素。

患者因素 包括：①年龄。婴幼儿由于神经系统发育不完全易导致发病，老年人的神经元和神经递质减少，对药物更加敏感。②遗传。由于基因不同导致代谢酶的种类和活性不同，药物代谢的快慢和程度不同，导致发病概率不同。③血脑屏障。婴幼儿的血脑屏障发育不完全更易受到药物的损伤。④疾病。如感染、贫血或出血、肝肾功能不全等疾病因素使得神经系统对很多毒性化学物质更为敏感。

药物因素 包括：①药物的直接作用。药物对神经元细胞产生直接毒性，造成神经元变性和坏死。②药物相互作用。两种或多种药物合用时，某些药物吸收、代谢、血浆蛋白结合等体内过程发生改变，导致药品不良反应。③药物制剂。药物的剂型和给药途径等对不良反应的发生亦有影响。④药物的使用不当。药物的剂量过大、疗程过长均会引起神经系统的不良反应。

发病机制 主要包括：①干扰脑组织能量代谢。药物通过抑制三磷酸腺苷合成酶和影响 H^+ 供应等途径干扰大脑的能量代谢过程。②影响神经递质代谢。药物可影响神经递质的合成、释放、储存和灭活等过程，引起神经递质的代谢紊乱而导致神经系统不良反应。③受体敏感性改变。④继发性神经系统不良反应。药物通过引起水电解质代谢紊乱、肝肾损伤以及呼吸、循环或内分泌功能障碍等导致继发性神经系统不良反应。

临床表现 药源性神经病包括中枢神经系统、周围神经系统以及神经肌肉系统等病变。

药物引起的中枢神经系统疾病 主要有：①药物诱发的脑病。临床表现以精神障碍、意识障碍、智能障碍、抽搐、肌痉挛等为主要特征，如巴氯芬在治疗剂量就可引起急性脑病，茶碱可引发癫痫持续状态（茶碱脑病）。②脑桥中央髓鞘溶解症（ central pontine myelinolysis， CPM）。是一种代谢性脱髓鞘病变，临床主要表现为昏睡或昏迷、四肢瘫痪及假性延髓麻痹、死亡率高。常发生于重症监护室快速输注盐水时，当有低血钠时，快速纠正低血钠是诱发 CPM 的主要原因。③接种后脑脊髓炎，多在接种后 10~12 天发病。表现为突然或再度发热，伴有头痛、头晕、乏力、全身酸痛、背部僵直。如脑膜受累则出现呕吐，随后出现脑及脊髓实质受累的症状，如意识障碍、肢体瘫痪、共济障碍、直肠膀胱功能障碍。诱发的疫苗包括：狂犬病疫苗、麻疹疫苗、水痘疫苗、乙脑疫苗、流感疫苗、脊髓灰质炎疫苗、乙肝疫苗、百白破疫苗等。④雷耶综合征。⑤药物引起的脊髓病，根据给药方式不同分为椎管内给药脊髓病和全身给药脊髓病。⑥药源性癫痫。

药物引起的周围神经疾病 由于缺乏血液屏障保护和没有脑脊液的"洗涤"作用，周围神经对毒物和药物往往比脑更敏感。①药物引起的颅神经病。常见疾病包括：前庭功能和听觉障碍，其中氨基糖苷类抗生素和抗肿瘤药物引起的耳毒性常是不可逆的；嗅觉障碍，以嗅觉减退最常见，其中90%以上为感受器水平受累，余者为介导机制损伤；视神经病变。②药物引起的脊神经病。分为感觉神经病、运动神经病和感觉运动神经病三种类型。病理基础为轴突退行性变或节段性脱髓鞘，以轴突退行性变常见。③药物引起的吉兰-巴雷综合征。临床症状为四肢大致对称性无力，可有主观感觉障碍（如肢体末端麻木），但客观感觉障碍常不明显，属于自身免疫机制介导下的急性多发性脱髓鞘性神经根神经病。

药物引起的综合性神经系统损害　①抗精神病药恶性综合征。临床表现以高热、肌强直、意识障碍、精神障碍和自主神经功能紊乱为主要特征。主要致死原因为肾功能衰竭、急性呼吸衰竭，死亡率约20%左右。②5-羟色胺综合征。患者出现智能改变、激动、肌阵挛、反射亢进、出汗、震颤、发热、动作不协调、腹泻等症状。发生机制为突触内5-羟色胺过多，过度激活突触后5-羟色胺-1A和5-羟色胺-2受体，导致脑内5-羟色胺系统活动增强，多巴胺系统功能相对低下。③药物引起的情感障碍。患者表现为抑郁和自杀倾向，发生机制可能涉及多种中枢神经递质或受体的变化，包括5-羟色胺、去甲肾上腺素、多巴胺和γ-氨基丁酸等。④药源性头痛。临床上3%的头痛由药物引起，主要是引起良性颅内压增高的药物，如钙通道阻滞剂、硝酸盐类。

易患因素　糖尿病、维生素缺乏、乙醇中毒、肝或肾功能不全、营养不良、慢乙酰化者等因素都会增加发生药源性神经病变的概率。婴幼儿的神经系统发育不完全，血脑屏障发育也不完全，药物代谢酶活性不足，更易出现神经系统毒副作用，例如小儿应用链霉素易致听神经和前庭功能损害，导致眩晕、耳聋和共济失调。慢乙酰化者的肝乙酰转移酶活性低，对某些药物（如异烟肼）的代谢速度慢，易导致血药浓度比正常人高而造成毒副反应。

诊断　患者病史和体格检查尤为重要，脑脊液检查和其他实验室检查、脑电图、肌电图也往往能提供重要线索。神经系统影像学检查在药源性神经病的诊断上起重要作用。正电子发射断层扫描、经颅多普勒超声检查、数字减影脑血管造影、单光子发射计算机断层扫描、神经系统诱发电位、眼震图以及定量脑电图等新技术均有助于神经系统疾病的诊断。

治疗原则　疑有药源性神经病发生时，应详细了解病史，尤其要掌握患者具体的用药情况，并进行神经系统检查以及必要的辅助检查，包括神经电生理学、血液学、神经影像学检查及神经心理学测定，若发现有神经系统病变的症状与体征，则应判断确定是原发性疾病、一般药品不良反应或者药源性神经损害等所导致，如为药源性神经病变，应酌情立即停药、减少用药剂量或在维持原有剂量下进行严密观察，并予以对症治疗，采取补充维生素类或必需微量元素等可能有助于神经症状恢复的治疗手段。

预防　充分了解患者既往用药时曾出现的毒副反应及药物过敏史，掌握药物正确的用量和使用方法，避免某些药物长期使用或者药物相互作用导致的不良反应。对于儿童、老年人、有药物过敏史或存在固有疾病的患者尤其要谨慎用药，制订合适的给药方案。

（程能能）

pèiwǔ jìnjì

配伍禁忌（incompatibility）　两种或两种以上配伍应用的药物之间发生体外药物相互作用，导致直接的、可见或不可见的物理化学反应，可能造成药物性质和作

用的改变。是用药安全中应掌握的一条原则。有些药物配伍之后使治疗作用减弱，导致治疗失败；有些药物配伍之后使副作用或毒性增强，引起严重不良反应；还有些药物配伍之后使药理作用过度增强，超出了机体所能耐受的能力，也可引起不良反应，乃至产生危害。临床常见的配伍禁忌可以通过查阅相关文献或检索"配伍禁忌一览表"予以确认和预防。配伍禁忌包括物理配伍禁忌和化学配伍禁忌。

物理配伍禁忌　药物配伍时发生了溶解度、外观性状等物理性质的改变，一般属于外观上的变化，如出现浑浊、沉淀、分层、结晶、潮解、液化、气泡、变色、黏度改变等现象，其中最常见的有四种，即分离、沉淀、潮解、液化。

分离　如水溶剂与油溶剂混合时，由于比重不同且互不相溶而易出现分层。因此临床药物合用时，应注意药物的溶解特点，避免水溶剂与油溶剂的配伍。

沉淀　一些药物配伍应用时，由于溶剂的改变与溶质的增多，药物在超饱和状态下易析出沉淀。如樟脑乙醇溶液和水混合，由于溶剂的改变，而使樟脑析出沉淀。

潮解　含结晶水的药物，在配伍使用时由于条件的改变使其中的结晶水被析出，而使固体药物变成半固体或成糊状，如碳酸钠与醋酸铅共同研磨，即发生此种变化。

液化　两种固体物质混合时，由于熔点的降低而使固体药物变成液体状态，如将水合氯醛（熔点57℃）与樟脑（熔点171～176℃）等份共研时，形成了熔点低的热合物（熔点为-60℃），即产生此种现象。

化学配伍禁忌 药物之间发生化学反应，不但改变药物的性状，更重要的是使药物的药理作用改变，导致药物减效、失效或毒性增强。化学配伍禁忌常见的外观变化有变色、产气、沉淀、水解、燃烧或爆炸等，如氯化钙与碳酸氢钠溶液配伍，形成难溶性碳酸钙而出现沉淀；生物碱类药物的水溶液与鞣酸类、重金属、溴化物、碱性药物等发生化学反应产生沉淀。但也有许多药物的氧化、水解、分解、取代、聚合、加成等化学反应无明显的外观变化，难以识别，应提高警惕。

络合反应 例如头孢菌素与含 Ca^{2+}、Mg^{2+} 的药物、四环素与含 Ca^{2+}、Fe^{2+}、Al^{3+}、Mg^{2+} 的输液配伍，由于发生络合反应形成络合物而产生沉淀或变色。

中和反应 磺胺嘧啶钠与氯化钙、维生素 C 与肌苷、三磷酸腺苷二钠与维生素 B_6、碳酸氢钠与酸性药物、盐酸氯丙嗪与氨茶碱、苯妥英钠、肝素钠、氨苄青霉素钠，头孢哌酮与 5% 葡萄糖等注射液之间配合使用时由于发生酸碱中和反应而产生配伍禁忌。

水解反应 酰胺类药物青霉素类、头孢菌素类、氯霉素、巴比妥类、利多卡因、对乙酰氨基酚，酯类药物盐酸普鲁卡因、盐酸可卡因、溴丙胺太林、硫酸阿托品、氢溴酸后马托品、硝酸毛果芸香碱、华法林钠等，氯化琥珀酰胆碱、洋地黄毒苷等含有易水解基团，与酸性或碱性药物溶液配伍容易发生水解反应。如葡萄糖注射液（pH 3.2~5.5）与青霉素混合可加速青霉素的 β-内酰胺环开环水解而使其效价降低。因此这类药物宜选用 0.9% 氯化钠等中性注射液做溶媒。

氧化还原反应 多酚类、烯醇类、芳胺类、吡唑酮类、噻嗪类药物，如盐酸肾上腺素、吗啡、维生素 C、维生素 B_6、氨基比林、盐酸氯丙嗪、盐酸异丙嗪等易被氧化，若与氧化性药物配伍，由于发生氧化还原反应而使注射液变色、沉淀，疗效降低。例如，奥美拉唑与酚磺乙胺配伍，由于发生氧化还原反应而使注射液颜色变红。

离子沉淀反应 含钙离子、镁离子、铝离子药物溶液可与磷酸盐、碳酸盐、生物碱等药物生成难溶性盐沉淀。例如头孢他啶、头孢孟多注射剂中含有碳酸钠，不能与氯化钙、葡萄糖酸钙配伍，否则会生成沉淀。碳酸氢钠注射液为碱性药物，忌与酸性药物配合使用；碳酸氢根离子与钙离子、镁离子等形成不溶性盐而沉淀，因此也不宜与含钙、镁离子的注射液混合使用。

聚合反应 有些药物如青霉素、氨苄西林、塞替派等在溶液中发生聚合反应，形成聚合物。青霉素的变态反应可能与形成聚合物有关。

结合反应 一些药物如青霉素能与蛋白质类药物结合，这种结合可能会增加变态反应发生的概率，所以这类药物加入蛋白质输液中使用是不妥当的。

（蔡卫民）

yàowù xiānghù zuòyòng

药物相互作用（drug interaction） 两种或两种以上药物在体内同时或序贯使用时，药物之间产生相互影响，导致药物疗效及毒副作用发生改变的现象。是临床上保证用药安全需要考虑的一个重要因素。

临床药物治疗除使用单一药物，常合并用药，少则 2~3 种，多则 6~7 种同时应用，难免发生药物相互作用。潜在的药物相互作用的发生频率随着患者合并用药的数量增加而增加。两种药物的相互作用发生率约 18%，4 种药物的相互作用发生率约 50%，而 8 种以上药物的相互作用发生率几乎达到 90% 以上，因此不推荐同时使用多种药物。

1992 年初，英国报道了阿司咪唑和特非那丁合用引起心脏病的事件，在 94 份心血管不良反应报告中有 3 份与严重的室性心律不齐有关。1993 年，日本发生了 5-氟尿嘧啶和索立夫定药物相互作用的事件，导致 15 位并发带状疱疹的癌症患者死于 5-氟尿嘧啶中毒。西立伐他汀钠是拜耳公司于 1997 年推出的降低胆固醇的药物，其本身能导致罕见的横纹肌溶解，当与降甘油三酯药物吉非贝齐合用时，后者可以明显加重前者的肌毒性。美国的 31 例与拜斯亭有关的患者死亡案例中，有 12 例同时使用了拜斯亭和吉非贝齐。2005 年，美国食品药品管理局要求将普度制药（Purdue Pharma）公司的镇痛药盐酸氢吗啡酮缓解胶囊撤出市场，是由于如果患者在服药期间服用酒精饮料，或在治疗期间与含酒精的处方药或非处方药同时使用，能产生严重的不良反应，甚至极易导致死亡。研究发现可能是因酒精导致了药物快速释放并达到可能致命的剂量。

根据发生机制不同，药物相互作用分为药动学相互作用和药效学相互作用两种方式。有益的药物相互作用可以增强疗效或减少药品不良反应，如有些非处方药中的复方制剂，都是选择药理作用彼此增强、不良反应相互抵消或减少的原则配伍组成；反之，有害的药物相互作用可导致疗效降低或毒性增加，还可能发生一些异常反应，干扰治疗，加重病情。作用增加称为药效的协同或相加，作用减弱称为药效的拮抗。

药物在体内产生的效应常常受到多种因素的影响，包括种族、年龄、性别、病理生理、营养状况、遗传因素、合并用药的种类和数目、给药剂量、途径和方式等。了解常用药物的相互作用机制以及影响因素具有重要的临床意义，有利于在制订给药方案时，充分利用有益的药物相互作用，尽量避开不良的药物相互作用，确保用药的安全性和有效性，提高药物治疗的水平，实现临床合理用药。

（蔡卫民）

yàoxiàoxué xiānghù zuòyòng

药效学相互作用 （pharmacodynamic interaction）

药物联合应用时一种药物改变了机体对另一药物的敏感性或反应性，导致药理效应出现相加、协同或相反的现象。是药物相互作用的一种形式。药效学相互作用一般对血药浓度无明显影响，主要通过影响药物与受体的结合能力而影响药物疗效。临床上一些药物配伍应用后，药物之间会发生药物效应或毒副作用的协同、相加或拮抗作用，从而产生严重的不良反应，甚至危及生命。

药效学相互作用的发生机制可分为竞争性受体结合、影响神经递质释放、组织或受体对药物敏感性增强等。①受体结合。当作用于同一受体的两种药物联合应用时，在效应上可产生加强或减弱两种不同结果。如β受体拮抗剂普萘洛尔能竞争性地阻断β受体，与利血平合用时，两者作用相加，β受体阻滞作用增强，有可能出现心动过缓及低血压。

而普萘洛尔与β-肾上腺素受体激动剂（如肾上腺素、麻黄碱等）合用时，可拮抗后者的升压作用，导致其作用减弱或无效。②当作用于同一神经递质的药物联合应用时，因可改变作用部位的递质浓度及酶活性，如单胺氧化酶抑制剂帕吉林等与麻黄碱、间羟胺等药物合用，可使去甲肾上腺素从贮存部位大量释放而引起血压升高，甚至高血压危象。③当同时应用两种以上药物时，其中一种药物本身虽并无某种药理效应，但可使受体或组织对另一种药物的敏感性增加，结果增强了另外一种药物的作用，这种现象称为敏感化作用。例如，麻醉剂氟烷本身并不引起心律失常，但可使心肌对外源性儿茶酚胺的敏感性增加，因此如果在用氟烷麻醉的同时应用儿茶酚胺类药物肾上腺素或去甲肾上腺素，可增加心肌收缩力及收缩速度，有可能引起严重的心律失常。

临床药师在工作中应关注药物之间可能发生的药效学相互作用，优化联合用药方案，确保用药的安全性和有效性。

（蔡卫民）

yàodòngxué xiānghù zuòyòng

药动学相互作用 （pharmacokinetic interaction）

药物联合应用时，一种药物能使另一种药物的体内吸收、分布、代谢和排泄过程发生变化，从而影响其血药浓度，改变其作用强度或毒性的现象。通常根据各个药物的药动学参数或通过对患者的临床体征以及血药浓度的监测，可以对其加以预测。是药物相互作用的一种方式。

药动学相互作用的发生机制主要包括改变药物在胃肠道的吸收、与血浆蛋白的结合、受到代

谢酶抑制或诱导、肾脏的竞争性排泄等。其中代谢方面的药动学相互作用发生率最高，约占全部药动学相互作用的40%，具有非常重要的临床意义，成为关注的重点。①药物胃肠道吸收的改变。弱酸性药物（如阿司匹林、呋喃妥因、保泰松、巴比妥类等）在胃内酸性环境中吸收较好，但不宜与弱碱性药物（如抗酸药碳酸氢钠、碳酸钙、氢氧化铝等）同服，以免因相互作用而导致吸收下降。另外，P-糖蛋白在体内主要转运疏水性阳离子化合物，与肿瘤细胞多药耐药性和药物外排有关，对药物的吸收、分布、代谢和排泄具有重要影响，是一些药物口服吸收差、生物利用度低的主要原因。②血浆蛋白结合的改变。例如，口服抗凝药双香豆素的血浆蛋白结合率可达99%，体内分布容积小。与磺胺类、水杨酸盐、甲苯磺丁脲、保泰松等血浆蛋白结合力强的药物合用时，可将已与血浆蛋白结合的双香豆素置换出来而呈游离状态，如果游离型药物从1%增加到2%，其抗凝作用就增强一倍，可造成出血而危及生命。③代谢酶抑制或诱导。是药动学相互作用的重要环节，一直都是人们关注的重点，与临床合理用药密切相关。一般来说，酶抑制作用的临床意义远远大于酶诱导作用。例如，特非那丁、阿司咪唑及胃肠动力药西沙必利等第二代抗组胺药物现都已从美国市场撤出，原因是这些药物属于CYP3A4的底物或抑制剂，可发生CYP3A4介导的代谢性相互作用，从而导致危及生命的心律失常。巴比妥类药物是一类很强的酶诱导剂，可诱导酶CYP3A4、2B1、2B4、2C6、2C9的代谢活性提高，促进多种药物

代谢。该类药与华法林合用，可加速华法林的代谢和排泄，使其抗凝作用减弱，合用时必须加大华法林剂量。当停用巴比妥类药物时，如果华法林未及时减量，往往会引起抗凝过度而出血，严重时可危及生命。④肾脏的竞争性排泄。药物主要经肾脏排泄，药物的排泄与药效强弱、药效维持时间及毒副作用等密切相关。如降血脂药吉非贝齐主要经肾排泄，在与免疫抑制剂如环孢素合用时，可因与后者发生竞争性排泄而增加后者的血药浓度和肾毒性，有导致肾功能恶化的危险，应注意减量或停药。

临床药师在工作中应关注联合用药时可能发生的药动学相互作用，尽量避免可能产生不良后果的联合用药，如必须合用，可通过采取错开给药时间、调整给药剂量等方式降低发生毒副作用的风险。

（蔡卫民）

5-qiǎngsè'àn zōnghézhēng

5-羟色胺综合征 （serotonin syndrome）

5-羟色胺过多导致的精神状态改变、自主神经功能亢进和神经肌肉异常的临床三联征。由治疗性药物使用、故意服药自杀或药物相互作用所致。

发生机制　5-羟色胺综合征不是由药物直接引起的不良反应，而是一种5-羟色胺过多的临床反应。发生机制为中枢神经系统受体和外周5-羟色胺受体被5-羟色胺过度激活，轻者表现为震颤和腹泻，重者可能出现谵妄、神经肌肉强直和高热。

5-羟色胺综合征的发病率与临床实践中使用的促5-羟色胺能药物数量的增加成正比。例如在接受过量的选择性5-羟色胺再摄取抑制剂治疗的患者中，5-羟色胺综合征的发病率大约是14%~16%。大量使用单胺氧化酶抑制剂、三环类抗抑郁药、选择性五羟色胺再摄取抑制剂、阿片类止痛剂、非处方止咳药、抗生素等药物以及联合用药与5-羟色胺综合征的发病率相关。治疗剂量的选择性五羟色胺再摄取抑制剂就有可能导致5-羟色胺综合征。此外，在选择性5-羟色胺再摄取抑制剂的治疗方案中加入抑制药物代谢酶（细胞色素 P_{450} 酶 CYP2D6 和 CYP3A4）的药物也与此综合征相关。

鉴别诊断　尚无实验室检查能确诊5-羟色胺综合征。当患者存在震颤、阵挛或者静坐不能，同时没有其他锥体外束体征时，应考虑到该诊断，根据患者的病史和体格检查做出推断。在获取病史时，应了解患者使用的处方药和非处方药、违禁药和膳食补充剂的情况，因为所有这些药物都可能与5-羟色胺综合征的发生相关。还要对症状的演变及其变化速度进行详细评估。体格检查应该重点评估深腱反射、阵挛和肌肉强直，还要评估瞳孔的大小和反应性、口腔黏膜干燥情况、肠鸣音强度、皮肤颜色以及有无出汗。鉴别诊断包括抗胆碱能药物中毒、恶性高热和抗精神病药物恶性综合征，这几种疾病都可以依靠临床背景和用药史而很容易地与5-羟色胺综合征进行鉴别。

处理原则　5-羟色胺综合征的治疗包括去除诱发疾病的药物、提供支持治疗、控制躁动、使用5-羟色胺2A受体拮抗剂、控制自主神经失调以及控制高热。许多5-羟色胺综合征病例通常在开始治疗后和停用5-羟色胺能药物后24小时内消退，但如果患者所接受的药物的清除半衰期长，代谢产物有活性或作用时间延长，则症状可能一直持续。由静脉输液和纠正生命体征组成的支持性治疗仍然是主要治疗手段。然而，如果接受保守治疗的患者病情突然恶化，则需要立即做出处理。

预防　5-羟色胺综合征可以通过采用下列措施而避免：运用药物基因组学技术预测有该综合征发病危险的患者，避免使用5-羟色胺能药物。一旦发生毒性反应，请药物毒理学家和临床药学专家会诊，确定是何种促5-羟色胺能药物和药物发生的相互作用，并提供有价值的临床决策经验。避免多药联合使用是预防5-羟色胺综合征的关键。

（蔡卫民）

shuāngliúlúnyàng fǎnyìng

双硫仑样反应 （disulfiram-like reaction）

由于应用药物后饮用含有酒精（乙醇）的饮品或接触酒精导致的体内"乙醛蓄积"的中毒反应。又称戒酒硫样反应。属于药物相互作用。双硫仑（disulfiram）是一种戒酒药物，服用该药后即使饮用少量的酒，身体也会产生严重不适，由此达到戒酒的目的。许多抗菌药物具有与双硫仑相似的作用，用药后若饮酒，也会发生双硫仑样反应。

酒精进入体内后，首先在肝细胞内经过乙醇脱氢酶的作用氧化为乙醛，乙醛在肝细胞线粒体内经过乙醛脱氢酶的作用氧化为乙酸，乙酸进一步代谢为二氧化碳和水排出体外。由于双硫仑和结构中含有甲硫四氮唑侧链（主要为头孢菌素类和咪唑衍生物）的药物可抑制肝细胞线粒体内乙醛脱氢酶的活性，使乙醛不能进一步氧化代谢，从而导致体内乙醛聚集。乙醛是毒性物质，当体内乙醛浓度升高时，可与体内一些蛋白质、磷脂、核酸等呈共价键结合，致使这些物质失活，从而引起机体的多种不适，表现出双硫仑样反应的症状。

双硫仑样反应表现为胸闷、气短、喉头水肿、口唇发绀、呼吸困难、心率增快、血压下降、四肢乏力、面部潮红、多汗、失眠、头痛、恶心、呕吐、视物模糊、嗜睡、幻觉、恍惚，甚至发生过敏性休克，血压下降至（60～70）/（30～40）mmHg（1mmHg＝0.133kPa），并伴有意识丧失。容易误诊为急性冠脉综合征、心力衰竭等。此外双硫仑样反应严重程度与应用药物的剂量、饮酒量呈正比。饮用白酒较啤酒、含酒精饮料等反应重，用药期间饮酒较停药后饮酒反应重。

对双硫仑样反应及过敏性休克患者的处理原则：①卧床休息，休克者采取"V"形体位。②保持呼吸道通畅，给予氧气吸入4~6L/min，改善组织缺氧。③建立静脉通道，给予地塞米松5～10mg加入葡萄糖液中静滴或静推，补液及利尿，并根据病情给予血管活性药物治疗。④对症处理。如恶心、呕吐者可给予甲氧氯普胺10mg肌注；如嗜睡、意识不清可以给予纳洛酮对抗治疗。⑤床旁备齐急救器械及药品，如除颤仪、吸痰器、气管切开及静脉切开包、呼吸兴奋剂、利尿剂等其他抢救药品。⑥密切观察患者神志、体温、脉搏、呼吸、心率、心律、血压、尿量及其他临床变化，并做好病情动态的护理记录。

（蔡卫民）

zhòngdú jiějiù

中毒解救（intoxication rescue）

通过切断毒源、使用特效解毒剂、对症处理等措施直接对抗毒物或解除毒物对机体毒性的作用，恢复机体功能的过程。是保证用药安全的重要措施。

常见中毒分类 有多种分类方法，其中常用的有按接触毒物的时间、毒物来源和用途分类。

按接触毒物的时间分类 ①急性中毒：大量毒物短时间内经皮肤、黏膜、呼吸道、消化道等途径进入人体，使机体受损并发生功能障碍。②慢性中毒：大量毒物长期逐渐地进入体内，在体内蓄积到一定程度时出现中毒症状。

按毒物来源和用途分类 ①工业中毒：接触工业毒物，如原料、中间产品、辅助剂、杂质、成品、副产品、废物等所致中毒。②农业中毒：农业、林业、牧业、渔业及养殖业生产过程中，接触有毒化学物质引起的中毒。农业中毒的来源包括：农药、化学肥料，食物等发酵产生的有毒气体。③药物中毒：误服大剂量药物，或治疗中错用、误服及服用变质药物，或因药物配伍失度等所致的中毒。④食物中毒：泛指所有因进食了受污染食物、致病细菌、病毒，又或被寄生虫、化学品或天然毒素污染了的食物。根据致病源不同，食物中毒可以分为：化学性食物（如食品添加剂）中毒、细菌性食物（如变质肉、奶、剩饭等）中毒、真菌毒素（如有毒蕈类）中毒、植物性食物（如发芽马铃薯等）中毒、动物性食物（如河豚中毒）中毒。⑤动物性中毒：某些节肢动物（如蜂、蜈蚣等）、蛇、水蛭和某些鱼可以释放出组胺、蚁酸、胆碱等毒素。⑥环境因素所致中毒：也称环境病或公害病。指生活环境中，因空气、水源、土壤受毒物污染中毒。⑦军用毒剂中毒：军事行动中以毒害作用杀伤人畜的化学物质中毒。

中毒常见症状 一般临床表现为恶心、呕吐、头痛、听觉障碍，大量出汗、面色潮红、口渴、皮肤苍白、发绀、黏膜出血、胃灼痛、肝脏肿大、黄疸、脉快、呼吸加速和变深。此外，尚可发生水、电解质失衡和中毒。有时可发生低血糖或暂时性血糖升高，甚至可发生烦躁不安，精神错乱、抽搐、昏迷、休克和呼吸衰竭。

常见的特征性临床症状及毒物来源有：①皮肤樱桃红，为氰化物、一氧化碳中毒。②皮肤黏膜发绀，为镇静催眠药、麻醉药、苯胺、亚硝酸盐、硝基苯、臭丸等中毒。③皮肤湿润，为酒精、吗啡类、拟胆碱药等中毒。④中毒后出现特殊气味。出现鞋油味为硝基苯中毒，出现大蒜味为有机磷农药中毒，出现酚味为苯酚中毒，出现酒味为酒精中毒，出现苦杏仁味为氰化物中毒等。⑤瞳孔扩大，为抗组胺药、三环类抗忧郁药、阿托品、氰化物、莨菪碱类、酒精、苯、可卡因等中毒。⑥瞳孔缩小，为镇静催眠药、有机磷农药、吗啡类、毒蕈、氨基甲酸酯类农药、咖啡因、拟胆碱药中毒。

中毒解救方法 遵照解救原则，采取恰当的解救措施，必要时使用药物解救并采取对症支持治疗。

解救的原则 关键在于给予及时有效的干预措施，包括防止毒物继续侵害、进行解毒治疗及对症支持治疗。其中防止毒物继续侵害最为重要，如立即停止接触毒物，清除尚未吸收的毒物，促进已吸收毒物的排出。具体措施包括脱离中毒现场、脱去被毒物污染的衣物，采取催吐、洗胃、

导泻等措施清除胃肠道毒物，给予输液、利尿等尽快排出毒物及其代谢产物。阻止毒物继续吸收的意义重大，其疗效及经济效益远大于毒物吸收后再采用的各种解毒等治疗措施。心搏骤停、呼吸衰竭的重症患者，早期给予呼吸机支持肺保护性通气策略可以赢得宝贵的诊断治疗时间。特效解毒剂的使用亦很重要。随着现代分子药理学和毒理学研究的进展，许多毒物在体内引发中毒的机制以及解毒药物的作用机制逐渐明确，越来越多的新型解毒药也逐渐应用于临床。

解救的具体措施　包括清除未吸收毒物和加速已吸收毒物排泄，两者可以单独进行，也可结合进行。

清除未吸收毒物　对吸入性中毒：①使患者脱离中毒环境，呼吸新鲜空气。②必要时给予氧气吸入、进行人工呼吸。

对由皮肤和黏膜吸收的中毒：①除去污染的衣物，清除皮肤黏膜上的毒物，清洗被污染的皮肤与黏膜；皮肤接触腐蚀性毒物者，冲洗时间要求达到 15~30 分钟，并用适当的中和液或解毒液冲洗。②由伤口或其他原因进入局部的药物中毒，要用止血带结扎，尽量减少毒物吸收，必要时做伤口引流排毒。③眼内污染毒物，必须立即用清水冲洗至少 5 分钟，并滴入相应的中和剂；对固体的腐蚀性毒物颗粒，要用器械的方法取出结膜和角膜异物。

对经消化道吸收中毒：①神志清醒者进行催吐。饮水 500~600ml，刺激咽后壁，或口服溶液催吐，也可选择阿扑吗啡（成人皮下注射 3~5mg）引起呕吐，但体弱、休克、昏迷患者禁用。不宜催吐的情况有：服腐蚀性毒物

及惊厥尚未控制的中毒患者不宜催吐；有严重心脏病、动脉瘤、食管静脉曲张、溃疡病患者不宜催吐。②洗胃。对水溶性药物中毒较适用，每次 300ml，反复多次。洗胃方式主要包括胃管法、灌流式洗胃法、剖腹胃造瘘洗胃法。常用洗胃液有微温开水、生理盐水、1∶（2000~5000）的高锰酸钾溶液、0.2%~0.5%活性炭混悬液、2%碳酸氢钠溶液、10%葡萄糖酸钙、5%硫代硫酸钠等。实际操作中要根据毒物的理化性质和患者的状态选择最适宜的洗胃方式和洗胃液。

加速已吸收毒物排泄　①导泻。使已进入肠道的毒物，尽可能多的迅速排出，以减少在肠内的吸收。如为腐蚀性毒物中毒或极度衰弱者，禁止导泻和灌肠，可用硫酸钠或硫酸镁溶液导泻。注意：如毒物本身可引起严重腹泻，不用导泻法；镇静药与催眠药中毒时，避免用硫酸镁导泻。②洗肠。适用于毒物已食入数小时而泻药尚未发生作用时，对于抑制肠蠕动的毒物（如巴比妥类和吗啡类）及重金属所致的中毒，洗肠尤为重要。用 1% 微温盐水、肥皂水或清水，或加药用活性炭洗肠。③利尿。首先静脉补液，之后静注呋塞米（20~40mg），或者静脉滴注甘露醇、山梨醇，可促进利尿，冲淡毒物，保护肝、肾，增加解毒和排毒作用，又可解救某些毒物引起的肺水肿、脑水肿等。静脉滴注甘露醇，24 小时总用量不超过 150g。注意：避免电解质紊乱；肾功能衰竭不用；考虑心脏负荷。④血液净化疗法。在急性中毒时，血液净化疗法是促进使某些毒物排出的有效方法之一，并适用于中毒引起的急性肾功能衰竭，根据透析膜两侧的

溶质浓度梯度和渗透压梯度以及膜两侧的流体力差，以达到清除血液内毒物。适用于相对分子质量小、脂溶性低、蛋白结合率低的毒物，如酒精、溴化物、水杨酸中毒等。其具体指征包括：生命体征异常的严重中毒者；摄入并已吸收致死量的毒物者；肝、肾功能衰竭者；毒物在血循环中可代谢为更强的毒物者；经支持疗法病情继续恶化者。应用在急性中毒领域中的治疗模式还有：血液灌流、血液滤过、血液透析、血液透析滤过、血浆置换、连续性肾脏替代治疗、分子吸附再循环系统等方法。

药物解救　可使用的药物包括中毒拮抗药物和特殊解毒剂。中毒后药物的拮抗作用包括：①物理性拮抗。如利用活性炭吸附，利用蛋白、牛乳沉淀重金属等毒物。②化学性拮抗。使用弱酸中和强碱，使用弱碱中和强酸，利用二巯丙醇夺取组织结合的金属物毒物。③生理性拮抗。如利用阿托品拮抗有机磷的中毒，利用毛果芸香碱拮抗颠茄碱类中毒。

临床常用的特殊解毒剂种类及适应证：①金属或类金属解毒剂，包括含巯基络合剂、金属络合剂、谷胱甘肽、青霉胺。其中含巯基络合剂，如二巯丙醇、二巯丁二钠、二巯基丙磺酸钠、青霉胺等，用于治疗砷、汞类金属中毒，对铜、铋、锌、钴中毒也有效，对铅中毒疗效较差。金属络合剂，如依地酸钙钠、喷地酸钙钠，用于铅中毒，对铬、镉、锰、铜、钴及某些放射性元素如钍、铀、镭、钚等也有效。青霉胺用于铜、汞、铅中毒，治疗肝豆状核变性病（一种先天性铜代谢异常）。②氰化物中毒的解毒剂，包括亚硝酸钠、亚甲蓝、硫

代硫酸钠等。亚甲蓝小剂量可治疗高铁血红蛋白血症；用于氰化物中毒解救时常与硫代硫酸钠交替使用；大剂量可出现全身发蓝。硫代硫酸钠主要用于氰化物中毒，也用于砷、汞、铅中毒。③高铁血红蛋白血症的解毒剂，包括亚甲蓝、甲苯胺蓝、维生素 C、谷胱甘肽等。④有机磷酸酯类解毒剂，包括碘解磷定、氯磷定、阿托品，用于有机磷中毒解救，氯磷定可通过血脑屏障，重症中毒者可与阿托品合用。⑤有机氟农药的解毒剂，包括乙酰胺、甘油乙酯，用于有机氟杀虫农药氟乙酰胺的解毒。⑥阿片类中毒解毒剂，如纳洛酮，适用于阿片类（如吗啡）、安眠药、乙醇麻醉药等中毒。⑦拮抗苯二氮䓬类的药物，如氟马西尼为苯二氮䓬类特异性拮抗剂，可竞争性地与受体结合从而拮抗苯二氮䓬类药物的中毒。

对症支持治疗　对急性中毒昏迷患者，要保持呼吸道通畅，维持呼吸和循环功能；观察神志、体温、脉搏、呼吸和血压等情况。严重中毒出现心脏骤停、休克、循环衰竭、呼吸衰竭、肾衰竭、水电解质和酸碱平衡紊乱时，立即采取有效急救复苏措施，稳定生命体征。惊厥时，选用抗惊厥药，如苯巴比妥钠、异戊巴比妥（阿米妥）或地西泮等；脑水肿时，应用甘露醇或山梨醇和地塞米松等。对症支持治疗还包括给予鼻饲或肠外营养。

（文爱东）

línchuáng yàoxué yánjiū

临床药学研究（clinical pharmacy research）

将药学和临床医学相结合，以合理用药为核心内容，以患者为服务对象的具有综合性、实践性及社会性特点的学科研究。临床药学研究的起源与重大药害事件密切相关。20 世纪 50 年代发生在美国的氯霉素事件、60 年代发生在欧洲的反应停事件等均属于重大药害事件，使世界各国政府充分认识到新药研究仅有动物药理学试验远远不够，必须在新药上市前进行充分合理的临床药学研究，从而评价新药的有效性和安全性，并加强药品上市后的再评价，且由此催生了临床药学研究并快速发展。临床药学研究的内容主要包括临床药理学、药物相互作用、药物利用评价、药物新制剂、药物经济学、药品不良反应监测以及药学软科学等。

临床药理学　包括临床药动学和临床药效学。临床药动学研究内容包括：①确定和调整每个患者的给药方案，包括用法、用量、给药间隔、给药途径等。②确定药物的治疗窗，对药效和药品不良反应做出定量解释。③研究临床剂量下的代谢机制，药物代谢环节的相互作用。④确定中毒剂量下的代谢机制及代谢动力学参数，指导中毒后处理。⑤判断剂型间的生物等效性，为选择剂型提供依据。临床药效学研究通过预估药效起始、持续时间及药效强度的动态变化，从而制订给药方案，精确估算个体患者达到所需药效的给药剂量。

药物相互作用　主要包括药动学、药效学相互作用及药物配伍禁忌。药动学相互作用可能发生于药物的吸收、分布、代谢及排泄等环节。药效学相互作用包含对靶位的相互作用、对电解质平衡的相互作用以及对同一生理系统或生化代谢系统的相互作用。

药物利用评价　药物在社会上的市场、分布、处方和应用情况以及由此引起的与医疗、社会和经济有关的决策分析。利用限定日剂量、处方日剂量、药物使用频率、药物成本率、药物消耗分布、药物利用指数等方法对用药频度及处方行为进行分析。

药物新制剂　包括：①评价制剂原料、成品及工艺。②体外质量比较。③制剂稳定性考察和优化。④脂质体、环糊精包合物、膜剂等的制备与体外作用的考察。⑤开发临床紧缺的新制剂。⑥评价改进后的处方或制剂工艺的优点。⑦中药偏方、中西药成分的鉴别与检查。⑧建立药效学评价的体外方法，考察药物在模拟生理条件下的体外效果。

药物经济学　主要任务是评价不同药物治疗方案和各种药学服务的相对经济效果，为临床选择安全、有效、经济、适当的药疗方案提供理论依据，优化卫生资源，在使患者得到优质服务的同时得到政府和社会保障机构的承认。

药品不良反应监测　主要监控药物误用、滥用和由此产生的不良反应情况，针对不良反应事件、差错事件寻找可能原因，可以及时发现某些药物研究时未能预测的、严重的、罕见的不良反应，提高用药水平。

治疗药物监测　开展临床药学工作的重要手段。利用现代的分析测试手段，对一些治疗窗狭窄、血药浓度与临床反应关系明确的药物和重点患者进行血药浓度测定，并根据测定结果调整用药剂量或给药间隔，设计个体化给药方案。

药学软科学　如循证药学、药物流行病学、药物经济学、药物利用研究、社会药学、药学信息咨询服务等内容的研究，以充实临床药学研究的内涵。①药物评价研究。是对临床药物的安全性、有效性、经济性、适当性进行综合评价。②药物利用研究。立足从整体上探求合理用药和纠正不适当用药，分析评价一个特定保健系统中的标准用药模式（比率和费用），涉及药物在社会市场中的分配（销售），是一类适合更多单位参与的课题。③药物流行病学研究。研究关于危险因素分析的热点问题，表现为不稳定性危害；滞后事件，即在长期用药后，甚至在撤药后才出现的事件；多重用药；罕有事件。④涉及未来发展的药物经济学研究。热点集中于成本-效用分析中生活质量指标的研究，成本-效益分析及意愿支付法的方法学研究，随机临床试验与药物经济学研究的有机结合，间接成本（患者和家属的时间成本）的计算，不确定因素影响的矫正、敏感性研究及统计学模拟技巧。⑤药学信息咨询服务研究。进一步认识药学信息咨询服务的作用，收集、整理、分析、反馈药物安全信息；掌握现代计算机及网络技术，开发适合临床药学需要的各类软件系统，提高临床药学信息咨询服务的水平。⑥循证药学。临床药师通过系统地搜集文献，评价药物研究的证据，获得药物疗效、安全性、经济性等方面的研究资料，评估其在制订合理用药方案中的作用，并以此做出临床药物治疗决策的临床实践的方法。又称循证临床药学。是循证医学在药学领域的延伸，是贯穿药学研究和实践的重要决策方法。研究的最终目的是使患者的治疗效果最佳和经济负担最小。⑦社会药学。主要研究内容包括：社会用药状况；影响人群药物使用和滥用的因素；研究药师及药学团体的社会作用与地位；研究社会药品管理政策及措施对社会药学的作用和效果；重视将社会学、行为科学、伦理学和药学相结合的研究；加强临床药师的培养与药学继续教育，强化临床药学知识与技能培训，确定人才合理的知识-能力-素质结构与要求。⑧临床药学评价方法和评价标准研究。摸索建立适合临床药学的评价方法和评价标准。临床药学的评价可分为医嘱差错的严重程度与临床药学的服务价值：医嘱差错的严重程度可用来评价医嘱错误的程度或偏离规范治疗的程度；而临床服务价值可用来评价药师对患者治疗提出的建议或干预对患者的潜在影响。⑨临床药学工作模式研究。包括制订工作制度和岗位操作规程等，提高临床药学管理水平；优化处方调配程序和处方分析（错误处方调研、用药情况分析）；研究药品供应和核算、特殊药品管理、药品目录筛选及库存药品量控制的问题。

由于药物品种与规格复杂多样，多数医师只熟悉本科用药，而对非本科疾病的药物治疗常常知之甚少，特别是对老药新用及新药的作用特点等更加不熟悉。临床药学研究正是弥补了临床医师对药物信息缺乏的空缺。开展临床药学研究，能够使医院药学与临床更加密切结合，提高医疗水平，确保患者用药更加安全、有效、经济，达到合理用药的最终目的。未来临床药学研究应重点建立临床常见疾病的药物治疗标准，真正解决临床用药问题；建立现有药物的安全性、有效性评价体系，将现有的药用好；借助药物基因组学方法，实现真正意义上的个体化用药；深入开展药物相互作用机制研究，回答治疗过程中因为相互作用导致的疗效变化问题。

（文爱东）

临床药理学

línchuáng yàolǐxué

临床药理学（clinical pharmacology） 研究药物在人体中作用的学科。以患者为对象，以药理学和临床医学为基础，利用现代理论、现代技术研究药物的体内处置过程与人体间相互作用的规律和机制，以促进医药结合、基础与临床结合，探讨临床用药的安全性、有效性，制订个体化剂量方案，减少药品不良反应和药源性疾病的发生，提高临床治疗水平，是一门医学与药学、药理学与治疗学紧密结合的现代新兴学科。临床药理学是临床药学研究的主要内容。

简史 临床药理学的概念最早于 20 世纪 30 年代由美国康内尔大学哈里·金（Harry Gold）教授提出。他指出，医学界需要一个研究群体，该群体成员不仅要接受实验药理学的理论与实践训练，而且还应具备临床医学知识。60 年代，先后发生了欧洲的沙利度胺灾难（见反应停事件）和日本的喹诺酮中毒引起的亚急性脊髓病变、视神经及末梢神经病变的综合征。这两起事件使人们认识到新药评价仅靠基础药理学研究不能保障药物临床应用的安全与有效。许多国家药政管理部门和新药研制单位开始重视临床药理学的研究，培训临床药理学专业人员，加强对药品安全性的研究和监督，从而加速了临床药理学的发展。60 年代以后，现代科学技术进步推动医药工业的发展，提高了新药研制水平和新药开发速度，亟须对新药有效性和安全性进行科学的评价。1967 年意大利在欧洲第一个成立了全国临床药理学会，1971 年美国也正式成立了临床药理学会。国际药理联合会为了促进临床药理学的发展特地建立了临床药理专业组。1980 年在英国伦敦召开了第一届国际临床药理学与治疗学会议。1983 年和 1986 年分别在美国华盛顿和瑞典斯德哥尔摩召开第二届和第三届国际临床药理学与治疗学会议，以后大约 3 年召开 1 次国际临床药理学与治疗学会议。

中国临床药理学研究开始于 20 世纪 60 年代初，80 年代以后迅速发展。1980 年，卫生部在北京医学院成立临床药理研究所，先后在上海、安徽、江苏等地的筹建临床药理研究或教学组织机构。1982 年在北京成立了"中国药学会药理学会临床药理专业委员会"，1984 年卫生部建立临床药理培训中心。1985 年《中国临床药理学杂志》创刊。卫生部自 1983 年以来先后三批在全国研究力量较强、人员素质较高、技术设备较好的临床研究机构，组建了多个临床药理研究基地，汇集了药理学、临床医学、药学、化学、数学、生物统计等邻近学科的专业人员，形成了一支临床药理学专业研究队伍。

研究内容　包括临床药效学、临床药动学以及毒理学、新药临床试验和药物相互作用。

临床药效学　研究药物对人体（包括正常人与患者）生理与生化功能的影响和临床效应以及药物的作用原理。其主要研究内容包括：药物对机体、组织器官和病原体的作用，药物作用于特定受体和药物的不良反应。

临床药动学　临床药动学是根据血药浓度测定结果，研究药物在正常人与患者体内的吸收、分布、代谢和排泄的规律性，预测用药后体内浓度及疗效，从而指导制订或调整药物治疗方案。基本内容包括：①新药临床药动学研究。②新药的生物利用度或生物等效性研究。生物等效系指两种不同制剂具有相同的生物利用度。③药物浓度与药物效应关系研究。④疾病对药动学过程的影响研究。⑤合并用药对药物体内过程的影响研究。⑥给药途径对药物体内过程的影响研究。⑦治疗药物监测。对于毒性大、血浆药物浓度个体差异大、疗效与血浆药物浓度相关程度高等情况，通过监测血药浓度并结合临床药效观察，指导临床制订或调整用药方案。

毒理学　研究药物疗效的同时观察药物可能发生的副作用、中毒反应、过敏反应和继发性反应等，并及时分析发生原因和提出可能的防治措施，为防治药源性疾病、职业中毒和事故性中毒提供科学依据。

新药临床试验　新药的临床试验可分为四期：①Ⅰ期临床试验。初步的临床药理学及人体安全性评价试验。观察人体对于新药的耐受程度和药动学，为制订给药方案提供依据。②Ⅱ期临床试验。对新药有效性及安全性做出初步评价，也包括为Ⅲ期临床试验和给药剂量方案确定提供依据，此阶段的研究设计可根据具体研究目的，采用多种形式，包括随机盲法对照临床试验。③Ⅲ期临床试验。是扩大的多中心临床试验。应遵循随机对照原则，进一步评价药物的有效性、安全性、效益与风险关系，最终为药物注册申请获得批准提供充分的依据。④Ⅳ期临床试验。新药上市后监测，为新药上市后由申请人自主进行的应用研究阶段。其目的是考察药物在广泛使用条件下的疗效和不良反应；评价在普通或者特殊人群中使用的效益与风险关系；改进给药方案。

药物相互作用　两种或两种以上药物同时或先后序贯使用时，药物作用和效应的变化，即产生协同、相加、拮抗作用，可表现为药物作用的增强或减弱、作用时间的延长或缩短，从而导致有益的治疗作用或产生有害的不良反应。合理的药物相互作用可以增强疗效或降低药品不良反应，反之可导致疗效降低或毒性增加，还可能发生一些异常反应，干扰治疗，加重病情。

任务　完成新药的临床研究与评价、上市后药物再评价、药品不良反应监测，另外进行有关的教学与培训、临床技术与咨询服务。

新药的临床研究与评价　临床药理学研究的重点，包括新药各期临床试验，观测新药对人体的疗效和毒副作用，研究新药在人体内转运转化规律。这种研究是在国家有关机构审批后才能在已确定的药物临床研究基地进行。新药的临床研究必须要遵循赫尔辛基宣言原则，并符合中国临床试验管理规范的要求。

上市后药物再评价　主要有两种情况：其一是根据上市药物存在的问题，如疗效欠佳或毒性较大，设计临床研究方案进行临床对比研究；其二是进行流行病学调查研究，对再评价品种的安全性或有效性进行评价，通常包括前瞻性对比研究与回顾性对比研究。根据上市后药物再评价结果，确定是否继续应用或淘汰该药物。上市后药物再评价也为国家药品管理部门对药物进行分类管理，例如遴选国家基本药物、处方药及非处方药物等提供依据。

药品不良反应监测　保障临床安全用药的重要措施，也是临床药理学的研究内容。由于新药临床前研究受各种因素的制约，对药品不良反应谱的认识非常局限，必须通过药物的上市后监察，才能完成对一个新药的全面评价。另外，遗传基因和环境因素也与某些药品不良反应甚至严重的不良事件有关，是临床药理学研究的热点。

教学与培训　临床药理学课程已成为中国医学生的必修课，并逐渐建立和完善其硕士和博士的培养体系。临床医师在临床医疗、科研与教学中都迫切需要临床药理学的基本理论和研究方法，以提高药物治疗水平和新药临床试验研究水平。

临床技术与咨询服务　对象主要有临床医师、药政管理部门和药品生产与研制部门。向临床医师提供技术与咨询服务的内容包括：介绍新药研究进展与发展动向；组织临床医师参加临床药理专题会，研讨各类药物的合理使用；协助诊断药品不良反应，提供处理建议；接受药品监督管理部门下达的临床试验任务后，组织有关临床单位和医师进行临床试验；向临床提供治疗药物血药浓度监测服务或提供检测方法、分析监测结果等咨询服务等。向药政管理部门和生产提供的技术与咨询服务内容包括：审阅新药申报资料，提出咨询意见，参加药品审评工作；提供市场药物再评价研究报告或咨询意见，对有关药品不良反应、药物合理使用、细菌耐药性监测等情况提出技术报告。向药品生产与研制部门提供技术与咨询服务的内容包括：

进行新药临床药理研究并提供研究资料；对市场药品的安全性及有效性提出再评价研究报告或咨询意见；结合临床实际，提出本专业新药开发的建议或对有关品种提出咨询意见。

(文爱东)

línchuáng yàoxiàoxué

临床药效学 (clinical pharmacodynamics)

研究药物对机体的效应以及作用机制的学科。是临床药理学的一项重要内容。多数药物的效应是由于药物与机体大分子成分相互作用而引起的。研究药效学的目的是指导临床合理用药，发挥药物的最佳疗效和避免药品不良反应。

药物效应类型　药物对机体的初始作用称为药物作用，如肾上腺素与受体结合。药物作用后所继发的机体各种变化称为药物效应，如肾上腺素与受体结合后引起血管收缩、血压上升等。药物效应是在机体原有生理、生化基础上产生的，虽然效应有多种多样的表现，但基本上有两种结果，即增强或减弱原有的功能。功能活动增强，称为兴奋（excitation），如肾上腺素可使血压升高，呋塞米可使尿量增多。功能活动减弱，称为抑制（inhibition），如胰岛素可使血糖降低，阿司匹林可以退热，苯巴比妥可以催眠等。兴奋和抑制是药物作用的两种基本类型。同一种药物对同类组织的影响可有不同。如肾上腺素可使血管收缩，血压上升，但使支气管平滑肌松弛。药物直接对它所接触的器官、细胞所产生的作用为直接作用，如肾上腺素可直接使血管收缩、血压升高等。由机体反射性生理调节机制所产生的作用为间接作用，如由于去甲肾上腺素的升压反射

而使心率减慢等。长期大量应用糖皮质激素，可以改变机体的炎症和免疫功能，同时也由于使用这种外源性的激素而干扰了皮质正常生理性功能的调节，导致其功能低下。

药物作用的选择性　某些药物在适当的剂量，对某一组织或器官发生作用，而对其他组织或器官很少或几乎不发生作用，这就是药物作用选择性（selectivity）。例如洋地黄主要兴奋心肌，苯巴比妥主要抑制中枢神经系统，青霉素对多数革兰阳性细菌有抗菌作用等。药物作用的基本类型和选择性既是药理学中药物分类的基础，又是临床用药时选药和拟订最佳剂量的依据。药物的选择性与药物在体内的分布、组织器官的生化功能、组织结构差异等因素有关。

药物效应的量效关系　药物效应的强弱与其剂量或浓度大小成一定关系，称为量效关系（dose-effect relationship）。剂量反应曲线或量效曲线通常以药物的效应为纵坐标，药物的浓度为横坐标作图来表示。在量效关系中效应有两种表达方法。一种是"量反应"，即在个体上反映的效应强度并以数量的分级来表示，如血压升降以千帕（kPa）或毫米汞柱（mmHg）表示，尿量增减以毫升（ml）表示等。其量效曲线称"量反应"的量效曲线（图1）。另一种是"质反应"，即在某一群体中某一效应（如死亡、生存、惊厥、睡眠等）的出现，以阳性反应的出现频率或百分比表示，其量效曲线称"质反应"的量效曲线（图2）。

时效关系与时效曲线　用药后随着时间的变化，药物作用出现动态变化的过程可以用时效关

系与时效曲线来表示。一次用药后相隔不同时间测定药物效应，然后以时间为横坐标，药物效应强度为纵坐标作图，可得到时效曲线（图3）。如果在治疗有效的效应强度处以及在出现毒性反应的效应强度处分别各作一条与横轴平行的横线（称为有效效应线和中毒效应线），则在时效曲线上可找到起效时间、最大效应时间、疗效维持时间以及作用残留时间。在制订用药方案时可结合连续用药时的情况，将这些参数作为参考。时间血药浓度曲线即时量曲线（time-concentration curve）（图4），也可以反映药物效应的变化。但在某些情况下药物的效应与血药浓度并不平行，例如有些药物需在体内通过产生活性代谢物，或者通过某些中间步骤以间接的方式起作用，这些过程需要时间，故时间血药浓度曲线和时效曲线在时间上可能存在差异。又如，由于药物作用的性质和机制不同，药物的作用强度往往具有自限性（例如受体饱和），不随血药浓度升高而增强。

影响药物作用的因素 影响药物作用的因素可来自机体和药物两方面，前者可表现为药物作用在量的方面，甚至质的方面的差异，后者主要表现为药物作用的增强和减弱。机体方面的因素包括年龄、性别、精神因素、病理因素、遗传因素、昼夜节律性等；药物方面的因素包括药物的剂量、剂型、给药途径、联合用药和药物相互作用以及长期用药等都可影响药物的作用。

儿童 儿童各器官和组织正处在生长、发育阶段，如肝、肾、中枢神经系统的发育尚未完全，而使通过肝脏代谢、肾脏排泄的药物受影响，可产生不良反应或

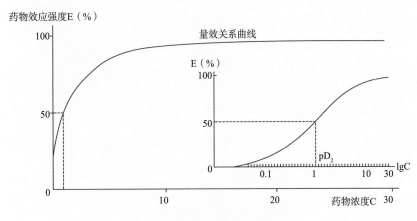

图1 药物作用的量效关系曲线

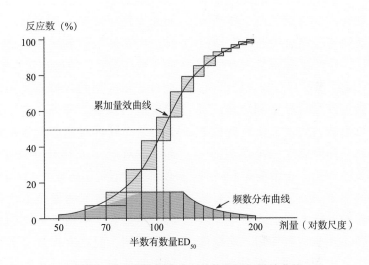

图2 质反应的频数分布曲线和累加量效曲线

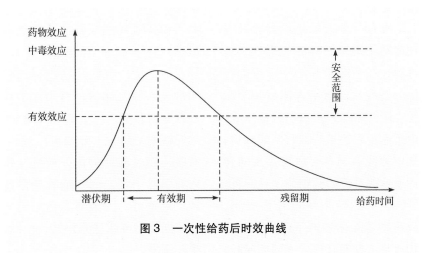

图3 一次性给药后时效曲线

毒性。如早产儿及新生儿服用氯霉素后，因不能形成葡萄糖醛酯而排泄，易产生灰婴综合征；

婴儿的血脑屏障发育尚未完全，所以对吗啡特别敏感，而致呼吸抑制，而对尼可刹米、氨茶碱、

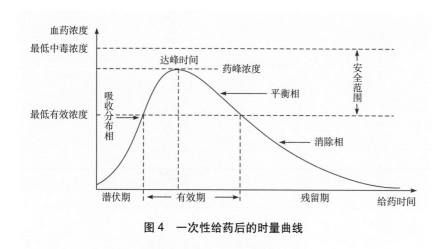

图4 一次性给药后的时量曲线

麻黄碱等容易出现中枢兴奋而致惊厥。主要由肾脏排泄的药物如氨基糖苷类抗生素，由于儿童肾脏排泄较慢，使血中药物存留时间延长，易产生耳毒性。有些药物对儿童生长发育有较大的影响，如激素可致发育异常和障碍；四环素可影响钙代谢，使牙齿黄染或骨骼发育停滞（见四环素牙）。在儿童已停用。喹诺酮类是一种含氟的抗菌药，其中氟离子容易对骨骼和牙齿生成造成影响，因此对婴幼儿应慎重使用。儿童体液占体重比例较大，而对水、盐代谢的调节能力较差，故对利尿药特别敏感，易致水盐代谢障碍或中毒。

老人 老人的组织器官及其功能随年龄增长存在生理性衰退过程，在药效学和药动学方面产生一些变化。老年人体液相对减少，脂肪增加，蛋白质合成减少。由于老年人的某些器官功能衰退，如中神经系统及心血管系统对作用于这些系统的药物耐受性降低。肝、肾功能随年龄增长而衰退，故药物清除率逐渐下降。各种药物血浆半衰期有程度不同的延长，例如地西泮的半衰期，正常成人为20~24小时，而老年人可延长4倍，由肾脏排泄的氨基糖苷类抗生素，半衰期可延长2倍以上。

在药效学方面，老年人对许多药物特别敏感，例如心血管药物易引起血压下降和心律失常；非甾体抗炎药易致胃肠出血；抗胆碱药易致尿潴留、便秘和青光眼等，故对老年人用药需慎重，用药剂量应适当减少。另外，老年人记忆力差而导致对用药的依从性较差，故对老年人用药种类宜少。必须交代清楚用药方法。

性别 对药物敏感方面的差异并不显著，但由于男女的生理功能不同，而略有差异。男性对阿司匹林和对乙酰氨基酚的清除率均高于女性，女性患者在月经期、妊娠期、分娩和哺乳期用药应注意。月经期和妊娠期子宫对泻药和其他强烈刺激性药物比较敏感，有引起月经过多、流产、早产的危险。有些药物可以通过胎盘进入胎儿体内，对胎儿生长发育造成影响，严重的可致畸胎，故妊娠期用药应十分慎重。另外，有些药物经乳汁排出，被乳儿摄入而引起中毒，例如哺乳期禁用苯二氮䓬类，因为哺乳母亲若大量长期应用可使乳儿畏寒、嗜睡、生长缓慢。

精神因素 对药物作用有明显影响。医护人员的鼓励性语言、良好的服务态度和患者对医护人员的信任以及患者的乐观情绪均对疗效产生良好的影响。医护人员应重视此因素的影响，尽量发挥其积极作用。安慰剂（placebo）是不具药理活性的物质，但对头痛、心绞痛、手术后疼痛、神经官能症等功能性疾病能获得30%~40%的疗效，这是通过精神因素取得的。安慰剂对精神因素控制的自主神经系统功能影响较大，如血压、心率、胃分泌、呕吐、性功能等。在新药临床研究时，采用双盲法安慰剂对照试验以排除其他药物的影响。安慰剂可以产生阳性效果，即与药物产生作用一致的效应。安慰剂也可产生不良反应，即与药物产生相同的不良反应。

病理因素 会影响药物的作用。①中枢神经系统抑制时，影响药物的作用。如巴比妥类药物中毒时能耐受较大剂量中枢兴奋药而不致惊厥，惊厥时能耐受较大剂量苯巴比妥。②肝功能不全影响药物的肝脏代谢，使药物消除减少、血浆半衰期延长，可以适当延长给药间隔时间和（或）减少剂量。在严重肝功能不全时，对需要使用肾上腺皮质的患者，常使用氢化可的松而不宜使用可的松或泼尼松，原因是后两药需转化为前一个药方能生效。③肾功能不全时，经肾排泄的药物半衰期延长。如氨基糖苷类的排泄速率减慢，而延长半衰期。④胃肠道疾病可影响药物的作用，胃排空时间延长或缩短可使小肠吸收时药物延长或缩短。腹泻常使药物吸收减少，而便秘使药物吸收增加。⑤另外，要注意患者有无潜在疾病影响药物的作用。例如，非甾体抗炎药诱发或加重溃疡病，氢氯噻嗪加重糖尿病，抗胆碱药诱发青光眼等。

遗传因素 药效学在个体之

间的差别主要来自遗传因素。在同卵双生和异卵双生中研究下列药物的反应，如异烟肼、保泰松、双香豆素、去甲替林、氟烷、苯妥英、水杨酸、乙醇等，同卵双生者的药物半衰期非常相近，而异卵双生者的药物半衰期有很大变异性，但与同胞兄弟相似。许多药物代谢酶具有遗传变异，其中大多数表现为遗传药理学多态性。这些有变异的酶包括伪胆碱酯酶、过氧化氢酶、单胺氧化酶、乙醇脱氢酶、乙醛脱氢酶、异喹胍氧化酶、乙酰基转移酶、儿茶酚氧位甲基转移酶等。药物代谢分为慢代谢和快代谢型，或称为弱代谢和强代谢型。在标准剂量时，弱代谢者易出现副作用，强代谢者因能很有效地代谢有活性的药物而不易产生副作用。乙酰基转移酶催化的乙酰化反应有快代谢型和慢代谢型，在服用同样剂量的异烟肼后，前者的血药浓度较低，半衰期较短，而后者易发生多发性外周性神经炎。

昼夜节律性 许多生物学现象都有时间节律性。受生物节律的影响，药物作用也存在节律性。在生物活动时间节律周期中研究最多的是昼夜节律（circadian rhythm），即生物活动以 24 小时为周期的节律性变化。

时辰药理学（chronopharmacology） 研究生物节律与药物作用之间关系的学科。如肾上腺皮质激素分泌高峰出现在清晨，血浆浓度在上午 8~10 时左右最高，而后逐渐下降，直到午夜零时左右降到最低值。临床上根据这种节律变化，将皮质激素类药物由原来每日分次用药改为每日早晨一次给药，或隔日早晨给药一次的疗法（即隔日疗法），这样提高了疗效，大大减轻了不良反应，

使药物效应规律与体内生物节律同步。机体在不同时辰处置药物的能力可有不同，如口服吲哚美辛在上午 7 时血药浓度峰值最高，而在下午 7 时服药则峰值较低。又如胃酸 pH 在上午 8 时左右最高，在夜间低，某些弱酸性或弱碱性药物的吸收量因之而受影响。患者分别于上午 9 时和下午 9 时服用茶碱，结果表明早晨服药后的血药浓度明显高于晚间服药。

给药剂量 药物不同剂量产生的药物作用是不同的。在一定范围内剂量越大，药物在体内的浓度愈高，作用也愈强。不同个体对同一剂量的药物反应存在差异性。

药物剂型 药物有不同的剂型，如溶液剂、胶浆剂、片剂、胶囊剂、颗粒剂、注射剂、气雾剂、栓剂等，同一药物的不同剂型吸收速率和分布的范围可以不同，这样影响药物起效时间，作用强度和维持时间等。口服给药时溶液剂吸收最快，片剂和胶囊等需先崩解，故吸收较慢。为了达到不同治疗目的，设计了多种药物剂型。

给药途径 可以影响药物吸收、分布、代谢、排泄，从而影响药物作用的强弱，甚至可以改变药物作用的性质，不同的给药途径（如口服、舌下给药、直肠给药、皮下注射、肌内注射、静脉滴注等）对药物效应的影响不同，如硫酸镁肌内注射可抑制中枢神经系统而口服则导泻。

药物相互作用 联合应用两种或两种以上的药物时，由于药动学或药效学的原因，而影响它们单独应用时所产生的作用，使之增强或减弱。同时应用（或前后应用）两种或多种药物，由于

药物相互作用，而使原有的药效增强，称为协同作用；使原有的药效减弱，称为拮抗。在协同作用中又分相加作用和增强作用。相加作用指两药合用的作用等于单用时的作用之和。增强作用指两药合用时的作用大于单用时作用之和。

耐受性 连续用药后产生的药物反应性降低称为耐受性（tolerance）。短时间内反复应用数次后药效下降者称为快速耐受性（tachyphylaxis），停药后可恢复。如麻黄碱和垂体后叶素等连续注射数次后，可迅速发生耐受性，麻黄碱产生快速耐受性的机制之一是促进神经末梢释放儿茶酚胺，当释放耗竭时其作用减弱或消失。某些药物长期用药后产生的耐受现象称为后天耐受性；而有些人第一次用药就产生耐受现象，称为先天耐受性。后天耐受性的作用机制有下列几种：由于诱导药酶而加速了药物代谢和消除；由于受体下调而减少了药物反应；由于机体调节机制发生了适应性变化等。临床上用药应尽量防止耐受性的产生。

耐药性 病原体（微生物或原虫）对长期应用的化学治疗药物可产生耐受，此时药物疗效降低，称为耐药性（drug resistance）。尤其是不合理地使用抗生素可引起耐药菌株的产生。在抗癌化学治疗中也有类似的耐药性问题。

依赖性 长期应用中枢神经系统的药物可产生药物依赖性。例如阿片类药、可卡因、大麻等以及某些精神药品。药物依赖性分生理依赖性和精神依赖性。前者又称成瘾（addiction）。一旦停药后患者产生精神和躯体生理功能紊乱称为戒断综合征（abstinence syndrome）。

停药症状 长期用药后突然停药出现的症状。有些患者长期应用肾上腺皮质激素后突然停药时，会出现一些原来疾病没有的症状，如肌痛、肌强直、关节痛、疲乏无力、情绪消沉、发热等。长期用皮质激素药物因减量太快或突然停药所致原有疾病复发或加重的现象，称为反跳现象，应采用逐渐减量停药的方法避免发生停药症状和反跳现象。

（文爱东）

línchuáng yàodòngxué

临床药动学（clinical pharmacokinetics，CPK） 应用药动学的基本原理，定量研究药物在人体内吸收、分布、代谢和排泄随时间变化的动态规律的学科。阐明内部因素（生理、病理和遗传）、外部因素（药物剂型、给药方式以及食物等）与药效之间的相互关系。是 20 世纪 60 年代末和 70 年代初产生的交叉学科，是临床药理学的一项重要内容。它的研究和发展对药物评价、新药设计、药物剂型改进，指导临床安全、有效和合理用药，优化临床给药方案和设计个体化给药方案（包括给药途径、给药剂量、给药疗程等方面），具有重大的实用价值。

临床药动学揭示了药物体内过程即吸收、分布、生物转化（代谢）、排泄过程的特征；根据动力学模型（如一室模型及二室模型）、转运速率（如一级动力学及零级动力学）以及药动学参数（如生物利用度、半衰期、表观分布容积、清除率等），制订合理的给药方案，可提高药物疗效及减少不良反应。

研究内容 主要包括评价新药临床药动学、预测药物制剂临床疗效和验证药物制剂的质量，通过临床药动学研究指导临床合理用药以及体内药物（或代谢物）分析方法。

评价新药临床药动学 药物的临床药动学信息是制订临床研究方案和临床用药方案、指导临床合理用药的基础，是药物研发中不可欠缺的重要研究内容之一。由于存在着不同剂型、不同人种（或人群）对药物吸收、代谢和排泄的影响，所以应密切结合所研发药物的特点，全面研究人体药动学，指导药物研发、后期临床试验及临床合理用药，以保证临床试验用药的安全性和有效性。

预测药物制剂临床疗效和验证药物制剂的质量 药物制剂要产生最佳疗效，其药物活性成分应当在预期时间段内释放、吸收并被转运到作用部位，达到预期的有效浓度，大多数药物是进入血液循环后产生全身治疗效果的，作用部位的药物浓度和血液中药物浓度存在一定的比例关系，因此可以通过测定血液循环中的药物浓度来获得反映药物体内吸收程度和速度的主要药动学参数，间接预测药物制剂的临床治疗效果，以评价制剂的质量。

指导临床安全、有效和合理用药 不同患者对同一药物同一剂量的反应存在着量与质的差别，即个体差异（interindividual variability）。而传统的药物治疗方法是平均剂量给药，其结果是在一些患者得到有效治疗的同时，另一些患者却未能达到预期的疗效，甚至有一些患者出现毒性反应。多种因素可以导致药物的个体差异，包括遗传因素、生理因素、病理因素、饮食、药物相互作用等。遗传药理学研究表明，不同

人种在药物生物转化及排泄等体内过程中存在着差异。即便在同一人种的个体间，由于先天因素、后天环境因素和病理情况的影响，也存在巨大的个体差异。只有针对每个患者的具体情况制订出个体化给药方案，才可能使药物治疗安全有效。

体内药物及代谢物分析方法 随着科学技术的发展，药物分析新技术不断涌现，可以满足药动学发展的需要，如高效液相毛细管电泳、色谱与质谱联用、色谱与核磁共振谱联用技术、手性分离技术、芯片技术等，使体内药物分析方法向自动化、智能化和微量化发展。特别是一些联用分析技术如色谱与质谱联用、色谱与核磁共振谱联用技术等，将色谱的高分离性能与核磁共振谱、质谱强大的结构确证能力相结合，具有快速、灵敏和高通量的特点。色谱与质谱联用已成为高灵敏度和高通量分析体内药物及其代谢物方面应用最广泛和最有价值的技术之一。色谱与核磁共振谱联用技术也已用于体内药物及其代谢物的分离与结构鉴定。

与相邻学科的关系 作为一门多学科交叉而形成的边缘学科，与药效学、临床治疗学、基础药理学、生物药剂学等多个学科关系密切，互相渗透、相互促进而蓬勃发展。

临床药动学与临床药效学的关系 二者是两门非常邻近的学科，分别研究药物的两个密切相关的动力学过程。临床药理学常分成临床药动学与临床药效学两大部分进行研究。新出现的药动学-药效学结合模型，常是先分别进行药动学和药效学的研究，然后再结合临床药动学的研究建立起统一模型。

临床药动学与临床治疗学的关系　在临床药物治疗或实验治疗学研究中，药物的药理作用与血药浓度的关系要比它与剂量的关系更为密切，因为血药浓度常与作用部位的药物浓度存在平行关系，调节血药浓度大都可以调控药理作用的强度。临床药动学研究的重要性就在于依据教学模型可以模拟、探讨和预测未经实验的体内药量变化规律。如根据单次给药时的血药浓度变化规律，可预测多次给药的血药浓度；根据快速药量变化规律，可以计算静脉滴注时的血药浓度等。

临床药动学与基础药理学的关系　临床药动学的研究成果可充实基础药理学，加深对药物作用原理的认识，甚至可改变过去药理学的基本概念，例如药物在体内的蓄积问题，过去认为是药物本身的特性，经临床药动学研究指出，蓄积并不是药物本身的特性，主要决定于给药方案，特别是给药间隔时间。

临床药动学与生物药剂学的关系　临床药动学与生物药剂学的关系非常密切，临床上要求药物高效、低毒、长效，这不仅是药物本身的作用，还与药物的剂型、给药方法等有密切联系，临床药动学的研究有助于生物药剂学向纵深发展，生物药剂学又为临床药动学开辟了广泛的实际应用领域。

临床药动学与医药科学其他领域的关系　临床药动学亦可用于毒理学的研究，可用于防止某些毒物进入体内，预防用药不当引起中毒，研究促进体内毒物的排出方法等，所以临床药动学与环境科学、工业毒理学、农药研究、法医学、军事毒理学等有密切关系。

应用　临床药动学在临床药物治疗、药物代谢酶与临床合理用药、给药方案设计、治疗药物监测与给药方案的个体化等多个领域均有广泛的研究及应用，临床药动学可以帮助医师正确选择药物，制订个体化治疗方案，避免药品不良反应，达到合理用药的目的。

以给药方案设计为例：应用药动学设计给药方案时，为了达到合理用药的目的，应当根据患者的具体情况以及药物的药效学和药动学特点拟定治疗计划（包括药物品种、给药剂量、给药间隔等），即给药方案。在确定治疗药物后，应根据以下因素制订合理的给药方案：①首先考虑与药物有效性和安全性有关的因素，如治疗窗、毒副作用、浓度-反应关系等。②考虑所用药物的吸收、分布、代谢和排泄规律等一般药动学性质。③考虑患者的生理状态，包括年龄、体重、性别和营养状况等，患者的病理状况，如是否有肾功能衰竭、肝脏或心脏疾病等。④考虑给药剂型、给药途径、患者的遗传差异、依从性、其他用药情况及环境（如饮酒或吸烟）等因素。

（文爱东）

érténg yàodòngxué

儿童药动学（clinical pharma-cokinetics in children）　考察药物在儿童体内吸收、分布、代谢和排泄规律，并运用数学原理和方法阐述血药浓度随时间变化规律的定量研究。是临床药动学的一个分支。儿童作为一个特殊的群体，处在不断生长发育过程中，身体各方面的器官和生理功能尚未发育成熟，在药物的应用方面与成人有着很大的区别，即使是不同年龄阶段的儿童，对药物的

反应也不尽相同。

吸收　药物的吸收速度和程度影响药物作用的强度和时间，其取决于药物的理化性质、给药途径和机体情况。新生儿和婴儿的胃液 pH 值偏高，胃排空时间长，肠蠕动不规律，尤其是新生儿，比如青霉素在成人胃内会被分解，但在新生儿则可被很好地吸收，酸性药物（如苯巴比妥、苯妥英）的生物利用度会下降，而碱性药物或酸不稳定药物（如青霉素、氨苄西林、红霉素）的生物利用度会提高。新生儿肌肉量少，血流量不恒定，肌肉给药则吸收不可靠，例如苯巴比妥肌注吸收很快，而地西泮吸收却很慢。新生儿体表面积相对较大，皮肤角化层薄，药物经皮吸收能力是成人的 3 倍，新生儿和婴幼儿皮下脂肪组织少，血流缓慢，容量有限，故常有新生儿局部用药导致中毒的报道，如碘剂、水杨酸软膏、硼酸洗剂、乙醇、糖皮质激素等。

分布　药物只有分布到靶组织才能更有效地发挥作用。影响药物分布的因素有体液分布、脂肪含量、药物与蛋白结合程度及机体的生物膜对药物的屏蔽和转运能力等。婴幼儿脂肪含量较成人低，脂溶性药物不能充分与之结合，血浆中游离药物浓度增高。新生儿（特别是早产儿）体内总液量较多，早产儿、足月儿、3 个月婴儿和成人体内总液量占体重的比值依次为 80%、75%、60% 和 55%。婴幼儿体液及细胞外液容量大，水溶性药物在细胞外液被稀释，血浆中游离药物浓度较成人低，而细胞内液浓度较高，导致水溶性药物的分布容积增大（如庆大霉素、磺胺二甲基异噁唑）。婴幼儿的血浆蛋白结合

率低，游离型药物较多，且体内存在较多的内源性蛋白结合物，因此与血浆蛋白结合力强的药物，如氨苄西林、卡马西平、地西泮、利多卡因、青霉素、苯巴比妥、苯妥英、普萘洛尔等要慎用，此外，新生儿的血-脑屏障不完善，一些游离型药物可自由通过，一方面有助一些疾病（如细菌性脑膜炎）的治疗，另一方面也能导致某些药物对中枢神经系统的损伤，如含有氨基的退热药和维生素 K 可从蛋白结合位点上将胆红素置换，使游离胆红素增加，较易引起新生儿高胆红素血症，若透过血脑屏障，则可引起胆红素脑病。

代谢 肝脏是人体主要的药物代谢器官。新生儿肝药酶系统不成熟，尤其是混合功能氧酶（主要是细胞色素 P_{450} 和结合酶）缺乏，活力比成年人低得多，可使药物的清除半衰期延长，毒副作用增加。直到出生后 8 周，肝药酶系统活性才达正常成人水平。新生儿在出生后 8 周内，对靠微粒体代谢酶系统灭活的药物敏感。新生儿还原硝基和偶氮的能力以及进行葡萄糖醛酸、甘氨酸、谷胱甘肽结合反应的能力很低，对依靠这些结合反应灭活的药物也特别敏感。

排泄 肾脏是药物排泄的主要器官，而肾功能随年龄增加而变化。儿童的肾脏在解剖学和功能上均未发育成熟，尤其是新生儿肾血流量低，只有成人的 20%～40%，出生后 2 年大致接近成人值；肾小球滤过率新生儿只有成人的 30%～40%，6 个月达到成人的 70%，2 岁时接近成人值；而肾小管最大排泄量在出生后 1 个月内很低，在 1～5 岁接近成人值。由于新生儿和婴儿

的药物肾脏清除是延迟的，凡以肾脏排泄为主的药物，如氨基糖苷类抗生素、氢氯噻嗪、地高辛等药物用量都应相应减少，以免中毒，但 8 个月的婴儿肾排泄与较大儿童的相当，甚至可能超过成人。所以在给药时应注意患儿的月龄、药物剂量以及给药间隔时间。

用药原则 儿童在体格和器官功能等各个方面都处于不断发育的时期，尤其是新生儿。故临床在选择药物时要注意以下几点：①儿童新陈代谢旺盛，药物在体内吸收、分布、代谢和排泄的过程比成人快。②儿童的体液占体重的比例较成人大，水盐转换率较成人快，但对水及电解质代谢的调节功能较差，故易致失衡，对影响水盐代谢或酸碱代谢的药物特别敏感，较成人易中毒。③儿童的消化系统、血液系统、肝肾功能皆不完善，特别是新生儿，对一些在肝内生物转化的药物特别敏感，如氯霉素易致灰婴综合征。④儿童免疫系统发育不完善，而且又处在快速生长发育中，故易发生营养紊乱性疾病。这些病反过来又影响机体抵抗微生物的能力和对药物代谢的耐受能力。⑤儿童年龄不同，发育营养状况不同，确定用药剂量时，必须充分考虑其生理特点。

儿童用药剂量计算法 常用方法包括按年龄折算、按体重折算和按体表面积折算三种方法，有时采用年龄和体重结合的折算方式。

按年龄折算 该折算方法存在个体差异，且个体间差距较大。所以，只适用于某些剂量不需要十分精确的药物，如镇咳药、助消化药，而且初始剂量宜偏小。（表1）。

表 1 按年龄折算儿童用药剂量

年龄组	剂量
出生～1个月	成人剂量的 1/18 ～ 1/14
1～6个月	成人剂量的 1/14 ～ 1/7
6个月～1岁	成人剂量的 1/7 ～ 1/5
1～2岁	成人剂量的 1/5 ～ 1/4
2～4岁	成人剂量的 1/4 ～ 1/3
4～6岁	成人剂量的 1/3 ～ 2/5
6～9岁	成人剂量的 2/5 ～ 1/2
9～14岁	成人剂量的 1/2 ～ 2/3
14～18岁	成人剂量的 2/3 ～ 全量

按体重折算 儿童剂量＝剂量/kg×体重（kg），需注意：用本法计算的儿童体重应视营养状况适当增减。正常儿童体重的推算方法：1～6 个月儿童体重（g）＝3000g（即出生时体重）+月龄×600，7～12 个月儿童体重（g）＝3000g（即出生时体重）+月龄×500，1 岁以上儿童体重（kg）＝年龄×2+8。该折算法的缺点是对年幼儿剂量偏小，而对年长儿特别是体重过重儿，剂量偏大。因此，用此法计算时应考虑年龄因素，用体重计算年长儿童的剂量时，为避免剂量过大，应选用剂量的下限，如超过成人剂量则以成人量为上限；反之，婴幼儿可选剂量的上限以防药量偏低。

按体表面积折算 儿童剂量＝成人剂量×某体重小儿体表面积/1.7，其中 1.7 为成人（70kg）体表面积。①体重 30kg 以下的儿童体表面积：儿童体表面积（m^2）＝（年龄+5）×0.07，或儿童体表面积（m^2）＝0.035（m^2/kg）×体重（kg）+0.1。②体重 30kg 以上的儿童体表面积：按体重每增加 5kg，体表面积增加 0.1m^2 推算。由于很多生理过程，如基础代谢、肾小球滤过等，与体表面积的关系比与体重、年龄的关系更为密切，因此按体表面积计算

剂量更为合理，适用于各个年龄段，包括新生儿至成年人，即任何年龄每平方米体表面积的用药剂量均相同。该法适用于安全范围窄、毒性较大的药物，如抗肿瘤药、激素类药物等。

按年龄与体重计算 儿童剂量=成人剂量×2×儿童体重（kg）×0.01，式中的儿童体重按"正常儿童体重的推算方法"计算。

年龄、体重、体表面积的关系见表2。

表2 年龄、体重及体表面积之间的关系

年龄	体重（kg）	体表面积（m²）
出生	3.0	0.21
1个月	4.0	0.24
2个月	4.5	0.26
3个月	5.0	0.27
4个月	5.5	0.28
5个月	6.0	0.31
6个月	6.5	0.33
7个月	7.0	0.35
8个月	7.5	0.36
9个月	8.0	0.38
10个月	8.5	0.40
11个月	9.0	0.42
12个月	10	0.44
2岁	12	0.52
3岁	14	0.59
4岁	16	0.66
5岁	18	0.73
6岁	20	0.80
7岁	22	0.89
8岁	24	0.94
9岁	26	1.00
10岁	28	1.08
11岁	30	1.15
12岁	33	1.19
13岁	36	1.26
14岁	40	1.33
16岁	50	1.5
18岁	60	1.6

（文爱东）

lǎoniánrén yàodòngxué
老年人药动学（clinical pharmacokinetics in the elderly） 考察药物在老年人体内吸收、分布、代谢和排泄规律，并运用数学原理和方法阐述血药浓度随时间变化规律的定量研究。老年人的心、肝、肾、中枢神经系统等器官的功能明显衰退，肝脏和肾脏实质减少，肝、肾血流量下降，尤其是肝脏中药物代谢酶的数量和活性均有不同程度的降低。很多药物在老年人和青年人体内的药动学有显著差异，其副作用的发生大多属于药动学方面的原因。因此，了解老年人的药动学特点对于合理用药、避免或减少副作用的发生具有重要的意义。

吸收 大多数口服药物经胃肠道被动转运吸收，由于非解离型药物易被吸收，解离型药物不易被吸收，因此胃肠道的pH值对药物的吸收有影响。药物在老年人体内的吸收有以下特点：①老年人胃壁细胞功能减退，胃酸分泌减少，导致胃液的pH值升高，使得一些口服剂型的崩解速度延缓，溶出度降低。弱酸性药物如苯巴比妥等的解离度增加而使吸收减少，而对胃酸不稳定的药物则吸收可能增加。②老年人胃排空减慢，使药物进入小肠的时间延迟，血药浓度达峰时间延迟，峰浓度下降，此现象常见于固体剂型药物。例如左旋多巴在胃内停留时间延长，使有效吸收减少。对于在近端小肠吸收的药物例如核黄素，胃排空减慢可使其吸收增加。③老年人由于心输出量减少而使胃肠道和肝脏血流量减少，从而导致药物的吸收量减少。影响较为明显的药物有地高辛、奎尼丁、普鲁卡因胺和氢氯噻嗪等；而具有首过效应的药物如普萘洛尔，可因肝血流量的减少而减轻首过效应，使血浆浓度升高从而发生不良反应。首过效应指某些药物经胃肠道给药，在尚未吸收进入血循环之前，在肠黏膜和肝脏被代谢，而使进入血循环的原形药物减少的现象。④老年人因血液循环差和肌肉萎缩等原因，使得皮下注射和肌内注射的药物吸收较差。

分布 药物分布到靶部位是发挥作用的前提，影响药物在体内分布的因素包括药物的理化性质、器官血流量、机体脂肪含量、体液pH值、血浆蛋白结合能力及组织对药物的亲和力等因素。这些因素随着年龄的增加而发生不同程度的改变，从而影响药物在体内的分布。

随着年龄的增长，人体内的含水量有明显降低，同时脂肪含量增加。因此，脂溶性药物如解热镇痛药水杨酸类、吲哚美辛、奎尼丁等，在老年人体内更易分布至周围脂肪内，使分布容积增大；水溶性药物如锂盐、苯妥英钠等则更集中于中央室，使分布容积减小。

药物是以游离型经跨膜转运至靶组织而发挥作用。药物在进入血液循环后与血浆中的蛋白结合，这种结合是疏松可逆的，结合态与游离态之间呈动态平衡。药物与血浆蛋白的结合取决于血浆蛋白的含量和药物与血浆蛋白的亲和力。随着年龄增大，人体血浆蛋白的浓度下降，使得药物血浆蛋白结合率下降，游离药物浓度升高，加之表观分布容积增加，作用增强，易出现不良反应。这种现象对于蛋白结合率较高的药物，如华法林、阿米替林、地西泮等，影响比较明显。例如老年人在应用华法林后，游离药物浓度明显高于年轻人，所以老年人应用华法林时应适当减少剂量以避免因游离药物血浆浓度过高所致的不良反应。苯二氮䓬类镇静催眠药物（如地西泮、咪达唑仑等）具有较高的蛋白结合率，由于老年人血浆白蛋白含量低，导致游离药物浓度增加，故用药时可能造成副作用增加。由于蛋白结合减少而易出现不良反应的药物还有保泰松、苯妥英钠、哌替啶等。

代谢 大部分药物的代谢在肝脏中进行。随着年龄的增长，CYP_{450} 酶的活性逐渐下降，机体对药物的代谢能力降低，药物在体内的半衰期延长。与一般成年人相比，老年人在相同剂量下的血药浓度增高，这种作用在首过效应较大的药物如普萘洛尔口服给药时会更明显，对药物疗效和毒性有较大影响。年龄增加对不同种类的肝 CYP_{450} 酶活性的影响有所不同，如对CYP2C19、CYP3A4、CYP1A2 的降低作用较明显，对CYP2C9、CYP2D6 的活性影响则相对不明显。

排泄 年龄对药物排泄的影响较为复杂：①年龄增加使得肾血流量减少（每年约减少 1%~2%），65 岁时肾血流量可降低45%~50%。肾血流量的减少导致肾小球滤过率降低，从而使药物的肾消除减慢，药物在机体的半衰期延长。②年龄增加会导致肾小管对药物分泌能力下降，导致药物排泄减慢，这对以肾小管分泌为主要排泄途径的药物的消除速度会产生较大影响。③老年人体内药物与血浆蛋白结合率的变化也会对药物肾脏排泄产生影响。由于血浆蛋白结合率随年龄增加而下降，游离性药物浓度增加会引起药物肾小球滤过量增加，从

而产生排泄加快的倾向。总之，药物的排泄量随着年龄的增加而减少，这也是老年人用药易导致药物蓄积中毒的主要原因之一。

（文爱东）

rènshēnqī fùnǚ yàodòngxué

妊娠期妇女药动学 （ clinical pharmacokinetics in pregnant women） 考察药物在妊娠期妇女体内吸收、分布、代谢和排泄规律，并运用数学原理和方法阐述血药浓度随时间变化规律的定量研究。妊娠期是指从卵子受精到胎儿自母体分娩出为止的过程，是人类成长的特殊时期。妊娠期母体发生多种生理改变，尤其是雌激素、孕激素等激素分泌增加，这些变化对母体处置药物的过程有影响，此外，妊娠妇女药动学另一个特点是药物在胎盘的转运与代谢，这对胎儿的安全有着重要的影响。

吸收 口服药物在胃肠道的吸收是药物发挥作用的基础。妊娠期妇女的药物吸收具有以下特点：①妊娠早期的恶心、呕吐使得药物吸收减少。②在妊娠中期，即孕32~34周时，孕妇心脏的每搏输出量增加，药物在体内的转运和交换速率增大，使药物的溶出和吸收增加。③妊娠期由于孕激素的水平增高可使胃酸分泌减少，胃排空时间延长，胃肠道平滑肌张力减退，蠕动减慢，导致口服药物的吸收延迟，血药浓度达峰时间较晚，峰浓度较低。④妊娠妇女的肺潮气量和每分通气量明显增加，心输出量增加，从而致使肺血流量增加。因此，经呼吸道吸入的药物吸收量增加。⑤妊娠妇女的皮肤血流量、细胞外液量及皮下脂肪组织量增加，使得透皮制剂的吸收量增加。

分布 虽然妊娠期白蛋白生

成速度加快，但由于血容量增加程度更大，因此总体而言血浆白蛋白浓度降低。妊娠期许多蛋白结合部位被内泌素等内源性物质占据，使药物蛋白结合率下降，游离药物增多，此现象对血浆蛋白结合率高的药物影响较大。在妊娠期游离型药物浓度增加的常用药物：地西泮、苯妥英钠、苯巴比妥、利多卡因、哌替啶、地塞米松、普萘洛尔、水杨酸、磺胺异噁唑等。同时妊娠期妇女体重增加，体内脂肪含量明显升高，使主要分布在脂肪组织的药物的分布容积增大。

代谢 CYP_{450} 酶各亚家族在妊娠期间的活性变化不同，其中CYP1A2、CYP2C19、CYP3A4 的活性降低，而CYP2A6、CYP2C9、CYP2D6 的活性增加。例如苯妥英钠、苯巴比妥、扑米酮、乙琥胺、卡马西平等药物在妊娠期间代谢增强，使用时需增加用药量，而咖啡因在妊娠期间的代谢降低。

排泄 妊娠期因心输血量增加，有效肾血流量增加 25%~50%，肾小球滤过率增加 30%~50%。当肾小管重吸收功能不变时，主要经肾脏清除的极性药物或其活性代谢物消除均有所增加，如注射用硫酸镁、地高辛和碳酸锂。在妊娠期应用氨苄西林、苯唑西林、红霉素、庆大霉素、卡那霉素、阿米卡星、呋喃妥因等抗菌药物时，为维持有效的抗菌浓度，必须适当增加用量。

胎盘的药物转运与代谢 胎盘是维持胎儿生命的重要器官，由羊膜、母体底蜕膜及胎儿叶状绒毛膜构成。其中，绒毛膜是胎盘的主要功能部分，承担着物质交换和分泌某些激素的作用。绒毛上皮将母血与胎儿血隔开，称为"胎盘屏障"。这层薄膜屏障由

滋养层合体细胞、基底层、基质及绒毛内的胎儿毛细血管组成。

胎盘对药物的转运与体内其他生物膜类似，主要转运方式包括被动扩散、易化扩散和主动转运，其中被动扩散是主要转运方式。影响胎盘转运的理化因素包括药物的相对分子质量、脂溶性和解离度，其他因素还有胎盘血流量、妊娠不同期以及药物与蛋白结合能力等。相对分子质量小于 500 的药物容易通过胎盘，相对分子质量大于 1000 则很难通过胎盘。

胎盘血流量改变时，如子宫收缩、孕妇体位改变、麻醉、脐带受压或妊娠高血压综合征和糖尿病等致慢性胎盘循环障碍时，均可引起子宫胎盘血流量的改变，使胎盘转运功能受到不同程度的影响，减慢药物的转运。

不同妊娠期对药物的胎盘转运也有影响。绒毛膜随着孕期增加而逐渐变薄，如怀孕早期绒毛膜厚度约 25μm，到临产时只有 2μm，而绒毛数目增多，体积变小，绒毛直径由早期时的 0.3mm 缩小到足月妊娠时的 0.025～0.05mm，使得母体与胎儿接触的表面积增大。药物通过胎盘的速度与胎盘面积成正比，与厚度成反比，而妊娠后期胎盘面积增大，厚度变薄，因而在妊娠后期药物更容易通过胎盘转运进入胎儿体内，如地西泮、林可霉素和头孢唑林等药物。

胎盘含有细胞色素 P_{450} 酶、硫酸和 N-乙酰化酶及谷胱甘肽转移酶，具有一定的合成和代谢物质的能力，但活性较低。由于胎盘是合成和修饰内源性信号分子的主要组织，这些代谢酶的底物选择性高，仅针对内源性分子相似的异生物（包括药物），如肾上腺素、5-羟色胺、组胺、乙酰胆碱及一些多肽激素。

（文爱东）

bǔrǔqī fùnǚ yàodòngxué

哺乳期妇女药动学（clinical pharmacokinetics in breastfeeding women）

考察药物在哺乳期妇女体内吸收、分布、代谢和排泄规律，并运用数学原理和方法阐述血药浓度随时间变化规律的定量研究。哺乳期妇女自身出现病症时，需要接受药物治疗，不论使用何种药物，药物都将或多或少地分布至乳汁中，对婴幼儿的健康产生影响。

药物的乳汁转运 药物从母体血液到乳汁，必须通过血乳屏障，即药物经毛细血管内皮、透过基底膜、细胞膜进入细胞内，然后再从腺上皮细胞的尖端细孔转运至腺腔乳汁中。影响转运效率的因素包括：①药物的脂溶性。乳汁中的脂肪含量高于血浆，因此，脂溶性较高的药物易穿透生物膜进入乳汁，例如巴比妥类药物。②药物相对分子质量的大小。相对分子质量越小的药物，越容易被生物膜转运。例如卡马西平、地西泮、磺胺甲噁唑等药物的乳汁排出量较大，乳汁药物浓度接近乳母的血药浓度。③药物的血浆蛋白结合率。只有游离的药物才具有药理作用，乳母体内的游离药物浓度越高，则药物分子向低浓度区域的被动扩散就越容易。④乳母体内的药物浓度。乳母服药剂量越大、服药疗程越长，则体内药物浓度越高，这样会促进药物顺浓度差向乳汁中转运。⑤血浆与乳汁的 pH 值差。正常乳汁的 pH 值低于血浆，相对分子质量小、脂溶性高而又呈弱碱性的药物，在乳汁中含量较高。由于大多数药物分布容积较大，血浆浓度相对较低，因而转运进入乳汁的药物量有限，一般不超过哺乳妇女一日用量的 1%～2%，但红霉素、地西泮、巴比妥类和磺胺类等脂溶性高的药物，由于乳汁脂肪含量较高而易进入。

药物对乳儿的影响 ①药物对泌乳的影响。对泌乳有影响的药物包括雌激素类药物、类固醇避孕药、多巴胺及其受体激动药等。②乳汁中药物对乳儿的影响。虽然母乳中药物浓度并不高，不至于对乳儿产生不良影响，但对于易被胃肠道吸收的药物，即使乳汁中药物浓度不高也可能使乳儿吸收相当大量的药物。这是因为乳儿一般每天的吸吮乳汁量为 800～1000ml，且乳儿尤其是早产儿的血浆白蛋白含量少，与药物的结合率低，因此被乳儿吸收的药物中，具有药理活性的游离型药物增多，可为成年人或年长儿的 1～2 倍，再加上乳儿肝功能不完善，影响对多种药物的代谢，以及肾小球滤过率低，对药物及其代谢产物的清除率也较低，因此易导致药物在乳儿体内蓄积而产生不良影响。

用药注意事项 哺乳期妇女自身出现病症时，需要接受药物治疗，选择治疗药物时应注意：①严格掌握用药适应证，尽可能选择已明确对乳儿安全无不良影响的药物。②用药时间尽量选在哺乳刚刚结束后，并尽可能将下次哺乳时间间隔在 4 小时以上，使乳儿吸吮母乳时避开乳汁药物峰浓度，减少药物随乳汁进入乳儿体内的量。③应用的药物剂量较大或疗程较长，有可能对乳儿产生不良影响时，最好能监测乳儿血药浓度，根据药物的半衰期来调整用药与哺乳的最佳时间间隔。④不能证实药物对乳儿安全且必须使用时，可暂停哺乳，停药后再恢复哺乳。⑤若药物同时也适用于治疗乳儿疾病时，通常不影响哺乳。⑥哺乳期需绝对禁止的药物包括细胞毒性药物（如顺铂、环磷酰胺、多柔比星等）、放射性核素（如锝、碘等放射药物）及母体滥用的药物（如可卡因、海洛因、大麻等）。

（文爱东）

gāngōngnéng yìchángzhě yàodòngxué

肝功能异常者药动学（clinical pharmacokinetics in patients with liver dysfunction）

考察药物在肝功能异常者体内吸收、分布、代谢和排泄规律，并运用数学原理和方法阐述血药浓度随时间变化规律的定量研究。肝脏在药物吸收、分布、代谢、排泄等过程中起到重要作用，是最重要的药物代谢场所，其功能正常与否对一些药动学参数有直接影响，如血流量、血浆蛋白结合率、胆汁排泄指数等。与此同时，肝功能异常对于药效也有影响：经肝脏代谢激活的药物，如可的松、泼尼松等的代谢激活作用减弱，导致其疗效降低。

对药物吸收的影响　经肠道吸收的药物在吸收进入体循环之前，在肠黏膜和肝脏被代谢，而使进入血循环的原形药量减少，称为首过效应。当肝功能出现异常例如肝硬化时，会导致门-腔静脉血液分流，即来自肠道的血液绕过肝脏直接进入体循环，降低了口服药物的首过效应，药物吸收增加，因此以肝脏代谢为主要代谢途径的药物在肝硬化患者的口服生物利用度增加，例如镇静催眠药氯美噻嗪在肝硬化患者的生物利用度增加了 10 倍。生物利用度的增加和药物清除的减少导致药物在肝硬化患者血液中的浓度升高，因此在用药时应注意降低剂量。

对药物血浆蛋白结合的影响　肝脏是蛋白质合成的重要场所，与药物结合的主要血浆蛋白——白蛋白和 α-酸性糖蛋白均在肝脏中合成。慢性肝炎和肝硬化患者肝脏合成蛋白质的功能下降，血浆蛋白浓度降低，从而导致药物的血浆蛋白结合率下降，血中游离型药物增加，导致药物向组织中的分布，使药物的作用增强。

对药物代谢酶活性的影响　肝功能异常时药物代谢酶 P_{450} 的活性将受到不同程度的影响：①慢性肝病时，活性肝细胞数量减少，同时肝药酶活性降低将会影响药物的代谢。②急性肝病时这种影响较小。③在脂肪肝、慢性肝炎、肝硬化时 P_{450} 酶的量和活性会依次降低。肝病对不同 P_{450} 酶活性的影响会有所不同，例如，在慢性肝病患者中，细胞色素 P_{450} 2C19 的底物 S-美酚妥因的清除降低 20%，而细胞色素 P_{450} 2D6 底物异喹胍的代谢几乎不受影响。与 P_{450} 酶相比，肝病对葡萄糖醛酸结合酶与硫酸结合酶的活性影响较小，例如奥沙西泮、劳拉西泮等主要经葡萄糖醛酸结合酶代谢的药物在肝硬化患者中的清除无明显变化。

对药物排泄的影响　晚期肝病通常引起肾损伤，而肾脏是药物排泄的主要器官，从而导致药物消除严重受阻，半衰期明显延长。例如在肝肾功能正常时，羧苄西林的半衰期只有 1 小时，而发生肝肾综合征时可延长至 24 小时。对于急性肝炎患者，肝细胞的炎性变化通常较轻且短暂，同时肝脏具有巨大功能贮备与代偿能力，因此药物的清除基本接近正常水平。

（文爱东）

肾功能异常者药动学（clinical pharmacokinetics in patients with renal dysfunction）

考察药物在肾功能异常者体内吸收、分布、代谢和排泄规律，并运用数学原理和方法阐述血药浓度随时间变化规律的定量研究。肾脏是药物代谢的重要器官，大多数药物的吸收、蛋白结合、分布、代谢转化及排泄过程都与其有关，且大多数药物以原形或其代谢产物形式完全或部分随尿液经肾脏排泄。肾功能不全（renal insufficiency，RI）是由多种原因引起的肾小球严重破坏的临床综合症候群。当肾功能不全时，药物及其代谢产物的药理效应强度和持续时间将随之改变，即对药物的药动学和药效学产生影响，且直接影响药效，加重其毒副作用，而药物超负荷又可使肾功能进一步恶化，最终形成恶性循环。因此，重视肾功能不全时临床用药的调整，最大限度地保证治疗效果和减少不良反应对肾功能不全患者的药物治疗具有重要意义。

药物的体内代谢过程包括吸收、分布、代谢和排泄四个主要环节，受多种因素的影响和制约。肾功能不全时，药物在体内的药动学过程会发生一系列变化。

对吸收的影响　肾功能不全主要引起药物吸收速率降低、吸收量减少，从而影响药物达峰时间和浓度。慢性肾功能不全时，胃肠功能紊乱、自主神经病变、肝功能减退等可导致药物吸收减少、生物利用度降低。肾功能不全时患者内环境的改变可造成药物的蓄积、吸收速度减慢。

对体内分布的影响　药物在体内的分布主要用表观分布容积

来表示，可通过体内药物含量除以血药浓度计算得到，主要受药物的脂溶性和蛋白结合率的影响。蛋白结合率大的药物或水溶性药物的分布容积较小，而脂溶性药物的分布容积较大。肾功能衰竭时，患者体液增多，药物分布容积增大，血药浓度降低，但同时药物的蛋白结合率下降，游离药物浓度增加，因此临床上很难判断肾功能衰竭对药物分布的影响结果。

对代谢的影响　慢性肾功能不全导致药物毒性反应的机制，除涉及肾小球滤过率下降引起药物及其代谢产物排泄减少导致蓄积外，尿毒症毒素以及继发的各种内环境紊乱也可干扰肝脏代谢酶功能。因而，各种药物的代谢过程、转化速率和途径都可受到不同程度的影响。药物的相互作用以及肝脏药物代谢酶的异常变化使药物的分解代谢表现为氧化速率加快，而还原、水解过程减慢，乙酰化过程正常或降低。肾脏是仅次于肝脏的药物代谢的重要场所，肾小管上皮细胞中含有的细胞色素 P_{450}、葡萄糖醛酸转移酶和硫酸转移酶等酶类，在正常情况下参与某些药物的分解转化。肾功能不全时肾脏的药物代谢功能下降，药物的代谢过程发生变化，如奎尼丁的乙酰化反应减慢、外源性胰岛素的降解减少、苯妥英钠氧化代谢速率明显增快等。肾衰时由于肾脏排泄药物或药物代谢产物的作用减退，某些具有药理作用的药物（如别嘌醇、普鲁卡因胺等）或其代谢产物可在体内潴留。因此，临床上应根据肾功能不全时的药物代谢特点，相应调整药物剂量和使用方法。

对生物转化的影响　肾皮质内也有活性微粒体氧化酶系统参与药物的生物转化。肾功能衰竭时，药物的还原和水解反应速率减慢，生物转化效率降低。肾功能衰竭还会通过影响药物的蛋白结合率而影响药物在肝脏的代谢。

对排泄的影响　与以上环节相比，肾脏对排泄的影响非常显著。肾功能不全时肾小球滤过率发生改变，肾脏排泄速度减慢或清除量降低，主要经肾脏排泄的药物及其活性代谢产物易在体内蓄积，进而导致半衰期延长，血药浓度升高，药物的毒副作用发生率明显增高，尤其是治疗窗较窄的药物毒副作用发生率增高更加明显。另外，随着慢性肾功能衰竭的发展，药物的肾脏代谢容量下降，肾功能损害同样可以通过影响药物的代谢酶和运输的方式，导致非肾清除率的改变，引起非肾清除率下降。因此，主要经非肾脏途径清除的药物，其排泄也会受到影响。尤其是对治疗窗窄、毒性大的药物应调整其给药剂量或间隔时间。

（文爱东）

qúntǐ yàodòngxué

群体药动学（population pharmacokinetics，PPK）

将药动学基本原理和统计学方法相结合，研究药物体内过程的群体规律、药动学参数统计分布及影响因素的药动学分支学科。所谓群体即根据不同药物的研究目的所确定的研究对象或患者的总体。群体中的个体间由于存在各种独立的变量，如年龄、性别、体重、饮食、吸烟、妊娠、疾病等，药动学特征存在变异性。将这些变量作为参数来估算其影响的大小对于确定临床合理的给药方案具有重要价值。群体药动学是将经典的药动学模型与群体统计学模型相结合的药动学研究方法，定量考察患者群体中药动学特征的决定因素，研究群体典型患者的药动学参数和群体中存在的个体间的药动学特征变异性，使临床给药方案更加合理有效，从而达到个体化给药的目的。群体药动学的研究方法中最经典的是非线性混合效应模型法（nonlinear mixed effect model，NONMEM）。

与传统药动学的区别　传统药动学的研究对象通常是健康志愿者或经严格挑选的患者，是均质群体，研究中注重总体的平均趋势，对于个体间的差异常采用复杂的实验设计或严格入选标准加以消除，不能很好地指导个体化给药方案的制订。群体药动学注重个体差异与分布情况，通过药动学参数的平均值与标准差，估算单个患者的药动学参数，并研究各种病理生理状态对药动学的影响。

优点　群体药动学研究可估算出个体间变异，对于个体化给药方案的设计与优化有较大的参考价值；可估算包括剂量增加的低限、药品的变异（包括药品之间的生物利用度的差异）、测定方法的变异等；新药开发和治疗药物监测中的离散数据及不同样本中的不同时间的取样数据等传统方法不能处理的数据都能用 NONMEM 法处理得到有关群体的群体药动学参数，提炼出传统方法无法得到的信息。

应用　群体药动学主要应用于四个方面。

个体化给药　当患者选定药物后，采取 1~2 个血药浓度点，运用相应的群体药动学参数可得到较为理想的个体药动学参数，再根据个体药动学参数制订个体化给药方案。群体药动学参数来源于以往监测收集的数据及相关文献，且新患者的有关数据还可收入群体药动学数据库中。通常，采用 Bayesian 法最为理想，能制订出较为可信的给药方案。Bayesian 法是沙伊纳（Sheiner）等于 1977 年提出的一种由群体药动学参数估算个体药动学参数，并用于个体给药方案制订的一种方法，由于该法是依据贝叶斯（Bayes）理论形成，因此被称为 Bayesian 法。Bayesian 法兼顾个体与群体，得到的拟合参数（组）既可使计算值与实际值尽量接近，同时与群体参数比较吻合。

生物利用度研究　生物利用度是药物被机体吸收进入体循环的相对量和速率，是用来评价制剂吸收程度的指标。在群体药动学模型中引入生物利用度参数，根据临床监测中收集的数据用 NONMEM 法估算药物在患者体内的生物利用度，不仅能提供群体均值，而且还能比较单次与多次给药实验中的个体内差异，并能描述个体间的吸收变异。

新药开发　在新药的Ⅲ、Ⅳ期临床试验中，需要研究受试人群的群体药动学特征，以期及早发现危险人群，调整给药方案，进一步提高临床试验的安全性。在新药大规模上市前，全面了解老年人、新生儿、儿童、妇女等特殊群体的药动学特征以及病理生理状态对新药药动学特征的影响，有助于更好地控制风险，具有重要的意义。群体药动学研究的任务之一就是及时发现可能改变新药的群体药动学特征的病理生理因素，并探索其规律及定量关系。

群体药动学与药效学结合（pharmacokinetic-pharmacodynamic，PK-PD）　应用群体药动学方法进行 PK-PD 研究是个体化给药的重要手段，将 PK 和 PD 数据相结合后进行模型化分析，便可由 PD 分析得出产生治疗作用所需的药物浓度，进而通过 PK 分析得出给药剂量方案。NONMEM 法在建立 PK-PD 模型方面具有独特的优势，能够完成更加复杂的模型构建，获得更多的药物在体内处置的信息，使得研究结果更加接近临床实际。

（文爱东）

shíchen yàolǐxué

时辰药理学　（chronopharmacology）　应用时辰生物学的原理和方法来研究药物的时效性的学科。又称时间药理学。是时辰生物学与药理学相结合的产物，包括时间药效学和时间药动学。随自然界的变化，人体的睡眠、觉醒、体温、血压、心率等生理现象都随时间的推移发生有规律的周期性变化。从亚细胞水平到细胞、组织、器官等集体各个水平的生物功能不断变化，并能够体现各自的生物节律，这种节律性必然对药物的体内过程和疗效产生影响。因此，研究这些现象的形成特征，可改变治疗学的某些观点，为临床合理用药提供重要依据；根据机体自身生物节律，选择适当用药时机，可达到提高疗效，减少毒性，保证临床合理用药的目的。20 世纪 50 年代，根据时辰生物学的原理，研究药物作用的时间属性及药物对生物时间结构的影响，产生了时辰药理学，并快速发展起来。

中国的《黄帝内经》《伤寒杂病论》《千金翼方》《本草纲目》中有很多关于疾病、时间季节与用药的记载，如"圣人治病，必知其阴阳""早温肾阳，晚补脾阳""春天宜服补中益气汤，夏天宜服清暑益气汤，秋天宜服升阳益气汤，冬天宜服圣气汤"等。同时还在服药时间上提出了不同服法：食前服，食后服，食远服，上下午服，中午服，临卧服和不拘时间服等。这些关于时辰与疾病、用药、服法等论述，是中医临床用药的指南，并在医疗实践中起到相当大的作用。

研究内容　时辰药理学属于药理学的范畴，也是时间生物学（chronobiology）的一个分支，包括生物学、时辰生物学的有关内容。时辰药理学着重研究药物的时辰敏感性和时间药动学。时辰敏感性是综合反映药物对机体的治疗作用和毒性反应的时间规律，特指生物靶系统对药物敏感性的节律变化，即机体器官、组织、细胞、亚细胞以至受体等各种层次的生物节律所导致的药物效应的时间规律。同一种药物同等剂量因给药时间不同，作用也不一样。时辰药理学的研究内容大致可分为三个方面，即药效和毒性在不同给药时间的变化；药物引起机体固有节律的变化和开发能够使生物节律恢复正常的药物等。

受体的时间节律　检测和分析与药物作用有关的受体数量变化、药物与受体的亲和力、药物对受体调节的影响等时间节律，进而定量说明药物作用的时间节律性。

靶器官生理功能的时间节律　药物作用的靶器官和靶部位的生理节律发生改变将影响药物的作用强度或作用性质。如生物膜的通透性对药物转运和药效的发挥有显著影响，改变通透性的时间节律，必将使药物的转运及药效发生明显变化。例如，在肾上腺素诱发的急性高血压大鼠，血脑屏障的通透性白天大于晚间，如用普萘洛尔拮抗 β 受体，则白天通透性降低，晚间升高。

药物代谢酶活性的时间节律 药物的代谢和效应在相当程度上取决于药物代谢酶的活性。药物代谢酶的活性具有节律性变化，这些节律变化将影响药物的代谢和效应的时间变化。例如，环己巴比妥对大鼠的催眠作用与环己巴比妥氧化酶活性的昼夜变化呈现平行关系：在下午 2 时，大鼠体内氧化酶活性最低，药物催眠效果最好；在下午 10 时，大鼠体内的氧化酶活性最高，药物催眠效果最差，表明药理作用的昼夜节律是由于药酶活性的昼夜节律所致。

药物对时间结构和昼夜节律的影响 药物可直接作用于时间结构或作用于其中某个环节，从而使正常节律的周期或振幅发生改变，少数情况下还能引起某些时间节律的相位变化。研究药物对时间结构和节律的影响，可以了解药物作用后机体时间节律特征的变化及其规律，进而探讨这些变化产生的机制，避免药物带来的不良反应。

研究方法 半数致死量（LD_{50}）和半数有效量（ED_{50}）是药理学通常采用的药物安全性评价指标。在时辰药理学中，则用时辰治疗指数（chronotherapeutic index，CTI）来评价药物的时间安全性。它综合反映了药物疗效和毒性随着人体各种生理节律所呈现的周期性波动。临床实践证明，同一药物不同给药时间的时辰治疗指数是不同的。选择最佳时辰治疗指数是药物择时治疗的依据之一。

应用 人体的生理变化具有生物周期性，机体的昼夜节律改变了药物体内的药动学和药效学，致使药物的生物利用度、血药浓度、代谢和排泄等也有昼夜节律性变化，因此人体生物节律与人体的生理功能、疾病的发生与转归、药物的治疗效应都有十分密切的关系。许多疾病的发作、症状缓解和加重有明显的周期性变化。这在心血管系统、内分泌系统、免疫系统、造血系统、消化系统、精神神经系统、呼吸系统中都有明显表现，如人体血压上午 9 ~ 10 最高，此后逐渐下降；上午 3 时达最低值，在早晨清醒前又开始回升；心律达峰值时约在中午 12 时，而在睡眠时维持在较低的水平；心肌梗死发作的频率一般在早晨醒后明显增加，并于上午 9 ~ 10 时达高峰；无论稳定或不稳定型心绞痛，其发作均具有相似的昼夜节律，即从凌晨 0 ~ 6 时发作次数最少，6 时以后增多，10 ~ 11 时达发作峰值，这一节律在劳累型心绞痛特别显著；人体对胰岛素在凌晨 4 时最为敏感，此时，即使给予低剂量的胰岛素，也可达到满意效果；人体免疫系统在早晨最强，对病毒或易致敏物质的抵抗力最强，此时抗组胺药物对免疫系统的抑制作用减弱；人骨髓细胞的 DNA 合成在上午 8 ~ 下午 8 时最强，凌晨 0 ~ 4 时最弱；胃酸分泌早上低而夜间高；中枢抑制药物在机体处于休息状态时作用强，而兴奋药物则以机体处于活动状态时效果最大；呼吸道对乙酰胆碱及组胺的反应峰值在凌晨 0 ~ 2 时，因此哮喘患者常在夜间及清晨发作。同一种药物，同一剂量，在一天中的不同时间服用，其疗效和毒性可能相差几倍，甚至几十倍。因此，时辰药理学的应用是人类战胜疾病的一个突破性进展，时辰药理学与临床实践相结合产生时间治疗学（chronotherapy），在激素治疗、免疫和化疗等领域已有许多研究报道，并取得了一定的效果。与常规给药方法不同，时间性治疗是根据机体生理、生化和病理功能表现的节律性变化，以及药物在体内的代谢动力学特征、靶器官的敏感性节律等，制定出合理的给药剂量和给药时间，以获得最佳疗效和最小毒副作用，使临床用药更加安全、有效、经济、适宜。

依据时辰药理学，选择最适宜的服药时间，可达到以下效果：①顺应人体生物节律的变化，充分调动人体积极的免疫和抗病因素。②增强药物疗效，或提高药物的生物利用度和峰浓度。③减少和规避药品不良反应。④降低给药剂量。⑤促进合理用药，节约医药资源。⑥提高用药依从性。

（文爱东）

shíjiān yàodòngxué

时间药动学（chronopharmacokinetics） 研究药物及其代谢物在体内吸收、分布、排泄以及在体内生物转化的节律性变化规律和机制的学科。又称时辰药动学。是经典药动学的延伸，是时辰药理学的一个分支。由于机体中与药物运转有关的许多生理功能都有生物节律变化，就使药物在体内转运和转化的各个环节都受到一种或多种影响，使许多药物的药动学参数也随之呈现出节律性变化。

药物体内过程的时间节律 可按照药物在体内的过程来研究和总结其时间节律。

吸收过程的时间节律 吸收过程具有昼夜节律变化的药物多半具有依赖某些因素的特性，如胃液 pH 值在上午 8 时最高，下午 10 时最低；胃液分泌量在上午 6 最低，下午 10 时最高；晚间的胃排空和小肠蠕动速率较白天减少等。此外，人体对多数脂溶性药物以早晨服用较傍晚服用吸收快。

分布过程的时间节律 药物在各组织中分布的多少主要决定于其与蛋白结合的能力、膜通透性及细胞外液的 pH 值等，这些因素的昼夜节律性变化可影响药物在组织中的分布。如顺铂的蛋白结合率下午最高，早晨最低；卡马西平的蛋白结合率在下午 2~8 时最小，游离型药物浓度高；苯妥英钠的血浆游离浓度在凌晨 2~6 时之间最高；利多卡因的膜通透性在白天比夜间高。

代谢过程的时间节律 药物在肝脏的代谢主要受肝血流量和代谢酶活性的影响。人体肝血流量在上午 8 时最高，下午 2 时最低。药物代谢酶活性也有明显的昼夜节律变化，研究表明实验大鼠夜间代谢酶活性增加，海索比妥的代谢活性在下午 10 时比下午 2 时高。

排泄过程的时间节律 很多药物的排泄受肾血流量、肾小球滤过率、尿液 pH 值和肾小管重吸收等时间节律性变化的影响。阿米卡星、红霉素及氨苄西林的排泄量变化依赖于肾小球滤过率的变化。阿司匹林在早晨给药，达尿液最大排泄率所需的时间最长，药物由尿排出的时间也最长。苯丙胺等弱碱性药物在夜间尿液 pH 值低时其尿液排泄速率高，而白天尿液 pH 值高时则排泄速率低；由于肾小管分泌在夜间比白天活跃，在夜间呋塞米经肾小管分泌而排泄的量比白天多。

影响药动学时间节律的因素

生物节律具有先天性和遗传性，同时又受到外界因素的影响，使得影响药动学时间节律的因素也变得十分复杂。

生理节律 生物体内的许多生理功能，如心功能、血流量、局部器官血流量、酶活性、pH 值、血浆蛋白结合率和细胞膜通透性等，其节律变化将对药动学节律发生影响。此外，生物体内其他内分泌腺，如垂体、性腺、下丘脑等的节律变化也会对药动学节律发生影响。

年龄 年龄对各种节律的影响也非常明显，尤其是儿童和老年人的某些生理节律变化更具有特殊意义。因为儿童正处在机体的发育时期，有些功能尚未发育成熟；老年人的各种器官趋于衰退，往往是导致疾病发生的原因。

性别 性别不同可引起药物的吸收节律变化，主要由于女性月经周期中内分泌变化而引起胃排空速率及胃液 pH 值改变所致。女性在排卵期胃内 pH 值最低，胃排空速率最快，因此吸收速率慢，血药浓度偏低，而男性的这种周期变化不如女性明显，波动很小。

饮食 饮食与空腹、进食与胃排空、食物成分及配方等对各种生理节律和药物代谢节律均会产生明显的影响，进食能使胃内 pH 值升高，随着胃排空 3~4 小时后，其 pH 值又恢复至原水平。饮食对胃排空的速率也有明显影响。固体食物比液体食物明显延长胃排空时间，高热量食物比低热量食物的胃排空时间明显延长，而且热量越高胃排空时间越长，因此，食物对药物吸收节律变化有明显的影响。

生活规律 改变活动规律会对机体产生一定的影响。如夜班工作的人既要在颠倒的自然环境中生活，又要应对未颠倒的社会环境，因此，可能产生不同程度的不适应症状，这种情况对药物代谢也有影响。

疾病 机体在疾病状态下，某些生理节律可能发生变化。一般认为，正常生理节律的改变是产生疾病的原因之一，如抑郁症患者血浆内的环磷酸腺苷（cyclic adenosine monophosphate，cAMP）昼夜节律发生改变，这种生理节律改变常常也影响到药动学节律。

药物 药物制剂、给药时间、给药途径及给药次数等均会对药物代谢节律产生影响。药物在体内过程的节律变化主要是因为机体内各器官的生理节律变化所致。在临床治疗中利用这些规律选择适宜的给药时间、给药途径及给药次数可以起到事半功倍的效果。

（文爱东）

shíjiān yàoxiàoxué

时间药效学（chronopharmacodynamics）

研究用药获取最佳疗效和最少毒性反应的时间节律性以及规律和机制的学科。又称时辰药效学。许多实验研究和临床实践都证明药物作用存在时间节律性。药物的治疗作用、不良反应等不仅取决于药物的理化性质、剂量及药动学特性，也取决于机体功能状态和靶器官对药物的反应性。许多靶组织、靶器官对药物的反应都具有时间节律依赖性，导致多数药物的治疗效果都可因用药时间的不同而异。因此，根据疾病的昼夜节律波动规律，选择最佳服药时间，才能达到最佳疗效。

心血管系统药物 ①血压在上午 9~11 时为高峰值，夜间入睡后则下降到一天中的最低点。治疗高血压一般只需白天用药，且上午用药量略大；若夜间继续用药，则血压下降得更低，易诱发脑血栓。②心肌缺血、室性心律失常、急性心绞痛和心脏猝死的发病也呈现昼夜节律变化，发作高峰时间均在上午 6~12 时，不稳定型心绞痛发作高峰时间为上午 6~12 时，慢性稳定型心绞痛的发作时间为上午 10~11 时。因此，早晨服用阿司匹林在上午时间段内血浆药物浓度较高，对治疗缺血性心脏病有效。硝酸盐类药物最好在早晨醒来时或起床后立即服用。普萘洛尔在凌晨 2 时使用对心率影响较小，不能有效抑制心动过速，而在上午 8 时和中午 12 时使用可以明显降低心率。患者晚上口服双嘧达莫应适当增加剂量或推迟给药时间。③心力衰竭患者对地高辛等强心苷类药物的敏感性以凌晨 4 时最高，比其他时间给药的疗效约高 40 倍，若此时仍按常规剂量服用，极易中毒。另外发现在暴风雨和气压低时，人体对强心苷的敏感性显著增强。④体内胆固醇的合成具有显著的昼夜节律差异性，在午夜和清晨合成旺盛，因此睡前服用他汀类药物作用更为显著。

内分泌系统药物 ①胰岛素的降血糖作用在凌晨 4 时最敏感，此时即使给予低剂量的胰岛素，也可达到满意效果。上午 8 时可口服作用强而持久的降糖药物，使药理作用与体内血糖浓度变化的规律相适应。但糖尿病患者的空腹血糖和尿糖在早晨有一峰值，致糖尿因子在早晨也有一峰值，因此，糖尿病患者早晨应用胰岛素时需增加用量。格列本脲、甲苯磺丁脲、格列吡嗪等磺脲类降糖药经口服吸收后需要一定时间才能发挥降血糖作用，所以在饭前 30 分钟服用为宜。苯乙双胍、二甲双胍等双胍类药物宜饭后服用。阿卡波糖、伏格利波糖、米格列醇等葡萄糖苷酶抑制剂使饭后血糖升高的幅度减小，只有进

食时服用才能产生治疗效果。②肾上腺皮质激素的分泌峰值在上午 7~8 时，此时服用激素类药物，对垂体促肾上腺皮质激素释放的抑制程度最小，可极大缓解不良反应，并增强疗效。

免疫系统药物 ①人体免疫系统在早晨最强，对病毒或易致过敏物质的抵抗力最强，此时抗组胺药物对于免疫系统的抑制作用减弱。因此，赛庚啶、氯苯那敏、氯雷他定、苯海拉明等抗过敏药物以早上服用疗效最佳。但为了避免其对中枢神经系统的抑制作用，临床上通常建议患者睡前服用。②风湿性关节炎和类风湿关节炎患者的关节肿胀、僵直和握力下降等症状以早晨最为严重，最好在凌晨 4~5 时服用激素，因此主张"激素顿服疗法"，即把"每日 3 次"的总剂量改在早晨一次服用，既可产生最佳疗效，又可使连续服用激素而产生的副作用降到最低。③免疫增强剂干扰素，若上午用药则易出现发热、寒战和头痛等严重的副作用，如改在晚间用药，则副作用几乎不发生且疗效不减。

造血系统药物 ①葡萄糖酸铁、硫酸亚铁等补铁剂，晚上 8 时服用最佳，吸收率比早上 8 时高，疗效延长 3~4 倍。②骨髓和消化道是抗肿瘤药物容易发生不良反应的器官，应在肿瘤细胞敏感性最大的时间段（早上 8 时~晚上 8 时）内给予抗肿瘤药物，效果最好，不良反应最小。

消化系统药物 胃酸分泌在早上低而夜间高。H_2 受体拮抗药雷尼替丁睡前用药可以有效降低夜间及第二天的胃酸分泌，而不干扰消化系统的正常生理功能。

精神神经系统药物 ①大部分催眠药在机体处于休息状态时

作用强；兴奋药物则以在活动状态时效果最好。一般抑郁症患者早晨病情较为严重，故氟西汀、帕罗西汀等建议在症状较重的清晨服用。②人的痛觉在上午最为迟钝，而午夜至凌晨最为敏感，故镇痛药以夜晚临睡前服用效果更佳。

呼吸系统药物 哮喘患者常在夜间及清晨发作，晚间服用平喘药可提高药物疗效和减少药物不良反应，延长有效血药浓度维持时间。

（文爱东）

xīnyào línchuáng shìyàn

新药临床试验（clinical trials of new drugs） 任何在人体（包括患者或健康志愿者）进行的药物系统性研究。目的是证实或揭示试验药物的作用、不良反应及（或）试验药物的吸收、分布、代谢和排泄规律，确定试验药物的疗效与安全性。

1938 年以前，世界各国的法律均允许未经临床试验的新药进入市场，直到 1937 年在美国发生了用二甘醇代替乙醇做溶媒配制的磺胺酏剂用于治疗感染性疾病导致 107 人死亡的严重药害事件，才促使美国国会 1938 年通过《食品、药品和化妆品法》，开始了新药临床试验的先河。另一个促使各国政府开始重视对新药临床试验的法规管理的药害事件是反应停事件，这一震惊世界的惨案以及其他新药发展过程中所经历的沉痛教训，使人们逐步认识到：在一个新药上市前，必须经过科学规范的药品临床试验，以充分证明其安全性和有效性，它是新药研究过程中必不可少的关键环节，对保障人民生命健康是至关重要的。为实施对新药临床试验的规范化管理，从 20 世纪 60 年

代开始，以欧美为代表的国家纷纷制定了有关规定，其中最著名的是 1964 年在芬兰由世界医学协会整理的《赫尔辛基宣言》，确定了进行人体临床试验的基本原则和依据。1977 年，美国食品药品管理局颁布了"联邦管理法典"，适用于在美国进行的所有临床研究。本法规还提出一个新的概念，即临床试验质量管理规范的概念，它不仅包括了临床试验伦理方面的考虑，也提出了高质量数据的概念，以确保研究结果准确可靠。

中国 1999 年 9 月 1 日由国家药品监督管理部门颁布了《药物临床试验管理规范》，开始在新药临床试验中正式实施。现行的《药物临床试验质量管理规范》于 2003 年 9 月 1 日施行。共分为总则、临床试验前的准备与必要条件、受试者的权益保障、试验方案、研究者的职责、申办者的职责、监查员的职责、记录与报告、数据管理与统计分析、试验用药品的管理、质量保证、多中心试验和附则共 13 章 70 条，是指导在中国境内进行新药临床试验的法规性文件。

伦理要求　新药临床试验的核心是伦理和科学。参加新药临床试验的对象是人，不管是健康人还是患者，只要以人为对象的研究必须符合世界医学大会《赫尔辛基宣言》，即公正、尊重人格、力求使受试者最大程度受益和尽可能避免伤害。在一个新药正式上市前，受试者参加试验必须符合自愿的原则，且必须保证受试者的权益。在试验期间，参加者可以不需要任何理由而决定不再继续进行试验，所有人都无权干涉。为确保临床试验中受试者的权益，须成立独立的伦理委员会，并向国家药品监督管理部门备案。伦理委员会应有从事医药相关专业人员、非医药专业人员、法律专家及来自其他单位的人员，至少 5 人组成，并有不同性别的委员。伦理委员会的组成和工作不应受任何参与试验者的影响。纳入新药临床试验的受试者应充分了解试验的情况后签署知情同意书。

科学要求　进行药物临床试验必须有充分的科学依据。在进行人体试验前，必须周密考虑该试验的目的及要解决的问题，应权衡对受试者和公众健康预期的受益及风险，预期的受益应超过可能出现的损害。按国际通用要求，按照重复、随机、对照、均衡的四原则制订试验方案，包括叙述试验的背景、理论基础和目的，试验设计、方法和组织，包括统计学考虑、试验执行和完成的条件。方案必须由参加试验的主要研究者、研究机构和申办者签章并注明日期，报伦理委员会审批后实施。选择临床试验方法必须符合科学和伦理要求。

分期　药物临床试验分为 I、II、III、IV 期，各期的病例数要符合统计学要求，研究应当符合《药物临床试验质量管理规范》的有关规定。

I 期临床试验　首次人体试验，目的是提供有关新药安全性（耐受性）和药动学的数据，为制订给药方案提供依据。除某些用于治疗癌症和获得性免疫缺陷综合征（艾滋病）的毒性药物外，这一期试验通常在健康志愿者中进行。应该注意的是，I 期临床的药理试验（如在特殊人群中研究药动学的试验）应贯穿临床药物研究的整个过程。I 期临床试验必须在 I 期临床研究室中进行，该研究室应配备具有良好医疗设施的专门病房、药物分析实验设备及各类人员齐全的研究队伍。

II 期临床试验　对试验药物的治疗作用做出初步评价的阶段。由一些小规模试验组成，在需要治疗某种疾病的患者中进行，其目的是初步评价药物对目标适应证患者的治疗作用和安全性，也包括为 III 期临床试验的研究设计和给药剂量方案的确定提供依据。此阶段的研究设计可以根据具体的研究目的，采用多种形式，包括随机盲法对照临床试验。给药方案包括负荷剂量、维持剂量、给药频率、剂量维持时间，以及特殊人群中及与其他药物同时使用时的剂量调整。

III 期临床试验　对试验药物的治疗作用进行确证的阶段。用于在大量患者中证实新药的有效性，以确定新药起效或不起效的临床条件。其目的是进一步验证药物对目标适应证患者的治疗作用和安全性，评价利益与风险关系，最终为药物注册申请的审查提供充分的依据。试验一般应为具有足够样本量的随机盲法对照试验。符合要求的 III 期临床试验成功结束后，新药研发的申办方可向国家药品监督管理部门提交新药上市的申请。

IV 期临床试验　对上市后的新药做进一步的评价，其目的是考察在广泛使用条件下的药物的疗效和不良反应、评价在普通或者特殊人群中使用的利益与风险关系以及改进给药剂量等。为了更好地描述在每期试验中发现的信息和知识的类型，0 期临床试验，早 II 期试验或晚 III 期试验（分别以 IIa 期和 IIIb 期表示）已慢慢进入新药临床研究。

程序规范　①临床研究必须由国家药品监督管理部门审查批

准。②必须在国家药品监督管理部门认可的"药物临床试验机构"进行。③必须由有资格的医学专家主持该项临床试验。④必须经独立的伦理委员会审查批准，确认该项研究符合伦理原则，并对临床试验全过程进行监督以及确保受试者的合法权益。⑤所有参加新药临床试验的人员在研究前都有充分的知情权，并签署知情同意书。⑥抗肿瘤药物的临床研究，通常选择经过常规标准治疗无效的患者。⑦进行临床研究的新药应免费提供给受试者。

（文爱东）

yàowù lìyòng píngjià

药物利用评价（drug utilization review，DUR）

按照预定的标准，评价、分析和解释一个既定的医疗卫生制度下药物利用的模式，以及由此引起的医疗、社会和经济的决策分析。

简史 药物利用评价起源于20世纪60年代，随着美国《医疗照顾—医疗补助法案》的通过和实施，医疗机构对药物应用和医疗审计的控制日渐严格。为促进卫生资源的合理利用，保证用药质量，对药物应用质量进行系统评价变得广泛。1968年，药物利用评价这一术语首次出现在文献中。20世纪70年代以后，美国联邦政府尤其是质量保证局开始关注利用评价这一通用领域，并逐渐将其列为下属的职业标准评价组织的重要工作之一。经过系统尝试和分析，1972年，在医院实施药物利用评价项目的计划方案基本完成，并在1974年成为美国的社会保障法修正案的质量保障方案中对药疗过程的评估部分。自此药物利用评价无论是在开展的深度、广度还是所发挥的作用方面都有长足的进展，逐渐形成

了较全面系统的理论和方法。

中国1993年就有文献介绍药物利用评价的概念、内涵和方法，但真正意义上的药物利用评价工作尚未有效开展。一方面由于包括药物利用评价在内的诸多临床药学工作在医疗机构尚未得到认可和全面开展；另一方面是相当多的学者对药物利用评价概念和内涵的认识尚且存在偏差，多数"药物利用评价"是侧重于分析药物利用的消耗程度、消费结构及其发展趋势等的定量评价，而非对药物的治疗过程、治疗效果及合理用药的定性评价。由于药房尚未正式开展药物利用评价，因此收集和整理数据十分困难。

必要性 在医院药房开展药物利用评价研究是十分必要的。首先，医师的临床药理学水平并未达到合适的标准，而已上市的药品有几千种，选择正确的药物并不是一件容易的工作，医师们在选择药物时，常常会受到既往经验和药厂宣传的影响，多数医师只应用为数有限的药物。通过药物利用评价可以指导医师更恰当地选择药物。其次，处方药的消费已达到相当高的水平，各类医疗保险压力巨大，药物利用评价的目的就是要使药物资源消耗的代价与治疗效果相适应。第三，随着社会的进步和发展，文化水平的提高，人民群众更加追求优质的医疗保健服务，同时监督医疗卫生服务的业绩。总之，无论从卫生保健的大环境，还是从药物使用本身，都要求开展药物利用评价。

评价方法 药物利用评价方法常用的有定量评价和定性评价。定量评价主要通过应用统计学方法对药物利用的量化数据进行分析。如计算平均处方数、每张处

方平均成本、某种药物的处方频度、金额排序等，这些数据有利于确定是否存在药物滥用和过度使用的问题，可以对药品消费结构及其社会、经济效益做出评价，反映一定范围内的卫生保健总体水平和变化、发展趋势。定性评价主要考察药物的使用质量，如安全性和有效性。一般是事先制定有权威的或公认的药物使用标准，如规定每种药物每日的剂量范围和处方量、药物使用的适应证等。

评价标准 药物利用评价标准可以分为三类：①结构性标准。是观察单位的人口统计学和生态学特征，如一组与药物使用质量有关的准则，包括处方者的教育背景、专业训练、行医年数、对药物情报的了解等。②过程性标准。指在什么时候、什么地方、如何给予药物治疗、给予什么药物的情况。如医师在处方抗生素药物之前，是否做过细菌培养，是否恰当地监测药物效果，这类准则在评价中比结构性准则有更多的动态性。③结果性标准。主要是评价药物使用的最终结果，即被评价的要素对患者的健康有什么作用，结果性标准在药物利用评价中往往难以制定和运用。定性评价有时可采用相对性标准，即由不同层次、不同专业的卫生人员分别进行评价。如先由药师作初步评价，挑出不合格的处方，然后由有经验的医师继续评价，并进行筛选，最后由药学与治疗学委员会进行最终评价。

分类 药物利用评价依据时间顺序可分为前瞻性评价、现时评价和回顾性评价：①前瞻性评价。是在治疗实施之前，按照拟订的准则或标准对处方、医嘱或病案进行分析，防止治疗中有重

复用药或取药、不恰当的剂量或用药频度、药物相互作用或药品不良反应。优点为可预先调整治疗方案，从而提高治疗的效果、安全性、效价比和患者的依从性。缺点是会推迟治疗的开始时间。前瞻性药物利用评价资料也可包括上述的计算机化处方档案、病案、药师调剂记录。②现时评价。是在治疗开始至结束之间，按照拟订的准则或标准对处方、医嘱或病案进行分析。这类研究的结果可用来调整治疗方案，增强医务人员的责任感，使用时患者也可通过诉说治疗的感受参与研究，但这类研究也可能干扰药物治疗的进程。③回顾性评价。是对已完成的治疗、处方或病案资料进行分析，包括用药频度分析、处方行为分析，了解药物治疗与拟订的准则或标准相符合的情况。这类研究不直接影响已完成的治疗，也不推迟治疗的过程，但其结果可以用来改善以后同类患者的治疗。它的研究资料包括计算机化处方或医师处方记录、患者用药记录和药师调剂记录。

步骤 药物利用评价是一项长期连续的工作，涉及数据的收集、整理、分析和解释以及对不良使用的纠正，所以应当制订一个评价计划，在药物利用评价委员会的领导下，把它纳入药房的正常工作程序和日程中，其基本步骤如下：①确定药物利用评价计划的范围。②建立评价质量的度量方法。③收集数据。④评价结果。

目的 主要目的是保证药物使用的安全有效。首先从客观上保证处方的合理性，这是提高治疗效果的前提。其次将不必要的药品支出降到最小，即在保证治疗效果的前提下，用较经济的药品，甚至不用药品的治疗方式来代替原先的治疗方法，或者用疗效较好、较昂贵的药品缩短治疗时间，从而降低医疗总费用。与治疗药物监测针对个别患者的用药不同，药物利用评价则是面向所有患者识别和纠正整个医院的不合理的药物使用。药物利用评价把合理用药评价上升到一个更广更深的层次。一方面，它把研究对象从个别患者的合理用药扩展到一个医院、一个地区、甚至全国，即从药物使用的宏观角度考察药物利用状况；另一方面，根据经济学原理，把研究领域扩展到对整个社会药物资源的最佳利用上。进行药物利用评价时不仅要考虑个别患者的用药是否合理，而且需要从药物资源的社会分布、处方用药的频度、数量等考察药物是否充分利用，以避免出现药物滥用和用药过度或用药不足等问题。因此，药物利用评价的研究不仅有助于提高患者的药物治疗效果，而且有助于促进与此有关的医疗、社会和经济的管理决策。此外，药物利用评价不仅仅是搜集数据，更重要的是评价、分析和解释数据以达到改进卫生保健的目的。

随着科学技术的迅猛发展、社会的进步和人类生活质量的不断提高，人类对自身健康保健的需求日益增长，药品的应用前景不断扩大。因此如果要科学地认识药品，不断提高合理用药水平，使药品为保障和维护人类健康发挥更大的作用，就要重视用药分析与评价。此外，由于药品上市前研究的局限性，一些发生频率低于1%的药品不良反应和一些需较长期应用才能发现的迟发的药品不良反应，需在药品上市后逐步被发现。用药方案的修订、个体化用药方案的研究、药品新的适应证的发现、药物相互作用研究等都需提上日程，因此药物利用评价在保障合理用药方面有着举足轻重的作用。

（文爱东）

yòngyào píndù fēnxī

用药频度分析（analysis of drug utilization frequency） 分析药物在临床使用中的年总用药金额、年总消耗量、用药频率、日均费用等指标的方法。是药物利用评价的内容之一。

用药频度又称药物使用频率（frequency of drug use），指某种药物的年总消耗量除以该药的限定日剂量得到的数值，一般用 DDDs 表示。药品的年总消耗量，指对同一品种、不同规格、不同厂家药品分别计算其总消耗量，最后求和得到该品种年总消耗量；限定日剂量指某种药物针对其主要适应证的成年人平均日剂量。用药频度可反映不同年度的用药动态和用药结构，用药频度越大，说明用药强度越大，对该药的选择倾向性越大。比较不同类药物的用药频度以及不同阶段药物使用频度，可使不同地区、国家以及不同阶段的用药具有可比性，便于长期的药物利用监测。另外，由于部分抗菌药物的用药频度与细菌的耐药率成正相关，因此控制相关药物的用药频度可降低细菌的耐药率。药物的用药频度还可用于分析、评价药物在临床的地位；估算药品不良反应发生率；判断药品实际消耗量及其变化趋势等。

目的 通过用药频度分析可以了解每日用药费用、购药金额与用药人次的关系，药品、剂型与用药人次和购药金额的关系，药物使用频率与疗效的关系等，还可以评估药费可接受的水平、地区用药水平、药品消费结构和市场分布。

分析步骤 ①确定限定日剂量，以中国药典委员会出版的《临床用药须知》规定的剂量为准，药典未收载的药品，结合其说明书及临床实际而定。②用药品的年总消耗量除以相应的限定日剂量求得该药的用药频度。③用年总用药金额除以相应的用药频度，求得该药的日均费用。④分别计算目标药品的年总用药金额、年总消耗量、用药频度和日均费用。⑤分别对目标药品年总用药金额和用药频度从大到小排序，计算出用药金额与用药频度的序号比，此比值可反映出该药物使用强度与用药频度是否同步，比值接近 1.0 时，表明同步性良好。

应用 ①抗菌药物。以限定日剂量为标准计算抗菌药物的用药频度。限定日剂量参照 2011 年 4 月公布的《卫生部抗菌药物临床应用监测网药品字典及限定日剂量值》确定。用药频度 = 药品的年总消耗量/药品的限定日剂量；药品日均费用 = 药品的年销售总额/药品的用药频度，药物的药品日均费用表示患者使用该种药品的平均日费用。对用药总金额和用药频度排序，并求其比值，可评价药物费用的合理程度。比值接近 1.0 时，表示用药强度和用药频度同步性良好。②降糖药物。采用药物利用状况分析法，通过降糖药物的用药频度的计算，评价药物的临床地位。以限定日剂量为标准，计算用药频度及日均药量。限定日剂量的确定根据世界卫生组织的推荐、《临床用药须知》《新编药物学》与药品说明书规定的成人平均日剂量。用药频度 = 药品的年消耗量/药品的

限定日剂量值，日均费用 = 药品消耗金额/药品用药频度，用药频度越大，说明该药的使用频度越高。③升白细胞药。采用药物利用状况分析法，通过升白细胞药销售金额、用药频度等指标，分析评价药物的临床地位。限定日剂量以《临床用药须知》及《新编药物学》规定的日剂量为准，文献未收载的以药品说明书为准。用药频度 = 用药总量/药品的限定日剂量；限定日剂量费用 = 销售金额/药品的用药频度。用药频度数越大，说明该药品的使用频率越高。④抗高血压药。为促进高效、安全、合理地使用抗高血压药物，对药品品种、销售金额以及缓控释制剂所占比例进行分析，并将世界卫生组织设定的限定日剂量作为分析药物利用动态的客观指标，统计用药频度、日均费用。药品的用药频度反映该药品的使用频度，用药频度大说明患者对该药的选择倾向性大，反之说明患者已较少使用。

（史录文）

xiàndìng rìjìliàng

限定日剂量（defined daily dose, DDD） 药物用于治疗其主要适应证时所假设的成人平均每日维持剂量。又称约定每日规定剂量、约定日剂量、规定日剂量或协定日剂量。限定日剂量不是临床真实的用药剂量，仅是在特定的研究工作中所"约定"的使用剂量，是国际上通用的药物剂量测量单位，主要用于衡量药物的用量，用来进行药品价格、用量和费用的分析，也可用于药物利用指数的计算、用药频度分析、药物安全性评价和药物有效性监测等。以限定日剂量作为测量单位，不会受到药品销售价格、包装剂量和各种药物每日剂量不同的影响，

使研究结果更加规范和通用。

20 世纪 60 年代，世界卫生组织的研究人员在对欧洲国家的药物利用研究中发现，由于缺少统一的分类系统和计量单位，不同人群的药物利用存在很大的差异，于是提出了解剖学治疗学和化学分类（anatomical therapeutic chemical classification，ATC）的规则，在此基础上确定了药物的限定日剂量值，并以此为测量单位，形成了 ATC/DDD 体系。20 世纪 70 年代初挪威开始使用限定日剂量值，1981 年世界卫生组织正式推荐在国际药物研究中使用限定日剂量值。1982 年在奥斯陆的挪威医学中心成立了药物统计方法学合作中心，促进了其广泛使用。1996 年，世界卫生组织把限定日剂量值作为药物利用研究中药物用量的国际标准。限定日剂量值的制定是参考了不同国家的成人每天的剂量得出的平均值。

限定日剂量值只赋予有 ATC 编码的药物，仅用于罕见病且个体剂量差异大的药品、外用制剂、血清、疫苗、抗肿瘤药、过敏原提取物、全身和局部麻醉药以及造影剂没有限定日剂量值。该值确定的主要原则是：主要适应证的成人日均维持量；根据药物的活性成分本身计算其值，不提供不同盐类制剂的限定日剂量值；当一个药物有多种给药途径时，不同的给药途径生物利用度相差较大或用于不同适应证时会有不同的限定日剂量值；肠外给药的不同途径（如静脉给药和肌内注射），药品具有相同的限定日剂量值；复方药品的限定日剂量值通常用计数单位表示。单位可用克（g）、毫克（mg）或单位（U）等表示；复方药物用"片数"等表示。每种药品的限定日剂量值

可通过查询《药品的解剖学 治疗学 化学分类索引及规定日剂量2018》或在世界卫生组织网站查询获得。

（谢晓慧）

chǔfāng rìjìliàng

处方日剂量 （prescribed daily dose，PDD）

从有代表性的处方样本中得出的某个药物用于治疗指定适应证的日平均处方剂量。由一定范围内、一定时间段内某个药物的用药总量除以用药天数得出，可用于了解该范围内、该时间段内某个药物在人群中的用药情况，也可用于用药频度分析。处方日剂量是随着药物利用研究的开展被研究人员提出。由于限定日剂量是一个假定的平均每日剂量，而处方日剂量是根据实际用药情况计算出来的，所以比限定日剂量能更准确反映一定范围内人群的药物利用情况，并且可以用作论证限定日剂量合理性的一种衡量单位。根据计算出的处方日剂量反过来可以用来衡量一定范围内人群的处方日剂量是否合理，也可以和其他指标一起用来进行临床药物利用的安全性、有效性、经济性和适当性的分析与评价。

（谢晓慧）

yàowù chéngběnlǜ

药物成本率 （rate of drug costs）

药物成本与治疗收益的比值。是用药频度分析的一个参数。药物经济学评价中，药物成本不仅指药物本身的成本，也包括整个药物治疗过程中所消耗的其他相关的成本，如药物治疗的辅助检查成本、非药物治疗的成本、床位成本、护理成本等。这样计算出来的成本才能反映一个药物治疗方案的真正成本。

药物经济学的不同研究角度也会对成本的衡量带来很大影响。例如，对患者而言，用于计算药品成本的是零售价；对医院而言，用于计算药品成本的是购入价和平均采购成本；对药品供应商而言，药品成本又另当别论。显然，从不同角度出发的方案成本难以比较。因此，在进行成本计算前，首先应确立研究者的角度，并确定成本计算的范围。从公共利益出发，药物经济学要求从社会角度研究问题，因而成本计算也应从社会角度出发，此时社会成本不仅包括卫生服务部门和服务对象的支出，也包括所涉及的其他各方的支出或代价。

成本测算有时也称为费用测算，但是，成本与费用还是有些区别。有时候成本与费用是相同的，有时候两者又是不同的。因为药物治疗成本是指构成药物治疗服务价值一部分的货币表现，而药物治疗费用是指与提供药物治疗服务相联系的支出，包括承担的债务。

药物经济学中，药物成本分为直接医疗成本、直接非医疗成本和间接成本三大类。直接医疗成本是指直接与药物治疗干预有关的固定及可变成本，如护理人员在静脉给药过程中消耗的时间折算成工资的成本，一次性注射器或输液等低值易耗物品的消耗，药物引起不良反应的治疗费用，甚至整个住院期间的床位费、诊疗费、化验费、药费等。由于项目收费包含了项目的效益，直接医疗成本的计算比较复杂，不能简单地用医疗项目的收费价格统计。直接非医疗成本是指与提供医疗服务项目有关，但并非用于患者的治疗成本，如患者生病所必须增加的食宿费、营养费、交通费等，可用直接消耗的数量和单价计算。间接成本是指患者由于接受治疗而其雇佣地位发生变化所引起的成本变化，如工资损失、家庭收入的损失、雇主由于雇工不能上班而造成的损失等。

（史录文）

yàowù xiāohào fēnbù

药物消耗分布 （distribution of drug consumption）

药品使用的金额分布。也可以指药品的消耗量分布，是一个广泛的概念。药品使用的金额分布一般用药品消耗金额的比例或者排名来表示，例如抗菌药物消耗分布可以通过抗菌药物消耗金额占全院药品消耗金额的比例来表示，也可以通过不同抗菌药物消耗金额的排名来表示。

药品使用的消耗量分布一般以药物使用频率来表示。世界卫生组织在1969年制定了解剖-治疗-化学的药物分类系统，确定了将限定日剂量作为用药频度分析的单位，并将其定义为某种药物针对其主要适应证的成年人平均日剂量。药物使用频率＝药品消耗的总量÷药物限定日剂量。药物使用频率越大，表示其使用频率越高，患者对该药的选择倾向性越大。以限定日剂量作为测量单位，较以往使用单纯的药品金额和消耗量进行分析更合理，不会受到药品销售价格、包装剂量以及各种药物每日剂量不同的影响，解决了因为不同药物一次用量不同、一日用药次数不同而无法比较的问题，可以较好地反映出药物的使用频度。由于各国用药情况不同，部分限定日剂量允许参阅药典或权威性药学书目中规定的治疗药物剂量。中国一般用限定日剂量来标准化地处理药物消耗，如抗菌药物使用强度作为监测指标逐渐被引入，并成为抗菌药物临床应用专项整治活动的监测指标之一。

（史录文）

chǔfāng xíngwéi fēnxī

处方行为分析（prescription behavior analysis）

通过实证调研，建立行为模式模型，探讨现行体制下处方管理等措施对临床医师处方行为的影响，分析其影响因素的过程。属于药物利用评价的内容。

1973年，英国学者在《英国医学教育杂志》（*British Journal of Medical Education*）第7期上发表了《处方影响》（*Prescribing Influence*）一文，是世界范围内最早的关于处方行为分析的研究资料。而在20世纪90年代初，美国研究者就已经建立起若干个医师处方的行为模式模型。相关研究主要的考虑因素有处方药物的效果、安全性、管理和成本等。

1996年，中国学者首次在中国提出处方行为分析概念，包括医院补偿机制、处方三限（限价、限量、限品种）、人员差异的保健制度、需方要求的处方行为、用药报销目录、"总量控制，结构调整"的规制、当前的药物供销体制以及不当行为等八个方面。

医师的处方行为是基于医疗工作的特点，在社会宏观环境、医疗保健制度和医院的规章制度的约束下，医师结合自己的知识水平和临床经验而表现出来的行为习惯。医师的处方行为具有合理与不合理之分，不合理的处方行为包括：书写不规范、用法用量不当、处方选择不正确、不合理用药等。其中，不合理用药在不合理处方中极为常见，如配伍禁忌、重复用药、抗菌药滥用等，这是不合理处方行为中最为严重的现象。药品的不合理使用势必

影响人的生命健康。如何通过处方行为分析，规范处方行为、促进医师处方中的合理用药已成为一个亟待解决的重要问题。值得分析的影响医师处方行为的因素，除了有政策、环境和经济条件等客观因素，还应当有医师认知水平、执行态度、行为控制力等主观因素。

（史录文）

yàowù lìyòng zhǐshù

药物利用指数（drug utilization index，DUI）

某种药物的使用频率与其实际用药总天数的比值。是处方行为分析中常用的一个参数。DUI>1，说明日用药剂量超过了推荐的限定日剂量；DUI<1，说明日用药剂量不足。DUI是文献中常用的药物利用评价指标之一，通过DUI的测算，可以了解医师的用药习惯，判断用药剂量的合理性，发现用药趋势，估计用药可能出现的问题，监测用药的合理性，防止药物滥用或误用。但DUI也存在一定局限，即对药物剂量较敏感，而对疗程不敏感。

药品的实际用药总天数较难求得。在实际计算中，对于门诊处方用药，可以通过每次用量、每日应用频次以及药品总量推算出实际用药总天数；对于住院患者用药，可以从执行医嘱分析药物治疗方案，计算出实际用药总天数。

采用药物利用指数DUI分析，能在用量上提示药物利用合理性，但不能反映药物选用合理性，有文献报道提出定期开展药物利用研究分析，然而进行DUR分析需采用多项指标综合分析，国内开展起来有一定难度，因此采用DUI分析仍是了解药品使用规律的重要手段。

（史录文）

yàowù lìyòng píngjià wěiyuánhuì

药物利用评价委员会（drug use evaluation committee）

以事先制定的标准为基础，按计划、有系统地对药物利用进行评价的组织机构。是进行药物利用评价的管理机构。目的在于促进医院合理用药与有效用药。成员一般由临床医师、药师与医院或保险公司管理人员组成，其中医师占1/3到1/2，药师占1/3左右，这种组成代表了医师与药师的利益。主要职能：①对事先制定的回顾性、即时性与前瞻性评价标准进行评估并提出修改意见。②制订改善处方行为与药品调配行为的干预措施。③需要时，决定进行重新评估并提出干预措施的修改意见。④对典型不合理用药事例在委员会达成决定之前进行评价并提出调整建议。⑤起草并向有关管理部门呈交评估报告。

对药物利用进行评价与评估等方法的产生与发展主要在美国。药疗过程评估方法正式产生于1974年。在美国当年的社会保障修正案中，将药疗过程评估作为质量保障项目的一个部分，以提高医疗补助方案受益者的保健质量。美国1987年的混合预算法案加强了医疗补助方案药疗过程的评估条例，其目的在于评价患者的治疗方案，以使治疗方案合理化，并进行成本有效的药物治疗。1984年，评价范围扩展到抗生素的预防性、经验性与治疗性的使用。在1993年的改革方案中，使药物利用评价的职能扩展到监督与改善患者保健的质量。1995年，美国卫生组织评审联合委员会鼓励多学科途径进行药物利用评价，强调药师、医师与护师的综合评价作用。药物利用评价是对一种药物、药物使用情况及药物对不

同患者作用效果的复杂分析过程。药物利用评价可以评价一种药物或一类药物的使用，也可评价一个患者的整个药物医疗过程。选择评价药物的原则是：这种药物是常用的，已知或怀疑有一定的使用危险，已知或怀疑有使用问题及这种药物是进行特殊诊断与治疗的关键成分。

2009 年 6 月，中国药学会药物临床评价研究专业委员会成立，这对全面促进创新药物临床研究和提高上市后药物再评价研究的水平具有重要意义。

（史录文）

yàowù jīngjìxué

药物经济学（pharmacoeconomics）

评价医药产品、服务及规划的总价值，强调在预防、诊断、治疗和疾病管理干预措施中的临床、经济和人文的结果，提供最优化配置卫生资源信息的一门学科。药物经济学包括经济学和医学两门学科的知识，应用现代经济学的研究手段，结合流行病学、决策学、生物统计学等多学科研究成果，全方位地分析药物治疗备选方案（包括非药物治疗方案）的成本、效益或效果，评价其经济学价值的差别。研究范围涉及卫生经济学、风险分析、技术评估、临床评价、流行病学、决策科学和卫生服务研究等内容。

简史 药物经济学最早起源于美国，从 20 世纪 50 年代以后，美国的公共医疗保健费用迅速增长，高昂的医疗保健费用令政府和社会保障机构不堪重负。1970 年，美国埃可顿（Acton）对心肌梗死预防的研究是成本效益（效果）分析在医疗卫生领域的首次重要应用。为了使有限的医疗保健资源能够最大限度地发挥效用，1979 年美国国会责成其下属的技术评定办公室对公共医疗费用进行成本效用分析。1980 年，美国国会技术评定办公室发表了一篇全面总结成本－效益（效果）分析在医疗卫生领域应用的报告，认为成本－效益（效果）分析方法可以作为参考，协助卫生决策。其后，美国国会技术评定办公室又发表了一系列具体的医疗措施成本－效益（效果）分析范例，在一定程度上对这种方法进行了推广。成本－效果（效益）分析为卫生经济学中的发展和应用创造了条件。

成本-效果分析方法用于临床药物评价始于 1980 年，美国萧恩玻姆（Shoenbaum）当时提出成本效果分析应该与临床药理试验同时进行。其后，德茨可（Detsky）于 1985 年探讨了如何应用经济学分析优化临床药物试验的设计。1986 年，汤森德（Townsend）在其发表的文章"上市后药物的研究和发展"（*Postmarketing Drug Research and Development*）首次提出"pharmacoeconomics"这一术语。1989 年美国创刊"*Pharmacoeconomics*"，1991 年美国布特曼（Bootman）等编写了第一本药物经济学专著"*Principle of Pharmacoeconomics*"，1992 年，"*Pharmacoeconomics*"杂志正式出版，标志着药物经济学作为一门独立的学科已经形成。20 世纪 90 年代初，药物经济学已逐渐趋于成熟，形成了一套基本理论与分析方法，并发展成为一门新兴的药学分科。

中国的药物经济学研究起步较晚，1990 年才有第一篇与药物经济学有关的文章"H_2-受体拮抗剂的药物经济学及其处方研究"。但真正意义上的药物经济学研究始于随后发表在各专业期刊上的大量关于药物经济学基本原理与方法的介绍性文章。随着国家的发展和社会经济的进步，各方对药物经济学的发展和应用产生了迫切要求，药物经济学也从理论和基础性研究扩展到不同领域的应用性研究。2009 年 4 月，中共中央国务院《关于深化医药卫生体制改革意见》中提到"对新药和专利药品逐步实行定价前药物经济性评价制度"，这一政策将对中国药物经济学的研究和发展起到很大的推动作用，2011 年中国药学会药物经济学专业委员会正式发布了第一版《中国药物经济学评价指南》，为中国药物经济学的研究工作的规范化奠定了基础。

研究内容 药物经济学主要对成本和健康产出进行研究。

成本 药物经济学研究的一项主要任务是对成本进行确认、计量和分析，其框架主要包括成本的确认、成本的测量、贴现分析以及不确定性分析。成本的确认是指识别出干预措施所引起的相关资源消耗或所付出代价的各个成本项目。药物经济学研究的成本包括直接成本、间接成本和隐性成本。直接成本指在医疗服务活动中直接发生的成本，包括直接医疗成本和直接非医疗成本。直接医疗成本指某种治疗方案所消耗的医疗资源，如医师的时间、药费、手术费、诊疗费、治疗费、护理费、监护费、材料费、病房费、检验费、氧气费和其他保健成本；直接非医疗成本指患者因寻求医疗服务而直接消耗的医疗资源以外的资源，如交通费、食宿费、营养食品费等。一般情况下，直接非医疗成本因条件差异大，难以准确计算，因此如果所占比例较小，在研究中可将其忽略。间接成本指由于疾病、伤残或死亡造成的患者和其家庭的劳动时间及生产率损失，包括休学、休工、早亡等所造成的工资损失等。隐性成本指因疾病或实施预防、诊断等医疗服务所引起的疼痛、忧虑、紧张等生理上和精神上的痛苦及不适。隐性成本通常不单独测量，因为：①隐性成本难以用货币准确测量，且计量隐性成本本身通常要付出较多的成本。②在测量效用时，隐性成本已被包含在产出的测量中，无需重复测算。除了上述推荐的成本分类外，研究者也允许采用其他不同的成本分类方法，但要保证分类中包含所有的相关资源，并说明分类的依据。对成本进行测量时，理论上，从全社会角度出发，药物经济学中的成本应按照机会成本原则进行估价计算。考虑到现实操作的难度，研究通常采用消耗资源的市场价格作为成本的计算标准。除非有充足的理由证明市场价格远远偏离成本，此时应该进行相应的调整并予以说明。

健康产出　疾病和干预手段可能对患者产生三个方面的影响：经济产出、临床产出和人文产出。药物经济学研究将经济产出归为成本的范畴，将临床产出和人文产出（生存质量影响）归为健康产出的范畴。广义的产出包括成本和健康产出两个部分，狭义的产出仅指健康产出。健康产出的测量指标包括效果（effectiveness）、效用（utility）、效益（benefit）三类。药物经济学评价优先使用实际效果指标，效果指干预措施在自然状态（即非试验的现实条件）下对患者产生的治疗结果，主要可以分为两大类：中间指标，如血压、血脂、血糖等生化指标；终点指标，如心肌梗死、中风、糖尿病等疾病状态以及疾病导致的死亡或死亡率。

效用指患者或社会对于某种干预措施所带来的健康结果的一种偏好，效用指标一般使用质量调整生命年或质量调整预期寿命。效益是用货币单位对健康产出的量化测量。疾病治疗方案的效益包括直接效益、间接效益和无形效益三个部分。直接效益指实行某项干预措施后所节省的卫生资源。间接效益指实行某项干预措施后所减少的患者健康时间的损失或劳动生产力恢复带来的效益。无形效益指实行某项干预措施后减轻或者避免患者身体和精神上的痛苦，以及康复后带来的舒适和愉快等。

研究方法　应根据研究中干预措施的特点、数据的可获得性以及评价的目的与要求选择适当的研究方法。常用的研究方法主要有成本分析（cost analysis，CA）、最小成本分析（cost-minimization analysis，CMA）、成本-效果分析（cost-effectiveness analysis，CEA）、成本-效用分析（cost-utility analysis，CUA）和成本-效益分析（cost-benefit analysis，CBA）。

成本分析　对各备选方案的总成本进行比较，由于没有将健康产出纳入比较，该方法属于部分评价。由于不能提供治疗方案临床产出评价的信息，仅可作为完整评价的中间过程。如果单独使用成本分析，则应当尽可能进行全成本分析，需要强调成本的全面性，包括隐性成本，加大成本分析的力度。

最小成本分析　当有证据显示药物治疗的干预组与对照组的重要临床产出（如疗效和安全性）相同或很类似时，选择该评价方法。在证明两治疗方案临床产出的无差异性时，统计学无差异性和临床无差异性均可接受，当存

在公认的临床无差异标准时，可以临床无差异性为准。对于不同药物干预措施，成本低的措施经济效果好。

成本-效果分析　同时评价不同的卫生保健干预措施的成本和效果，从而判断各种干预措施优劣的一种经济学分析方法。该评价方法一般适用于具有相同临床产出指标方案之间的比较，其测量单位一般为物理或自然单位。当疾病较为单纯，治疗方案的产出只体现在或主要体现在某一个临床产出指标时，成本-效果分析较为适用（如普通感冒治疗采用感冒症状缓解天数作为效果指标）。当疾病治疗效果可以有多个指标来反映时，应采用对疾病治疗或者对患者最为重要的效果指标，也可以多个效果指标分别进行成本效果分析。成本-效果分析的优点是：任意产出单位都可以使用；存在的缺点是：当两个比较方案选用不同健康产出测量量纲时，导致决策者无法决策，难以进行疾病之间的比较。

成本-效用分析　该评价方法适用于临床产出指标不同的各种不同治疗药物之间的比较，产出的评价通常采用质量调整生命年来表示。在产出评价方面既考虑了治疗方案给患者带来的生存时间的影响，也考虑了治疗方案给患者带来的生存质量方面的影响，并且生存质量的评价包含了对患者生理、心理和社会功能的评价，因此该评价方法比其他评价方法更为全面，尤其适用于慢性疾病治疗方案的经济性评价。

成本-效益分析　该方法是一种用于比较某一项目或者干预措施所消耗的所有资源的价值（成本）及其带来的产出价值（效益）的方法。在成本-效益分析

中，所有项目都以货币单位进行测量。成本-效益分析是建立在福利经济学理论基础上的，其研究结果可直接支持决策者的相关卫生决策。但是，成本-效益分析研究中将健康产出货币化的方法主要是意愿支付法，该方法仍然处于发展之中，方法学上并未达成广泛一致。成本-效益分析的结果建议以净效益方式报告。在分析和报告中需要解释健康产出转换成货币值采用的所有步骤，并使用敏感性分析验证主要假设。

与相关学科的关系　药物经济学是新发展起来的一门交叉学科，其研究方法思想来源于经济学、工程学和运筹学这三门学科，并在卫生经济学的发展下逐渐成形，需要有经济学、药学、临床学、流行病学、临床流行病学、药物流行病学、社会学、管理学、生物统计学、信息科学、法学等多学科的知识。在实际应用中，药物流行病学、卫生技术评估、结果研究、循证医学这四门学科均与药物经济学有机地结合在一起，对不同问题进行分析。

应用　不同学科背景的研究者对药物经济学有各自的理解，其研究结果正逐渐被应用到药品定价、医疗保险药品目录制定、促进临床合理用药等领域。药物经济学已被应用但不限于以下方面：①宏观药品政策的研究。②药品价格的制定。③药物经济学评价（成本及结果研究）。④药品报销和医院药品目录的制定。⑤药品市场营销。⑥循证医学（发现最佳药品）等。

（史录文）

xúnzhèng yàoxué

循证药学（evidence-based pharmacy）　临床药师通过系统地搜集文献，评价药物研究的证据，

获得药物疗效、安全性、经济性等方面的研究资料，评估其在制订合理用药方案中的作用，并以此做出临床药物治疗决策的临床实践的方法。又称循证临床药学，是循证医学在药学领域的延伸，是贯穿药学研究和实践的重要决策方法。研究的最终目的是使患者的治疗效果最佳和经济负担最小。涉及患者药物治疗的各个环节，包括药物调剂、制剂及临床药学等工作。广义的循证药学是指贯穿药学科学研究、教育、实践与管理全过程的方法学，基本理念与核心就是利用高质量证据指导药学科研、教学、决策、管理与实践，其实践主体包括所有药学专业技术人员和从事药学相关工作的人员。

简史　20世纪80年代前，临床药物治疗方案的选择和治疗效果的评价多以临床医师的经验和推论为基础，即根据某一药物对疾病的临床指标，如血压、血流动力学、血液生化指标、室性早搏或持续性室性心动过速等变化来推论其对疾病的治疗作用。临床药师是以散在的药物临床研究资料、药动学研究资料为依据，凭经验并借助治疗药物监测结果参与临床药物治疗。这种传统的药物治疗对预后、诊断结果、治疗有效性的评价是建立在非系统观察的临床经验基础上，即以对发病机制和病理、生理知识的理解为基础，依赖于专家和经验。1993年，加拿大麦克马斯特（McMaster）大学戈登·盖亚特（Gordon Guyatt）教授等成立的循证医学工作组在《美国医学会杂志》（*Journal of the American Medical Association*，*JAMA*）发表了《循证医学：医学实践教学模式》，标志着循证医学的诞生。20世

纪90年代，循证医学理念逐渐被引入药学领域，逐渐形成了循证药学的理念。1997年英国皇家药学会提出促进药学中的循证实践，这为药学服务开辟新纪元。1998年加拿大埃特米南（Etminan）等学者首次提出循证药物治疗学，即以证据为基础的临床药物治疗学，其核心内容和基本精神就是寻找证据、评价分析和运用证据，做出科学合理的用药决策。1999年，英国皇家药学会推动研究与药学实践结合工作组在《医学、药学和英国国家医疗服务体系》一书中提出，要在药房建立"循证文化"，推动循证药学实践。2000年1月英国医药出版社出版第一本循证药学专著。2001年，英国科克伦（Cochrane）中心培训与执行主任维芬（Wiffen）等在其《循证药学》书中，借鉴经典循证医学的定义，首次将循证临床药学定义为"慎重、准确和明智地将当前所得最佳证据运用于病人的治疗决策"，同时药师必须考虑患者的自身情况、价值观和所处环境。

实施流程　实施循证药学主要包括五个基本步骤：①提出问题，把所需的信息转化为一个可回答的问题。②检索文献寻找回答这个问题的最佳证据。③严格评价这些证据的真实性、重要性和推广应用性。④将评价结果与临床经验、患者的生物学特点、价值观和个体情况相结合，在实践中使用这些证据，用于解决实际问题。⑤自我评估，评价前四步的效果和效率，并不断改进，促使今后更好的发展应用。

研究方法　循证药学与循证医学是紧密相关的，其研究方法和对结果的评价遵循了循证医学的方法学和进行严格的评价。作

为循证医学重要的方法学，系统评价在循证药学领域同样发挥着重要的作用，其实质是将相同研究目的的多个研究结果汇总并分析评价其合并效应量的一系列过程，即通过综合多个研究结果而提供一个量化的平均效果或联系来回答问题。但需要指出的是，在药学领域应用系统评价应注意几个问题，主要涉及研究问题的提出、资料的搜集及结果的评价三个方面：①要参考专家、患者的意见及相关的文献来确定所研究疾病可能的重要依据（即便是在有关文献资料很少的情况下）。②确定最主要的治疗目的和评价结果所必需的研究时间。③在缺乏直接对照试验的资料时，要注意非直接对照试验的局限性。④详细说明研究所涉及的人口学问题，所包含的一些关键因素可能有年龄、种族、症状类型、其他用药，或者既往可能影响干预效力或有效性的病史。⑤全面检索数据库。⑥查找未发表试验或发表试验中未发表的数据，以减小发表偏倚的影响。⑦使用合理的纳入标准来确保纳入试验均满足最初设定的主要治疗目的。⑧选择观察性研究来检验结局，并评价对照试验的结果是否具有临床可推广性。⑨在评价研究结果的可应用性时，考虑效力研究与有效性研究的区别。

在进行药物系统评价时，无论是对单个药物或一组药物的研究，首先要了解研究的主要目的和药物作用后的主要结果。由此提出贴近研究目的的问题并确定下一步的研究设计。一个药物研究的系统评价小组，往往需要多领域的专家共同组成，以了解研究药物所针对的疾病的发生发展过程、该药物的作用时间过程、

可能的不良反应等方面的问题，这对于研究设计起着重要的作用。除了试验类型之外，研究针对的治疗人群在一定情况下也有很大的选择差异。如有研究表明，对于有自然 α-adducin 基因表达的人来说，利尿药的作用并不优于其他的降压药，而对于 α-adducin 变异基因表达的人群来说，服用利尿药降压，其发生心肌梗死或中风的概率将比用其他降压药降低51%。在做系统评价的资料选取时，往往会遇到发表偏倚的问题，这些发表文献中阳性率较高的偏倚会影响对药物疗效的正确分析与判断，因此，搜集与研究目的相关的各种文章（包括未发表文献）就显得极为重要。而对于这些搜集到的文献，我们又要制定合理而明确的纳入标准，以确保数据分析结果符合研究目的。

除了随机对照试验以外，做系统评价还应纳入观察性研究，这是因为它可以检验试验的结果，还可以明显地减少偏倚。而对于药物研究来说，存在"效力"研究和"有效性"研究，效力研究是与高度选择性人群的严格对照，而有效性研究则针对所有可能涉及的被观察者，是更具有代表性的临床策略，更可能在实践中得到重复。

应用　循证药学主要应用于新药准入及药物疗效评价、合理用药和药品不良反应监测、药物经济学评价及指导中药进入临床等方面。

新药准入与药物疗效评价　循证药学的荟萃分析方法能够对现有的研究资料进行分析、评价，获得更客观、准确的关于新药对某种疾病是否有特殊疗效、不良反应是否减少、疗效是否比现有的药物更好，能否明显降低药费

等证据，为新药的准入做出最佳的选择，使新药引进的决策更加科学。以科克伦（Cochrane）系统评价数据库 2008 年发表的一篇名为《抗氧化物对于健康人群和多类疾病患病人群死亡率的预防》的系统评价为例，研究共收纳了67 个随机对照试验，共 232 500 个观察者被随机分配到试验组（接受 β-胡萝卜素、维生素 A、维生素 C、维生素 E 和硒的干预治疗）和安慰剂（或空白）对照组。通过对纳入试验的分析发现，现有证据不支持抗氧化物作为预防性药物的应用。相反，维生素 A、维生素 E 和 β-胡萝卜素的使用还有可能会增加死亡率，另外还需要进一步开展随机对照试验来论证维生素 C 与硒在预防作用方面的可能疗效。因此，抗氧化物若要作为药物进入临床使用还需要足够的证据。

药物疗效评价　运用循证药学的方法不仅可以干预不合理用药，判定药物的不良反应，进而为合理用药提供依据，而且可以分析多种药物联合应用对某种疾病的疗效是否优于单一药物的疗效。应用循证药学的评价方法进行药物应用评价研究，可以为临床提供准确的药物信息并提高合理用药的水平。例如，美国医学教授安思尔（Ansell）等对维生素 K 拮抗剂的抗血栓作用进行了描述，分析了该药物的临床应用条件、最佳的应用范围和特殊的使用建议，最终建议初次口服抗凝治疗的剂量为 5~10mg，1~2 天后再行调整，而老人或者有出血倾向的患者开始服用剂量要 <5mg，2~3 天后再行调整。

药品不良反应监测　可以通过描述性研究、分析性研究或实验研究对药品不良反应进行监测。

药物流行病学的方法可以确定药品不良反应的发生率，以及寻找诱发药品不良反应的危险因素，验证以前发现的信号，同时通过计算相对危险度、比值比，判断药品与不良反应之间的联系强度。应用循证药学的系统评价方法综合分析上市后药物临床研究证据，进行大样本、多中心随机对照试验评价其临床有效性、安全性、经济性和适用性，其结果被公认为药物临床有效性和安全性评价的最佳证据。

药物经济学评价 药物评价领域中经济学指标与疗效和安全性同等重要。循证药学研究的最终目的是使患者的治疗效果最佳和经济负担最小。临床治疗应充分考虑成本-效果的证据，依据药物经济学方法制订科学的成本-效果处方，为安全、合理、有效用药及治疗决策提供科学依据，利用循证药学对药物经济学研究建立合理的评价指南，进行方法学评价（研究的设计方法，样本大小及选择，成本测量和估计，结果衡量和估计，贴现率，敏感度分析，偏倚的控制，资料的统计分析，结论的报告），保证试验结果和结论准确可靠。

中药临床疗效评价体系的建立 虽然 21 世纪初对中药疗效评价的研究取得了一定的进展，但是多沿用传统的经验总结方法或套用现代医学的疗效评价指标，缺乏系统的疗效评价标准和操作规程。中药欲走向世界，让世界承认它的疗效，必须进行随机对照、大样本、多中心的前瞻性临床试验，采用循证药学的方法可以建立全面、系统、客观的安全性和有效性评价方法体系。只有以临床与科研相结合，回顾性与前瞻性研究相结合，以病毒学改变、肝脏病理学和疾病终末事件发生为疗效的评价指标，建立体现中医药治疗优势和特色同时被国际认可的疗效和安全性评价体系，才能充分发挥中药疗效的优势，促进中医药与国际药学接轨及中医药的科学发展。

（文爱东）

xìtǒng píngjià

系统评价（systematic review, SR） 运用减少偏倚的策略，针对某一具体问题进行严格评价和综合分析的研究方法。循证医学的系统评价是一种临床研究方法，是根据预先提出的临床问题，全面收集、选择和评估相关的临床原始研究，根据预先制定的标准严格筛选研究报道，并从中提取和分析数据，得出科学的综合结论，为临床疾病的诊治提供证据，具有解决临床问题的实用性。系统评价研究的内容可包括病因、诊断、治疗、预后、预防、卫生经济等内容。系统评价是进行循证药学研究的一个重要方法。

科克伦系统评价（Cochrane systematic reviews，CSR）：为了有组织、有计划地进行规范的系统评价，有关国家的临床医学专家、方法学专家、系统评价专业人员及临床用户共同成立了科克伦协作网。科克伦系统评价指科克伦协作网成员在科克伦协作网统一工作手册指导下，在相应的科克伦评价组编辑部指导和帮助下所做的系统评价。科克伦系统评价具有严格的、系统的、统一的研究方法并不断更新，有着严格的质量控制措施，因而国际公认科克伦系统评价的质量比普通的系统评价的质量更高。

系统评价本身是一种科学调查研究，有事先经过周密设计的研究方法，其研究对象是一系列相关的原始文献。系统评价通过限制偏倚和随机误差的多种策略，对多个原始研究进行分析、综合。这些策略包括全面检索所有相关文献，继而应用明确的、可重复性强的评价指标选择可以利用的文献。随后，对原始文献中的实验设计、研究特点进行评价、数据合并，最后对评价结果予以客观地解释。系统评价包括两种类型：定性系统评价和定量系统评价。当原始文献的研究结果被总结但未经统计学合并时，这种系统评价称作定性系统评价。定量系统评价，又称荟萃分析，是应用统计学方法对几个主要研究的结果进行定量统计合并的过程。

与文献综述的区别 ①在形成问题方面。文献综述是选取比较典型的问题进行的系统分析；系统评价是对特定的具体问题进行的分析。②在资料库的形成方面。文献综述是使用常规检索方法，收集的是专家所知道的核心文献；系统评价是用高敏感的检索策略，全面收集研究信息。③在定性分析方面。文献综述一般采用专家个人的分析和讨论；系统评价采用列表的方式进行客观表述，研究的方法学质量被严格评价。④在定量分析方面。文献综述一般不采用定量分析；系统评价则在条件允许的情况下采用荟萃分析的方法进行分析。⑤在报告形式方面。文献综述多采用叙述的方式，一般不分为标准的"方法"和"结论"等部分进行报告；系统评价采用标准的QUOROM图表和温哥华（Vancouver）格式进行报告，并需详细报告评价方法细节。

步骤 系统评价过程大致分为以下几个步骤。①研究方案的撰写。研究方案包括题目、研究背景、目的、纳入评价的研究标准、检索策略、评价方法、致谢、利益冲突、参考文献及附表，提出拟解决的问题是最重要和最基本的第一步。系统评价应以临床上的具体问题为出发点，突出实际应用价值。研究方案在系统评价开始前应当获得发表以接受评论或批评、进行修改。②研究的定位与选择。根据检索策略进行全面无偏倚的检索是系统评价与传统综述的关键区别。科克伦系统评价手册建议评价者不仅要对MEDLINE（PubMed）、EMBASE、CENTRAL 等在内的文献数据库进行检索，还要进行手工检索和Web 浏览作为补充，而且还要查找未发表的或正在进行的研究的信息。单一地对数据库检索被认为是低质量系统评价的标志。③选择研究。评估所有合格的研究报告是否满足系统评价的纳入标准。一般要求两人独立选择纳入的研究，出现不一致的情况时由第三者或双方讨论协商解决。整个选择纳入过程的每一步骤必须用 QUOROM 系统评价报告的流程图记录。④对纳入研究的质量进行评估。评估内容包括真实性（主要是内部真实性）和可能存在的各种偏倚。科克伦系统评价常用质量评价标准为达德（Jadad）量表和尤妮（Juni）量表。⑤资料收集。收集内容主要包括研究的合格性、研究特征如方法、对象、干预措施、结局。方法部分通常包括设计类型、质量，如随机分配方案的产生、随机方案隐藏、盲法、病例退出情况、潜在的混杂因素等。⑥分析与结果描述。主要描述重要的研究特征，包括患者的特征、干预和评估的结局。对资料综合的结果作简明的报告。对非量化的资料进行叙述性概括。对同质的研究可进行效应值的合并，即荟萃分析。⑦结果解释（讨论）。主要讨论证据的强度、结果的可应用性、其他与决策有关信息和临床实践的现状，以及干预措施的利、弊、费用的权衡。⑧系统评价的改进与更新。当有新的临床研究结果出现时，应当对已完成的系统评价进行更新。

质量评价　系统评价在其讨论部分必须评价自身的质量。这是其本身慎重性、科学性的表现，也为读者有效而合理地利用系统评价证据提供了便利。1999 年，由穆赫（Moher）专家小组对荟萃分析报告的质量进行了方法学的评价，并提出了一套评价指南（the Quality of Reporting Meta-analysis，QUOROM）。该报告列举了18 项质量评价标准，用是与否，或 0~100 分判断系统评价和荟萃分析的质量。该报告已成为系统评价研究人员进行系统性综述的指南。

适用范围　系统评价可广泛用于各种疾病的临床研究和医疗政策，但在现阶段，系统评价主要限于对疗效和干预效果评价。概括起来，在以下几个方面比较适用：①某种疗法的多个临床试验的疗效程度和方向不一致或相互矛盾时。②单个临床试验样本量偏小，难以得出可靠结论时。③受经费和时间限制，不可能开展大规模的临床试验时。④在计划进行新的临床试验时，首先进行系统分析，有助于课题的选定。⑤需要进行亚组分析时。

应用　主要有五个方面。

临床医疗的需要　高质量的系统评价结果对于临床医师具有极其重要的学术价值。随着循证医学的兴起，任何医疗决策的制定均应遵循和应用科学研究结果，即应将个人的临床专业知识与现有的最好的临床科学研究结果结合起来进行综合考虑。众多临床医师已经对知识爆炸带来的影响深有感触，因此许多人希望能够获得对已有研究成果进行总结的信息。高质量的系统评价能够确切地反映出某一临床问题的当前研究水平，从而使临床医师能够跟上时代。

反映学科新动态　围绕专业发展的热点，纵览某一领域的最新文献资料，作好有关专题的系统评价，可以全面、深入和集中地反映该领域目前的动态和趋势、存在的问题和发展的方向，以促进学科的发展，保证不断地吸收新知识、新营养而居于学科的前沿位置。

科研工作的需要　系统评价对于医学研究人员也具有重要意义。临床科研要具有先进性、新颖性和临床价值，面对浩瀚的医学文献信息，科研人员可以运用系统评价方法查寻、阅读和评价相关领域的文献资料，掌握研究课题的历史、现状、发展趋势、存在问题、当前研究的热点与矛盾，提出选题、立题的依据，避免重复前人的工作，为研究工作提供信息资料和研究方向。

医学教育的需要　医学教育除了向医学生传授各种疾病的共同规律和特性方面的知识外，还应该及时传授某一疾病的最新进展及新药物、新技术的发展情况。因此，医学教育者需要不断地阅读有关医学文献以更新知识。而系统评价是快速获取有关知识的途径之一。另外，广大的基层医务工作者，由于工作繁忙、文献资源有限，为了知识的不断更新，可通过阅读有实用价值的、真实可靠的系统评价，作为学习新知识的继续教育资源。

卫生决策的需要 随着人口增长、年龄老化、新技术和新药物的应用、人类健康需求层次的提高，使有限的卫生资源与无限增长的卫生需求之间的矛盾日益加剧，要求各级卫生管理人员制定卫生决策时应以科学、可靠的研究结果为依据，合理分配卫生资源，提高有限卫生资源的利用率。许多国家在制定卫生决策时均要以医学文献资料特别是系统评价为依据。

(文爱东)

huìcuì fēnxī

荟萃分析 (meta-analysis)

汇总多个研究的结果并分析评价其合并效应量的方法。又称 Meta 分析。包括提出研究问题、制定纳入和排除标准、检索相关研究、汇总基本信息、综合分析并报告结果等。该法旨在解决以下问题：①增加统计学检验效能，提高对初步结论的论证强度及临床所见效应的分析评估力度。②解决各研究结果的不一致性。③回答单项研究尚未提及或不能回答的问题，提出新的研究课题和研究方向。荟萃分析是为循证药学提供决策依据的主要分析方法。

原理 荟萃分析要求研究者一般应尽可能全地收集有关该问题的所有研究，包括已发表的和未发表的，然后对这些研究进行全面、系统地质量评估，舍弃不可接受的研究，最后对符合纳入标准的研究用适当的统计学方法进行定量合并，从而得出一定结论。该方法作为一种定量的文献分析方法，提供了一种解决有争议和不确定问题的较客观全面的手段，其结果可作为循证医学的基础。

步骤 可分为九个步骤。

提出问题、制订研究计划 在进行荟萃分析之前，首先明确研究目的，提出需要解决的问题并根据研究目的确定文献的入选标准和排除标准，入选及排除标准包括实验设计的类型、研究对象、干预和对照的措施、检测的数据结果、疾病的诊断标准及其分期等方面。

制订检索策略，查找相关文献 根据荟萃分析的研究目的确定检索来源、检索时间（文献覆盖时间）等。在检索文献时应力求全面，尽可能查找一切与所研究的主题相关的文献，除了检索中国生物医学期刊文献数据库（CMCC）、维普期刊全文数据库（VIP）、中国知网（CNKI）、万方数据库、MEDLINE、EMBAS、Co-chrane 协作网等国内外电子资料库，尚需通过各种方式获取未发表的以及正在进行研究的所谓"灰色文献"，以防止漏检了可能直接影响分析结论可靠性和真实性的重要文献。对查找到的每篇相关文献，应根据预先设定的入选标准判断其是否能纳入荟萃分析。为保证这一过程的可靠性，避免主观偏见，应有两名以上的人员同时单独进行。在这一过程中出现的分歧，应通过协商解决。

纳入文献的质量评定 对符合纳入要求的文献，应进一步评价其研究质量。主要从三个方面评估研究的质量：①方法学质量。研究设计和实施过程中避免或减少偏倚的程度。②精确度，即随机误差的程度。③外部真实性。研究结果外推的程度。随机对照实验方法学质量考察的标准主要有：①受试者分组是否真正随机。②随机方案是否隐藏。③是否具备详细的纳入标准。④组间基线

是否可比。⑤是否使用盲法。⑥对失访、退出及不良反应病例是否进行了详细记录并报告失访原因。⑦是否采用意向分析法分析结果。⑧患者的依从性如何。根据上述评价标准，进一步采用打分法进行质量评分，如达德（Jadad）量表法。在对各独立研究方法学质量评分所得分值的处理方式上，有的将其作为纳入荟萃分析的入选标准之一，有的将其作为合并检验时的权重。

资料的选择及提取 为了便于后续的统计分析评价，要设计专门的表格，对符合纳入要求的文献进行信息提取。荟萃分析采用的数据信息一般包括原始研究的基本信息、计算总效应值的有关数据、原始研究的临床特征和方法学质量等内容。不同的效应变量采用不同的表示方法，计量资料或连续变量一般用均方差表示效应的大小，计数资料或二分类变量采用危险差、比值比或相对危险度表示。在资料摘录过程中，可能会遇到不同的试验研究对同一结果有不同的表达方式，此时应尽量选用最容易理解的数据表达方式，并将其余的表达方式进行转化。

异质性分析 荟萃分析需将研究内容相同的多个研究的统计量合并。依据统计学原理，只有同质的资料才能进行统计量的合并，因此，在合并文献统计量之前要对多个研究结果进行异质性检验，以发现和剔出明显不同质的研究结果。根据荟萃分析异质性产生的原因，异质性分为：①临床异质性，是指参与者不同、干预措施的差异及研究的终点指标不同所导致的变异。②方法学异质性，是指由于试验设计和质量方面的差异引起的，如盲法的

应用和分配隐藏的不同，或者由于试验过程中对结局的定义和测量方法的不一致而出现的变异。③统计学异质性，是指不同试验间被估计的治疗效应的变异，它是研究临床和方法学上多样性的直接结果。统计学异质性的几种定量检验方法主要有 Q 统计量、I^2 统计量、H 统计量、加尔布雷斯（Galbraith）图法和 L'Abbe 图。若检验结果显示异质性明显，可采取的措施有：①改变结果变量的指标。②选用随机效应模型合并效应量。③探讨异质性的来源，按亚组分析。④进行荟萃回归及混合效应模型等。⑤进行敏感性分析。⑥放弃作荟萃分析（异质性过于明显时采用）。

统计方法选择　统计学处理是荟萃分析的最重要的步骤之一，荟萃分析常用的统计模型分为固定效应模型和随机效应模型两类。通常采用 Q 值统计量检验法对各个独立研究的结果进行异质性检验，以确定选用何种模型。经异质性检验，如果各个独立研究的结果是同质的，可以采用固定效应模型计算合并后的综合效应；如果各研究的结果不同质，但有必要计算合并后的统计量，则可采用随机效应模型；如果异质性检验的统计量在界值附近，最好同时采用上述两种模型分别进行计算后做出分析判断。

敏感性分析　敏感性分析的目的是了解一定假设条件下荟萃分析结论的稳定性。主要方法有：①按不同的研究特征，如不同的统计方法、研究的方法学质量高低、样本量大小、是否包括未发表的研究等，对纳入文献进行分层荟萃分析，比较合并效应间有无显著性差异。②采用不同模型计算效应合并值的点估计和区间估计，比较合并效应间有无显著性差异。③从纳入研究中剔除质量相对较差的文献后重新进行荟萃分析，比较前后合并效应间有无显著性差异。④改变研究的纳入和剔除标准后，对纳入研究重新进行荟萃分析，比较合并效应间有无显著性差异。对于统计学上有异质性表现的研究，也可将其去除后，再行敏感性分析，比较差异。

文献偏倚分析　荟萃分析同其他研究一样，在研究的各个步骤中均可能产生偏倚，导致合并后的结果歪曲真实的情况。偏倚的种类及产生原因主要有：①发表偏倚。是因为与"无统计学意义"和无效的研究结果相比，有"统计学意义"的研究结果被报告和发表的可能性更大，而荟萃分析一般是基于已公开发表的文献。②文献库偏倚。是因为世界上几个主要的医学文献检索库如 Medline、Embase、SCI 收集的杂志主要来自发达国家，发展中国家所占比例很小，而且发展中国家具有阳性结果的研究可能更容易发表在这些文献检索库中。③筛选者偏倚，由于纳入标准不一定对每一项研究的选入与否都非常特异，在筛选过程中就可能会受筛选者主观意愿的影响而引入偏倚。

对于文献偏倚的估计可以采用漏斗图法和失安全数法。漏斗图最初是用每个研究的处理效应估计值为 X 轴，样本含量大小为 Y 轴的简单散点图。如果资料存在偏倚，会出现不对称的漏斗图，不对称越明显，偏倚程度越大。在荟萃分析中，如果研究个数在 10 个以上时，就需要做漏斗图。失安全数法指对于荟萃分析所得的显著性结论，需要多少个阴性结果才能使之逆转。分别按 $P = 0.05$ 和 $P = 0.01$ 的水平计算。失安全数越大，结论越可靠，偏倚的影响也越小。

控制偏倚的主要方法有：①系统、全面、无偏地检索出所有与课题相关的文献。②尽量获取研究的原始资料，包括阴性结果等。③制定客观严密的纳入标准，采用多渠道、多种数据库资源交叉检索等措施。④采用盲法筛选等。

结果报告和讨论　统计分析结束后，要进行结果报告和讨论，其主要内容有：①课题研究的背景和对象。②资料检索的方法。③统计分析的方法。④结果报告。⑤讨论。包括异质性及其对效应合并值的影响，各种偏倚的识别与控制，荟萃分析结果的实际意义等。

适用条件及应用　荟萃分析在心理学、教育学、社会科学和生物医学等领域都已得到越来越广泛的应用。随着临床药学和循证医学的发展，循证药学也逐渐兴起，并在现代临床药学中占据重要地位，而荟萃分析是为循证药学提供决策依据的主要分析方法。临床药物评价研究，一般需要采用大规模、前瞻性、随机双盲的研究方法，耗费巨大且短时间内无法完成，荟萃分析则可以将小样本的随机对照试验联合起来进行分析，提供合理、可靠的决策依据，因而在临床药学实践中有着重要的作用。荟萃分析在临床药学中的应用主要集中在以下几方面：① 新药准入判定。②药物疗效与安全性验证。③合理用药。

当然荟萃分析的推广应用也存在一些有争议的地方，比如：①把一些在研究人群、实验设计和质量控制等方面有差别的研究合并是否合理。②把阳性结果和阴性结果合并，是否会掩盖矛盾，阻碍进一步研究。③大规模的完全随机对照试验结果存在矛盾时是否可应用荟萃分析。

（文爱东）

gùdìng xiàoyìng móxíng

固定效应模型 （fixed effect model）

对统计资料进行荟萃分析时选择均数之差作为统计指标，异质性检验表明研究间的效应量差异不具有统计学显著性时，进行统计分析所选择的模型。固定效应模型是荟萃分析中常用的一种统计分析模型。

异质性检验的常用统计方法为 Q 检验。Q 检验回答的是各个研究的效应量分布是否具有同质性的问题。如果各个研究的效应量分布是同质的，则效应量间的变异不会大于由于各研究的抽样误差引起的变异，这种变异又称为仅由研究对象水平的抽样误差引起的变异。如果 Q 检验的结果表明研究间存在明显的异质性，即各研究效应量间的变异来源除了由研究对象水平的抽样误差之外，还存在其他的来源，如研究质量、干预措施（剂量、干预时间、药物品种等）、结果变量的测量时点不同（比如随访性研究，不同的研究对结果变量的测量时点不同）以及测量方法各异、研究对象的纳入和排除标准等方面存在差异，这些可统称为研究水平的抽样误差引起的异质性来源。

如果异质性检验的结果表明研究间的效应量差异不具有统计学显著性，$P>0.05$，则可以采用固定效应模型进行效应量的合并。也就是说固定效应模型的应用前提是假定全部研究结果的方向与效应大小基本相同，即各独立研究的结果趋于一致。因此固定效应模型适用于各独立研究间无差异，或差异较小的研究。

（文爱东）

suíjī xiàoyìng móxíng

随机效应模型 （random effect model）

对统计资料进行荟萃分析时选择均数之差作为统计指标，异质性检验表明研究间的效应量差异具有统计学显著性时，进行统计分析所选择的模型。由德西蒙（Der Simonian）和莱尔德（Laird）于 1986 年提出，是荟萃分析常用的一种统计分析模型。

异质性检验的常用统计方法为 Q 检验，Q 检验回答的是各个研究间效应量的分布是否具有同质性问题。如果各个研究间效应量的分布是同质的，则效应量间的变异不会大于由于各研究的抽样误差引起的变异，这种变异又称为仅由研究对象水平的抽样误差引起的变异。如果 Q 检验的结果表明研究间存在明显的异质性，即各研究效应量间的变异来源除了由研究对象水平的抽样误差引起之外，还存在其他的来源，如研究质量、干预措施（剂量、干预时间、药物品种等）、结果变量的测量时点不同（比如随访性研究，不同的研究对结果变量的测量时点不同）以及测量方法各异、研究对象的纳入和排除标准等方面存在差异，这些可统称为由研究水平的抽样误差引起的异质性来源。

如果异质性检验的结果表明研究间的效应量差异具有统计学显著性，$P<0.05$，拒绝零假设，则采用随机效应模型。也就是说选择随机效应模型时表明研究打算比较的不仅是试验设计中的这几组，而且要通过对这几组的比较推广到它们所能代表的总体。

（文爱东）

yàowù xiānghù zuòyòng yánjiū

药物相互作用研究 （drug interaction study）

对药物相互作用的产生及规律进行阐明的研究。是临床药学的重要研究内容，也是基础医学和临床医学相互联系的学科分支。药物相互作用是指两种或两种以上药物在同时或前后序贯用药时，在体内产生药理作用的干扰，结果使药物疗效从量变到质变。所谓量变，就是药效增强或减弱，作用发生加快或减慢，作用持续时间延长或缩短；所谓质变，就是产生新的药理作用或不良反应。

随着人类寿命的延长及日益增多的药物品种，在临床药物治疗过程中，很少只用一种药物，经常将两种或更多种药物同时或先后应用，即所谓多药治疗，这种多药治疗固然有其有利的一面，但也有不利的一面。由于药物相互作用，使药效增强，减低毒性反应，这是所期望的好的作用；但同时也可能产生药效拮抗，或者由于相互作用产生了单药所没有的不良反应，导致医源性疾病。据统计，每年多达 5% 的住院患者是由于药物-药物相互作用引起的。在一般住院患者中，同时给予的药物常在 5 种以上，不少患者同时接受 10~15 种药物，甚至可超过 15 种。统计结果显示，合并用药 2~5 种时，药物不良反应发生率为 3.3%；6~15 种时，不良反应发生率增至 28%，16 种以上者增加到 84%。此种增加呈几何级数方式，其中部分原因是药物相互作用。多数药物相互作用具有可预测的理论基础，应推测药物相互作用的性质和程度，同时进行实验研究，不少相互作用是在动物实验中证实的，但由于种属差异较大，动物体内的药物相互作用在人体不一定存在，因此还需在人体进行研究。国家药品监督管理部门审评机构指出，新药的代谢应该在药物研发过程中进行确定，该药与其他药物之间的相互作用应作为安全性和有效性评价的一部分进行研究。

研究范畴 药物相互作用研究的范畴主要涵盖不同类别的药物相互作用。药物相互作用可按不同的作用机制分成两种：①药动学相互作用，即因相互作用影响到药物原本的吸收、分布、代谢和排泄特点。②药效学相互作用，即因相互作用改变了药物对受体的敏感性，由此影响到药物的药效等。研究最为广泛的是与通过代谢从体内消除的药物相关的相互作用。研究的重要目的是探索新药是否有可能对已上市的、并可能在医疗诊治中合用的药物的代谢消除过程产生显著影响。此外，也应当探索已上市药物是否可能对新药的代谢消除过程产生影响。本身并不被广泛代谢的药物也可能对合用药物的代谢产生重要作用，因此，即使对于代谢不是主要消除途径的新药，也应进行代谢相关的药物相互作用的探索。

研究原则 无论是正在开发的新药还是已经批准的上市药物，只要是可能与其他药物共用，就应考虑药物的相互作用。任何引起相互作用和受相互作用影响的药物要考虑药物的相互作用。在进行人体临床试验以前，与药物相互作用有关的基本项目应该进行检测，尤其应从药动学的角度进行。由于配伍用药导致的不良反应的性质也应进行研究。药物相互作用研究的必要性、给药时间和实验设计，都应根据候选药物的临床研究阶段、预期的适应

证、治疗和安全范围以及共同用药频率来决定，临床剂量和给药途径也非常重要。在人体进行的临床药物相互作用研究时应执行《药物临床试验质量管理规范》。

关注重点 与代谢相关的药物相互作用研究需关注的重点主要有六个方面。

药物的浓度和剂量 药物代谢抑制和酶的诱导很大程度上取决于抑制物的浓度、底物的浓度、药物的剂量和给药间期。在动物实验中，通常给药量较大，可以观察到明显的酶抑制作用或酶诱导作用。但如果药物在动物体内的清除率明显高于在人体内的清除率，如果是按临床剂量给药，常常小于动物实验中的剂量，进而考虑到药物在肝脏中代谢时，非结合形式的药物浓度会小于给药剂量的同时，可以考虑所考察的药物在人体内相互作用的可能性和发生的程度，而不要进行不必要的动物和临床试验。

代谢产物引起的抑制和诱导 代谢也可引起药物的相互作用，依赖于代谢产物产生的量和酶抑制的能力。

特殊的抑制 有些药物被代谢为有活性的中间体，这些中间体使参与药物代谢的酶类发生了不可逆的失活，我们称这种药物为自杀性底物。重复给予可引起药物本身和其他药物代谢的强烈抑制。

表现为代谢过程中的相互作用 只有当血流依赖性肝清除的药物静脉注射时，肝血流的改变才可引起药物血浆浓度的改变。因此如果药物对肝脏血流有明显的影响，有必要研究药物的相互作用。

基因多态性和药物相互作用 编码药物代谢酶的基因有多种

多样的等位基因，当基因多态性影响了相互作用的药物的代谢，缺乏代谢酶的患者体内药物的血浆浓度明显高于常人，因此诱发药物相互作用的危险性也相应地增加。

被单一酶代谢和被多种酶代谢的药物的差异 如果药物仅被一种酶代谢，当这种酶的活性被抑制时，药物的浓度将明显升高，药物相互作用的可能性就增加。相反，如果药物的代谢有多种酶参加，主要代谢酶的抑制会引起药物代谢向其他酶的转移，因此不会引起血药浓度明显升高。如果由于基因的多态性导致可替换的代谢酶缺乏，当主要的酶被抑制时，血浆中的药物浓度将增加较多。在酶诱导剂的情况下，只有当诱导酶代谢药物时，药物的浓度才会明显下降，如果有其他酶的参与，这种作用将相对显得很弱。

研究的时间 当开发的药物在人体内具有很高的相互作用的可能时，应利用受试物（采用由Ⅱ期临床研究确定的临床剂量）在健康志愿者中进行药物相互作用研究，同时设定一种标记药物和一种可能同时使用的药物。试验结果可为决定是否继续进行药物的开发、选择可替代性药物以及Ⅲ期临床试验研究设定禁忌药物提供依据。当预计有严重的不良的药物相互作用时，需在Ⅱ期临床前进行药物相互作用的研究，目的是选择进一步研究的候选药物，并且确定临床试验时的禁忌药物。如果药物表现出严重的不良相互作用，在其安全性没有被证明以前，不能用于配伍用药。当在这些研究中发现药物的相互作用时，应在申报新药前，用典型的药物，在患者中进行额外的临床药物相互作用研究，同时应

考虑如下的因素：①任何有高度配伍用药可能性的药物的性质。②药物相互作用的频率。③预计不良反应的临床意义。有时新药批准后，如果表现出药物的相互作用，也有必要进一步进行临床药物相互作用的研究。

（文爱东）

yàowù jīyīnzǔxué

药物基因组学（pharmacogenomics）

研究人类基因组信息与药物反应之间的关系，从全基因组水平分析不同个体对同一药物的效应与毒性存在差异的遗传机制的学科。是在遗传学和基因组学基础上发展起来的一门新兴交叉学科，研究的目的是提高药物疗效及安全性。药物基因组学的概念与一般意义上的基因组学概念不同，不是以发现人体基因组基因为主要目的，而是运用已知的基因组信息研究如何改善患者的药物治疗。正因为药物基因组学是研究基因序列变异及其对药物不同反应的科学，所以它也是研究高效、特效药物的重要途径，可为患者或者特定人群寻找合适的药物。

简史 早在 20 世纪初，英国学者伽罗德（Garrod）就提出，缺损基因的遗传可引起特异性酶缺失，从而导致"先天性代谢缺陷"，并指出个体对药物反应的差异是遗传差异所致。50 年代，兴起了遗传药理学研究，主要研究机体的基因多态性在药物反应个体差异中的作用。基因多态性（genetic polymorphism）指在一个生物群体中，同时和经常存在两种或多种不连续的变异型或基因型。在遗传药理学的发展过程中，具有里程碑意义的工作有：①1956 年，美国学者卡森（Carson）等发现少数红细胞遗传性缺乏葡萄糖-6-磷酸脱氢酶者，因红细胞内还原型谷胱甘肽缺乏，服用治疗剂量伯氨喹时即可发生正常人仅在中毒剂量时才会发生的溶血反应。②1960 年，美国学者伊文思（Evans）等从代谢物乙酰异烟肼对原形药异烟肼的比值分出异烟肼乙酰化的代谢遗传分型研究。

20 世纪 80 年代后，分子生物学的发展为遗传药理学提供了有力的研究手段。例如，在参与药物代谢最常见的肝微粒体细胞色素 P_{450} 酶中，人们克隆了编码异喹胍羟化酶（CYP2D6）的基因，并通过载体成功表达了 CYP2D6 酶，然后对其多态性进行了研究。其后又陆续阐明了许多药物代谢酶、转运体和受体的分子机制，使这些生物标志物的临床意义更加清楚。随着研究的深入，人们发现药物反应个体差异并不都是由单个基因决定，而是由多个不同基因编码的蛋白在药物代谢、分布、起效等几个方面相互作用产生的综合结果。

20 世纪 90 年代，药物基因组学的出现源于全基因组学技术的出现和兴起，即 1990 年国际上开始的人类基因组学研究计划，到 2003 年人类基因组序列鉴定的完成，为药物基因组学的发展奠定了坚实的基础，药物基因组学这一术语开始取代遗传药理学并出现在一些科学著作中。

研究内容 主要包括因基因序列变异导致的药物代谢酶、转运体以及受体（或靶点）的基因多态性与合理用药的关系，以及利用基因组学信息发现新的药物和进行临床试验研究。

药物代谢酶基因多态性与合理用药 药物在体内的转化过程必须经酶催化，这些催化药物的酶统称为药物代谢酶（drug metabolizing enzymes）。基因序列变异导致的药物代谢酶基因多态性可对药物代谢产生影响，因而导致药动学及药理作用的个体差异。例如，如果通过此类酶代谢的药物原形有活性，且毒性大、治疗指数低（如 6-巯基嘌呤、6-硫鸟嘌呤、氟尿嘧啶等），则代谢慢的患者体内原形药物因存留时间延长，会导致治疗中产生毒性反应；相反，另一些药物需要代谢转化为活性代谢物而起效，如可待因需要由 CYP2D6 酶代谢为吗啡而发挥作用，这时代谢慢的患者可能因活性代谢物产生不足，导致可待因镇痛作用下降。

转运体基因多态性与合理用药 转运体负责药物在体内的主动转运，即不依赖细胞膜两侧药物的顺浓度差，而依靠机体提供的转运体和能量，药物可以由浓度低的一侧向浓度高的一侧移动的转运。转运体分布在许多屏障组织中，如肠道、肝脏、血脑屏障、肾脏、胎盘、睾丸及淋巴等细胞的顶膜上，对体内血浆、组织液甚至细胞内的药物分布发挥着重要的作用。由于转运体的分布和功能表现出了非常大的变异性，推测正是膜转运体具有的基因变异导致的基因多态性，导致了一些药物在药动学和临床疗效上的个体差异。如编码 OATP1B1 的 SLCO1B1 基因突变可影响多种药物在体内的处置和排泄，降脂药普伐他汀非肾清除率在编码为 SLCO1B1 * 5 和 * 15 两个突变个体中较编码为 SLCO1B1 * 1a 的野生型纯合子个体有明显下降，而在 * 1b 等位基因的个体中则可加快该药物的分布和代谢。

受体基因多态性与合理用药 受体基因多态性包括了基因和

蛋白质两个水平上的多态性，指人群中一定数量（一般>1%）的个体发生在受体结构基因或调节基因上的突变。发生在受体基因上的突变和受体精氨酸上的变异并不一定导致受体功能的改变。受体的基因多态性一旦具有功能意义，就极有可能对药物效应产生影响。例如，抗凝药华法林的疗效除了与代谢酶 CYP2C9 的基因多态性有关之外，其作用靶点维生素 K 环氧化物还原酶亚基 1（VKORC1）编码基因的多态性也在华法林个体需求剂量的差异中发挥着重要的作用，如 VKORC1 启动子区-1639G>A 突变可导致对华法林敏感性增加，必须降低剂量以防不良反应发生。

创新药物的研发　对不同的药物效应与基因多态性进行相关性分析，有可能大大加速创新药开发的进程。首先是药物作用新靶标的发现，发现并克隆新的基因；借助疾病模型研究基因与疾病的关系，确定有效靶点，优化药物设计。其次是药物临床试验，用基因诊断试剂或标志物筛选观察对象，鉴别参与疗效或不良反应的关键基因（或易感基因），排除药物效应不佳或容易产生不良反应的基因型患者，选择药物作用发挥较好的受试者，可增强药物的安全性和疗效，明显提高新药临床试验的成功率。

研究方法　主要策略是选择与药物作用体内过程相关的候选基因进行研究，发现并鉴定基因序列的变异。常用的研究方法主要分为表型分型方法、基因分型方法。

表型分型方法　通过检测个体代谢能力来间接分析其基因变异。例如，选择某些药物代谢酶的特定底物作为探针药物，给受试者服用后收集一定时间的血液或尿液，采用高效液相色谱等手段分离测定血（尿）中原形药物和代谢物浓度，计算原形药物与代谢物摩尔浓度比值，依据特定的比值分界点将受试者区分为慢、中、快和极快代谢者。如能控制好表型分型的试验条件（即保证受试者的肝、肾功能正常，无合并用药等因素），其分型结果可直观地反映出受试者对某些药物在体内代谢的快慢程度。其不足是特异性探针种类有限，卧床患者服药后留尿有困难，受试者合并使用某些药物可能恰为被研究酶的抑制剂，这些均会导致分型结果不正确等。

基因分型方法　通过提取受试者血液或组织中 DNA 而直接分析基因变异，可以快速、准确地诊断出有药物代谢酶、转运体或受体活性异常的个体。相关技术包括聚合酶链反应、限制性片段长度多态性分析、基因芯片和焦磷酸测序等方法。基因分型的优点是测定结果可靠，因基因变异导致的药物代谢酶等异常结果终身不变，不受身体状况及同时服用的药物为酶抑制剂或诱导剂的影响，其缺点是测定方法建立复杂、干扰因素多。

例如，基因芯片方法是将大量不同的生物信息分子（如寡核苷酸、DNA 或 cDNA 探针等）以高度密集的方式有序固定在固相支持物上，形成具有微阵列的测试板。通过与被测标记样品的一次杂交操作，可同时获得样品中成百上千个生物信息分子的序列、来源、含量等信息。其优点是能检测出所有对药物代谢酶、转运体和药物受体功能或表达有显著影响的突变位点，基本满足临床高通量快速检测的要求。其缺点是相关设备和试剂的价格还比较昂贵，可用于临床检测的试剂盒的品种还十分有限。

同邻近学科的关系　药物基因组学是与遗传学、基因组学、分子药理学密切相关的一门新兴交叉学科，其应用领域包括临床药学与临床医学中的药物个体化治疗。遗传药理学与药物基因组学在内涵上很大程度相互重叠，两者都研究患者药物效应的个体差异的基因学本质，前者侧重于研究影响药物效应的备选基因的基因多态性，而后者则研究包括有关用药的整个基因组的基因多态性。

应用　临床基因检测可以帮助医师正确选择药物，制订个体化治疗方案，避免药物不良反应，从而达到合理用药的目的。药物基因组学信息还可用于发现药物新靶点和提高临床试验研究的成功率。2013 年，美国食品药品管理局已经在其网站上公布了 100 余种药品说明书中涉及的药物基因组学信息，增加的信息内容有黑框警示、禁忌、注意事项、相互作用、患者咨询、用法用量、临床药理学等，并建议应用上述药物时必须或应当检测患者生物标志物的基因多态性，以便将来有可能依据单个患者的药物浓度和基因型来进行剂量调整，确保患者用药安全、有效。但是，存在如何保护患者基因变异相关的隐私，以及缺乏大规模随机对照的临床试验以证实药物基因组学测定的成本效益是否合理的问题。

（蔡卫民）

rénlèi báixìbāo kàngyuán B＊1502

人类白细胞抗原 B＊1502

（human leukocyte antigen B＊1502，HLA B＊1502）　人类白细胞抗原家族中负责在体内表达

细胞表面蛋白、参与免疫系统反应的等位基因。HLA-B＊1502 等位基因几乎仅见于亚洲人群中，尤其是中国南方省市和东南亚国家频率较高（10%~15%）。HLA-B＊1502 等位基因阳性与抗癫痫药物卡马西平过敏引起的史蒂文斯-约翰逊综合征（SJS）和中毒性表皮坏死松解症（toxic epidermal necrolysis，TEN）有很强的关联性。HLA-B＊1502 等位基因阳性的患者服用卡马西平时出现 SJS 和 TEN 的风险显著增加，其中 90% 以上会在治疗后的前几个月发生反应，如发生严重甚至致命的皮肤表皮坏死的危险。因此这类患者不宜使用卡马西平，除非预期收益要明显大于 SJS/TEN 风险的增加。对于任何种族或血统的患者（包括 HLA-B＊1502 阳性携带者），已经服用数月且无反应的患者发生 SJS/TEN 的风险较低。美国食品药品管理局在其官方网站上警告，具有 HLA-B＊1502 等位基因频率风险较高的患者，在服用卡马西平之前应该接受 HLA-B＊1502 等位基因检测，以免出现严重 SJS/TEN 不良反应。

（蔡卫民）

qiúpiàolìngjiǎjī zhuǎnyíméi

巯嘌呤甲基转移酶 （thiopurine methyltransferase，TPMT）

特异性催化杂环类和芳香类化合物巯基甲基化反应的 Ⅱ 相药物代谢酶。广泛存在于人的肝、肾、胃肠道、肺、脑、血细胞等各种组织中，其中在肝脏和肾脏中的活性最高。由于人体红细胞中巯嘌呤甲基转移酶的活性与肝、肾细胞中该酶的活性有良好的相关性，故可用红细胞巯嘌呤甲基转移酶的活性来评估其他组织的酶活性。

巯嘌呤甲基转移酶基因位于

染色体 6p22.3，已发现 11 种基因突变可引起该酶活性的降低，这些基因分别被命名为 TPMT＊2~TPMT＊10，其中 TPMT＊2（G238C）、TPMT＊3A（G460A/A719G）、TPMT＊3B（G460A）和 TPMT＊3C（A719G）4 种突变类型最为常见。该酶的活性在白种人和黑种人中呈二态或三态分布，89% 的人中该酶活性高，11% 的人中该酶活性中等，仅有 0.3% 的人中该酶活性缺失。巯嘌呤甲基转移酶活性分布具有种族差异性，白种人以 TPMT＊3A 多见，黑种人和黄种人以 TPMT＊3C 多见。

巯嘌呤甲基转移酶对临床常用的硫嘌呤类药物，如 6-巯基嘌呤（6-MP）、6-硫鸟嘌呤（6-TG）和硫唑嘌呤（AZA）的代谢过程起着关键作用。嘌呤类药物的副作用与毒性致死作用均与患者体内的巯嘌呤甲基转移酶基因突变导致酶活性下降有关，使其不能生成无活性代谢物，并导致红细胞内有活性代谢产物 6-硫代鸟嘌呤核苷酸（6-TGN）积累。对于存在该酶缺陷的患者，使用常规剂量的 6-巯基嘌呤或硫唑嘌呤，也会导致体内活性代谢产物的积累，产生诸如骨髓抑制和肝损害等致命的毒副作用。因此，对巯嘌呤甲基转移酶缺陷患者进行基因检测或表型分析（红细胞巯嘌呤甲基转移酶活性检测），有助于发现严重不良反应易感者，保证临床用药的安全、有效。

（蔡卫民）

biǎopí shēngzhǎng yīnzǐ shòutǐ

表皮生长因子受体 （epidermal growth factor receptor，EGFR）

广泛分布于哺乳动物上皮细胞、成纤维细胞、胶质细胞、角质细胞等细胞表面的原癌基因 c-erbB1 的表达产物。是人表皮生长因子

受体（human epidermal receptor，HER）家族成员之一。该家族包括 HER1（erbB1，EGFR）、HER2（erbB2，NEU）、HER3（erbB3）及 HER4（erbB4）。HER 家族在细胞生理过程中发挥重要的调节作用。

表皮生长因子受体信号通路在细胞的生长、增殖和分化等生理过程中发挥重要的作用。表皮生长因子受体等蛋白酪氨酸激酶功能缺失或其相关信号通路中关键因子的活性或细胞定位异常，均会引起肿瘤、糖尿病、免疫缺陷及心血管疾病的发生。其拮抗剂通过对其信号通路的阻断，起到抑制肿瘤的发生、增殖和分化作用而发挥抗肿瘤活性。多种肿瘤靶向治疗药物的作用机制就与抑制表皮生长因子受体分子靶点有关。

以表皮生长因子受体为靶点开发的药物分为两大类，一类是小分子表皮生长因子受体酪氨酸激酶抑制剂，如吉非替尼、厄罗替尼；另一类是单克隆抗体类，如西妥昔单抗、帕尼单抗。

在小分子表皮生长因子受体阻断剂方面，大量研究表明吉非替尼治疗晚期非小细胞肺癌（NSCLC）的效果主要取决于肿瘤细胞的表皮生长因子受体是否存在突变，其中临床意义最大的是第 19 号外显子上的缺失突变（E19del）和第 21 号外显子上的非同义突变（L858R），这两种突变在高加索人中小于 10%，而在亚裔、女性、非吸烟者、腺癌人群中出现频率较高（30%~40%）。临床数据显示，使用吉非替尼晚期非小细胞肺癌患者中有表皮生长因子受体突变的有效率大于 90%，而没有此突变的有效率不到 10%。

表皮生长因子受体的单克隆抗体西妥昔单抗、曲妥昔单抗和帕尼单抗的问世，大大提高了转移性结直肠肿瘤的疗效。常规的免疫组织化学技术检测表皮生长因子受体蛋白表达阳性与应用表皮生长因子受体单抗治疗的疗效并没有相关性，使得致力于可能的疗效预测标志物的研究尤为重要。表皮生长因子受体信号传导系统下游的基因发生突变，如 K-ras、BRAF、PIK3CA，以及肿瘤抑制基因 PTEN 的失活都成了研究的热点。例如，在结直肠癌中 K-ras 基因突变率为 35%~45%，已成为表皮生长因子受体单克隆抗体治疗转移性结直肠癌的主要疗效预测标志物。在乳腺癌中，Her-2 基因过度表达导致其受体增加，促进肿瘤细胞生长，曲妥昔单抗可以阻断 Her-2 受体而抑制肿瘤细胞的生长。

（蔡卫民）

xìbāo sèsù P_{450} 2C9

细胞色素 P_{450} 2C9（cytochrome P_{450} 2C9，CYP2C9） 肝脏药物代谢酶亚家族 2C 中第九个被鉴定的酶。俗称 CYP2C9 酶。在外源性和内源性物质的代谢中起着重要的作用，可以代谢约 15% 的临床用药（>100 种），包括许多治疗指数比较窄的药物，如磺脲类、非甾体抗炎药、选择性环氧化酶-2（COX-2）抑制剂、利尿药、抗癫痫药、血管紧张素 II 受体拮抗剂、抗肿瘤药和抗凝药等。

截至 2015 年底，CYP2C9 酶已发现至少有 33 种突变基因。指定 CYP2C9 * 1 为野生型，在所有导致酶活性降低的突变等位基因中，CYP2C9 * 2 在白人和黑人中分布频率较高（13% 和 3%），但在中国人中分布却极低或为零；CYP2C9 * 3 是中国人中已知的主要突变等位基因，其分布频率约为 4%，低于白人的 7%，但高于黑人的 2%。

已知突变基因 CYP2C9 * 2 和 CYP2C9 * 3 分别可以使 CYP2C9 酶活性下降 90% 和 95%，因而对临床药物的代谢影响非常显著。CYP2C9 * 2、CYP2C9 * 3 等位基因的纯合子患者，服用甲苯磺丁脲、华法林、苯妥英和非甾体抗炎药时药动学可能发生明显变化。与 CYP2C9 * 1/ * 1 相比，携带一个或多个 CYP2C9 等位基因的患者在稳态时所需的华法林维持剂量均有所减少，携带野生型纯合子的患者所需华法林剂量最大，而携带 * 3/ * 3 突变纯合子患者所需华法林剂量最小，其余突变杂合子及 * 2/ * 2 突变纯合子携带者所需的华法林剂量居中。携带一个或更多 CYP2C9 突变等位基因的患者中的大部分在刚开始接受治疗（未进行剂量调整）时，发生出血并发症的风险也比对照组高出 4 倍。同时，华法林剂量还受到其作用靶点维生素 K 环氧化物还原酶复合体 1（VKORC1）的多态性影响，华法林维持剂量与 VKORC1-1639G>A 基因突变具有相关性，中国人 AA 型携带者的比例明显高于高加索人，所需要的华法林维持剂量更低。

（蔡卫民）

xìbāo sèsù P_{450} 2C19

细胞色素 P_{450} 2C19（cytochrome P_{450} 2C19，CYP2C19） 肝脏药物代谢酶亚家族 2C 中第十九个被鉴定的酶。俗称 CYP2C19 酶，又称美芬妥英羟化酶。CYP2C19 负责代谢约 10% 的临床常用药物，包括质子泵抑制剂、三环类抗抑郁药、选择性 5-羟色胺再摄取抑制剂、苯二氮䓬类、巴比妥类、苯妥英、美芬妥英、硼替佐米、伏立康唑、司来吉兰、奈非那韦和氯吡格雷等。

CYP2C19 基因位于人类染色体 10q23.33，存在 4 种以上突变等位基因，其中 CYP2C19 * 2、CYP2C19 * 3 发生频率较高，与临床药物代谢关系较为密切。依据 CYP2C19 对 S-美芬妥英羟化能力的大小不同，将人群的表型分为快代谢（extensive metabolizer，EM）和慢代谢（poor metabolizer，PM）两种。慢代谢人群分布频率存在明显的种族间差异：东亚人群为 18%~23%，高于西方白人的 2%~5%。相反，CYP2C19 * 17 基因突变显著升高了 CYP2C19 的转录活性，是一种超快速代谢的基因表型。CYP2C19 * 17 在高加索人（21%）和非洲人（16%）中较常见，而在东亚人中少见（2.7%）。

CYP2C19 基因多态性对许多药物的临床疗效有显著的影响。例如，奥美拉唑合用阿莫西林等抗生素治疗幽门螺旋杆菌感染性消化道溃疡的效果与 CYP2C19 遗传多态性有关，带有慢代谢和快代谢杂合子的患者的治愈率明显高于仅带有慢代谢纯合子的患者。大量关于埃索美拉唑的循证医学研究证实，凡 CYP2C19 慢代谢型患者，无论是胃食管反流病治愈率，还是幽门螺旋杆菌清除率，均较 CYP2C19 快代谢型或快代谢杂合子型的患者显著为高。CYP2C19 酶缺陷是否会加重药物的毒副作用，尚不清楚。CYP2C19 基因突变不仅影响 CYP2C19 酶活性，而且也影响 CYP2C19 酶的抑制和诱导功能。

美国食品药品管理局于 2010 年 3 月发出一个安全警示，提示氯吡格雷对部分患者无效。氯吡格雷为前体药物，在肝脏内广泛代谢，CYP2C19 是参与形成氯吡格雷活性代谢物的主要酶类，CYP2C19 的基因多态性能影响氯吡格雷的药动学和抗血小板效能。CYP2C19 * 1 野生型基因携带者具有正常的氯吡格雷代谢功能，CYP2C19 * 2 和 CYP2C19 * 3 等位基因携带者没有代谢氯吡格雷的能力。85% 的白种人和 99% 的亚洲慢代谢者携带这两个突变等位基因。CYP2C19 * 4、CYP2C19 * 5、CYP2C19 * 6、CYP2C19 * 7、CYP2C19 * 8 和其他等位基因也可能与氯吡格雷代谢的缺失或减少有关，但这几个等位基因的分布频率远低于 CYP2C19 * 2 和 CYP2C19 * 3 等位基因。

（蔡卫民）

xìbāo sèsù P$_{450}$ 2D6

细胞色素 P$_{450}$ 2D6（cytochrome P$_{450}$ 2D6，CYP2D6）

肝脏药物代谢酶亚家族 2D 中第六个被鉴定的酶。俗称 CYP2D6 酶。CYP2D6 酶在药物代谢遗传多态性中具有比较重要的地位，大约 25% 的临床常用药物的代谢均需要 CYP2D6 酶，包括抗抑郁药、抗精神病药、抗心律失常药、β 受体阻滞剂、抗肿瘤药以及其他药物 80 余种。

异喹胍原是用于高血压治疗的药物，因使用中发现其具有较大的个体差异，部分患者易发生严重的直立性低血压而被弃用。进一步研究发现异喹胍为 CYP2D6 酶代谢，因部分患者羟化代谢减慢造成异喹胍血药浓度异常升高，导致严重不良反应，故将其命名为异喹胍羟化酶。

截至 2010 年，已发现了与 CYP2D6 酶有关的 71 个突变等位基因，其中重要的有 CYP2D6 * 2、CYP2D6 * 3、CYP2D6 * 4、CYP2D6 * 5、CYP2D6 * 10、CYP2D6 * 17 和 CYP2D6 * 41。不同的 CYP2D6 酶等位基因在不同种族人群中出现的频率存在差异，约 7% 的白种人缺乏 CYP2D6 酶活性，定义为慢代谢。造成慢代谢的等位基因包括 CYP2D6 * 3、CYP2D6 * 4、CYP2D6 * 5 等，白种人的发生率远远高于黄种人。从余下的快代谢者中还可以再分出一个具有极高酶活性的超快代谢亚群，他们携带了多拷贝的具有活性的 CYP2D6 * 2 等位基因。尽管中国人中 CYP2D6 酶慢代谢者仅为 1% 左右，却存在着约 36% 左右的酶活性介于快代谢和慢代谢之间的中速代谢者，造成中速代谢的 CYP2D6 * 10 等位基因的基因频率在中国人中高达 58%，其外显子 1 第 188 位发生 C>T 突变，引起 CYP2D6 酶的氨基酸序列中第 34 位脯氨酸转变为丝氨酸，从而使酶活性大为下降。

CYP2D6 基因的基因多态性对相关药物治疗效果的影响与原形药物具有的活性有关。如果原形药物本身是具有药效的活性体，超快代谢者的疗效可能因药物代谢过快，不能充分发挥药效作用；而中速代谢者或慢代谢者可能因体内药物代谢较慢，造成原形药物在体内的蓄积，出现高于药物治疗窗的浓度而可能导致毒副作用。如果原形药物必须经过代谢转换为代谢产物才显现药效活性，中速代谢者或慢代谢者则因不能在单位时间内生成足够的活性药物代谢物而药效不足造成治疗失败。CYP2D6 酶与其他细胞色素酶的不同之处是，该酶不属于可被诱导而产生变化的酶，所以它在不同个体中的表达和活性差异很大部分归因于基因变异。

CYP2D6 酶活性可被奎尼丁、氟西汀和特比萘芬等药物所抑制，进而引发药物相互作用。在快代谢和慢代谢两类人群中，主要经 CYP2D6 酶代谢的药物的药-时曲线下面积和口服清除率有非常大的差异，口服清除率差异达 3.5~10 倍的药物有托莫西汀、普罗帕酮、地昔帕明和文拉法辛等。不以 CYP2D6 酶为主要代谢途径的药物在快代谢和慢代谢两类人群中的口服清除率差异较小（2~3 倍）。对 CYP2D6 酶进行基础与临床研究的目的是为了实现相关药物的个体化用药。

（蔡卫民）

xìbāo sèsù P$_{450}$ 3A5

细胞色素 P$_{450}$ 3A5（cytochrome P$_{450}$ 3A5，CYP3A5）

肝脏药物代谢酶亚家族 3A 中的酶。又称 CYP3A5 酶。CYP3A 包括 CYP3A4 酶和 CYP3A5 酶，约占 P$_{450}$ 酶的 30%，临床至少 50% 的药物是经 CYP3A 酶代谢。CYP3A4 和 CYP3A5 均在肝脏和肠道表达，其中 CYP3A5 酶主要在肝外组织中存在。

CYP3A5 基因具有明显的多态性，其中 CYP3A5 * 2 含有一个 27289C>A 突变，导致 1% 左右的白人 398 位的氨基酸发生替换（Thr398Asn），生成功能不全的酶。研究最多的是 CYP3A5 * 3（即 6986A>G，rs776746）。其引入了 1 个隐蔽的剪切位点，导致 mRNA 被异常剪短而大大降低了有功能 CYP3A5 蛋白的翻译合成。CYP3A5 * 3 突变导致酶功能缺陷的现象在白人、非裔美国人和亚洲人中都很常见，但突变的发生率存在种族差异：非裔美国人中发生频率约 50%，中国人中约为 70%，白人中约为 90%。该突变的显著意义在于使有功能的 CYP3A5 蛋白合成受阻，表达减少，酶活性下降。

CYP3A5 酶负责临床许多重

要药物的代谢，包括他克莫司、沙奎那韦、他汀类、咪达唑仑等。例如，CYP3A5 酶活性差异可能是引起免疫抑制剂他克莫司个体间代谢差异的主要因素。CYP3A5 *3 基因多态性与他克莫司剂量的个体差异之间有密切联系，在肺、肾移植受体中为达到相同血药浓度值，CYP3A5 *1 携带者所需的他克莫司日剂量要高于 CYP3A5 *3 纯合子携带者，其浓度/剂量比值要低于后者。对携带 CYP3A5 *3 等位基因的患者在应用他克莫司时应减少用药剂量，并注意副作用的发生。而对携带 CYP3A5 野生型的患者应适当增加服药次数以降低排异反应。

（蔡卫民）

pútaotángquánsuān zhuǎnyíméi 1A1

葡萄糖醛酸转移酶 1A1（uridine diphosphate glucuronosyl transferase 1A1，UGT1A1） 结合在内质网上，在把葡萄糖醛酸从尿苷二磷酸-葡萄糖醛酸转移到其他分子上的过程中起催化作用的膜蛋白。UGT1A1 酶分布于多个组织，其中以肝脏内的酶活性最高，它能催化药物、类固醇和甲状腺激素的葡萄糖醛酸化，还参与胆红素、短链脂肪酸等内源性物质的代谢排泄。

UGT1A1 酶是 UGT1A 基因编码的 9 个同工酶中的一种，也是其中最为常见的 3 个同工酶中的一种。UGT1A1 基因结构复杂，包含至少 12 个外显子，每个外显子都具有各自独立的启动子。UGT1A1 启动子区含有转录因子 ⅡD 的许多结合位点即 TA 重复序列。TA 重复序列数目的变异影响 UTG1A1 的表达水平，野生型的 UGT 1A1 *1 启动子含有 6 个 TA 重复序列，当存在 7 个 TA 重复序列时则为 UGT 1A1 *28，其酶表达量减少。

UGT1A1 表达减少可造成先天性非溶血性黄疸（即吉尔伯特综合征，临床表现为长期间歇性轻度黄疸），一些经葡萄糖醛酸化反应代谢的药物，如甲苯磺丁脲、利福霉素和对乙酰氨基酚等的体内清除率在先天性非溶血性黄疸患者中降低。伊立替康常用于治疗多种实体瘤，在体内需要羧酸酯酶转化为有活性的 SN-38 而显抗肿瘤活性。UGT1A1 能使 SN-38 葡萄糖醛酸化，形成极性更大且无活性的 SN-38 葡萄糖醛酸苷后由胆汁和尿排泄。UGT1A1 表达水平在不同种族和个体差异很大，因此患者对伊立替康的反应程度与 UGT1A1 的基因多态性，以及由此引起的葡萄糖醛酸化程度不同有关。UTG1A1 *28 表达减少可使 SN-38 葡萄糖醛酸化水平降低，因此使用伊立替康后可导致活性代谢物 SN-38 蓄积，产生腹泻和中性粒细胞减少等严重不良反应。在伊立替康用药前和用药中测定 UTG1A1 *28 基因型，有助于伊立替康临床安全用药。

（蔡卫民）

duōyào nàiyào jīyīn 1

多药耐药基因 1（multi-drug resistance 1，MDR1） 体内编码药物转运蛋白 P-糖蛋白的基因。又称肿瘤多药耐药基因。根据人类基因命名委员会对转运体的标准化命名，MDR1 基因又可以称为 ATP-结合盒（ATP-binding cassette transporters，ABC transporters）转运体，是超家族中已知 49 个基因中的一种，命名为 ABCB1 基因。该基因位于人类染色体 7q21.12，高表达此类蛋白的肿瘤细胞能将进入胞内的化学治疗药物泵出胞外，是肿瘤化学治疗药物产生耐药性的机制之一。

P-糖蛋白是体内编码的一种与被转运物结合的跨膜糖蛋白，可通过一系列构象变化而实现跨膜转运。作用底物范围非常广泛，主要转运疏水性的阳离子化合物，包括外源性物质、内源性物质（如多肽、甾体激素、脂肪、磷脂、胆固醇和细胞因子）、药物、饮食成分（如柚子汁、绿茶）和其他化合物。由于转运体的分布和功能表现出非常大的变异性，推测膜转运体基因的遗传变异可以部分解释药物的药动学和临床疗效上的个体差异。

MDR1 基因第 26 外显子上的沉默突变 3435C>T 与肠道 P-糖蛋白的表达水平下降有关，而且存在显著的种族差异。3435T 等位基因的发生频率在非裔黑种人中为 17%～27%，亚洲人中为 41%～47%，白种人中为 52%～57%。3435C>T 突变与地高辛的生物利用度改变有相关性，3435T 突变纯合子携带者肠道 P-糖蛋白的表达水平明显下降，地高辛血浆水平显著提高。P-糖蛋白的另外一个重要底物——环孢素 A 也受到类似的影响。随后的研究发现第 21 外显子 2677G>T/A 的突变可以导致 893 位氨基酸的改变，并且 2677G>T/A 和 3435C>T 存在连锁不平衡关系。因此，研究基因变异对 P-糖蛋白功能的影响往往还要考虑单倍体型。

P-糖蛋白相关物质既可以作为底物，又可以作为诱导剂和抑制剂。相关物质之间的相互作用可显著改变药动学性质，影响药物的安全性和有效性。如止泻药洛哌丁胺若与 P-糖蛋白抑制剂奎宁、利托那韦合用，可导致洛哌丁胺血药浓度增加 2～3 倍，引起中枢神经毒副作用。避孕药诺孕酯/炔雌醇若与 P-糖蛋白诱导剂利福平、圣约翰草、蛋白酶抑制剂、卡马西平和巴比妥类合并使用，可能会使药效下降导致避孕失败。

（蔡卫民）

yǐquántuōqīngméi 2

乙醛脱氢酶2（aldehyde dehydrogenase 2，ALDH）

对乙醛亲和力较强，负责催化乙醛氧化为乙酸的反应的线粒体同工酶。在肝和胃中具有很高的表达量。人乙醛脱氢酶2主要由ALDH2基因编码，具有高度的多态性。正常的等位基因记为ALDH2＊1，单碱基突变（1369G＞A）的等位基因记为ALDH2＊2。突变基因翻译出的酶中，残基457的谷氨酸变为赖氨酸（Glu457Lys），造成催化活性基本丧失。

ALDH2＊2基本全部出现在亚洲黄种人群中，其频率分布具有明显的地缘性：中国汉族人群中ALDH2＊2的分布频率为18%，朝鲜人16%，日本人27%，泰国人4%，ALDH2＊2在白种人、美国黑人等人群中分布频率极低，甚至完全缺乏。ALDH2活性的降低可影响对乙醇代谢解毒能力的降低以及对硝酸甘油疗效的降低。

ALDH2＊2基因突变使乙醛脱氢酶活性降低至原来的1/10以下，导致酒精（乙醇）在体内的代谢过程受阻，血液乙醛浓度增高，造成一系列饮酒后的不良反应，如脸红、头晕、心跳加快等。中国人ALDH2＊2分布频率高于白种人和黑种人，因此一般酒量较小。有ALDH2＊2者更易产生饮酒的不良反应，但酗酒的可能性也较小。由于ALDH2＊2携带者对乙醛代谢较差，有学者认为乙醛对肝的损伤是酒精肝在亚洲人群中常见的原因。除了损伤肝脏导致脂肪肝、肝硬化甚至肝癌以外，还与食管癌、口咽癌和胃癌、冠心病、心肌梗死等增加风险相关。

舌下含服硝酸甘油片是治疗冠心病心绞痛急性发作的常规首选方法，但该药的临床有效性常因人而异，呈现显著的个体差异。人体内ALDH2是催化硝酸甘油有效代谢物一氧化氮形成的关键物质因素。如果患者基因中携带有ALDH2＊2突变，乙醛脱氢酶活性降低，使硝酸甘油难以发挥药效，则可能导致患者用药无效而意外死亡。因此，检测ALDH2基因型可以了解人体乙醇代谢解毒能力，为合理使用硝酸甘油提供参考。

（蔡卫民）

pútaotáng-6-línsuāntuōqīngméi

葡萄糖-6-磷酸脱氢酶（glucose-6-phosphate dehydrogenase，G6PD）

催化葡萄糖-6-磷酸氧化代谢通路中还原型辅酶Ⅱ产生的关键限速酶。还原型辅酶Ⅱ能够使氧化型谷胱甘肽转化为还原型谷胱甘肽，后者能够保护血红蛋白的巯基及红细胞膜上其他含巯基的蛋白，使红细胞免受氧化损害。

葡萄糖-6-磷酸脱氢酶基因位于人类X染色体q28。该酶的缺陷是最常见的X染色体连锁不完全共显性遗传，在地中海库尔德犹太人中发病率可达50%以上，通常只有男性纯合子表现出药物相关性溶血，对于女性的影响则要小得多。葡萄糖-6-磷酸脱氢酶的分子内含36个巯基，基因突变近100种，有400余种表现型。

葡萄糖-6-磷酸脱氢酶缺陷患者的红细胞与某些具有氧化作用的药物（如氯喹、氨苯砜、阿司匹林、维生素K和磺胺类等）接触时，或者儿童生食蚕豆后，由于红细胞膜蛋白的巯基被氧化，即产生溶血反应，表现为血红蛋白尿。美国食品药品管理局于2003年在氯喹的说明书中建议，葡萄糖-6-磷酸脱氢酶缺陷患者使用氯喹时要特别小心，避免溶血反应的发生。存在该酶缺陷的白血病儿童如果采用拉布立酶（rasburicase）治疗抗肿瘤药物引起的尿酸升高，可能引起严重溶血反应，此时应立即停药。建议高危群体（非洲裔或地中海裔）在用药前检测葡萄糖-6-磷酸脱氢酶基因或酶活性。

（蔡卫民）

yàowù liúxíngbìngxué

药物流行病学（pharmacoepidemiology）

运用流行病学的原理和方法，研究人群中药物的利用及其效应的应用学科。是由临床药理学和流行病学等学科相互渗透形成的一门新兴学科。

简史 瑞典首先于1956年开设了临床药理学专业，该专业的首要任务是提高新药研究的科学水平，促进合理用药与专业教学。1964年，世界卫生组织的技术报告充分肯定了设立临床药理学专业的必要性。经过20多年的发展，到20世纪80年代，临床药理学在发达国家已成为一门成熟的专业，药物不良反应监测是其主要职能之一。20世纪80年代初，英国医药界认为已有的药事管理方法与临床药理学等专业已不能满足保障用药安全的需要，应进一步加强药物警戒。1983年，英国的药物研究中心在国际会议上提出了上述问题，继而又召开专业会议进行深入研讨，指出需要建立一个有临床药理学与流行病学交叉的新学科——药物流行病学，以促进药物警戒的发展。

药物流行病学研究的雏形形成于20世纪80年代初，美国陆续建立了几个大型的临床病史-处方药物数据库网络，开始对大样本人群的药物利用与效应进行高效率的研究。发达国家的医院管理学、药事管理学、药物治疗学、临床药理学及临床药学已经有相当的基础，药物不良反应监测与合理用药工作推行较早并较好地应用了先进的计算机技术，其发展药物流行病学的目标是建设一支小而精的药物流行病学专家队伍，承担调查、研究、处理药物不良反应引发的医疗、社会以及政治问题。

中国开展药物流行病学研究可追溯到 20 世纪 80 年代中期，由原上海医科大学药学院临床药理委员会发起，全国建立了 31 个卫生部临床药理基地和 19 个军队临床药理基地，由此开始了中国药物流行病学的研究工作。1988 年，卫生部在北京 3 家医院、上海 7 家医院首次组织了以自愿报告方式进行药物不良反应监测的试点工作。1989 年，卫生部成立了药品不良反应检查中心。1998 年国家药品不良反应监测中心成立，负责全国的药物不良反应监测工作。至此，中国形成了药物不良反应专家委员会、国家中心、地区中心和监测报告单位组成的药物不良反应监测报告系统。1992 年，《药物流行病学杂志》创刊出版，成为亚洲第一份药物流行病学专业期刊。1995 年首届中国药物流行病学学术会议在武汉召开。1996 年同济医科大学周元瑶教授主编的《药物流行病学》出版，标志着中国已经形成独立的药物流行病学学科。

研究内容 通过对药品上市前临床试验和上市后的监测，向医药界及医药管理部门提供人群药物利用、药品安全性、药品有效性信息，进行药品上市后的再

评价，为临床合理用药提供决策依据。其具体研究内容包括七个方面。

药物上市前临床试验设计和上市后有效性再评价 药物流行病学能够辅助临床试验方案设计、分析试验资料、控制混杂因素、解释可能的副作用等。在新药上市后的临床试验中，药物流行病学研究可以使其更经济、更科学，药物流行病学数据库可改进临床试验对于药物暴露信息的分析等。

上市后对药物不良反应或非预期作用的监测 因临床试验存在某些局限性，因此药物上市后的监测成为发现不良反应或非预期作用的主要手段，也是药物流行病学研究的重要任务之一。另外，在药物非预期作用的监测工作中，不仅能够观察药物的不良反应，而且也能在人群用药试验中发现药品新的有益作用。这不仅扩大了这些药物的用途，也为治疗一些难治性疾病找到了一些新方法。

国家基本药物遴选 药物流行病学研究因能够提供大量人群使用相关药品的安全性、有效性等研究证据，因此成为选择国家基本药物的依据。国家通过对药品进行筛选，制定基本药物目录，推行基本药物制度，以实现对有限卫生资源的利用，保证急需药品的供应，加强对药品生产、流通、使用等环节的科学管理和宏观指导，保障人民群众安全、有效、合理的用药。

药物利用情况调查 药物利用研究主要为政府部门、医疗机构、药品生产销售企业等提供数据，是制药工业市场研究的基础，也为国际医学统计学会等组织提供服务。通过药物利用研究可以

发现国内地区间用药的差别，评价管理措施和信息交流活动的作用以及有助于对不同治疗方案进行疗效-风险分析。

药物有益作用研究 受试药物在广大人群中的有效率及与其他同类药物比较的有效率，药物在使用中的长期效应，新的药物适应证以及在临床实践中存在的可能影响药物作用的许多因素，在上市前均未研究。因此上市后药物有益作用的研究十分必要，已经引起了各方面的重视。处方事件的监测也逐渐重视对药物有益作用的研究，包括对该药物在较大人群范围中对某些适应证的有益作用的验证。

药物经济学研究 药物流行病学家常常参与经济投入、产出研究的设计、实施和分析，同时还指导大多数经济学发展或治疗结果研究计划。药物经济学的主要任务是鉴别、测量和对比不同药物治疗方案、药物治疗方案与其他方案（如手术治疗）以及不同医疗或社会服务项目所产生的经济效果的相对比值，为临床合理用药和防治措施科学化提供科学依据。

生命质量评价 随着传统生物医学模式向生理-心理-社会医学模式的转变，研究者意识到，只有全面收集反应药物对用药人群生理、社会、情感功能及完美感受状况的资料，才能获得药物对人群健康影响的完整信息。在药物流行病学研究中，生命质量测定作为一种方法学，主要用于临床药物疗效的评价及不同药物治疗方案的药物经济学分析。生命质量现在已经发展成为评价某些药物和治疗方案的一个关键参数，部分国家已将其作为新药申报的必要测量指标。

研究方法　药物流行病学作为流行病学的一个分支，可以根据研究目的使用流行病学的各种研究方法，如常用的描述性研究、分析性研究和实验性研究。尤其在上市后监测和重大药害事件的调查中，可以灵活运用多种流行病学研究方法确定药物与不良结局的关系。流行病学研究方法不是分割的，而是密切联系的，例如在一次重大药害事件研究中，往往既包含现况调查研究，又有病例对照、队列研究，甚至要进行试验性研究。

描述性研究　描述性研究是药物流行病学研究的起点，通过描述与药物有关的事件在人群、时间和地区的频率分布特征、变动趋势，通过对比提供药物相关事件发生和变动原因的线索，为进一步的分析性研究打下基础。描述性研究又包括病例报告、生态学研究、药品不良反应、药品不良反应监测和横断面调查。

分析性研究　一种检验时间管理型的流行病学研究方法。对所假设的病因或流行因素进一步在选择的人群中寻找疾病发生的条件和规律，验证所提出的假设。分析性研究主要包括病例对照研究和队列研究。

试验性研究　指在研究者直接进行控制的条件下以患者或正常人为研究对象所进行的研究。研究对象被随机分成试验组和对照组，应用某一措施进行有计划的试验，通过比较两组不同结局来评价试验的效应。

与相关学科的关系　药物流行病学研究药物在人群中的利用情况与效应的分布，与临床药理学相互渗透形成一门新兴学科。同时，药物流行病学与药事管理学、医药信息学、社会科学也存在着密切的联系。开展药物流行病学研究需要的各种资源，需要药事管理部门大力支持，而其研究结果首先服务于药政决策，决定了对药物研究、开发、生产、流通、使用的管理。药物流行病学以广大人群与用药有关的数据作为分析研究对象，其发展与计算机科学及医药信息学的发展息息相关，并受其相关技术的限制。同时，只有注意到药物流行病学是以用药人群为研究对象，重视人的社会性及社会因素对用药的影响，善于与相关社会科学相结合，才能完成药物流行病学推动最佳药物利用策略付诸实施的任务。

应用　新药上市前的临床试验主要由临床专家执行，而临床试验属于流行病学实验研究的内容之一，因此具备丰富的流行病学知识和技能，可以更好地设计试验和分析数据，以及区别混杂因素和偏倚的问题等，从而提高研究质量。上市前临床试验观察时间较短，样本量有限，病种单一，且多数情况下排除了老人、孕妇及儿童，因此一些罕见的、迟发的和发生在某些特定人群中的不良反应难以发现，所以新药上市后仍需开展监测研究，切实保证药物的安全有效。通过药物流行病学研究可以补充上市前研究中未获得的信息，并获得上市前研究不能得到的新信息。药物流行病学研究经过多年的发展，应用也越来越广泛，如：为制定国家公共卫生政策提供依据；指导医院制定医疗保健措施和基本用药目录；指导临床医师和药师选择最佳治疗方案、合理用药；在辅助药品研发和生产企业决策等方面也起到重要作用。

（史录文）

bìnglì bàogào

病例报告（case report）　对临床上某种罕见病、新发疾病或某些常见疾病不常见的临床表现的详细描述和记录。病例报告通常是对单个病例或少数病例的病情、诊断、治疗以及实验室研究中的特别之处或经验教训进行详尽报告，以探讨疾病的发病机制和治疗机制，为临床医师和医学科研工作者提供直接生动的第一手临床资料。由于病例报告常常是识别一种新的疾病或不良反应的有力手段，从而可能形成新的假设，甚至开辟新的研究领域，故常为医学界所重视，是连接临床医学和流行病学的重要纽带。也是药物流行病学研究的重要依据。

病例报告作为医学论文的一种常见体裁，报告对象一般包括：常见疾病的异常表现；罕见病例；诊断和治疗过程存在特殊性和创新性的非罕见病病例；药物使用中出现不良反应的病例等。格式一般分为题目、作者单位、姓名、病例摘要、病例介绍、讨论及参考文献等部分。题目要求直接写出所报告的疾病名称或新的诊断方法的名称，报告的重点在于对所选择病例本身的描述。病例摘要部分应对患者的病史、诊断治疗方法、结果等如实报道。病例介绍应交代病程的发生、发展、转归及随访结果等。对于病例中有特殊意义的检查结果或治疗方法应作为重点详细描述，以示读者。讨论部分应紧密结合病例，阐明独到的观点和见解。

病例报告能够帮助人们发现一种新的疾病或流行情况。获得性免疫缺陷综合征（艾滋病）、军团病等已经被人们所认识的疾病都是通过病例报告首次被发现的。类似新病例的发现多见于过去的病例报告类论文，该类论文的研究内容主要集中在已知疾病的特殊临床表现、新发现的影像学及检验学等诊断手段、疾病的特殊临床转归等。病例报告的另一意义在于通过对病情、诊断或治疗过程中特殊情况的记录和描述，为读者提供一定的启发。

（史录文）

bìnglì duìzhào yánjiū

病例对照研究（case-control study）

通过对病例组与对照组各种因素暴露比例的组间统计学差异的关联强度与偏倚程度分析，推断暴露因素与疾病间关系的方法。病例组一般在目标人群中选择患有某种疾病的一组患者，对照组选择未患有该种疾病但其他方面有可比性的一组个体，通过某种调查手段（如询问、实验室检查或复查病史），获得研究对象既往某些因素的暴露史。病例对照研究是流行病学常见的基本研究方法之一，常用于病因假说的检验，特别适用于罕见病的研究。这个方法也是药物流行病学研究中的一个重要方法。

分类 根据病例组与对照组之间的关系，病例对照研究可分为非匹配病例对照研究与匹配病例对照研究两种。非匹配病例对照研究不对对照组的特征加以限制，一般对照组的人数应不少于病例组的人数。匹配病例对照研究指对照组的纳入需要在某些因素或特征上与病例组保持一致，如年龄、性别、职业等，用于考察排除匹配因素之外的暴露对疾病的影响。常用的匹配方法有成组匹配与个体匹配两种。成组匹配又名频数匹配，即将病例组按匹配标准进行分层，在纳入对照组时注意各层人数比例与病例组一致，而不要求两组中每层绝对

人数一致。个体匹配即按照每1个病例个体与一定数量的对照进行匹配，如1∶1、1∶2、……、1∶R。1∶1匹配时，又称配对。

研究步骤 病例对照研究的一般研究步骤包括提出假设、选择研究方法、纳入研究对象、确定样本量、数据收集与分析。

在研究工作中完全避免误差几乎不可能，但对于研究中可能存在的各种误差，要在临床研究工作的各个环节中尽量加以控制和预防，以使研究结论更符合实际情况。偏倚是从研究设计、实施、数据处理和分析的各个环节找那个产生的系统误差，以及结果解释。推论中的片面性，导致研究结果与真实情况之间出现倾向性的差异，从而错误的描述暴露于疾病之间的联系。研究中常见的偏倚类型有选择偏倚、信息偏倚与混杂偏倚。选择偏倚发生在研究设计的入选阶段，分为入院率偏倚、现患病例-新发病例偏倚、检出症候偏倚和时间效应偏倚。信息偏倚发生在信息收集过程中，其中回忆偏倚属于系统误差，而调查偏倚可以通过指标客观化、仪器校准等手段避免。混杂偏倚的产生是由于某些外来因素，与疾病和研究的暴露因素均相关，会对研究结果造成影响，可以通过合理设置匹配、进行分层分析或多因素分析等方法进行控制。

根据研究对象的来源不同，设计可以被分为基于医院的病例对照研究和基于社区的病例对照研究。社区来源的病例质量较高、代表性较强，但不易获得；医院来源的病例获得成本低，但容易产生偏倚。理想的对照组为产生病例的源人群（或其中未患病人群）的无偏样本。样本量的选择一般根据研究条件进行权衡，总

样本量相同时，病例组和对照组样本量相等时统计学效率最高。

数据分析的主要过程有描述性统计、检验两组暴露率统计学差异、计算病例组/对照组的暴露比值比、计算归因分值。归因分值又名病因分值、归因危险度百分比，是公共卫生学的一个重要指标，反映了总人群中某种疾病由特定因素引起的发病占全部发病的比例。

病例对照研究形成了许多新的衍生方法，如巢式病例对照研究、病例队列研究、病例交叉设计、病例时间对照设计、病例研究等。

（史录文）

duìliè yánjiū

队列研究（cohort study）

根据研究对象是否暴露在某一因素下分为暴露组和非暴露组，或者根据暴露水平的不同分为几组亚人群，观察在一定时间段内某种疾病在各组的发病率或死亡率，检验暴露因素与疾病间是否存在因果关联以及关联强度的一种观察性研究方法。又称定群研究或群组研究。是流行病学中验证和确定病因假设的一种重要的研究方法，一般是对描述性研究或病例对照研究所得出的病因假设加以验证和深入研究，与此同时也可为进一步的流行病学实验研究提出病因线索，也是药物流行病学研究的重要方法。根据研究的性质以及研究对象进入队列的时间可以将队列研究分为三大类：前瞻性研究、历史性研究以及双向性队列研究，其中前瞻性队列研究是队列研究的基本类型。

队列是指一组有共同经历或者暴露于某一因素或拥有某一特征且对其进行随访的人群。队列分为固定队列（fixed cohort）和

动态人群（dynamic population）。固定队列是指研究人群在同一固定时间或在较短时间内进入队列，或者一组相对稳定或相对大的人群，这种队列在研究过程中基本不再加入或不加入新的研究对象；而动态人群则是指在根据是否暴露于某一因素而确定队列后可以随时加入新的观察对象。

若暴露组的疾病发生率或死亡率明显高于非暴露组，则认为该暴露因素为疾病发生的可能病因；反之，则认为该暴露因素为疾病发生的保护因素。队列研究具有前瞻性的性质，一般采取随访观察方式收集资料，通过比较结果的发生率获得推论。

多数情况下，队列研究用于研究一种是否暴露及暴露的不同水平与发病危险或者其他生物学类事件之间的关联性。可同时观察某一因素对一种或多种疾病或生理效应的影响，如疾病指标、健康指标、生物代谢指标等。队列研究最主要的目的和用途是检验某种因素是否为某种疾病可能病因的假设，从而确定存在病因学关系的可能性。还可描述疾病的自然史，评价自发的预防效果以及研究某种疾病的发生、发展的长期变动趋势，为制订新的防治策略和措施提供依据。

(史录文)

yàowù xīnzhìjì yánjiū

药物新制剂研究（study on new pharmaceutical preparations） 以现代理论为基础，应用现代技术制备药物新剂型及制剂的过程。是临床药学研究中的一项重要工作，可以改善和提高现有普通剂型的使用效果，并通过合适的给药方法实现以最小剂量达到最好效果的目的。

技术 这些现代技术可以概括为：快速起效技术、缓控释技术、靶向制剂技术、纳米技术以及剂型设计和辅料筛选研究。

快速起效技术 针对突发性、需及时治疗的疾病，研制快速起效、方便携带使用的药物制剂及剂型非常必要，首选方案可以通过注射给药。口服、鼻腔和肺部给药系统为主要研究方向。

口服给药系统 口服固体制剂在体内的作用过程是：固体制剂→遇口腔唾液或胃肠液发生崩解或解聚→溶解、释放药物→药物分子被吸收入血→被转运到适当的部位→起效。通过使用快速崩解技术、快速溶出技术、促吸收技术可以使口服固体制剂在体内快速崩解、溶解和使药物分子溶出。

快速崩解技术：①使用高效崩解剂，如羧甲基纤维素钠（CMS-Na）、1-羟丙基纤维素（1-HPC）、交联羧甲基纤维素钠（CCNa）、聚乙烯吡咯烷酮（PVPP）等。②使用泡腾技术，产生 CO_2 气体。③使用表面活性剂，加速崩解、溶出、吸收。④联合使用以上技术，如①+②、①+③、②+③等。

快速溶出技术：①微粉化，可提高难溶性药物的比表面积。②无定型化，通过将一些易形成晶体的药物分子非晶体化，可使药物溶出速度提高。③制成固体分散体，将药物以分子、胶体粒子或微晶形式高度分散在水溶性骨架材料中。④制成包合物，即将药物分子包裹在水溶性大分子（环糊精及其衍生物）腔体内。⑤纳米化药物，将药物制成稳定的纳米粒子。

促吸收技术：①使用表面活性剂，促使药物分子的细胞渗透性加强。②使用纳米粒子，提高细胞黏附性、穿透性（<50 nm）。③使用 P-糖蛋白抑制剂，使药物分子不易被该蛋白从细胞内泵出。该技术主要特征有：微粉化原料（粒径<20μm 溶出增大，药物吸收加快，药时曲线下面积提高）；采用高效崩解剂+表面活性剂、优质辅料（微粉硅胶）的处方组成。

鼻腔给药系统 药物经鼻腔薄膜内众多的细微绒毛表面和毛细血管迅速吸收进入人体循环，可以避免在胃肠道和肝脏的"首过效应"，具有快速起效特征（应注意纤毛毒性问题）。鼻腔给药系统可提高大分子和生物技术药物的鼻腔吸收，是新剂型主要研究方向之一。鼻腔给药的关键是解决促吸收、减少滞留时间、微粒黏附（特别是对小剂量药物）方面的问题。

肺部给药系统 鉴于肺部的吸收总面积大（约为 $25\sim100m^2$），适宜的肺部给药与静脉注射具有相当的起效速度（应考虑毒性问题）。干粉吸入给药是 21 世纪初肺部给药系统的研究热点。关键技术是有效控制药物粒径（适合肺部给药的微粒粒径约为 5μm）和改进吸入装置。

缓控释制剂技术 缓释制剂的主要特征是口服药物在规定溶剂中，按要求缓慢地非恒速释放，且每日用药次数与相应的普通剂型比较至少要减少一次或用药的时间间隔延长。控释制剂尽可能使药物释放接近零级动力学，即单位时间释放固定量的药物，同时使药物的释放更加具有可预见性，不受胃肠道动力、pH 值、患者年龄以及是否与食物同服等因素的影响。主要的给药途径有口服、注射、透皮、腔道等。

使药物能实现缓控释的制剂技术有：①口服缓释控释给药系

统。主要有缓控释片剂、缓控释胶囊，以及口服液体缓控释制剂，均有较快的发展。②注射缓释控释给药系统。包括静脉注射和肌内注射的各种剂型，如脂质体、微球、微囊、微乳、高聚物胶束、植入剂等。该技术特点为采用骨架和包衣的方法将药物分子形成制剂，包括水凝胶、肠溶和不溶骨架或包衣。通过采用轻质辅料和支架及产气反应，使制剂的比重<1，从而产生胃内滞留的作用。对于药物作用时间来说，胃、肠道黏附能产生超长期给药（>24小时）的效果。如果有结肠定位的效果，可以通过 pH 值、时间、酶定位等因素进行调整。③植入、透皮给药系统。该技术通过改变药物的性质、制剂处方的组成、皮肤的条件达到缓、控释的作用。如调整药物的油/水分配系数，改变药物的存在状态，在处方中加入促透剂、表面活性剂、赋形剂等以及调节基质的 pH，或改变皮肤的性质，引起皮肤角质层发生可逆的改变等等，目的都是为了提高药物的透皮吸收速率。同时也可以用化学法、物理法等促透技术促进药物的透皮吸收。

靶向制剂技术 药物在载体中通过血液循环，选择性地集中在目标组织、器官、细胞中，可使疗效增强、依从性提高、毒副作用减小，大大减少药物剂量。该技术主要集中应用在肿瘤治疗领域。

从作用机制来分，靶向制剂有三种类型：①被动靶向制剂。普通的微粒给药系统具有被动靶向的性能。制剂包括药物通过巨噬细胞吞噬外界异物的自然倾向而产生体内分布特征。给药系统包括脂质体、纳米粒或纳米囊、微球或微囊、细胞和乳剂等。研

究较多的是用纳米粒和脂质体实现肝脏靶向给药和基因输送，用微球实现肺部靶向给药等。②主动靶向制剂。研究较多的是抗体介导的主动靶向。该类给药系统不被巨噬细胞识别，或因连接有特定的配体可与靶细胞的受体结合，或连接单克隆抗体成为免疫微粒等原因，从而避免巨噬细胞的摄取，防止在肝内浓集。通过改变微粒在体内的自然分布，到达特定的靶部位受体介导的主动靶向制剂有长循环微粒给药系统，此外还有用前体药物实现靶向给药等。③物理化学靶向制剂。利用一些特殊的物理学方法也可以实现靶向给药，例如磁性微粒、热敏脂质体及 pH 敏感脂质体等。

纳米技术 纳米粒（nanoparticles，NP），又称毫微粒，是大小在 10~1000nm 之间的固态胶体颗粒，一般由天然高分子物质或合成高分子物质构成，可作为药物的载体。由于材料的制备工艺的差异，可以形成纳米球与纳米囊。纳米球为基质骨架结构，药物分散其中或吸附在其表面；纳米囊属药库膜壳型，有一个聚合材料构成的膜壳，药物包封于其中，但也可以吸附于其表面。尽管其外形小，但内部结构十分复杂。包裹外层、基质、壳体、多种酶和基因物质等成分组成的纳米粒，可释放致命的杀伤部件。

剂型设计 主要有两种设计思路：①分散度原理设计剂型。根据诺伊斯-惠特尼（Noyes-Whitney）方程式，固体分散系的相变动力学取决于相界面。分散度愈大，表面积也愈大，溶解速度随分散度的增加而增加，热力学的稳定性也愈差，有利于药物的加速溶解。通过用分散度原理设计剂型，可以使药物溶解速度和释

放速度增加。②利用溶出条件改善片剂的吸收率。将片剂穿孔制成"穿孔型"片剂可以改善崩解片的吸收率，因为药片穿孔后能弥补非崩解片的释药速度随溶解、体积减小而减少的缺点。如在药片上打上一个或几个相应的孔洞，它们在肠道中的释放速度可以得到恒定。

辅料 选用新型辅料使制剂发挥理想疗效是药剂学领域日趋重视的研究内容之一。如片剂新辅料微晶纤维素、羟丙甲基纤维素、丙烯酸树脂、硫酸钙、预胶化淀粉等，崩解剂羟丙基纤维素、羧甲基淀粉钠，可使药物颗粒分解迅速，较新的润滑剂有十二烷基硫酸镁等。

药物新制剂研究需要与其他学科相互渗透，针对重大疾病的发病机制，运用生命科学的重要研究成果，利用计算机科学、生物信息学、化学、材料学等学科的最新研究成果，开发出新的制剂工艺，创立和发展新的药物输送和给药系统。随着高分子化学、免疫学、医学、生物学等学科以及材料和机械工业的快速发展，现代药物制剂技术已摆脱了药剂学常规制备技术的束缚并取得了显著进展，特别是在药物载体制备技术方面获得了飞速发展，揭示了交叉学科在药剂学研究领域中的强大生命力。许多新技术的应用促进了缓释、控释制剂及靶向制剂的研究和发展，而以智能化为代表的药物新制剂技术也日趋成熟。智能化药物新制剂，如颊含服用多肽药物制剂、可在胃肠道内释放的智能化制剂超微颗粒、气雾剂模拟天然聚合物的智能化新制剂等，都将成为药物新制剂研究的方向。

（史录文）

yīliáo jīgòu yàoshì guǎnlǐ

医疗机构药事管理（pharmacy administration of medical institutions）

医疗机构以患者为中心，以临床药学为基础，对临床用药全过程进行有效的组织实施与管理。目的是促进临床科学、合理用药的药学技术服务和相关的药品管理工作。医疗机构药事管理具有专业性、实践性和服务性强的特点。

沿革与发展 1984 和 2001 年，中国先后颁布实施了两版《中华人民共和国药品管理法》（简称《药品管理法》），之后又于 2013 年和 2015 年分别进行了修订，各版均对医疗机构药事管理的主要内容做出了明确规定。《药品管理法》对医疗机构药事管理的规定包括：药学技术人员应依法经过资格认定。医疗机构的药剂人员调配处方，必须经过核对，对处方所列药品不得擅自更改或者代用。对有配伍禁忌或者超剂量的处方，应当拒绝调配；必要时，经处方医师更正或者重新签字，方可调配。另外还包括对医疗机构制剂的具体要求：医疗机构配制制剂，须经所在地省、直辖市、自治区人民政府卫生主管部门审核同意，由省、直辖市、自治区人民政府药品监督管理部门批准，发给《医疗机构制剂许可证》。同时规定医疗机构配制的制剂，应当是本单位临床需要而市场上没有供应的品种，并须经所在地省、直辖市、自治区人民政府药品监督管理部门批准后方可配制。特殊情况下，经国务院或者省、直辖市、自治区人民政府的药品监督管理部门批准，医疗机构配制的制剂可以在指定的医疗机构之间调剂使用。同时要求医疗机构必须制定和执行药品保管制度。

另外，2011 年颁布实施的《医疗机构药事管理规定》，从组织机构、应用管理、药剂管理、配置管理、监督管理等方面对医疗机构药事活动进行综合规定与管理。

管理要点 医疗机构药事管理的要点包括四个方面。

组织机构设置要求 医疗机构应当根据本机构功能、任务、规模设置相应的药学部门，配备和提供与药学部门工作任务相适应的专业技术人员、设备和设施。三级医院设置药学部，并可根据实际情况设置二级科室；二级医院设置药剂科；其他医疗机构设置药房。具体负责药品管理、药学专业技术服务和药事管理工作。二级以上医院应当设立药事管理与药物治疗学委员会，其他医疗机构应当成立药事管理与药物治疗学组。医院药事管理与药物治疗学委员会（组）委员由具有高级技术职务任职资格的药学、临床医学、护理和医院感染管理、医疗行政管理等人员组成，应当建立健全相应工作制度，日常工作由药学部门负责。其职责主要包括：①执行有关法律法规并审核制定本机构药事管理和药学工作规章制度。②制定本机构药品处方集和基本用药供应目录。③评估本机构药物使用情况，提出干预和改进措施，指导临床合理用药。④分析、评估用药风险和药品不良反应、药品损害事件，并提供咨询与指导。⑤建立药品遴选制度，审核本机构临床科室申请的新购入药品、调整药品品种或者供应企业和申报医院制剂等事宜。⑥监督、指导麻醉药品、精神药品、医疗用毒性药品及放射性药品的临床使用与规范化管理。⑦对医务人员进行有关药事管理法律法规、规章制度和合理用药知识教育培训。

药物临床应用管理 对医疗机构临床诊断、预防和治疗疾病用药全过程实施监督管理。医疗机构应当遵循安全、有效、经济的合理用药原则，尊重患者对药品使用的知情权和隐私权。依据国家基本药物制度，抗菌药物临床应用指导原则和中成药临床应用指导原则，制定本机构基本药物临床应用管理办法，建立并落实抗菌药物临床应用分级管理制度。建立由医师、临床药师和护士组成的临床治疗团队，开展临床合理用药工作。遵循有关药物临床应用指导原则、临床路径、临床诊疗指南和药品说明书等合理使用药物；对医师处方、用药医嘱的适宜性进行审核。应当配备临床药师，全职参与临床药物治疗工作，对患者进行用药教育，指导患者安全用药。应当建立临床用药监测、评价和超常预警制度，对药物临床使用安全性、有效性和经济性进行监测、分析、评估，实施处方和用药医嘱点评与干预。建立药品不良反应、用药错误和药品损害事件监测报告制度。临床科室发现药品不良反应、用药错误和药品损害事件后，应当积极救治患者，立即向本机构药学部门报告，并做好观察与记录。医疗机构应当按照国家有关规定向相关部门报告药品不良反应，用药错误和药品损害事件应当立即向所在地县级卫生行政部门报告。应当结合临床和药物治疗，开展临床药学和药学研究工作，并提供必要的工作条件，制订相应的管理制度，加强领导与管理。

药剂管理 应当根据《国家

基本药物目录》《处方管理办法》《国家处方集》《药品采购供应质量管理规范》等制订本机构《药品处方集》和《基本用药供应目录》，编制药品采购计划，按规定购入药品。制订本机构药品采购工作流程；建立健全药品成本核算和账务管理制度；严格执行药品购入检查、验收制度；不得购入和使用不符合规定的药品。临床使用的药品应当由药学部门统一采购供应。经药事管理与药物治疗学委员会（组）审核同意，核医学科可以购用、调剂本专业所需的放射性药品，其他科室或者部门不得从事药品的采购、调剂活动，不得在临床使用非药学部门采购供应的药品。应当制订和执行药品保管制度，定期对库存药品进行养护与质量检查。药品库的仓储条件和管理应当符合药品采购供应质量管理规范的有关规定。药学专业技术人员应当严格按照《药品管理法》《处方管理办法》、药品调剂质量管理规范等法律、法规、规章制度和技术操作规程，认真审核处方或者用药医嘱，经适宜性审核后调剂配发药品。发出药品时应当告知患者用法用量和注意事项，指导患者合理用药。住院（病房）药品调剂室对注射剂按日剂量配发，对口服制剂药品实行单剂量调剂配发。肠外营养液、危害药品静脉用药应当实行集中调配供应。医疗机构根据临床需要建立静脉用药调配中心（室），实行集中调配供应。静脉用药调配中心（室）应当符合静脉用药集中调配质量管理规范，由所在地设区的市级以上卫生行政部门组织技术审核、验收，合格后方可集中调配静脉用药。在静脉用药调配中心（室）以外调配静脉用药，参照静脉用药集中调配质量管理规范执行。

药学专业技术人员配置与管理　医疗机构药学专业技术人员不得少于本机构卫生专业技术人员的8%。建立静脉用药调配中心（室）的，医疗机构应当根据实际需要另行增加药学专业技术人员数量。医疗机构还应当根据本机构性质、任务、规模配备适当数量临床药师，其中三级医院不少于5名，二级医院不少于3名。临床药师应当具有高等学校临床药学专业或者药学专业本科毕业以上学历，并应当经过规范化培训。医疗机构应当加强对药学专业技术人员的培养、考核和管理，制订培训计划，组织药学专业技术人员参加毕业后规范化培训和继续医学教育，将完成培训及取得继续医学教育学分情况，作为药学专业技术人员考核、晋升专业技术职务任职资格和专业岗位聘任的条件之一。

监督管理　国家卫生主管部门、国家中医药主管部门应该负责全国医疗机构药事管理工作的监督管理。县级以上地方卫生主管部门、中医药主管部门负责本行政区域内医疗机构药事管理工作的监督管理；军队卫生主管部门负责军队医疗机构药事管理工作的监督管理。

应用　医疗机构药事管理可以推动国家基本药物制度的执行、国家处方集的落实，对解决看病贵、看病难的问题有一定作用，对深化医药卫生体制改革具有一定的推动作用。同时，通过建立并落实抗菌药物临床应用分级管理制度，开展抗菌药物临床应用监测，实施处方点评与超常预警，进一步落实了抗菌药物的临床合理用药。药品不良反应用药错误和药品损害事件监测报告制度的建立对保障医疗质量和医疗安全有重要作用。

（史录文）

línchuáng yàoshī
临床药师（clinical pharmacist）

具有系统药学专业知识并具有一定医学和相关专业基础知识与技能，可直接参与临床用药，促进药物合理应用和保护患者用药安全的药学专业技术人员。临床药师有专业之分，工作于不同的临床医学专业或科室，与医师、护师及其他相关专业技术人员组成医疗团队，发现、解决、预防潜在的或实际存在的用药问题。应当具有高等学校临床药学专业或药学专业本科毕业以上学历，并应当经过规范化培训。

历史上因不合理使用药物而导致的药害事件时有发生。随着制药工业的发展，大量新药投入临床使用，一方面医师和护士因其知识结构的限制很难担负起临床合理用药的职责，需有懂得药物的专业人员参与到临床药物治疗工作中；另一方面，随着人们卫生保健需求的提高，对药物合理使用的要求也不断提高。在这样的背景下西方发达国家从20世纪中叶开始在医院实施临床药师制。中国在20世纪80年代开始有药师参与临床药物治疗工作；2002年1月21日由国家卫生主管部门和国家中医药主管部门发布的《医疗机构药事管理暂行规定》中要求要逐步建立临床药师制，即药师作为临床治疗团队的重要成员与医师和护士合作、直接参与临床用药并对患者药物治疗结果共同负责的工作制度。《医疗机构药事管理暂行规定》还规定了临床药师的主要职责：①深入临床了解药物应用情况，对药物临床应用提出改进意见。②参与查房和会诊，参加危重患者的救治和病案讨论，对药物治疗提出建议。③进行治疗药物监测，设计个体化给药方案。④协助并指导护士做好药品请领、保管和正确使用工作。⑤协助临床医师做好新药上市后临床观察，收集、整理、分析、反馈药物安全信息。⑥提供有关药物咨询服务，宣传合理用药知识。⑦结合临床用药，开展药物评价和药物利用研究。2005 年 11 月中国卫生主管部门启动了"临床药师培训试点"工作；2007 年 12 月又启动了"临床药师制试点"工作；2011 年 3 月 1 日颁布施行的《医疗机构药事管理规定》中要求医疗机构应当根据本机构性质、任务、规模配备适当数量临床药师，三级医院临床药师不少于 5 名，二级医院临床药师不少于 3 名。

临床药师通过与患者、医务人员沟通建立交流平台，参加日常医疗活动，为所在病区的每一位患者提供药学服务，主要工作内容：①参与患者个体化药物治疗方案的制订、实施、评价、调整和停止，发现并解决存在或潜在的药物治疗问题。②参与日常查房、会诊和病例讨论，提出药物治疗的意见或建议。③审核医师用药医嘱或处方的正确性、合理性。④协助和指导护士适宜、合理的保管药品以及正确、适当的使用药品。⑤对患者进行用药教育和安全用药指导，宣传合理用药知识，提升其用药依从性。⑥接受医师、护士、其他医务人员和患者的用药咨询。⑦与医师、护师共同做好药品不良反应、用药错误和药害事件的监测、上报和处理。⑧参与本机构医疗质量管理，重点应关注药品质量、药物临床合理应用、药品不良反应

和药源性疾病、处方或用药医嘱点评、药物治疗质量评价等。⑨参与合理用药教育，承担与合理用药相关内容的讲课，宣传与实施合理用药有关的工作。⑩结合临床用药实践开展药学科研工作，包括药物评价和合理用药调研，临床药物治疗经验总结和用药病例分析，与医师共同观察新药上市后的临床安全性和有效性。

（谢晓慧）

yàoxué bùmén

药学部门（pharmacy department）

医疗机构中具体负责药品管理、药学专业技术服务和药事管理工作的部门。属于医疗机构中的技术职能部门，既具有很强的专业技术性，又有执行药政法规和药品管理的职能性。有些医疗机构的中药药学部门和西药药学部门是两个独立的部门，有的医疗机构则统一成一个部门。药学部门由药学专业技术人员和少数辅助人员组成，人员规模和医疗机构的级别有关，少则只有几人，多则 100 ~ 200 人或更多。一般在级别较高的医疗机构称为药学部或药剂科，在级别较低的医疗机构称为药房，药局是药学部门的历史名称，已少用。

发展历史　20 世纪 60 年代前，药学部门设备差，药学技术人员匮乏，其主要职能是保障药品供应、药品调剂和配制简单的制剂，药学服务技术含量较低。20 世纪 70 年代特别是改革开放以后到 90 年代，随着国家经济和医疗卫生事业的全面发展，药学部门的软硬件得到逐步改善，人员素质也逐步提高，服务范围不断扩大，技术含量不断提高；医院制剂的品种和数量大大增加，质量提高，在满足临床需求、保障及时供应方面发挥了积极的、不

可替代的作用；调剂工作由传统窗口供应服务型向技术服务型，药师在发药的同时关注药品的安全性和有效性，药师和患者关于合理用药的沟通交流增多，在门诊药房出现用药咨询台或咨询窗口；开展药品不良反应监测和药学信息服务工作；随着临床药学概念的引入，药师开始进入临床，参与临床的药物治疗工作；部分药学部门开展了治疗药物监测工作，提高了药物治疗水平；部分药学部门开展有关新药的研究、临床药动学研究以及合理用药与药学服务等研究。

进入 21 世纪，特别是 2005 年以后，药学部门的软硬件进一步改善，随着临床药学教育的发展，药学部门人员素质进一步提高，技术含量进一步提高，主要有以下突出进展：①随着中国制药工业的迅猛发展，医院制剂规模逐渐缩小，仅开展静脉用药配制工作。②药师进一步走向患者，开展直接的、面对面的药学服务，调剂部门加强了用药咨询和用药交代，即药师发出药品时应当告诉患者用法用量和注意事项，指导患者合理用药。③随着 2005 年"临床药师培训试点"和 2007 年"临床药师制试点"工作的开展，越来越多的药师走向临床，作为医疗团队中的一员参与患者药物治疗，直接为患者服务，他们在病房里进行患者教育、发现药物治疗问题并协助医护人员解决、参与患者药物治疗方案的设计和调整、给医护人员介绍药物治疗知识等。④治疗药物监测和科研工作进一步发展，高水平的论文的数量逐渐增加。这一阶段药学部门真正开始了药学服务时代。

工作内容　药学部门的工作内容因医院级别有差异，主要工

作内容如下：①根据临床需要以及教学科研的需要采购药品，保障供应。②及时准确地调配处方。③按临床需要制备制剂及加工炮制中药材。④做好药物咨询和药学信息服务工作。⑤药师深入临床，和医师、护士组成治疗团队共同完成患者的药物治疗工作和治疗药物的监测工作。⑥开展药品不良反应监测工作和药品评价工作，协助临床遴选药物和参与制订医院处方集。⑦药品供应管理、质量管理和临床用药管理。⑧组织药政法规在医疗机构的实施。⑨开展教学工作，主要包括学生、进修或接受培训的药师的临床实习带教、理论课教学及学位论文指导等。⑩科研工作，主要是临床药理学研究、新药临床试验、药品利用评价、药物基因组学、循证药学和药学服务相关研究。

（谢晓慧）

yàoshì guǎnlǐ yǔ yàowù zhìliáoxué wěiyuánhuì

药事管理与药物治疗学委员会（Pharmacy Administration and Drug Therapeutics Committee）

监督、执行医疗机构药事管理相关法律、法规、规章以及制定、监督实施本机构药事管理相关规章的管理部门。可对医疗机构药事相关的各项重要问题做出专门决定并监督、指导和推动本机构合理用药。医疗机构药事指的是以医院为代表的医疗机构中，一切与药品和药学服务有关的事务。国外医疗机构也有类似组织，在美国和英国称为"药学和治疗学（Pharmacy and Therapeutics Committee，P&T）委员会"，其组成人员与中国该组织的人员类似；在欧美等国家的医院里，P&T委员会往往有相当大

的权威性，可以制定全院医务人员共同遵守的药物使用方针政策，医院处方集的增删必须经过P&T委员会的讨论、批准。在中国，该组织曾称"药事管理委员会"，为了体现医疗机构药物治疗和合理用药工作的重要性以及国家对药物治疗和合理用药工作的重视，也为了体现该组织的专业技术性，2011年颁布实施的"医疗机构药事管理规定"将原"医疗机构药事管理暂行规定"中的"药事管理委员会"更名为"药事管理与药物治疗学委员会"。二级以上医院应当设立药事管理与药物治疗学委员会；其他医疗机构应当成立药事管理与药物治疗学组。药事管理与药物治疗学委员会（组）应当建立健全相应工作制度，日常工作由药学部门负责。

人员组成　二级以上医院药事管理与药物治疗学委员会委员由具有高级技术职务任职资格的药学、临床医学、护理和医院感染管理、医疗行政管理等人员组成。成立医疗机构药事管理与药物治疗学组的医疗机构由药学、医务、护理、医院感染、临床科室等部门负责人和具有药师、医师以上专业技术职务任职资格人员组成。医疗机构负责人任药事管理与药物治疗学委员会（组）主任委员，药学和医务部门负责人任药事管理与药物治疗学委员会（组）副主任委员。

职责　①贯彻执行医疗卫生及药事管理等有关法律、法规、规章；审核制定本机构药事管理和药学工作规章制度，并监督实施。②制定本机构药品处方集和基本用药供应目录。③推动药物治疗相关临床诊疗指南和药物临床应用指导原则的制定与实施，监测、评估本机构药物使用情况，

提出干预和改进措施，指导临床合理用药。④分析、评估用药风险和药品不良反应、药品损害事件，并提供咨询与指导；药品损害指由于药品质量不符合国家药品标准造成的对患者的损害。⑤建立药品遴选制度，审核本机构临床科室申请的新购入药品、调整药品品种或者供应企业和申报医院制剂等事宜。⑥监督指导麻醉药品、精神药品、医疗用毒性药品及放射性药品的临床使用与规范化管理。⑦对医务人员进行有关药事管理法律法规、规章制度和合理用药知识教育培训，向公众宣传安全用药知识。

（谢晓慧）

línchuáng yòngyào guǎnlǐ

临床用药管理（clinical medication management）

对预防、诊断和治疗疾病的用药过程及其相关活动的管理。目的是促进合理用药。2009年出台的《关于建立国家基本药物制度的实施意见》提出，加强临床用药管理是当前医疗卫生机构药品管理改革的重要内容。随着医药科技的迅猛发展，新药品、新剂型日益增多，医师用药的选择范围越来越宽，药物使用的复杂性越来越高，合理用药的管理难度越来越大，用药引起的社会问题也越来越多。结合国内外医疗用药市场的经验，进行药品的规范化管理和控制，落实国家基本药物制度，加强药品质量和安全监督管理，使临床用药管理水平不断提高，才能保证患者的合理用药，避免药物滥用。为此国家制定了很多临床用药规章制度和管理方案。

处方权相关制度　①抗菌药物处方权限。②麻醉药处方权限。③"医院药品供应目录"外药品处方权限和审批办法。在临床诊

疗中，医师要合理制订用药方案，使用自费药品或医保乙类药品，以及扩展用药须经患者或家属签字同意；超出药品说明书范围用药或更改、停用的药物，必须在病历中做出分析记录；医院同时制定了处方确认的程序与规定，药学人员须在核对处方签字后方可发药。

药品不良反应监测报告制度　①护士、医师或临床药师等一旦发现可疑的药品不良反应，应立即报告患者的主管医师，并通告医务处及药剂科。②药学部门在收到药品不良反应报告表或报告电话后，药师应即时（至少报告的当日）前往调查，要与临床医师沟通，降低患者用药风险，并分析不良反应与用药的因果关系，填写"药品不良反应报告表"，并按规定程序上报。③在病历上记录发生的药品不良反应及采取的措施。④临床医师与药师及时跟踪/随访所报告的不良反应，记录不良反应的治疗及预后情况。评价所报药品不良反应或药物相互作用，如有重要发现及时通知医务处（科）。⑤医务处及药学部门有责任将本院发生的药品不良反应及时通报临床医师，采取有效措施，预防同类事件在本院重复发生，保障患者的用药安全。

药品召回制度　当发生、发现或高度怀疑药品质量与药事工作质量的问题、事件可能影响患者安全与诊疗质量时，按照既定的原则、程序和方法，收回药品。召回的药品由药库专人妥善保管，不得再流入药房。

病区急救、备用基数药品管理制度　①各病区急救、备用基数药品的种类和数量，由医疗、护理、药学相关人员根据临床需要协商确定。②常备药品的一览表（一式三份），由病区护士长签字、病区药房负责人签字、药学部门主任签字并加盖药学部签章，并各保留一份，附每次领用药品明细（包括名称、规格、数量、批号、效期等信息）。③病区药品管理人员应定期（每月）查看病区所备药品的有效期，并在距药品有效期6个月前向病区药房调换新批号药品。④药学部门应有在夜间、节假日保障临床科室应急药品的途径。

用药动态分析制度　按照规定，需定期（每月）向医院药事管理与药物治疗学委员会提交医院药品消耗及用药结构情况，从数量和金额两方面进行统计分析，及时发现并报告药品使用中的异常动向，以供院领导决策。

临床用药管理的基本出发点是深度推进合理用药，应将其作为考核医师与药师的重要指标，定期公示不合理用药情况，记入个人技术档案，并作为个人评定职称的参考。随着基本药物制度建设的不断完善和医疗卫生事业改革的不断深化，临床用药管理将会得到越来越多的重视。

（史录文）

yàopǐn línxuǎn

药品遴选（drug selection）　根据科学合理的遴选标准将药品纳入药品目录的过程。药品遴选工作需要依据相应的管理办法进行，首先确定药品的遴选范围、遴选原则和遴选程序，遴选专家根据遴选原则对纳入遴选范围内的药品进行技术评价，提出遴选意见，形成备选药品目录，经过评审专家组的审核，形成药品目录。中国开展的药品遴选工作主要有《国家基本药物目录》药品的遴选、《国家基本医疗保险和工伤保险药品目录》药品的遴选以及医疗机构《基本用药供应目录》药品的遴选等。

遴选范围　药品的遴选应有遴选范围，即可供选择的药品。例如，中国遴选的基本药物应当是《中华人民共和国药典》收载的，国家卫生主管部门、国家药品监督管理部门颁布了质量标准的品种；《国家基本药物目录管理办法（暂行）》规定了不纳入遴选范围的六大类药品。中国遴选的医疗保险用药应当是临床必需、安全有效、价格合理、使用方便、市场能够保证供应的药品；《城镇职工基本医疗保险用药范围管理暂行办法》规定了不纳入用药范围的药品。

遴选原则　在药品遴选过程中需要有科学合理的遴选原则。遴选原则是整个药物遴选的关键，是专家在遴选药品时必须遵循的评价标准。例如，世界卫生组织在进行基本药物遴选时，主要考虑药物的安全性、有效性、相对成本效益比和药动学特点，要求遴选的药品必须性质稳定、疗效可靠，并且首选由单一化合物制成的制剂。世界卫生组织基本药物遴选的核心是循证评价，前提是充分的科学证据支持，证据的质量分级采用国际统一的"分级评价开发和评价的建议"。中国在基本药物遴选时遵循的原则是"防治必需、安全有效、价格合理、使用方便、中西药并重、基本保障、临床首选和基层能够配备，同时结合中国用药特点，参照国际经验，合理确定品种（剂型）和数量"。中国的遴选原则是从药物的安全性、有效性、经济性、依从性以及确保基本药物在基层使用等方面综合考虑制定的。

遴选程序 药品遴选工作需要制定遴选程序，即由什么人员实施遴选工作、分哪些步骤实施。

世界卫生组织基本药物遴选程序 首先成立专家委员会，负责对药品进行评估、政策研究和目录管理。该委员会由医学、药学、公共卫生、循证医学、风险评估等不同专业领域的成员组成。遴选程序为：①申请者（包括世界卫生组织部门、个人或组织）向专家委员会秘书处递交药物调整申请。②由专家委员会秘书处检查其申请材料是否完备，并将申请材料公布在世界卫生组织网站上，供相关团体及个人审查并提出意见。③专家委员会成员对申请材料进行评估并提交评估报告。④世界卫生组织将专家评估报告在网站上公示至少 30 天。⑤汇总各方对评估报告的意见，交由专家委员会讨论和审定。⑥专家委员会完成审评后形成最终审评意见上报给总干事。药品遴选的整个过程公开透明，遴选程序科学；除专家委员会审评外，还邀请公众参与评论和监督。

中国的基本药物遴选程序 首先由卫生部门根据相应的原则建立国家基本药物专家库，负责对国家基本药物的咨询和评审。《国家基本药物目录管理办法（暂行）》规定，专家库主要由医学、药学、药物经济学、医疗保险管理、卫生管理和价格管理等方面专家组成；遴选程序为：①从国家基本药物专家库中，随机抽取专家成立目录咨询专家组和目录评审专家组，咨询专家不参加目录评审工作，评审专家不参加目录制订的咨询工作。②咨询专家组根据循证医学、药物经济学对纳入遴选范围的药品进行技术评价，提出遴选意见，形成备选目录。③评审专家组对备选目录进行审核投票，形成目录初稿。④将目录初稿征求有关部门意见，修改完善后形成送审稿。⑤送审稿经国家基本药物工作委员会审核后，授权卫生部门发布。

医疗机构《基本用药供应目录》的药品遴选程序 主要由医疗机构设立的药事管理与药物治疗学委员会（组）负责，包括建立药品遴选制度，审核本机构临床科室申请的新购入药品、调整药品品种或者供应企业和申报医院制剂等。《医疗机构药事管理规定》要求，该委员会（组）由具有高级技术职务任职资格的药学、临床医学、护理和医院感染管理、医疗行政管理等人员组成。遴选程序为：①药事管理与药物治疗学委员会（组）结合医院实际，制定本机构的药品遴选专家管理办法，制定专家选聘标准，组建药品遴选专家库。②药事管理与药物治疗学委员会（组）遵循安全、有效、经济的原则，确定本机构的药品遴选标准，并向社会公开。③药事管理与药物治疗学委员会（组）按照随机的原则，抽取遴选专家，按照遴选标准遴选出本机构的基本用药供应目录。药品遴选过程和结果应当公开透明，遴选工作应当周期性开展，用以调整基本用药供应目录的具体品种。

药品遴选作为临床用药管理的一个重要环节，不仅可以促进临床合理用药，提高医疗质量，保障医疗安全，切实降低医疗费用，同时也为医疗机构采购药品、保障药品供应提供了重要依据。

（史录文）

chǔfāngjí

处方集（formulary） 供药品使用相关医疗专业人员使用，包含所选药物的重要临床应用信息和药品管理信息的手册。编制处方集的目的是确定能满足患者治疗所需的有效、安全且经济的药品品种，它不仅是提供药品信息的手册，而且是合理用药的专业指导性文件和管理手段。恰当地使用处方集对临床用药具有普遍的指导性和一定的约束性，能够规范医疗专业人员行为、提高诊疗水平、保障用药安全、降低医疗费用、节约用药资源和促进医药科学发展。在有些国家，处方集和医疗保险的赔付息息相关。

分类 依据处方集的编制机构分类：国家处方集，地区处方集，医院处方集，各种医疗保险药品计划处方集。依据处方集的使用形式分类：非限制性处方集和限制性处方集。国家处方集是按照各国的国家药物政策、国家标准治疗指南和国家基本药物目录等编写的指导性文件。它是用于指导医疗专业人员遵照国家规定，对患者有效、安全、经济、适当地进行药物治疗的专业文件，也是医疗机构进行医疗管理、执行国家基本药物制度和实施国家药物政策的重要文件。它的制订应该适合国情（疾病、药物、经济），并具有较强的临床实用性和权威性。地区处方集是根据某地区的管理要求、经济发展水平、疾病的特点等制订的处方集。医疗保险药品计划处方集是保险公司和医师组织制订的限制性处方集，作为抑制医疗成本的措施之一。非限制性处方集是一个用药指南，不限制医师的用药选择。限制性处方集则不仅是用药指南且严格规定医师只能选择处方集所列的药品，否则保险不予支付或医疗机构不予调配。

发展与制订 随着药物大量

问世以及这些药物在临床上的不合理使用，导致药品开支大幅度增加，许多国家的卫生管理机构和健康保险系统开始探讨对开处方者采用限制性处方集计划来降低昂贵的药品费用，促进合理用药。处方集在国外出现较早，美国药典委员会在 1820 年成立之初的任务就是开发一个最佳的国家处方集。1888 年，由美国药剂师独立编纂的美国国家处方集首次出版，1 年 1 版，2017 年更新至第 35 版。英国国家处方集 1949 年开始出版，1976 年后经过调整，新的国家处方集 1981 年启用，一年两版，2017 年更新至第 74 版。英国国家处方集有着明确的目的，即鼓励使用有效、安全和经济的药物。中国国家处方集 2010 年开始出第 1 版。世界卫生组织（World Health Organization，WHO）为了提高用药的安全和成本效果，于 2002 年 8 月颁布了第 1 版《WHO 示范目录处方集》，该版处方集是以 2002 年版（第 12 版）WHO《基本药物示范目录》为基础编写的，《WHO 示范目录处方集》主要作为示范模板，提供给各国政府和公共机构，作为制订他们各自处方集的基础。各种医疗保险药品计划处方集是随着医疗保险的发展而建立起来。医院处方集出现较晚，1972 年英国伦敦的威斯敏斯特（Westminster）医院首先出版了现代医院处方集；2007 年，中国的"处方管理办法"中明确规定：医疗机构应当根据本机构的性质、功能、任务，制订药品处方集。

处方集一般由卫生系统或医疗机构，或医师组织和保险公司编制。例如，英国国家处方集由英国医学会和皇家药学会联合编纂出版；中国国家处方集由中国卫生主管部门组织编写；不同的医疗机构可以根据自己的实际情况制订自己的处方集。处方集所包含的药品及其信息应根据适当的筛选原则进行选择，根据医药科技的发展和患者需求不断进行修订。

内容　不同的处方集有各自的特点和差异，一般通用的结构是：前记、正文、附录和索引。

前记一般包括：①前言。主要介绍出版者、编者、读者对象、收载的药物范围、主要信息及其来源、阅读注意事项等。②如何使用本处方集。主要包括本处方集的结构、如何查找所需的信息、一些标识的含义等。③本版的变更信息。④与开处方者、调配处方者及实施给药者有关的管理信息及指南。如开处方的规定、调配处方的规定、儿童处方须知、老年处方须知、运动员处方须知、特殊管理药品处方须知等。

正文根据某种分类方法将药物分在不同的章节进行介绍，如按人体器官系统分类，内容一般包括疾病治疗综述、药物综述和药品各论。疾病治疗综述主要介绍某个器官系统中重要疾病的药物治疗，包括药物治疗指南等；药物综述主要包括某类药物的临床应用、不良反应、相互作用、注意事项等；药品各论一般包括名称、主要成分、剂型、规格、适应证、禁忌证、药理作用、用法用量、不良反应、相互作用、注意事项、价格、报销限制和储藏等。

附录一般可包括药物相互作用表、药物的妊娠分级表、哺乳期用药指导、肝损害给药指导、肾损害给药指导、临床检验正常值、静脉配液配伍表及药品不良反应报告表等。

索引一般包括：按外文字头排列的药名索引（有的处方集也包括疾病名称）、按汉字笔画排序的药名和病名中文索引或按汉语拼音排序的中文药名和病名索引。

（谢晓慧）

yīyuàn chǔfāngjí
医院处方集（hospital formulary）

含本院所有药物的重要临床应用信息和药品管理信息的手册。是医院根据患者的治疗需要制订的，供与药品使用有关的医疗专业人员使用。是多种处方集中的一种。医院处方集具有普遍的指导性，医疗人员可迅速了解本院常备药品以及处方规范和指南，可使开处方者避免或减少开方的随意性，促进安全、有效、经济和适当地使用药物。推行医院处方集制度，有利于医院贯彻实施国家基本药物制度和国家药物政策，有利于质优价廉药物的优先使用，有利于节约医药资源。医院处方集属于限制性处方集，即它不仅是用药指南且严格规定医师只能选择处方集所列的药品，否则药学部门不予调配。

发展与制订　随着药物大量问世以及有些药物在临床上的不合理使用，导致药品开支大幅度增加，许多国家的卫生管理机构和健康保险系统开始探讨对开处方者采用限制性处方集计划来降低昂贵的药品费用。经过多年发展，在实行医院处方集制度的很多医疗机构中，药品费用均出现了大幅度下降，而且，对控制药品质量、促进合理用药也起到了很大作用。许多研究证实，实施限制性处方集制度有利于控制药品费用。1972 年英国伦敦的威斯敏斯特（Westminster）医院首先出版了现代医院处方集；美国于 1978 年出版了美国医院药师协会指导委员会批准的医院处方集指南；2007 年，中国的"处方管理办法"中明确规定：医疗机构应当根据本机构的性质、功能、任务，制订药品处方集。

医院处方集由医院编制，不同的医院可以根据自己的实际情况制订自己的处方集。医院的药事管理与药物治疗学委员会负责组织本院医疗专家遴选进入处方集的药物和编写处方集。医院处方集的编制应遵循安全、有效、经济、循证的原则，依据此原则遴选处方集所包含的药品及其信息，处方集应根据医药科技的发展和患者需求不断进行修订。

内容 不同的处方集有各自的特点和差异，一般通用的结构是：前记，正文、附录和索引。

前记一般包括：①前言，主要介绍出版者、编者、读者对象、收载的药物范围、主要信息及其来源、阅读注意事项等。②如何使用本处方集，主要包括本处方集的结构、如何查找所需的信息、一些标识的含义等。③本版的变更信息。④开处方者、调配处方者及实施给药者有关的管理信息及指南，比如开处方的规定、调配处方的规定、儿童处方须知、老年处方须知、运动员处方须知、特殊管理药品处方须知等。

正文根据某种分类方法将药物分在不同的章节进行介绍，如按人体器官系统分类，内容一般包括：疾病治疗综述、药物综述和药品各论。疾病治疗综述主要介绍某个器官系统中重要疾病的药物治疗，包括药物治疗指南等；药物综述主要包括某类药物的临床应用、不良反应、相互作用、注意事项等。药品各论一般包括：名称、主要成分、剂型、规格、适应证、禁忌证、药理作用、用法用量、不良反应、相互作用、注意事项、价格、报销限制和储藏等。

附录一般可包括：药物相互作用表、药物的妊娠分级表、哺乳期用药指导、肝损害给药指导、肾损害给药指导、临床检验正常值、静脉配液配伍表及药品不良反应报告表等。

索引一般包括：按外文字头排列的药名索引（有的处方集也包括疾病名称）、按汉字笔画排序的药名和病名中文索引或按汉语拼音排序的中文药名和病名索引。医院处方集和处方集的内容相似，相似的内容可以省略并在适当的地方予以说明。

（谢晓慧）

línchuáng lùjìng

临床路径（clinical pathway）

医疗机构的一组多学科专业人员基于循证医学的证据和指南共同制订和实施的针对某一特定疾病或手术的标准化治疗计划。又称关键路径（critical pathway）、合作医疗（cooperative care）、协作医疗（coordinated care）、整体医疗（integrated care）、医疗途径（care map）或医疗路径（care pathway）。是不同专业的医师和护士以及药师和管理人员等共同参与的跨学科的、综合的、整体的医疗模式与程序，以预期的治疗效果和成本控制为目的，将标准的治疗计划按照预计的住院天数设计成表格，将治疗、检查和护理活动的顺序以及时间的安排尽可能地最优化，使大多数罹患此病的患者或实施此手术的患者由入院到出院都能依此流程接受治疗；是既可保证医疗质量又可降低医疗成本的管理方法。它包含了严格的变异分析管理，若在执行中出现和标准治疗计划有差异的地方，临床路径实施小组要进行收集、记录和分析，通过对变异的分析，优化不合理的医疗措施，完善临床路径。实施临床路径可以规范诊疗行为、保障医疗质量和安全、保证医疗资源合理有效地使用、控制和降低医疗成本以及提高患者满意度。

从 20 世纪 60~80 年代，美国的医疗费用大幅增长。美国政府为了有效控制医疗费用的不断上涨，提高卫生资源的利用率，于 1983 年 10 月 1 日起正式采用以诊断相关分类法为基础的定额预付款制，即同一病种的患者在接受医疗服务时均按同一标准支付医疗费用，与实际服务成本无关。在这样的情况下，医院只有在提供的服务费用低于定额预付款制费用的标准时才能盈利。为了适应这种变化，医院纷纷推出各种控制成本的措施，临床路径就是其中一种最受关注的方法。在这样的背景下，1985 年美国马萨诸塞州波士顿新英格兰医疗中心的护士凯伦·赞德（Karen Zander）第一个运用临床路径的方法，被证实既可缩短住院天数，节约护理费用，又可以达到预期的治疗效果。新英格兰医疗中心是公认的美国最早采用临床路径概念并在临床上应用的医院。此后，该模式受到了美国医学界的重视，许多机构纷纷效仿，并不断发展成多学科协作的既能确保医院质量管理标准，又能节约资源的治疗标准化模式。美国 60% 的以上的医院相继采用了临床路径的方法，英国、澳大利亚、日本、新加坡等国家的应用也逐渐增加。1996 年，中国大陆开始引入临床路径的理念，并用于医疗质量管理。中国卫生主管部门分别于 2009 年 10 月 13 日、12 月 7 日组织制订和颁发了《临床路径管理指导原则（试行）》《临床路径管理试点工作方案》，并于 2009 年 12 月启动临床路径的试点工作，2010 年 1 月 5 日公布了《临床路径管理试点工作试点医院名单》，2011 年 12 月对试点工作进行了评估，之后在全国进行推广。

制订　各医疗机构的临床路径实施小组在临床路径管理委员会和临床路径指导评价小组的管理和指导下制订本机构的临床路径文本。对某种疾病或某种手术，路径的设计要依据住院的时间流程，结合治疗过程中的效果，规定检查治疗的项目、顺序和时限。路径的制订是综合多学科医学知识的过程，这些学科包括临床、护理、药学、检验、麻醉、营养、康复、心理以及医院管理，有时甚至包括法律、伦理等。

执行流程　临床路径包含以下执行流程：疾病的治疗进度表，完成各项检查以及治疗的目标和途径，有关的治疗计划和预后目标的调整，有效的监控组织与程序。临床路径的具体执行内容：患者病历及病程记录，以日为单位的各种医疗活动多学科记录，治疗护理及相关医务人员执行相关医疗活动后签字栏，变异记录表，特殊协议内容。

内容　临床路径一般应包括医师版临床路径表和患者版临床路径告知单。医师版临床路径表是以时间为横轴、诊疗项目为纵轴的表单，将临床路径确定的诊疗项目依时间顺序以表格清单的形式罗列出来。患者版临床路径告知单是用于告知患者其需要接受的诊疗服务过程的表单。临床路径实施过程中还要填写变异记录单，以便将来分析。

(谢晓慧)

yīliáo bǎoxiǎn zhīfù fāngshì

医疗保险支付方式（payment method of medical insurance）

医疗保险经办机构代表参保患者向为参保患者提供医疗服务的定点医疗机构进行医疗费用结算时所采用的方法、标准、时限和途径。医疗保险支付方式既涉及参保患者与医疗保险经办机构之间的权利义务关系，反映医疗保险制度的保障能力和水平，又涵盖医疗保险经办机构与医疗机构之间的偿付关系，是二者之间的经济纽带。在医疗保险经办机构、参保患者和医疗机构三者构成的服务-支付关系中，医疗保险经办机构希望在保险基金运行平稳的基础上保障参保患者的利益，参保患者希望自己已经缴纳的保险费用利益最大化，医疗机构则希望尽可能地通过服务获得经济利益。因此，在不同的医疗保险支付方式下会使得参保患者和医疗机构采取不同的行为方式，而医保经办机构相应的管理重点也随之改变。

按照医疗保险支付行为与医疗服务之间的先后顺序，可将医疗保险支付方式分为预付制、后付制和混合制三种。其中预付制由于能通过预算对医疗机构的经济收益总和进行制约，所以能够在一定程度上防范医疗机构诱导医疗和过度医疗等现象的发生，但同时可能导致医疗机构拒收重症患者和结算周期末推诿医保患者等问题。后付制则由于要求医院先行垫付医保患者的医疗费用，在一定程度上起到保证患者就医的作用，但同时也可能会引起医疗机构诱导医疗需求的现象和增加医疗机构的坏账风险。

普遍使用的医疗保险支付方式有六种，即按项目付费、按病种付费、疾病诊断相关分类（DRGs）支付、总额预付、按人头付费和按服务单元付费。

按项目付费　先对医疗服务过程中所涉及的诊断治疗、基本服务、仪器设备检查等每一服务项目制定价格，参保患者在享受医疗服务时逐一对服务项目付费或计费。在参保患者出院时若由患者支付全部医疗费用，则由医疗保险经办机构向参保患者报销除个人负担部分之外的统筹部分；若定点医疗机构垫付了统筹部分，则由医疗保险经办机构向其事后支付。按项目付费由于操作简单，医保经办机构、医保患者以及医疗机构之间的关系简单明朗，因此是中国运用最早的支付方式。而在这种支付方式下，医疗机构提供的服务与其经济收益成正比，因此有利于调动医疗机构积极性，但同时也会导致医疗机构为患者选择更多或更昂贵的治疗项目，造成患者经济负担增加和医保基金压力增加。同时由于医保机构对医院没有直接的控制措施，因而该方法被认为是医疗费用持续上涨的根本原因。

按病种付费　医疗保险机构基于国际疾病诊断分类标准，依据诊断结论、患者基本情况、病情发展程度、合并症、并发症等诸多要素，将疾病细化到病种、病种分类以及分类级别，通过临床实践并结合循证医学制定出相应的偿付标准，然后医保机构按照该标准向定点医疗机构支付住院费用。

疾病诊断相关分类支付　疾病诊断相关分类是将患者分为由临床和所消耗的医疗资源的同质性划分的彼此独立的诊断组。在疾病诊断相关分类支付方式下，每个疾病诊断相关分类都代表着具有相似病症、使用类似治疗方案或消耗相同资源的病例。这种分类与按病种付费的概念比较相近，因此常常容易混淆。二者之间的差别在于：疾病诊断相关分类的出发点是疾病及体现了在一些其他约束条件下的费用特性，因此组内的同质性和组间的差异性明显，而单病种按病种付费的出发点是疾病本身，因此同一病种费用的统计学特征表现并不突出。疾病诊断相关分类法一共才有 600 个分组，而病种则有可能上万个，如果还要考虑患者、治疗、并发症与合并症，可能有更多、更复杂的组合，这可能导致后者的管理费用过高、操作性降低。另外，疾病诊断相关的分类方法面向整个医疗保险补偿制度并可覆盖整个疾病谱，而按病种收费方法往往仅覆盖有限的疾病种类。采用疾病诊断相关分类利于促进医疗机构提高技术水平和降低成本，也有利于医保管理部门对医疗机构进行监管。其缺陷在于前期需要大量的用临床医学信息对千差万别的疾病进行科学的分组以及测算，而在执行过程中容易诱导医疗机构对医保患者的诊断进行升级。

总额预付 根据一定区域内参保人数、年均接诊总人次数、次均接诊费用水平等因素，测算一定区域内年度统筹补偿控制总额，经办机构定期预拨，实行总额预算、包干使用、超支分担（或超支不补）、结余奖励的支付方式。制订预算时，往往以医疗机构前期总支出为依据，并剔除不合理支出、考虑患者自然增长和通货膨胀因素。这种支付方式会使得医院在总预算额度内精打细算、控制过量医疗服务，进而降低医疗保险经办机构的测算和

管理成本。因此这将有利于医疗保险基金的平稳运行。其缺陷在于容易使医院主动减少医疗服务的供给和提供不足量的服务，也会影响医疗机构的运行效率、使得医务人员缺乏工作积极性。在该支付制度下，医保经办机构的主要管理工作包括收集确定费用总额的相关数据、界定"合理支出"的界线，以及协调患者与医院之间的纠纷。

按人头付费 也是一种预付制度，由医保机构按照预先确定的每个服务人口的付费标准以及医疗机构签约服务的参保人员数，向医疗机构支付费用，但是不再考虑实际发生的医疗服务数量。该支付方式能够促进医疗机构通过采取开展健康教育、疾病预防等有效措施，以达到降低发病率、主动控制医疗费用的目的；又由于医保基金的支出容易预见，所以减少了基金风险。因为简便易行，参保患者和医疗机构均易操作，所以该支付方式被广泛应用于新农合的门诊统筹支付。该方式的缺点在于可能诱导医疗机构拒绝与老年人或慢性病患者签约，也可能使得医疗机构有较大的空间来诱导患者使用医保报销范围外的服务，从而把费用转嫁给患者。因医院希望减少服务量或降低服务档次以获得更大的效益，而处于被动地位的患者可能成为牺牲品，所以除了获得既往资料和对预付额度进行测算外，医保机构的管理工作还包括设定医院准入制度和协议、制定相关质量控制标准来约束医疗机构行为。

按服务单元付费 医疗保险经办机构按照向参保患者提供的医疗服务单元数量向医疗机构付费的方式。服务单元是指将医疗服务的过程按照一个特定的参数

划分为相同的部分，每一个部分即为一个服务单元（例如一个门诊人次、一个住院人次和一个住院床日等）。其中按床日付费被广泛应用于新农合的住院统筹付费中。该支付方式会刺激医疗机构控制成本，从而起到控制医药费用的效果。同时，医疗机构也可能产生降低服务质量的行为，还有可能通过设法分解服务单元、增加门诊次数或住院天数等方法来增加经济收益。因此医保经办机构的管理重点为处理患者的投诉、监测医疗服务质量和分析病种分布变化等工作，通过准入制度和协议等方式规范医院的医疗行为，防止医院分解服务次数。

（史录文）

měiguó yīliáo zhàogù fāng'àn
美国医疗照顾方案（medicare program of America） 由美国雇主、雇员、参保者、私人保险公司、联邦和州及地方政府共同出资，向 65 岁以上的符合社会保障条件的老年人，享受残疾保险超过两年的残疾人，任何年龄的肾病晚期患者和某些不符合医疗照顾方案条件、但愿意支付保费的 65 岁以上老年人提供医疗救助的规划项目。医疗照顾方案是美国两大公共医疗保障计划之一，也是该国最大的健康保障项目之一。

医疗照顾方案诞生于 1966年，由时任美国总统林登·约翰逊根据上一年颁布的《1965 年社会保障法修正案》第 18 条建立。在 1960 年前后，美国 65 岁以上老年人的健康保险拥有率只有 50% 左右，这主要是由于退休后的老年人无法再通过雇佣关系取得商业保险，且老年人的疾病风险高，收入下降，购买商业保险的费用会大大加重老年人的经济负担。医疗照顾方案的出台有力

地降低了老年人的医疗负担，提高了老年人的健康水平。

医疗照顾方案共有 A、B、C、D 四个部分。A 部分为住院医疗保险，用于支付住院期间的床位费、治疗护理费、家庭卫生服务和伙食等费用，是强制性的。B 部分为医疗保险，用于支付门诊服务的费用（如门急诊、输血等）、医师提供的诊疗费用（如手术、诊断等）、家庭健康护理和预防性医疗服务等。B 部分是自愿项目，A 部分的参保人中有 95% 都参加了 B 部分。C 部分是指医疗优势计划，由私人保险公司运营，C 部分包括 A 部分、B 部分以及处方药等其他保险项目。D 部分是处方药计划，始于 2006 年，用于参保人支付处方药产生的费用。有两种类型的处方药计划，一种是单独的处方药计划，另一种是一些医疗优势计划中包括的处方药计划。筹资模式上，A 部分主要来自雇主和雇员交纳的工资税，B 部分的资金来自注册者每月交纳的保费和联邦的配套资金。不论是 A 部分还是 B 部分，注册人还要承担一部分费用。C 部分和 D 部分则来自注册人参保费用。医疗照顾制度主要由卫生保健财政署和社会保障署两个部门管理，保险公司参与，卫生保健财政署占管理主导地位。

（史录文）

jīběn yàowù

美国医疗补助方案（medicaid program of America）
由美国联邦政府和各州政府共同筹资，向低收入人群和有特殊卫生需求的困难人群提供医疗救助的规划项目。是美国两大公共医疗保障计划之一，也是该国最大的健康保障项目之一。

医疗补助方案萌芽于美国经济大萧条时代，1935 年联邦政府为困难群众提出了医疗补助议案。1960 年国会通过《科尔-密尔斯法案》（Kerr-Mills Act），将有医疗需求的困难人群全部纳入救助范围。在此基础上，1965 年美国产生了两项公共卫生保健项目——医疗照顾方案和医疗补助方案，前者于 1966 年生效。

医疗补助方案的救助对象为绝对贫困、医疗贫困及其他特殊困难群体等。具体包括：①智力严重缺陷者、盲人等残疾人。②低收入的老年人。③由单亲家庭抚养的未成年子女。④低收入家庭的孕妇和儿童。除以上困难人群外，也可对有较大医疗开支或接收机构护理的人进行救助。

医疗补助方案纳入的医疗机构一般包括医院、家庭保健服务局、老人护理院、提供门诊物理治疗及语言病理学服务的组织、独立诊断实验室和提供 X 线服务的机构、提供完整门诊康复的机构、提供门诊外科服务的机构、脊柱指压治疗者、提供肾透析和肾移植的服务机构、郊区保健诊所、独立的物理治疗机构和救护车公司等。

医疗补助方案购买的医疗费用包括住院费用，如在专业养老部门的住院费用、在老人院和家里接受的医护费用，所有医疗服务的住院日期均在规定范围之内，超出的日期必须全部或部分自费。医疗补助方案购买的医药保险包括医师服务费、医疗过程中使用的器材费、医师处方费、急诊或门诊诊断及治疗费、护士服务费和家庭服务的医护费。在所有医药费保险中，公民每年必须先支付 100 美元，其余医药费用由保险支付 80%，自己付 20%，而且所有费用必须经过医疗补助管理机构核实后才会付款。

美国医疗补助方案的资金主要由公共财政承担，一般根据匹配供款率来确定资金分配。联邦政府根据各州的人均收入水平以及联邦国民收入水平来确定匹配供款率，其计算公式为：

$$联邦匹配供款率=100-0.45（各州人均国民收入/联邦人均收入）$$

由此可见，各州之间的供款率不同，而且供款率每年都会有小幅度的调整。此外，还规定各州必须从州政府和地方政府财政中提取足额资金来保障医疗救助服务的支出。

此外，美国医疗补助方案的支付方式比较复杂，例如：对住院服务主要采取按服务付费，对门诊服务的支付各州采取不同的补偿办法。总的来说，先救助后付费、补需方与补供方相互结合和医疗服务的提供者与救助管理机构直接进行结算的支付方式等制度确保了弱势群体医疗服务的可及性。

（史录文）

jīběn yàowù

基本药物（essential medicine）
适应基本医疗卫生需求、剂型适宜、价格合理、能够保障供应、公众可公平获得的药物。基本药物的概念最初由世界卫生组织（World Health Organization，WHO）提出，旨在使得一些经济比较落后、药品生产能力低或者卫生资源有限的国家能够按照自己国家医疗卫生的需要，以有限的费用、适宜的价格购买并使用质量和疗效都有保障的药物。1977 年 WHO 在第 615 号技术报告中首次正式提出了基本药物的概念，即能够满足大部分人基本卫生保健需要的药物，因此，它们应该符合"数量充足、剂型适宜和价格可负担"等方面的要求。随着世界各国基本药物行动规划的实践，基本药物的内涵得到了不断地发展和延伸。1985 年 WHO 在肯尼亚首都内罗毕召开的内罗毕会议上扩展了基本药物的概念，提出基本药物应该不单单是能满足大部分人口卫生保健需要的药品，国家在保证生产和供应的过程中，还应高度重视合理用药，即基本药物还必须和合理用药相结合，宣告了基本药物与合理用药相结合的新时代的到来，并推荐把基本药物的遴选同处方集和标准治疗指南的制定相结合。2002 年 WHO 进一步定义了基本药物的概念：基本药物是能满足大部分国民基本医疗卫生保健优先需要的药物。

1979 年中国引入基本药物的概念，并开始了基本药物的遴选工作，1982 年颁布了首版《国家基本药物（西药部分）》，包含 278 种西药。1991 年，中国被 WHO 指定为国际基本药物行动委员会西太区代表，这促进了中国的基本药物工作。1992 年，中国重新恢复了基本药物的遴选工作，陆续出版了两版基本药物目录；20 世纪末，又着手重新建立社会医疗保障制度，基本药物在建立社会医疗保障制度中的重要作用使得中国分别于 2000、2002 年和 2004 年先后出台了 3 版《国家基本药物目录》。2009 年 8 月，为了配合新一轮医改的推进，中国发布《国家基本药物目录管理办法（暂行）》，指出基本药物是适应基本医疗卫生需求、剂型适宜、价格合理、能够保障供应、公众可公平获得的药品。同时还指出国家基本药物遴选应当按照防治必需、安全有效、价格合理、使用方便、中西药并重、基本保障、临床首选和基层能够配备的原则。随后于 2009 年和 2013 年分别出台了两版国家基本药物目录——《国家基本药物目录（基层医疗卫生机构配备使用部分）》（2009 版）和《国家基本药物目录》（2012 年版）。

基本药物作为国家药物政策的核心组成部分，能够促进医疗公平性，帮助医疗保健体系建立优先权，其主要目标有：①可获得性，确保基本药物的公平获得和费用的可承受。②质量保证，确保所有药品的质量可靠、安全有效。③合理使用，确保药品得到合理使用，提高临床合理用药水平，体现以最少的投入获得最大的医疗效果。从国家药品政策的角度，基本药物政策主要由以下九项要素组成：基本药物遴选、可负担性、药品财政、供应系统、药品监管、合理使用、研究、人力资源开发、监测和评估，这九项要素在实现保证药品的可获得性、质量和合理用药上都发挥了重要作用。

基于上述内容，基本药物一般具有以下特点：①有充足的来自临床的证实安全性和有效性的数据。②符合疾病的发生、流行、遗传和人口学的特点。③有药物经济学上的优势。④能够满足药动学、当地生产条件、药品有效期和贮存条件等方面要求。⑤采用能确保质量的剂型，考虑了生物利用度和在一定储存条件下的稳定性。⑥主要是单方药，若是复方制剂，能够被证明其治疗效果、安全性和依从性有优势，或可减少治疗疟疾、结核和艾滋病药物耐药发生。⑦能保证卫生专业人员获得可靠无偏倚的药品信息。⑧能反映新药研发成果和新出现的疾病，并考虑耐药状况的变化。⑨并非效果最好或者价格最便宜的药物，而是最能满足人群优先卫生需要的药物。

基本药物的概念具有全球范围的广泛性和实用性，使得基本药物的经济效益得到各国医疗体制的青睐和重视。作为国家药物政策的核心组成部分，基本药物可以促进药品的可及性、质量和合理使用，提高药品监督管理效率，逐步推动初级医疗保健和人人享有卫生保健目标的实现。

（史录文）

jiěpōu zhìliáo huàxué yàowù fēnlèi xìtǒng

解剖治疗化学药物分类系统

（anatomical therapeutic chemical classification system） 按照一定的解剖学、治疗学和化学的规则将药物进行分类的体系。俗称 ATC 药物分类系统。这是国际公认的一种药物分类系统，很多国家和地区将该分类系统应用于其药品的使用、管理和研究工作中。世界范围内不同国家、地区或机构出于各自的特定需求制定不同于此的药物分类系统时都会在一定程度上参考该系统的分类原则。

20 世纪 60 年代，世界卫生组织的研究人员在对欧洲国家的药物利用研究中发现，由于缺少统一的分类系统和计量单位，不同人群的药物利用存在很大的差异，于是研究人员提出了解剖学治疗学和化学（anatomical therapeutic chemical classification，ATC）分类，在此基础上确定了药物的限定日剂量（即 DDD 值），并以此为测量单位，形成了 ATC/DDD 体系，便于研究不同地区的药物使用和管理情况。1969 年，在奥斯陆召开的一次由世界卫生组织欧洲地区办公室组织的研讨会上初步达成共识，决定采用 ATC 药物分类系统。ATC 药物分类系统由世界卫生组织药物统计方法协作中心所制定，第 1 版在 1976 年发布，1996 年成为国际标准。

该系统将药物按照其治疗的解剖学器官/系统，以及它们的治疗学、药理学和化学特点进行 5 级分类，每个药物将有 1 个 5 级、7 位的 ATC 代码，其中第 1、4、5 位为字母，第 2、3、6、7 位为数字。ATC 代码第 1 级为 1 位字母，表示解剖学上的分类，共有 14 个组别；ATC 代码第 2 级为两位数字，表示治疗学上的分类；ATC 代码第 3 级为 1 位字母，表示治疗学/药理学亚类；ATC 代码第 4 级为 1 位字母，表示化学/治疗学/药理学亚类；ATC 代码第 5 级为两位数字，表示化学物质。例如，呋塞米的代码为 C03CA01，其中 C 表示心血管系统，C03 表示利尿剂，C03C 表示强效髓袢利尿剂，C03CA 表示磺胺类，C03CA01 表示呋塞米。

（谢晓慧）

hélǐ yòngyào

合理用药（rational drug use）

以当代药物和疾病的系统知识和理论为基础，安全、有效、经济、适当地使用药物的行为。"合理"是一种以客观实际或科学知识为基础的、与经验论相对立的更高层次的思维过程。合理性随着人类对当代药物与疾病认识的深化而动态发展，某种药物的安全性、有效性、经济性和适当性是在当时的情况下相对其他药物或疗法而言。"用药"可以具体到个人使用药物防治疾病、调理身心，也可以宏观到一个国家整体意义上的药物利用情况。用药的主体在临床上主要为单个的患者

或医药卫生人员；在讨论普遍性的用药问题时，则会把医疗机构、社区甚至国家作为用药主体。用药首先必须合法，人类的合法用药主要为达到一定的医学目的，如预防、诊断和治疗病症，增强体质、增进身体和心理健康等。药物也在非医学领域得到广泛应用，如有些国家用药物作为执行死刑的合法工具；有些违法行为是必须禁止和严惩的，如竞技性体育活动中的滥用兴奋剂等。兴奋剂，因运动员最早为提高成绩使用的多数药物都是兴奋药物而得名，现指竞技体育中禁止使用的药物的统称，包括刺激剂、麻醉镇痛剂、合成类固醇类、利尿剂、β 受体阻滞剂、内源性肽类激素和血液兴奋剂。

在合法使用药品的前提下，通过长期的用药实践，人们逐渐总结出"合理用药"的概念。世界卫生组织在 1985 年内罗毕国际合理用药专家研讨会上曾提出了合理用药的要求，1997 年世界卫生组织和美国卫生管理科学中心对合理用药也制定了一个标准，20 世纪 90 年代以来，国际上的同仁就合理用药问题达成共识，给合理用药赋予了上述更科学、完整的定义。合理用药的四个要素为：安全、有效、经济和适当，分别有其科学的含义。

安全性 不是药物的毒副作用最小，或者无药物不良反应这类绝对的概念，而是强调让用药者承受最小的治疗风险获得最大的治疗效果，即获得单位效果所承受的风险（风险/效果）应尽可能小。用药风险的表现形式和程度千差万别，轻者稍微不适，严重的致残、致命；用药者对风险的承受能力差别也很大，对于挽救生命的治疗（如抗肿瘤的化学

治疗药），能够耐受比较严重的药物不良反应，而对于调节正常生理功能的用药（如避孕药），即使轻微的不适也不愿承受。

有效性 通过药物的作用达到预定的目的，不同药物用于不同的场合，其有效性的外在表现明显不同。对于医学用途的药物治疗，要求的有效性在程度上有很大差别，分别为：治愈疾病；延缓疾病进程；缓解临床症状；预防疾病发生；避免某种不良反应的发生；调节人的生理功能。判断药物有效性的指标有多种，临床常见的有治愈率、显效率、好转率、无效率等。

经济性 并不是尽量少用药或使用廉价药品，而是获得单位用药效果所投入的成本（成本/效果）尽可能低。经济地使用药物，强调以尽可能低的治疗成本取得较好的治疗效果，合理使用有限的医疗卫生资源，减轻患者和社会的经济负担。

适当性 依据用药对象选择适当的药品，在适当的时间，以适当的剂量、途径和疗程，达到适当的目标。适当性强调尊重客观事实，立足当前医药科学技术和社会发展水平，避免不切实际地追求高水平的药物治疗。用药必须考虑使用者的生理状况和疾病情况，权衡多种因素的利弊选择药物及其剂量，注意药物对机体的作用或药物相互作用，强调特殊人群用药和个体化药物治疗；根据药物的临床药动学和时辰药理学的原理、药物在体内作用的规律，设计给药时间和间隔；按照不同疾病的治疗原则和临床需要，规定药物的疗程，不能单纯为了保险而延长给药时间，也不能仅仅为了节省药费开支而过早停药。综合考虑用药目的、药物

性质、患者身体状况及安全、经济、简便等因素，选择适当的给药途径。受到医疗水平和药物发展水平的限制，有些疾病的药物治疗只能起到减轻症状或延缓病情发展的作用，不能不切实际地要求药到病除或要求使用没有毒副作用的药物，要用客观科学的态度，不懈努力达到现实条件下可达到的目标。

（谢晓慧）

bùhélǐ yòngyào

不合理用药 （ irrational drug use） 凡属人为因素造成的非安全、有效、经济、适当的用药。是相对合理用药而言的，其导致的不良后果有些程度较轻，有些后果严重，主要有以下几方面：①延误疾病治疗，表现为减低疗效、加重病情、延误最佳治疗时机和治疗失败等。②产生药品不良反应甚至药源性疾病。③酿成药疗事故。即因用药不当造成的医疗事故，是人为责任引起的，包括给患者增加重度痛苦和致残、致死。④浪费医药资源，包括显而易见的不合理消耗，如无病用药、重复用药等，还包括易被忽视的浪费，如处置药品不良反应和药源性疾病。是临床用药管理中要解决的问题之一。

不合理用药的原因主要包括人员因素、药物因素等。①医师的因素包括：医术和治疗学水平有限；药物和治疗学知识缺乏；知识信息更新不及时；责任心不强；临床用药监控不力；医德医风不正。②药师的因素：审查处方不严；调剂配发错误；对患者用药教育不力；与其他医务人员协作和交流不够。③护师因素：未正确执行医嘱；使用了不合格药品；临床观察、监测、报告不力；给药操作失误。④患者的因素：依从性差，主要表现在有疾患时不遵医嘱，稍有不适擅自过多使用药品，盲目听从他人或媒体的宣传，滥用药品。⑤药物因素：药物作用的个体差异，体内不良药物相互作用和体外配伍禁忌等。⑥其他因素包括：药品监督管理，医疗机构的宗旨和主导思想，大众传播媒介的社会公德，个人的道德观念、行为动机等。

不合理用药的表现：①适应证不适宜。②选用药物不当。③用药不足，包括剂量不足和疗程不足。④用药过量或过度，包括剂量过大、疗程过长、给轻症患者用重药和联合用药过多等。⑤用法、给药时间和间隔、剂型、给药途径不适当。⑥不适当的合并用药。⑦重复用药，即同时使用相同成分的药物或药理作用相同的一类药。可由多个医师同时给一个患者开药引起，所开的药物包含商品名不同而成分相同的药物，或不同的复方药物里面有相同成分，或药理作用相同的一类药中的不同药物；也可由患者自行服用上述药物引起。⑧无必要地使用价格昂贵的药品。⑨有疾病或症状未得到药物治疗。⑩无适应证用药，即患者不存在需要进行药物治疗的疾病或不适，医师却给开药或患者为保险自行用药。

（谢晓慧）

yàopǐn shàngshìhòu jiānchá

药品上市后监察 （ post-marketing drug surveillance，PMS） 药品上市后为获得其安全性、有效性、经济性、适当性及药品质量信息所做的工作。又称药品上市后监测。药品上市后监察是监测所有上市后药物（不限于新获准上市的药物），是综合的专业实践，是由政府卫生主管机构、药品生产企业、医药院校、医疗机构开展的一切药物监测活动的总和。通过药品上市后监察，可以为医药行政部门制订各种药品目录及制定政策提供依据，可以为临床合理用药提供依据。

由于新药上市前的临床研究存在试验病例数少、研究时间短、试验对象年龄范围窄（不包括老人和儿童）、用药条件控制较严（不包括心肝肾功能异常、妊娠等患者）、研究目的单纯（规定的研究内容有限），所以，部分批准上市后的药物逐渐暴露出问题，其中有些甚至是灾难性的问题，如20世纪50年代的氯霉素再生障碍性贫血，60年代的反应停致畸事件。惨痛的教训使人们认识到上市前研究的局限性。实际的医疗情况是用药人数庞大，有的患者用药时间长，患者群体和个体情况复杂，这样就可以看到药物作用的变化，也可以看到罕见或需要长时间应用才能看到的药物作用、非预期的药物作用。非预期的药物作用指人在常用的推荐剂量下发生的给药者本意之外的反应，可以是有利或不利的反应。所以药物的研发阶段只完成了对药物认识的一部分，其余要通过进行药品上市后监察来深化和完善。人类自觉地进行药品上市后监察可以追溯到20世纪50年代美国医师协会建立的氯霉素血液损害事件登记系统；因"反应停事件"世界卫生组织于1968年制订了一项国际药物监测合作计划并建立了国际药品监测合作中心，在世界范围内形成了药品上市后监察的氛围；20世纪70年代后期明确提出了药品上市后监察的概念并形成体系。日本1979年以立法的手段确立药品上市后监察制度，其体系包括：药品不良反应报告制度、再审查制度和再评价制度，再审查制度是针对上市4~6年的新药的，再评价是针对所有上市药品的。中国1988年开始药品不良反应监测工作，1989年成立中国国家药品不良反应监测中心，中华医学会1995年成立临床药物评价委员会，1999年成立药品评价中心，承担药品上市后再评价的具体技术业务、组织工作。2001年颁布实施的《中华人民共和国药品管理法》规定：对已经批准生产的药品进行再评价；国家实行药品不良反应报告制度；药品生产企业、药品经营企业和医疗机构必须经常考察本单位所生产、经营、使用的药品质量、疗效和反应。中国1999年颁布了《药品不良反应监测管理办法（试行）》，2004年颁布《药品不良反应报告和监测管理办法》，2011年重新修订。

内容　包括：药品不良反应监测、药物临床试验、药物流行病学研究和上市后药物再评价等。

药品不良反应监测　主要监测上市后药物的不良反应情况，监测工作的主要内容是：①收集药品不良反应信息，对药品不良反应信息及其危害情况进行进一步的分析与调查，及时向药品监督管理部门报告，提出对有关药品如何加强管理的意见、建议。②及时向药品生产、经营企业、医疗预防保健机构和社会大众反馈药品不良反应信息，减免药品不良反应的发生，保护人民的用药安全。

药物临床试验　包括：①新药临床试验中的Ⅳ期临床试验，即新药上市后的监测和评价，在广泛使用条件下考察疗效和不良反应。②除Ⅳ期临床试验外，对上市后药物开展的有关疗效、安全性、经济学及其他与合理用药有关的前瞻性调查。

药物流行病学　运用流行病学的方法和原理研究药物在广泛人群中的应用及其效应的科学。药物流行病学研究药物在大范围人群防治疾病时的有效性和安全性，比较并评价新药是否优于其他已上市药品，发现已上市药品其他有益效应和非预期不良反应，分析上市药品在不同人群中的利用状况及其在疾病防治中的成本-效益比，其目标是向医药界、医药管理部门及公众提供药物利用信息和药品安全性、有效性和经济性的相关信息，为上市后药物在评价和合理用药提供决策依据。通过药物流行病学的研究可以发现人群中的药品不良反应，有利于人群用药安全；在众多药物中挑选经过科学评价的药物，有利于合理用药；规范上市后药物的监测，尤其是计算机应用与用药人群数据库的建立；改善处方行为，有利于提高处方质量等。

上市后药物再评价　药品上市后监察的一部分，药品不良反应监测、药物临床试验、药物流行病学研究既是上市后药物再评价的技术方法也可以为之提供数据。上市后药物再评价是根据医药学的最新学术水平，从药理学、药剂学、临床医学、药物流行病学、药物经济学及药物政策等方面，对已批准上市的药品在社会人群中的疗效、不良反应、用药方案、稳定性及费用等是否符合安全、有效、经济的合理用药原则做出科学评价和估计。

作用　①用实际条件下应用药物的信息补充和完善药物有效性和安全性的资料，确定药物产生疗效或危害的具体条件。②发现药物对其适应证的全面影响，包括短期和长期的有益作用和不良反应。③发现药物批准上市时非预期的药物作用，可能是药物上市前未被发现的新的适应证，也可能是偶发的或罕见的药品不良反应。④证实其他来源报告的临床事件（包括有利的和不利的）与药物使用的因果关系，得出合理可靠的结论。⑤和其他药物进行经济学比较，发现成本效益更好的药物治疗方法。⑥可以发现药品质量问题。

（谢晓慧）

shàngshìhòu yàowù zàipíngjià

上市后药物再评价（post-marketing drug reevaluation）　根据医药学的最新学术水平，从药理学、药剂学、临床医学、药物流行病学、药物经济学及药物政策等方面，对已批准上市的药品在社会人群中的疗效、不良反应、用药方案、稳定性及费用等是否符合安全、有效、经济的合理用药原则做出科学评价和估计的过程。上市后药物再评价的结果，可以为医药行政部门制订各种药品目录及制定政策提供依据，可以指导和规范临床合理用药。

必要性　由于新药上市前的临床研究存在试验病例数少、研究时间短、试验对象年龄范围窄（不包括老人和儿童）、用药条件控制较严（不包括心肝肾功能异常、妊娠等患者）、研究目的单纯（规定的研究内容有限），因此，发生率低或较长时间应用才能发生或迟发的不良反应未能发现；另外，药品长期使用的长期效应、药品新的临床用途以及在临床实践中存在的可影响疗效的多种因素在上市前均缺少研究。在人类药物发展史上，有的药物因在后来的临床实践中发现严重不良反应而停止使用，有的药物被发现有新的临床用途，有的药物发现了更合理的给药方案，有的药物被限制使用或修改说明书等，基于以上原因，药品上市后不意味着对其评价的结束，而表明具备了更深入研究的条件，上市后药品再评价的概念逐渐建立起来而被世界很多国家接受。

发展历史 20世纪60年代初爆发了震惊世界的"反应停事件"，为此世界卫生组织于1968年制订了一项国际药物监测合作计划并建立了国际药品监测合作中心，该计划是收集和交流药品不良反应报告，制订药品不良反应报表、药品不良反应术语、药品目录，发展计算机报告管理系统，截至2011年已有100多个国家加入该计划，中国于1998年成为其成员；英国也在20世纪60年代成立药品安全委员会，建立药品上市后监测制度；美国20世纪50年代由医学会建立药品不良反应监测报告制度；日本是亚洲第一个以法规形式确定药品上市后监测制度的国家，20世纪70年代建立了药品再评价制度。这些国家的药品上市后监察工作为上市后药物再评价提供了方法和依据。20世纪80年代以后中国组织专家进行药品再评价工作，淘汰了部分药品品种，1988年开始药品不良反应监测工作，中华医学会1995年成立临床药物评价委员会。2001年版《中华人民共和国药品管理法》规定：对已经批准生产的药品进行再评价；国家实行药品不良反应报告制度；药品生产企业、药品经营企业和医疗机构必须经常考察本单位所生产、经营、使用的药品质量、疗效和反应；对已确认发生严重不良反应的药品，国务院或者省、自治区、直辖市人民政府的药品监督管理部门可以采取停止生产、销售、使用的紧急控制措施。2015年修订的《中华人民共和国药品管理法》沿用了这些规定。

中国1999年颁布了《药品不良反应监测管理办法（试行）》，2004年颁布《药品不良反应报告和监测管理办法》，2011年重新修订。中国1999年成立药品评价中心，承担药品上市后再评价的具体技术业务、组织工作。

研究技术方法 包括：药品不良反应监测、临床试验、药物流行病学研究和循证医学的方法。可以采取定期系统性评价和不定期专题评价的方式进行再评价。定期系统性评价是根据市场现有的药品使用情况调查，按药品评价指导原则有计划、按系统地组织评价；不定期专题评价是根据国家基本药物和非处方药遴选提出的要求以及药品不良反应事件的因果分析等的需要进行评价。

内容 ①药品有效性研究。包括广大人群中应用的有效率、长期效应、新的适应证、影响疗效的各种因素（治疗方案、患者年龄、生理状况、合并用药、食物等）。②药品不良反应研究。广大人群中长期应用药品或停药后发生的药品不良反应，不良反应发生的因素（机体、药品、给药方法、药物相互作用等）。③药物经济学研究。进行不同药物之间的成本效果比较研究等。④药品质量评价。通过不断提高药品的控制标准和检测方法的准确性与精确性，提高药品质量。

根据上市后药品再评价的结果对被评价的药品可采取以下管理措施：①停止生产和流通。②修改适应证或用药方案。③修改注意事项等。④继续深入研究。

（谢晓慧）

yàowù jǐngjiè
药物警戒（pharmacovigilence）

有关收集、发现、监测、评估、研究和预防药品不良反应或其他任何可能与药物有关问题的活动。与药物相关的活动如不合格药品、药物治疗错误、缺乏有效性的报告、对没有充分科学根据而不被认可的适应证的用药、急慢性中毒的病例报告、与药物相关的病死率的评价、滥用与错用药、药物-药物或药物-食物不良相互作用等。药物警戒旨在鉴别预防药品给患者带来的危害。

药物警戒涵盖了药物从研发到上市使用的整个过程，即从药物的研究设计着手，上市前通过体外实验、动物毒理以及临床试验等方式发现药物的安全问题，但因这些实验尚不足以预测人类应用药物的安全性，对药物的认识和研究会存在局限性；临床试验因入选试验者的条件严格限定、受试者均经遴选且数量有限，因此对罕见且严重的不良反应、长期毒性、特殊人群（如儿童、老人或孕妇）的影响及药物相互作用等研究仍需药物上市后监测才能发现；上市后通过药品不良反应监测，利用"数据挖掘"和病例调查报告等手段收集、分析数据，可以实现：①早期发现未知的药品不良反应及其相互作用。②发现已知的药品不良反应的增长趋势。③分析药品不良反应的风险因素和可能的机制。④对风险/效益评价进行定量分析，提取药物警戒信号，促进药品监督管理和指导临床用药。以达到评估药物的效益、危害、有效性及风险，防范与用药相关的安全问题，教育、告知患者药物相关的安全问题，使临床用药更为合理。

世界卫生组织乌普萨拉监测中心负责处理、评估输入其国际数据库的信息。当某药有若干个不良反应报告时，就可能引发一个信号——把可能存在危险的警告通报给成员国。

对医疗机构而言，实现对药品质量、不合理用药、药品不良反应等各种不安全因素的全面监测、综合分析和预警，才能逐步实现合理用药的终极目标。所以药物警戒的工作基础是对药品安全预警实行强制报告制度，不良事件发生后，应在最短时间内详细报告，对新发现的、罕见的、严重的和群发的药品不良事件设有报告的时限；在使用同一生产厂家、同一品种、同一批号药品的过程中，30日内累计发现2例以上（含2例）严重药品不良事件应及时上报评估。同时关注行业内的信息、药品不良反应监测机构的定期安全性更新报告等。

（梅　丹）

yàopǐn bùliángshìjiàn

药品不良事件（adverse drug events）

药物治疗过程中所发生的任何可能影响患者的诊疗结果、增加患者的痛苦和负担并可能引发医疗纠纷或医疗事故，及影响医疗工作正常运行和医务人员人身安全的因素和事件。不一定与药物治疗有因果关系。

药品不良事件产生的成因包括药品质量标准缺陷；药品质量问题；说明书缺项或叙述含糊；药品在流通企业、药房及病房的运输和保管中保管不善；药品不良反应；错用药、多用药、漏用药等用药差错，未考虑药物－药物、药物－食物间的相互作用以及药物滥用等。

发生药品不良事件后，当事人、科室负责人、主管部门应积极采取挽救或抢救措施，尽量减少或消除不良后果。有关的记录、标本、化验结果及相关药品、器械均应妥善保管，不得擅自涂改、销毁。同时，遵循早发现早报告的原则，鼓励及时、主动报告药品不良事件，通过及时分析原因，采取相应措施，最大限度地避免类似事件的发生，以达到持续改进医疗质量，确保医疗安全的目的。可采用书面报告和紧急电话报告两种方式。

药学部门负责全院药品不良事件资料的收集、管理、上报工作，并对药品不良事件病例进行整理分析，定期向院药事管理与药物治疗学委员会及本地药品不良反应监测中心上报。与医务处共同调查分析事件发生的原因、影响因素及管理等各环节，制订对策及整改措施。

如发现药品群体不良事件，应立即通过电话或传真等方式报所在地药品监督管理部门、卫生主管部门和药品不良反应监测机构。药品群体不良事件指同一药品在使用过程中，在相对集中的时间、区域内，对一定数量人群的身体健康或者生命安全造成损害或者威胁，需予以紧急处置的事件。药品监督管理部门可采取暂停生产、销售、使用或召回药品等控制措施。医疗机构应积极救治患者，迅速开展临床调查，分析事件发生的原因，必要时可采取暂停药品使用等紧急措施。药品监督管理部门应立即与卫生主管部门联合开展现场调查，结果及时上报。药品生产企业获知药品群体不良事件后应立即开展调查，详细了解事件发生、药品使用、患者诊治及药品生产、储存、流通、既往类似不良事件等情况，在7日内完成调查报告，报所在地省级药品监督管理部门和药品不良反应监测机构；必要时暂停生产、销售、使用和召回相关药品，并报所在地省级药品监督管理部门。药品经营企业发现药品群体不良事件应立即告知药品生产企业，同时迅速开展自查，必要时应当暂停药品销售，并协助药品生产企业采取相关控制措施。

（梅　丹）

yòngyào chācuò guǎnlǐ

用药差错管理（management of medication errors）

针对合格药品在临床使用全过程中出现的任何可以防范的用药不当的管理。用药差错是医疗差错的主要部分，粗略估计，在美国每例住院患者每天有一次用药差错。用药差错约有1%导致药物不良事件，而药物不良事件有50%是可以预防的。按美国卫生系统药师协会文件，用药差错共分为十二类：处方差错；遗漏用药；时间错误；非授权给药；剂量不当；剂型差错；药品配制错误；给药技术错误；使用变质或过期药；监测失误；依从性失误；其他，对药学部门而言，在制剂生产、药品检验、药品供应保管、药品分装、处方调剂和仪器设备使用中发生的违反规程的操作或过失错误都属于此。按照工作流程可分为内部差错、出门差错和发出差错三类；按其程度一般分为一般差错（发生后及时纠正，未造成危害及损失或未引起不良影响的差错）和严重差错。

美国卫生医学研究所提出，用药差错与社会节奏快、广大用药人群用药过程的快速性与复杂性相关，无论政府或医务界，均应把启用新的较安全的用药系统放在首位，既往偏重处罚出错者的办法无济于事，并使人们习惯于隐瞒错误逃避责难。

医疗机构通过建立并推行不良事件主动上报制度，从流程上发现医疗风险和潜在差错的风险环节，通过戴明环法（W. E. Deming）［即计划－实施－检查－处理（plan-do-check-action，PDCA）］持续改进，以保障患者安全。

药学部门应设立合理的管理制度以避免此类事件的发生。如各药房（包括门诊药房、病房药房等）建立差错登记本，如实登记错误经过、原因及处理结果，及时在组内组织讨论和总结，吸取教训，减少或避免类似现象的发生。定期组织对发生的差错进行讨论、分析，找出差错发生的原因和性质，从中吸取教训，制订预防措施。对发生的差错，要积极采取补救措施，以减轻或消除所造成的不良后果和损失。要严格执行岗位职责、操作规程，有效防止和避免差错的发生。从用药差错中分析中找到原因，如药物名称音似、药品包装形似等，要向生产企业提出合理化建议，在其包装设计、警示提示等方面给予改进。从多角度、多环节共同降低和防范用药错误的发生。

（梅 丹）

dúyīn xiāngjìn yàopǐn
读音相近药品 （sound-alike drugs）

通用名或商品名读音相近或相似的药品。对相似药品的管理主要是注意区分，尽量减少因相似造成的差错，进而提升临床用药的安全性。读音相近或相似是造成用药差错的原因之一。

药库及各药房对音似药品的摆放应合理，尽可能分开存放，并在相应货位贴上警示标志或注明文字以提醒药师关注。补充药品时要仔细核对货架上的药品与补充的药品在外包装上的文字、规格是否一致。医师开具处方，特别是用计算机系统通过汉语拼音输入药品名称开具处方时，要注意拼音字头相同但药物完全不同的药品名称，注意选择和核对，以保证开具正确的药品。

门急诊药房应严格按相应操作规程仔细审核、调配处方和发药。如处方中有音似药品应仔细审核核对，如处方存有问题或怀疑存有问题，在药品调配前应与处方医师沟通确认或返回修改；必要时应请示组长或科主任。发药时对音似药品要告知患者或陪护人员，以便使用时引起注意。给出院患者发放音似药品时，应告知患者或陪护人员，以便使用时引起注意。如出院带药处方存在问题或怀疑存在问题，应及时与处方医师沟通。药学部门应每年更新相似药品目录，不定期在医院网站上发布药品警示信息。

（梅 丹）

wàiguān xiāngsì yàopǐn
外观相似药品 （look-alike drugs）

药品最小包装盒、单剂量药品外观、标签等相似的药品。同一厂家的药品多采用相似的最小包装盒设计。对相似药品的管理主要是注意区分，尽量减少因相似造成的使用差错，进而提升临床用药的安全性。外观相似药品是造成用药差错的原因之一。

药库及各药房对外观相似药品的摆放应合理，尽可能分开存放，并在相应货位贴上警示标志或注明文字以提醒药师关注。补充药品时要仔细核对货架上的药品与补充的药品在外包装上的文字、规格是否一致。

门急诊药房应严格按相应操作规程仔细审核、调配处方和发药。如处方中有外观相似药品时应仔细审核核对。发药时对外观相似药品要告知患者或陪护人员，以便使用时引起注意。

病房药房在调配长期口服药医嘱时，特别是单剂量摆药时，应注意核对，必要时与原包装中的药品核对。对无法辨别最小包装或裸片的药品，应单独放在口服药袋里，并在纸袋外标注药名、规格和数量，以便护士核对。给出院患者发放外观相似药品时，应告知患者或陪护人员，以便使用时引起注意。如出院带药处方存在问题或怀疑存在问题，应及时与处方医师沟通。

药学部门应每年更新相似药品目录，不定期在医院网站上发布药品警示信息。

（梅 丹）

gāojǐngshì yàopǐn
高警示药品 （high-alert medications）

使用不当会对患者造成严重伤害或死亡的药物。1995～1996年，美国医疗安全协会在对百余个医疗机构调研基础上，总结了因人为的严重差错而给患者带来伤害的药品，发现大多数致死或严重伤害的药品集中于少数特定的药物，因此将这些药物称为"高警示药品"。

2003年美国医疗安全协会第一次公布了高警示药品目录。2008年又公布了10余类高警示药品和几种特殊的高警示药品，并于2012进行了更新。2009年初，美国医疗安全协会通过多种渠道向医务人员提供了近期可能致死致残的药物警戒信号。2013年美国医疗安全协会分别公布了医疗机构和住院患者的高警示药品目录、社区和门诊高警示药品目录。2008～2012年间，针对有些可能被拿回家应用的高警示药品，美国医疗安全协会对社区高警示药品开展调研并在给患者的用药说明中给予重要的安全提示，并免费向社区药师和患者提供"高警示药品安全用药宣传页"。

2015年6月中国药学会医院药学专业委员会公布了"我国高警示药品推荐目录2015版"。该推荐目录与美国医疗安全协会目录基本相同，并建议将高警示药品标识（图）用于医疗机构高警示药品管理，制成标贴粘贴在高警示药品储存处、嵌入电子处方系统、医嘱处理系统和处方调配系统中，以提示医务人员正确处置高警示药品。并建议用"金字塔式"的分级管理模式来管理高警示药品，具体分为A、B、C三级，A级是管理的最高级别，使用率高，且一旦用药错误，患者死亡风险最高。

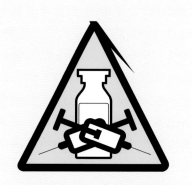

图　医疗机构高警示药品标识

通过制订高警示药品目录并在医疗实践中具体应用，可以起到特殊警示作用并减少差错的发生，提高用药的安全性。具体措施有：①新引进的高警示药品要经过药事管理与药物治疗学委员会的充分论证，有确切适应证时才能使用。同时应及时将药品的信息告知临床，指导临床合理用药和确保用药安全；并参照美国

医疗安全协会高警示药品目录，结合本院实际情况制订医院用高警示药品目录，并不断更新。②设置专门的高警示药品存放药架，不得与其他药品混合存放。③高警示药品带条形码，同时存放药架应设置警示标识提醒药学人员注意，或用自动摆药柜电子提示。④高警示药品的处方应标准化（计算机开具处方），并利用临床决策支持系统给予预警提示。⑤高警示药品调配发放要实行双人复核，确保发放准确无误。⑥临床药师应积极和医护人员沟通，加强高警示药品的不良反应监测，定期总结并及时反馈给临床医护人员。

（梅　丹）

fēngxiǎn guǎnlǐ

风险管理（risk management）

通过对上市后药品持续的安全监测使药品风险最小化的管理。目的是保障患者的生命安全。

药品风险可来源于已知风险（无法避免的、可避免的）、用药错误、药品缺陷和潜在的不确定因素，可发生在注册、生产、经营、使用各个环节，贯穿于药品生命周期的全过程，风险管理就是对过程中的风险予以管理。不同的问题应采用不同的方法解决。

药品注册风险管理是对拟上市销售药品的安全性、有效性、质量可控制进行审查，以理解风险的范围，提出针对性的管理措施，把风险控制在可接受的预期范围内。

药品生产风险管理是通过对药品生产条件和生产过程进行审查、许可、监督检查等，保证药品规模化生产符合药品生产质量管理规范，保障药品质量的内在均一性，消除因为生产环节的原因引发的药品风险因素。

药品经营风险管理实质就是对于药品流通环节的管理。通过对药品经营资格的审查、许可、监督检查等，使药品的经营过程，包括采购、运输、仓储、销售等环节均符合药品经营质量管理规范，消除因为流通环节的原因引发的药品风险因素。

药品使用风险管理是搜集整理从以人（患者）为本的角度出发，在药品使用环节把握药品的科学赋性，保证药品的安全使用，争取患者的最大利益。患者可从宣教材料、处方信息、医师和药师的咨询中获得药品安全信息的咨询，药品包装上的警示标识应清晰可见，以减少药品因错服、误服带来的风险。

药品不良反应监测和上市后药物再评价是药品生产经营企业、医疗机构必须经常考察本单位所生产、经营、使用药品的质量、疗效和安全性，及时上报药品不良反应，从而弥补新药上市前研究的局限性。

（梅　丹）

chǔfāng diǎnpíng

处方点评（comments on prescription）

根据相关法规、技术规范，对处方书写的规范性及药物临床使用的适宜性（用药适应证、药物选择、给药途径、用法用量、药物相互作用、配伍禁忌等）进行评价，发现存在或潜在的问题，制订并实施干预和改进措施，促进临床药物合理应用的过程。是医院持续医疗质量改进和临床用药管理的重要组成部分，是提高临床药物治疗水平的重要手段。医院处方点评工作应在医院药事管理与药物治疗学委员会（组）、医疗质量管理委员会领导下，由医院医疗管理部门和药学部门共同组织实施，建立多学科

专家组成的处方点评专家组，为处方点评工作提供专业技术咨询。医院药学部门处方点评工作小组负责具体工作。

处方点评的范围包括门急诊处方和病房医嘱（包括出院病历）。门急诊处方的抽样率不应少于总处方量的1‰，且每月点评处方绝对数不应少于100张；病房（区）医嘱单的抽样率（按出院病历数计）不应少于1%，且每月点评出院病历绝对数不应少于30份。按照《处方点评工作表》对门急诊处方进行点评；病房（区）用药医嘱的点评应当以患者住院病历为依据，实施综合点评。依据《医院处方点评管理规范（试行）》判断为合理处方和不合理处方。不合理处方又分为不规范处方、用药不适宜处方及超常处方。处方点评工作应坚持科学、公正、务实的原则，有完整、准确的书面记录。

医疗管理部门对处方点评小组提交的点评结果进行审核，定期公布点评结果，提出质量改进建议，对开具不合理处方的医师，未按规定审核处方、调剂药品、进行用药交代或未对不合理处方进行有效干预的药师采取相应处理措施；并向医院药事管理与药物治疗学委员会（组）报告，研究制订有针对性的临床用药质量管理和药事管理改进措施，并责成相关部门和科室落实质量改进措施，提高合理用药水平，保证患者用药安全。各级卫生行政部门应加强对辖区内医院处方点评工作的监督管理。

（梅 丹）

kàngjūn yàowù fēnjí guǎnlǐ

抗菌药物分级管理 （antibiotic classification management） 根据药物特点、临床安全性、疗效、细菌耐药性、不良反应、药品价格等因素，将抗菌药物分为非限制使用级、限制使用级与特殊使用级三个级别的分级管理。对规范抗菌药物临床应用行为，提高抗菌药物临床应用水平，促进临床合理应用抗菌药物，控制细菌耐药，保障医疗质量和医疗安全意义重大。抗菌药物是临床中应用最为广泛的药物，不合理使用危害极大。

中国早在2004年即发布了《抗菌药物临床应用指导原则》，2011年卫生部决定连续3年在全国范围内开展抗菌药物临床应用专项整治活动，严格落实抗菌药物分级管理制度。2014年，国家卫生和计划生育委员会通知在巩固的基础上将抗菌药物分级管理纳入常态化管理。

具体划分标准：①非限制使用级抗菌药物，指经长期临床应用证明安全、有效，对细菌耐药性影响较小，价格相对较低的抗菌药物。②限制使用级抗菌药物，指经长期临床应用证明安全、有效，但对细菌耐药性影响较大，或者价格相对较高的抗菌药物。③特殊使用级抗菌药物，指具有以下情形之一的抗菌药物：具有明显或者严重不良反应，不宜随意使用的抗菌药物；需要严格控制使用，避免细菌过快产生耐药性的抗菌药物；疗效、安全性方面的临床资料较少的抗菌药物；价格昂贵的抗菌药物。

抗菌药物分级管理目录由各省级卫生主管部门制定，报国家卫生主管部门备案。要求医疗机构按照分级管理原则，由医院药事管理与药物治疗学委员会制定医院处方集中的抗菌药物的分级管理目录，新药引进时应同时明确其分级管理级别；建立健全抗菌药物分级管理制度，明确各级医师使用抗菌药物的处方权限。具有高级专业技术职务任职资格的医师，可授予特殊使用级抗菌药物处方权；具有中级以上专业技术职务任职资格的医师，可授予限制使用级抗菌药物处方权；具有初级专业技术职务任职资格的医师，以及在乡、民族乡、镇、村的医疗机构独立从事一般执业活动的执业助理医师以及乡村医师，可授予非限制使用级抗菌药物处方权。药师经培训并考核合格后，方可获得抗菌药物调剂资格。

医疗机构和医务人员应当严格掌握使用抗菌药物预防感染的指征。预防感染、治疗轻度或者局部感染者应当首选非限制使用级抗菌药物（即首选药物、一线用药），临床各级医师可根据需要选用；严重感染、免疫功能低下合并感染者或病原菌只对限制使用级抗菌药物敏感时，方可选用限制使用级抗菌药物（即次选药物、二线用药），使用需说明理由，并经主治及以上医师同意并签字方可使用。对特殊使用级抗菌药物（即三线用药）的使用严格控制。特殊使用级抗菌药物不得在门诊使用。应当严格掌握用药指征，经抗菌药物管理工作组指定的专业技术人员会诊（由具有抗菌药物临床应用经验的感染性疾病科、呼吸科、重症医学科、微生物检验科、药学部门等具有高级专业技术职务任职资格的医师、药师或具有高级专业技术职务任职资格的抗菌药物专业临床药师担任）同意后，由具有相应处方权医师开具处方。因抢救生命垂危的患者等紧急情况，医师可以越级使用抗菌药物。越级使用抗菌药物应当详细记录用药指征，并应当于 24 小时内补办越级使用抗菌药物的必要手续。

（梅 丹）

药品说明书之外用法管理

yàopǐn shuōmíngshū zhīwài yòngfǎ guǎnlǐ

（off-label use management）对药品使用的适应证、人群、给药方法、给药途径或剂量等不在说明书之内的用法进行的管理。随着临床证据的积累，某些药品的用法尽管是"说明书之外的用法"，但因经过广泛研究、已有大量文献报道并在药物治疗中发挥着重要作用，故可能在临床普遍使用。但因涉及医疗责任、伦理学、医保报销以及药品安全性和有效性等一系列问题，使用时需要严格管理。是临床用药管理中的一项重要工作。中国对"药品说明书之外的用法"尚无明确立法。

为保障患者得到有效治疗，同时规避医疗风险，医疗机构可在专科负责基础上，利用国际权威指南、国内学会指南、学会专业组专家共识等信息，对本专业领域范围内的"药品说明书之外的用法"进行全面的收集、整理和评价，上报医政管理部门，经讨论评价后，对证据充分的"药品说明书之外的用法"备案使用，也可作为药师审方和点评处方的依据。在使用"药品说明书之外的用法"时，医师应告知患者可能的获益和存在的治疗风险，必要时应让患者签署知情同意书。

随着循证医学的发展和临床安全性评价的深入，各专科应关注对已批准的"药品说明书之外的用法"的更新，需变更的应及时上报医务处，中止某些不安全、不合理的用法，以保障患者用药安全，降低医疗风险。

（梅 丹）

罕见病用药管理

hǎnjiànbìng yòngyào guǎnlǐ

（orphan drug management）对发病率低而少见的疾病所用药品的管理。用于治疗、预防、诊断罕见病的药物统称罕见病用药或孤儿药。世界不同国家和地区对罕见病的界定和划分没有一个统一的标准，世界卫生组织（WHO）定义为患病人数占人口的 0.65‰~1‰ 的疾病。据世界卫生组织报道，已确认的罕见病有 5000 多种，大约占人类疾病种类的 10%。需要从立法入手，明确罕见病的认定资格、孤儿药的市场独占期，减免企业税收，才能鼓励制药商对孤儿药的研究、开发和上市。

美国实施《孤儿药法案》（the Orphan Drug Act）已有 20 余年。欧盟 2007~2013 年发展框架确立了罕见病科研发展目标，主要开展非传染性、非癌性罕见病的发病原因和机制的多学科基础研究，并已批准 65 个孤儿药，认定 838 个，并与美国食品药品管理局合作共同认定孤儿药申请程序。中国 2002、2005、2007 年版《药品注册管理办法》已将罕见病治疗药的管理写入规章，但监管制度和鼓励性政策尚未出台。2009 年《新药注册特殊审批管理规定》将罕用药审批列入特殊审批范围，使罕见病患者看到获得治疗药物的曙光，但截至 2015 年底尚无自主研发的药品上市。2010 年中华医学会医学遗传学分会上海专家会形成了中国罕见病共识，呼吁共同关注罕见遗传病，首先关注那些已有特效治疗药物和方法，且危及生命的严重疾病或严重的慢性消耗性疾病，强调对这类疾病一定要早期诊断，及早治疗，防止病程不可逆转。

对于通过基金会捐助的罕见病用药，既要考虑实现捐赠者的意愿，符合法律法规要求，又要使捐赠药品得以合理使用、避免浪费。关于捐赠药品的品种、数量，捐赠方应事先征得医院相关管理部门和使用部门的同意，捐赠人对捐赠药品的质量安全负责，每批捐赠药品均需提供药品的来源（国家或地区，进口口岸）、生产厂家，药品名称（包括通用名和商品名）、注册商标、剂型、规格、数量、批号、有效期、贮运条件及记录、捐赠单位、捐赠和接收的时间、地点、交接经手人等。药品质量控制一般以核对质检部门报告为主。对生物制品、血液制品、进口药品和注射剂等高风险品种更要慎重处理。

（梅 丹）

特殊药品调剂管理

tèshū yàopǐn tiáojì guǎnlǐ

（management of special drugs dispensing）医疗机构或企业依据国家有关法律法规的规定，对特殊药品的收方、检查处方、调配处方、包装贴标签、复查处方和发药等调剂过程进行的管理。特殊药品包括麻醉药品，精神药品，毒性药品，放射性药品，兴奋剂等。

药品调剂管理是医疗机构或企业对本机构药品的调剂进行管理的过程。世界卫生组织提出了药品调剂"5R（right，R）"原则：正确的药品、正确的患者、正确的剂量、正确的给药途径以及正确的给药时间。医疗机构的调剂活动可分为六个步骤，即收方、检查处方、调配处方、包装贴标签、复查处方和发药。药师应当凭医师处方调剂处方药品，非经医师处方不得调剂。药师调剂处方应当遵循安全、有效、经济的原则。调配处方时应严格执行"四查十对"制度，即：查处方，对科别、姓名、年龄；查药品，对药名、剂型、规格、数量；查配伍禁忌，对药品性状、用法用量；查用药合理性，对临床诊断。处方审查合格后应由取得药学专业技术职务任职资格的人员进行调配。调配好的处方、包装袋和药瓶标签上应标示患者姓名、药品名称、规格、用法用量等，并仔细检查所取药品与处方药品是否一致，防止差错。发药时，应确认患者无误后方可发药，并按照药品说明书或者处方用法进行用药指导。

除了具备药品调剂管理的特点外，特殊药品调剂管理还具有以下特点。

麻醉药品和精神药品调剂管理特点 医疗机构应当按照有关规定，对本机构执业医师和药师进行麻醉药品和精神药品使用知识和规范化管理的培训。执业医师经考核合格后取得麻醉药品和第一类精神药品的处方权，之后方可在本机构开具麻醉药品和第一类精神药品处方，但不得为自己开具该类药品处方。药师经考核合格取得麻醉药品和第一类精神药品调剂资格后方可在本机构调剂麻醉药品和第一类精神药品。区域性批发企业之间因医疗急需、运输困难等特殊情况需要调剂麻醉药品和第一类精神药品的，应当在调剂后2日内将调剂情况分别向所在地省、自治区、直辖市人民政府药品监督管理部门备案。

医疗机构需要使用麻醉药品和第一类精神药品的，应当经所在地的市级人民政府卫生主管部门批准，取得麻醉药品、第一类精神药品购用印鉴卡。由指定专门药学技术人员按照精神药品购用限量的规定，从定点批发企业购买麻醉药品和第一类精神药品。

药房必须严格执行麻醉药品和第一精神药品的"五专"管理：专人负责、专柜加锁（双人双锁）、专用账册、专册登记、专用处方。药房须由专人负责麻醉药品和精神药品的调配，门诊药房须设立固定发药窗口，并有明显标记。药房不得为患者办理麻醉药品或精神药品退药，患者不再使用的剩余的麻醉药品或精神药品应无偿交回药房，药房须认真做好记录，并上交药库作为回收药品封存，统一销毁，不得再次使用。患者开具第一类精神药品，若为首次使用，医师应在处方上注明并签字；若非首次使用，应确认患者所持有空贴数量，若数量不足则应在处方上注明应发贴剂的数量并依此数目进行发放。首诊病历的患者领取麻醉药品时，药房应将首诊病历押存，每次取药必须及时在首诊病历上填写发药记录。

易制毒药品调剂管理特点 药品类易制毒化学品指可制造毒品的主要原料中具有临床治疗作用的化学药品。易制毒药品验收入库时，应双人复核，并建立易制毒药品入库验收制度、出入库记录，记录保留两年备查；同时必须按照规定的贮存条件专柜保存，并建立安全保卫措施，双人双锁管理。易制毒药品的购买需凭医师处方进行。医疗机构开具麻黄碱单方制剂每次不得超过7日常用量，处方留存两年备查。调剂时，收方后对处方认真执行"四查十对"制度，审查无误后方可调配，如处方内容不妥或错误时，应与处方医师联系更正后，方可调配，对不符合规定的易制毒药品拒绝发药。对过期的易制毒药品应报送县级人民政府公安机关备案，然后在环境保护主管

部门的监督下销毁。

医疗用毒性药品调剂管理特点 毒性药品的配方用药由医疗机构和相关药品零售企业负责供应。医疗机构以毒性药品为原料自配的制剂要专设毒性制备操作室，各种制备器应专用，使用后立即清洗干净；需由药学专业人员负责配制，制剂须经质量检查合格后方可使用。应有完整操作记录，保存两年备查。在进行毒性中药的加工炮制时，必须依照《中华人民共和国药典》或者省级卫生主管部门制定的炮制规范进行。医疗单位供应和调配毒性药品，需凭医师签名的正式处方；药品零售企业供应和调配毒性药品，需凭盖有医师所在的医疗机构公章的正式处方，每次处方剂量不得超过两日极量。医师开具处方时，应准确清楚地写明处方全部内容，并在毒性药品右上角加签医师姓名。调配处方时，对处方认真执行"四查十对"制度，须按医嘱注明要求，由配方人员及具有药师以上技术职称的复核人员签名盖章后方可发出。处方一次有效，取药后处方保存两年备查。毒性药品的贮存容器应印有规定的毒药标志；毒性药品必须专柜加锁，并由专人保管，严防混淆；并建立专门的收支账目，定期盘点，做到账物相符。

放射性药品调剂管理特点 配制、调配放射性药品，需在具有与放射性药品使用相适应的仪器、设备和房屋设施及持有辐射安全证明文件的情况下，由具有核医学、药学相关专业并持有《放射性工作人员证》的技术人员进行使用。持有第Ⅲ类以上《放射性药品使用许可证》的医疗机构可自行配制放射性药品，但必须符合该制剂的国家标准，并报

所在省级药品监督管理部门备案。这种药品仅限在该医疗机构使用，不得在市场上销售或变相销售。医疗机构自行配制的放射性药品，必须有完整的配制和质量控制记录。针对国内市场没有供应的放射性药品，持有第Ⅳ类《放射性药品使用许可证》的医疗机构可进行研制和使用，所研制的新药应制定质量标准，建立与之相应的核医学诊治新方法、新技术。在临床使用前报所在省级药品监督管理部门备案。医疗机构需要使用正电子类放射性药品时，可以从持有第Ⅳ类《放射性药品使用许可证》，并取得正电子类放射性药品调剂资格的医疗机构调剂正电子类放射性药品。处方的放射性药品需要由经过核医学技术培训的技术人员使用，非核医学专业技术人员未经培训，不得从事放射性药品使用工作。其余同一般处方。放射性药品使用后的废物（包括患者排出物），必须按国家有关规定妥善处置。

兴奋剂调剂管理特点 医疗机构要确定专门部门和专职人员负责含兴奋剂药品的管理，医疗机构购入的含兴奋剂药品应当在其包装、标签或说明书中标注"运动员慎用"标志。对于标志缺失的药品应按照《药品召回管理办法》实施药品召回。医师开具含兴奋剂药品处方之前，应该先询问并确定患者是否为运动员身份。若患者为运动员，应当首选不含兴奋剂的药物；必须使用兴奋剂目录所列物质时，应该充分告知运动员药品性质和使用后果，运动员首先按照规定向审批机构提交病历和用药豁免申请书，详细写明运动员个人信息、诊断机构、医疗检查情况、药名、违禁成分、服用计划等。此外，药师

有责任对含兴奋剂药品做出指导说明。根据中国 2004 年 3 月颁布的《反兴奋剂条例》规定，国家对于兴奋剂目录所列出的禁用物质实行严格管理，任何单位和个人不得非法生产、销售、进出口。医疗机构只能凭依法享有处方权的执业医师开具的处方向患者提供蛋白同化制剂、肽类激素。兴奋剂调剂管理应健全内部管理机制，建立特殊药品的管理制度和自查制度。

特殊药品的滥用或不合理使用会产生严重依赖性或者导致中毒，而危害人体健康。对特殊药品进行特殊调剂管理可以在很大程度上保证满足它们在医疗、教学、科研正常需要的同时防止这些药品滥用、外流或被非法利用，确保其合法、合理使用。

（史录文）

mázuì yàopǐn tiáojì

麻醉药品调剂（narcotic drugs dispensing）

依据医师处方或医嘱，给患者调配麻醉药品的过程。麻醉药品是指连续使用后容易产生生理依赖性，能成瘾癖的药品。它既是临床医疗不可或缺的药品，又易在不规范地连续使用中产生依赖性，如果流入非法渠道则可成为毒品，造成严重社会危害。

1961 年的国际《麻醉药品单一公约》要求限制这类药品的可获得性；需要者必须持有医师处方；对其包装和广告宣传加以控制；建立监督和许可证制度；对其合理医疗和科研应用建立评估和统计制度，限制这类药品的贸易；各国应向联合国药品管制机构报送有关资料；加强国家管理，采取有效措施减少药物滥用。为加强对麻醉药品的管理，中国于 1987 年颁布了《麻醉药品管理办法》，对这类药品的生产、供应、

使用、运输和进出口管理等均做出了明确规定。2005 年 8 月，重新修订并颁布的《麻醉药品和精神药品管理条例》于 2005 年 11 月 1 日起施行。根据管理条例规定，持有"麻醉药品购用印鉴卡"的医疗单位，应按照麻醉药品购用限量的规定，向指定的麻醉药品经营单位购用。麻醉药品管理范围内没有的制剂或医疗单位特殊需要的麻醉药品制剂，有麻醉药品使用权的医疗单位经县以上卫生行政部门批准，可以自行配制，其他任何单位不得自行配制。使用麻醉药品的医务人员必须具有医师以上专业技术职务并经考核能正确使用麻醉药品。麻醉药品处方必须由医务科备案的有麻醉处方权的本院医师开具。

麻醉药品处方格式与一般药品相比，处方前应增加患者或代办人"身份证明编号"栏目，要求提供患者或代办人身份证明编号，以便加强管理。药学部门必须严格执行麻醉药品"五专"管理：专人负责、专柜加锁（双人双锁）、专用账册、专册登记、专用处方（处方的印刷用纸为淡红色，右上角标注"麻"）。药学部门须由专人负责麻醉药品调配，门诊药学部门须设立麻醉药品固定发药窗口，并有明显标记。调剂时，收方后对处方认真执行"四查十对"制度（见处方审核），审查无误后方可调配。首诊病历的患者取药时，药学部门应将首诊病历押存，每次取药必须及时在首诊病历上填写发药记录。药学部门不得为患者办理麻醉药品退药，患者剩余的麻醉药品应无偿交回药房，药学部门须认真做好记录，并上交药库作为回收药品封存，统一销毁，不得再次使用。住院患者所开每日用的麻

醉药品，由护理部专人加锁保管。手术室可备用少量麻醉药品，由专人加锁保管。对于患者使用麻醉药品注射剂或贴剂的，再次调配时须将原批号的空安瓿、废贴收回，并记录回收数量。经医院临床科室诊断为恶性肿瘤的患者或确需使用麻醉药品的危重患者，核发《麻醉药品专用卡》，患者凭卡按规定开方配药。药学部门对领用和发放麻醉药品要有专人负责保管，必须做到日清月结，账卡相符、账物相符。麻醉药品处方保存 3 年，专用账册最少保存到药品有效期后 2 年备查。

对麻醉药品调剂实行严格管理有如下作用：①促进疾病的治疗。②保障患者用药安全。③预防药物依赖性的产生。④防止药物成瘾者甚至贩毒者不良渗透。⑤保障了医疗机构财务不受损失。⑥有利于社会治安和稳定。

（史录文）

jīngshén yàopǐn tiáojì

精神药品调剂 （dispensing of psychotropic substances） 调配及管理直接作用于中枢神经系统，使之兴奋或抑制，连续使用能产生依赖性的药品的过程。

医疗机构经所在地卫生主管部门批准，取得第一类精神药品购用印鉴卡后可向定点批发企业购买。各药房按照实际用药数量，凭请领单、汇总单及相应处方到药库请领药品。

医疗机构对本单位执业医师进行有关精神药品使用知识的培训、考核，考核合格者授予第一类精神药品处方资格，并将医师处方签字留样在医务处和药学部门备案。医务人员根据《精神药品临床应用指导原则》用药，对确需用药者应满足其合理需求，使用专用处方（纸质、淡红色、

右上角标有"精一"字样）开具第一类精神药品，处方应书写完整（患者姓名、性别、年龄、身份证号、病历号、疾病名称、药品名称、规格、数量、用法用量，签名并加盖名号章），字迹清晰。为患者首次开具第一类精神药品处方时，应亲自诊查患者，建立相应的病历，留存患者身份证明复印件，要求患者或其亲属签署《知情同意书》，并办理《第一类精神药品使用登记表》。单张处方最大用量注射剂为 1 次常用量；控缓释制剂不超过 7 日常用量；其他剂型不超过 3 日常用量。为门（急）诊癌痛、慢性中、重度非癌痛患者开具的第一类精神药品注射剂处方不得超过 3 日常用量；控缓释制剂处方不得超过 15 日常用量；其他剂型处方不得超过 7 日常用量。住院患者每张处方为 1 日常用量，出院带药可携带单张处方最大用量以内的第一类精神药品。哌甲酯用于治疗儿童多动症时，每张处方不得超过 15 日常用量。

病房及麻醉科/手术室使用第一类精神药品时，可按换药周期略增数支来设置基数药品，以保证临床必需的最低安全用量为宜，须专人、专账、专柜保管，数量与药房备案数相符。给药剂量小于药品最小包装剂量时，应及时销毁剩余药品，并做记录，双人签字。

第一类精神药品处方应由取得调剂资格的药师调配，调配时，药师应仔细核对处方，对不符合《麻醉药品和精神药品管理条例》的应拒绝发药，处方须调配人、核对人双签字。医疗机构信息系统对使用、调配详细记录，包括患者姓名、病历号、药品名称、规格、数量、批号、处方医师、

处方日期、发药人、复核人等。各药房回收使用后的空安瓿，由专人负责计数、登记，定期监督销毁。第一类精神药品处方至少保存 3 年。

第二类精神药品，应用专用处方（右上角标有"精二"字样），一般每张处方不得超过 7 日常用量，对慢性病或某些特殊情况的患者，处方用量可适当延长，医师应注明理由。第二类精神药品处方保存期限为 2 年。

（梅 丹）

yìzhìdú yàopǐn tiáojì

易制毒药品调剂 （dispensing of precursor chemicals） 依据医师处方或医嘱，给患者调剂药品类易制毒化学品的过程。药品类易制毒化学品是指麦角酸、麻黄碱等物质的原料药及其单方制剂。

医院凭印鉴卡向所在地定点批发企业购买该类药品，药学部门设专库（柜）储存药品类易制毒化学品，专用库（柜）应设防盗设施并安装报警装置，实行双人双锁管理。各药房由专人负责易制毒药品工作。入库必须货到即验，经双人清点验收到最小包装，合格后立即存放入专用保险柜中，验收记录双人签字。入库验收设专簿或计算机系统记录（包括日期、凭证号、品名、剂型、规格、单位、数量、批号、有效期、生产单位、供货单位、质量情况、验收结论、验收和保管人员签字）。验收中发现药品缺少、破损时，应向供货单位查询、处理，做到账、物、批号相符。

在门诊、急诊、病房药房设药品周转柜，每日清点，保证账物相符。医师用普通处方开具药品类易制毒化学品，药师核对处方后调剂，在处方上双签字，处

方保存 1 年备查。

对过期、损坏的药品类易制毒化学品应登记造册，并向所在地药品监督管理部门或卫生主管部门申请销毁；在储存、保管过程中发生药品类易制毒化学品丢失、被盗、被抢、骗取冒领的，应立即向院领导报告，再向区药品监督管理部门、区卫生主管部门、公安机关报告。

(梅 丹)

医疗用毒性药品调剂

yīliáoyòng dúxìng yàopǐn tiáojì

医疗用毒性药品调剂（dispensing of toxic drugs for medical use） 依据医师处方或医嘱，给患者调剂医疗用毒性药品的过程。医疗用毒性药品指毒性剧烈、治疗剂量与中毒剂量相近，使用不当会致人中毒或死亡的药品。一般医院在用的品种多为亚砷酸、A 型肉毒素等制剂。购买医疗用毒性药品，须凭医院介绍信（填写购买品种、规格、数量等）经保卫部门审核、加盖公章后到指定的经营企业采购。医药商业公司双人配送医疗用毒性药品到院，到货后双人验收，核查药品包装、标识、发票、随货单，双人签字后，置于保险柜或加锁冰箱中（配备防盗报警设施）。药库采用专人、专柜、专账、双人双锁的管理办法管理。

药房参照麻醉和第一类精神药品进行安全与处方管理，调配医疗用毒性药品，需凭医师签名的正式处方。每次处方剂量不得超过两日极量。调配处方时，必须认真负责，按医嘱注明要求，并由配方人员及具有药师以上技术职称的复核人员签名盖章后方可发出。如发现处方有疑问时，须经原处方医师重新审定后再行调配。处方当次有效，取药后处方保存两年备查。

相关科室的医护人员应了解医疗用毒性药品的保存、使用方法，使用后必须妥善处理，不得污染环境。

(梅 丹)

放射性药品调剂

fàngshèxìng yàopǐn tiáojì

放射性药品调剂（dispensing of radiopharmaceuticals） 由经过核医学技术培训的技术人员完成的对用于临床诊断或者治疗的放射性核素制剂进行调剂或者用其标记药物的过程。医疗单位通过设置核医学科、室（同位素室），配备与其医疗任务相适应的并经核医学技术培训的技术人员，从事放射性药品使用工作。

医疗单位使用放射性药品，必须符合国家放射性同位素卫生防护管理的有关规定，取得《放射性药品使用许可证》，该证有效期为 5 年。

持有《放射性药品使用许可证》的医疗单位，在研究配制放射性制剂并进行临床验证前，应当根据放射性药品的特点，提供该制剂的药理、毒性等资料，由省级卫生主管部门批准，并报国家卫生主管部门备案。该制剂只限本单位内使用。

持有《放射性药品使用许可证》的医疗单位，必须负责对使用的放射性药品进行临床质量检验，收集药品不良反应等项工作，并定期向所在地卫生行政部门报告。放射性药品使用后的废物（包括患者排出物），必须按国家有关规定妥善处置。

放射性药品说明书按照国家药品监督管理部门制定的《放射性药品说明书规范细则》执行。医疗机构制备正电子类放射性药品，应当持有卫生主管部门的正电子发射断层显像-X 线计算机提成成像（PET-CT）或 PET 设备配

置与使用许可证明文件，并填写《医疗机构制备正电子类放射性药品申请表》，经所在地卫生主管部门审核同意，向地方药品监督管理部门提出制备申请并报送有关资料。医疗机构制备的正电子类放射性药品不得上市销售。持有"正电子类放射性药品 GMP 批件"的医疗机构，其制备的正电子类放射性药品经审批，可在符合规定的医疗机构之间调剂使用。调剂此类放射性药品时，发送机构必须采用配有固定放射性药品设施的封闭车辆运送正电子类放射性药品。

(梅 丹)

兴奋剂调剂

xīngfènjì tiáojì

兴奋剂调剂（dispensing of dopings） 对兴奋剂目录所列的禁用物质进行调剂的过程。无论医学界还是体育界，对兴奋剂（dopings）都没有完整确切的定义，一般指能够短期提高体育成绩，但会对身体造成极度危害的药物。根据联合国教科文组织《反对在体育运动中使用兴奋剂公约》和国务院《反兴奋剂条例》的规定，中国每年公布年度兴奋剂目录。

为加强对含有兴奋剂药品的临床使用管理，防止在体育运动中使用兴奋剂，保护体育运动参加者的身心健康，维护体育竞赛的公平竞争，国家药品监督管理部门自 2008 年起规定，凡含兴奋剂目录所列物质的药品，应当在药品标签或者说明书上注明"运动员慎用"字样，以提醒运动员，如果服用了含有兴奋剂物质的药品，很可能导致其在尿检时出现阳性而影响比赛成绩。为了保证竞技体育的公平公正，运动员应慎用或禁用此类药物。但普通患者不必担心服用注明"运动员慎用"的含有兴奋剂物质的药品会

对身体产生影响。

医疗机构应按照《药品管理法》《世界反兴奋剂条例》《麻醉药品和精神药品管理条例》《处方管理办法》等有关法律、法规、规章，做好含兴奋剂药品的使用管理工作。医师在开具含有兴奋剂目录所列物质的药品处方时，应当首先询问患者是否为运动员身份。为运动员开具处方，应当首选不含兴奋剂的药品；确需使用的，应当充分告知药品性质和使用后果，在运动员按照国务院体育管理部门有关规定取得同意使用的证明后，方可为其开具含兴奋剂药品的处方。急诊使用含兴奋剂药品前，要取得运动员签字的知情同意书。

药学部门药师负责含兴奋剂药品的采购、保管、使用、监督检查等管理工作，处方保存两年备查。药师在为患者发放含兴奋剂的药品时，也应当注意核实其是否为运动员，防止运动员非法或不知情的情况下使用兴奋剂。发现含兴奋剂的药品处方且患者为运动员时，应当与开具处方的临床医师进一步核对，经确认无误后，方可调剂，并要充分告知和进行使用指导。

（梅 丹）

tūfā shìjiàn yìngjí yàopǐn gōngyìng

突发事件应急药品供应

（drug supply for sudden events）

在发生突发事件时，为救援伤病员提供应急药品并对应急药品进行管理的行为。不同的突发事件特点各不相同，且不可预知。药品是救助伤病员的物质基础。关于应急药品品种目录，中国没有统一标准。各单位派出的医疗队在接到任务后，一般根据经验和估计确定药品品种和用量随行携带。由于在救援过程中，经常

发生部分药品剩余较多而部分药品配备不足的问题，因此，有必要根据国际上的医学救援经验，制订或修订医疗队应急药品目录或至少有一个基本药品目录。

接到任务后，药学部门进入应急状态，结合医疗任务特点，适时追踪救治方案涉及的药品信息和市场供应信息，快速做好采购计划，储备需要的药品（尽量选用易于携带、运输和不易破损的药品）；列出专门的发放清单和汇总账目，根据运输要求进行特别的包装，要保证防雨防潮，需要冷藏的药品加冰袋运输；每个药箱内放入药品清单（注明药品名称、规格、数量和用途），并用醒目的标签提示保存条件后发往医疗队。麻醉药品等特殊药品要逐日清点。

完成突发事件医疗救治后，应将药品使用情况和剩余药品分类整理，做好盘点结存登记。包装完好、没有污染的剩余药品可继续使用；运往外地医疗队使用的药品，可整理并做好交接账目登记后转送当地医疗机构使用；为疫区特殊需要进入污染区、半污染区的药品消毒后作为医用垃圾焚烧处置。

（梅 丹）

línchuáng yàoxué jiàoyù

临床药学教育

（clinical pharmacy education） 高等院校培养促进合理用药的临床药学人才的学位教育。学位教育分为全日制学校教育和在职教育，全日制学校教育是指在校学生的教育模式，在职教育是指已参加工作的人边工作边学习的教育模式，二者均应有适宜的课程设置、适当的学习年限及获得特定的学位。从学位的层次来看，临床药学教育分为学士学位、硕士学位和博士学

位教育。从学位的性质来看，分为科学学位和职业学位，临床药学的科学学位侧重临床药学人才科研能力的培养，而职业学位侧重临床药学人才实践能力的培养；21世纪初在中国药学领域只有硕士这一层次有职业学位，称为药学硕士，该学位的获得者是适应中国药学事业发展的高素质、高层次的应用型专门人才，具有较强的实际工作能力。药学硕士有不同的就业方向，临床药学是就业方向之一。临床药学人才适宜从事药学服务、临床药学教育和培训、临床药学研究和相关管理等工作。

发展历程 临床药学教育首先在美国开展，美国的药学博士（doctor of pharmacy，Pharm.D）教育是世界范围内最早、最典型的临床药学教育。药学博士是一种职业学位，学制一般6年，在美国是唯一可以申请药师执照的学位。药学博士是为患者或卫生专业人员提供药物治疗方面有关信息的药物治疗专家。药学博士教育得到世界范围内的认可和效仿。1950年，第一个药学博士培养计划由美国南加州大学发起；20世纪60年代中期，美国加利福尼亚药学院将药学博士全部课程进行重新修订，强化了医学课程和临床训练项目；1966年，美国南加州大学率先创立临床药学专业；1970年，美国对全国药学院实行强制性的临床药学教育；其后，全美多所药学院陆续开始药学博士教育，到2000年美国已全面实施药学博士教育。1989年，华西医科大学药学院（现四川大学华西药学院）首先在中国招收临床药学专业的本科生，截至2018年中国共有48所学校招收5年制临床药学专业本科生；部

分院校从 2003 年开始设立临床药学专业的硕士点和博士点并招收学生，学制一般 3 年，此前部分院校在药理学或药剂学专业设临床药学方向招收硕士生或博士生。2011 年中国开始"药学硕士"招生，这一职业学位的设立不但是中国药学教育的里程碑，更是中国临床药学学校教育新时代的开始，临床药学职业硕士学位的设立旨在培养知识结构合理、临床药学实践能力强的高质量的临床药学人才。

与传统药学教育区别 临床药学教育和传统药学教育主要不同之处在于教学方法、课程设置和实践。

教学方法的区别 在教学方法方面，临床药学教育注意使用培养学生临床思维和批判性思维的基于问题的教学法（problem-based learning，PBL）和模拟教学法等。PBL 教学法，指在教师的指导下，以学生为中心，以临床问题作为激发学生学习的动力和引导学生把握学习内容的教学方法。该方法将基础知识和临床实践结合起来，以小组讨论的形式进行，有利于启发学生思维，特别有利于批判性思维的培养，调动学生主动学习的积极性，提高学生自学能力。模拟教学法指在教学中模拟临床药学工作的场景、人物和事件，使学生扮演某一角色，完成特定的任务，从而身临其境地学习未来工作中所需的知识和技能。PBL 教学法和模拟教学法都有利于培养学生的临床思维，激发学生参与临床实践的热情及提高实际工作能力。

课程设置的区别 在课程设置方面，缩减了与药品使用关系不密切的传统药学教育中化学类课程和药学基础课程的部分内容，

增加了以药物治疗学为核心的临床课程，同时增加了有利于和患者及医务人员交流的沟通、心理和伦理等课程。在实践方面，增加了临床实践的内容和时间，一般不少于 1500 小时。

临床药学的课程由以下五个课群组成：①公共基础课程。主要包括化学、物理、数学、生物和心理学等。②基础生物医学科学课程。包括解剖和生理、病理/病生理、微生物、免疫、生物化学或生物技术、分子生物学或遗传学以及生物统计等。③药学科学课程。包括药物化学、药理学、生药学、毒理学、生物分析或临床化学、药剂学或生物药剂学、药动学或临床药动学、药物基因组学或药物遗传学等。④社会、行为和管理科学课程。包括经济学或药物经济学、药物流行病学、药事管理或药事法律、伦理学、职业沟通、药学实践中的社会和行为科学以及药物信息学等。⑤临床科学课程。包括药物治疗学、患者评估指标与方法、调剂学、药学服务、药物安全、文献评价与研究设计。

实践的区别 临床药学实践分为基础药学实践和高级药学实践。基础药学实践主要包括：①调配药品。②各种给药方法。③回答用药咨询。④配制制剂，包括无菌制剂。⑤患者自行使用的仪器的使用，如血压计、血糖仪等。⑥与患者及其家属、医务人员的交流、沟通。⑦约谈患者获取患者信息并为患者建档。⑧解释和评价患者信息，发现影响患者健康、药物治疗、疾病管理的因素，评价患者的健康素养和依从性。⑨准确、清晰地记录药学服务的内容。⑩药品采购和储存。⑪参与公众科普资料的设

计等。高级药学实践主要包括：①作为医疗团队的一员参与临床工作。②药物治疗方案的制订，监测患者的药物治疗过程，包括调整剂量等。③应用药动学知识推荐药物剂量。④就患者药物治疗中选药、剂量、剂型、给药途径等的适当性进行评价并与患者及其他医务人员沟通。⑤就处方药、非处方药、食物补充剂、营养与饮食、其他疗法给出推荐意见。⑥患者自我医疗的咨询与辅导。⑦识别和报告用药差错和药品不良反应。⑧不同人群的药学服务和教育。⑨在专业决策制订过程中检索、评价、管理和使用科学文献。⑩体格检查。⑪各种药学组织的学术活动。

由于不同国家和地区临床药学教育水平参差不齐，课程和药学实践的内容在不同国家和地区会根据情况有所调整。除了完成课程学习和实践，学生还需完成符合要求的科研训练和学位论文，科研训练和学位论文的选题需贴近临床实践。

作用 临床药学教育随着临床药学和药学服务的发展而逐渐发展起来。在制药工业不发达的年代，药师的工作是保障药品供应、药品调剂和配制简单的制剂；随着制药工业的发展，新药品种不断增加，由于药物的滥用、误用等不合理使用导致药品不良反应发生率增加、药源性疾病增加，传统的药师工作已不能适应社会和患者的需要，药师的工作重心应该转移到如何有效、安全、经济和适当地使用药品上来，临床药学和药学服务应运而生。药学服务是临床药学新的发展阶段，对药师提出了更高的要求。药学服务是药师向受众（包括患者及家属、医护人员、其他卫生工作

者、健康人群）提供直接的、负责的与药物使用有关的服务，以提高药物治疗的安全性、有效性、经济性和适当性，目的在于改善患者生活质量，这些改善包括治愈疾病、消除或减轻症状、阻止或延缓疾病进程、防止疾病或症状发生。药学服务是以患者为中心的全方位服务，旨在推进合理用药，提高人们的健康水平，降低卫生资源的消耗。传统药学教育的主要目标是培养药物研发和提供合格药品的药学人才，所以，接受传统药学教育的药师其知识结构已经不能满足临床药学和药学服务的需求，迫切需要以培养促进药物合理使用人才为主要目标的临床药学教育，使学生获得适当的临床医学知识、药物治疗知识以及沟通和心理等知识以满足药学服务的需求。

（谢晓慧）

línchuáng yàoxué péixùn

临床药学培训（clinical pharmacy training）

为了保持或提高临床药学专业人员的知识水平、能力和技能而进行的培养和训练。培训对象主要是在职人员，也可以是在读学生；培训结束可颁发结业证书或资质证明，但不授予学位；培训的周期无固定要求，短则只有 1 个学时，长则可达两年甚至更长；培训的形式多种多样，如培训班、进修班、学术会议、网络授课等；培训的组织者可以是高等院校、行业协会或学会以及专业人士所属单位等；培训可以分为强制性的和非强制性的，必须参加的、有一定学分要求的继续教育属于强制性的培训。临床药学培训伴随临床药学和药学服务的发展而产生和持续发展，临床药学教育和培训与临床药学和药学服务相互促进、共同发展。

美国最早开展临床药学培训，以其住院药师培训最为成熟。

美国临床药学培训　美国住院药师培训的雏形出现在 1927 年，1948 年正式提出训练大纲和训练标准，1962 年美国医院药师学会（1995 年更名为美国卫生系统药师协会）批准了住院药师认证程序，并正式使用"住院药师"这个称谓。2005 年，美国卫生系统药师协会联合美国其他药学协会修订了新的认证标准，分为第一年住院药师培训和第二年住院药师培训。住院药师培训的目的就是使药师能够更好地适应日新月异、复杂多变的药学服务工作，培训合格者将获得合格证书。为了适应临床药学的发展，需要部分药师参与临床药学的科研，为了提高药师的科研能力，还设立了美国住院药师科研训练，合格者获得证书。在美国，药师每年必须参加规定学分的继续教育培训，此外，还有由药学院、行业学会或协会等举办的各种培训班及学术会议。开展临床药学工作的国家都有相关培训。

住院药师培训　在美国取得药学博士学位后可以参加该培训，在带教老师的指导下完成，可以选择一年的培训或两年的培训。第一年住院药师培训是全科培训，专业的针对性不强，目的是学习给不同人群、不同医疗机构中的患者、不同疾病和病情复杂程度不同的患者提供药学服务，提高药师的医疗技能和组织管理能力；培训结束时参加培训者必须具有如下能力：①管理和改善药物使用过程的能力。②作为医疗团队的一员提供循证的、以患者为中心的药物治疗的能力。③领导力和实践管理技能。④和临床药学实践相关的项目管理技能。⑤提

供药物及临床药学实践相关的教育和培训的能力。⑥医学信息的利用能力。第二年住院药师培训是在第一年的基础上，可选择心脏、肿瘤、儿科、移植等专业性强的项目实习，完成学习后可以考取相应的资格证书，可以做专科药师；第二年住院药师培训的目的是使参加培训者深入掌握不同专科药学服务的知识、能力和技能，不同的专科培训的内容不同，这里的专科不仅仅是不同的临床专业，还包专门的药学服务领域；专科培训包括心脏病学、实体器官移植、感染、肿瘤、精神病学、内科学、核医学、危重病、急诊医学、老年医学、儿科医学、疼痛管理和姑息治疗、药物信息学、药物安全使用、营养支持等。以感染专科为例，培训结束时参加培训者必须具有：①促进感染性疾病预防的能力。②作为医疗团队的一员或独立给感染性疾病患者提供循证的、以患者为中心的药物治疗，以此优化治疗结果的能力。③管理和改善抗感染药的使用过程的能力。④给其他医务人员提供有关合理使用抗感染药物培训的能力。⑤在使用抗感染药物治疗感染性疾病患者过程中具有权威作用的能力。⑥具有领导能力和管理能力。⑦能进行相关研究能力。

住院药师科研训练　一种有指导的、高度个体化的科研培训项目，是为培养独立研究人员而专门设计的培训项目。该项目的目的是培养项目参加者在未来的科研过程中所需要的能力、知识和技术，包括科研假设的建立，研究设计，研究方案的拟定，科研资金的募集，研究的协调，数据的收集、分析和解释，研究技

术，研究结果的报告、写作和发表。该项目可以通过药学院、大学的卫生研究中心、制药企业或专业卫生机构提供。经过培训，项目参加者能够进行独立的或合作的研究，能够作为项目的主要研究者。这是一个为期至少2年、3000小时的科研训练项目。申请者需满足以下条件：必须在卫生学科获得硕士或博士学位，参加过住院药师临床实践培训或具有同等经历的人优先，必须表现出对科学研究的兴趣。

中国临床药学培训 中国的临床药学培训从20世纪80年代初陆续开始，在原中国卫生部的倡导和支持下，部分高等药学院（系）、中国药学会及省药学会和大型医院或研究所举办了各种形式的临床药学进修班、培训班，这些进修班或培训班为期1个月至2年不等。1980～1986年，华西医科大学药学院（现四川大学华西药学院）举办临床药学进修班；沈阳药科大学、中国药科大学也在1980年举办了临床药学进修班；上海医科大学药学院（现复旦大学药学院）和北京医科大学药学院（现北京大学药学院）也分别于1981年和1982年举办了临床药学培训班；上海医科大学、北京协和医院还举办了药剂专业（临床药学方向）研究生班；1980～1982年间，南京军区总医院、哈尔滨医科大学临床药理研究和各地药学会也都举办了临床药学培训班和学术活动。此后，

各种临床药学培训班、进修班和学术会议一直持续发展，特别是很多大型医院定期举办临床药学新进展学习班或临床药学技能培训班。2005年以后，出现了一些多年连续实施的、业内公认的长期培训，如中国临床药师培训及北京市住院药师规范化培训等。

临床药师培训 国家卫生主管部门于2006年开始临床药师培训试点工作，2010年正式实施，针对现有医疗机构药学人员的情况，以提升参与临床药物治疗工作能力为目标，采用在带教老师指导下，直接参与临床用药实践的培训方式。培训时间为1年，全脱产学习，全年临床实际工作日不少于48周（1920小时）。通过1年临床药师培训，使受训学员具有承担专科临床药师工作的基本能力，包括向患者提供临床药学服务，参与专科疾病的药物治疗活动，并为防止潜在用药问题发生、发现潜在或实际存在的用药问题、解决实际发生的用药问题发挥积极的作用。培训的专业包括抗感染、心血管内科、呼吸内科、消化内科、肾内科、抗肿瘤药物、器官移植、重症监护（ICU）、内分泌和神经内科等。

中国住院药师规范化培训 中国对住院药师规范化培训并无统一的政策。北京市从2006年开始开展该培训，是在药学本科或研究生教育的基础上，对计划从事医院药学工作的毕业生进行的医院药学专业培训，分为第一阶

段和第二阶段。第一阶段为全科培训，为期3年，培训内容包括药品调剂、制剂、药品供应、药品质量检验和临床药学等内容。通过培训，使住院药师能够熟练掌握内科、外科、妇科、儿科、急诊科常见病处方用药，具备熟练的调剂等基本技能，能指导药学本科生及下级药师，具备一定的教学能力、科研能力和论文撰写能力。接受培训的医院药师必须接受各部门培训考核及统计学、文献检索理论考试。通过上述所有考核者方可参加第一阶段理论和技能考核，通过者即可进入第二阶段培训。第二阶段培训为专科培训，为期2年，接受培训的医院药师在第一阶段的培训内容当中选择一个方向，进行更加深入系统的学习，培训结束后参加第二阶段理论和技能考核。专科培训的专业与中国临床药师培训的专业一致。

临床药学培训的范围广泛，培训的知识包括临床药学教育中提到的所有知识及其进展、临床药学相关的各种指南及其进展以及其他临床药学相关的新知识等；培训的能力包括学习能力，文献检索、评价和使用能力，沟通能力，带教能力，科研能力，管理能力，领导能力，决策能力和困境处理能力等；培训的技能包括各种计算机应用软件的使用技能、调配药品技能、配制制剂技能和临床技能等。

（谢晓慧）

索　引

条目标题汉字笔画索引

说　明

一、本索引供读者按条目标题的汉字笔画查检条目。

二、条目标题按第一字的笔画由少到多的顺序排列，按画数和起笔笔形横（一）、竖（丨）、撇（丿）、点（、）、折（乛，包括丁乚く等）的顺序排列。笔画数和起笔笔形相同的字，按字形结构排列，先左右形字，再上下形字，后整体字。第一字相同的，依次按后面各字的笔画数和起笔笔形顺序排列。

三、以拉丁字母、希腊字母和阿拉伯数字、罗马数字开头的条目标题，依次排在汉字条目标题的后面。

八　画

九　画

条 目 外 文 标 题 索 引

内 容 索 引

说 明

一、本索引是本卷条目和条目内容的主题分析索引。索引款目按汉语拼音字母顺序并辅以汉字笔画、起笔笔形顺序排列。同音时，按汉字笔画由少到多的顺序排列，笔画数相同的按起笔笔形横（一）、竖（丨）、撇（丿）、点（丶）、折（乛，包括丁乚く等）的顺序排列。第一字相同时，按第二字，余类推。索引标目中夹有拉丁字母、希腊字母、阿拉伯数字和罗马数字的，依次排在相应的汉字索引款目之后。标点符号不作为排序单元。

二、设有条目的款目用黑体字，未设条目的款目用宋体字。

三、不同概念（含人物）具有同一标目名称时，分别设置索引款目；未设条目的同名索引标目后括注简单说明或所属类别，以利检索。

四、索引标目之后的阿拉伯数字是标目内容所在的页码，数字之后的小写拉丁字母表示索引内容所在的版面区域。本书正文的版面区域划分如右图。

a	c	e
b	d	f

拉丁字母

希腊字母

阿拉伯数字

罗马数字

本卷主要编辑、出版人员

执行总编　谢　阳

编　　审　司伊康

责任编辑　尹丽品

索引编辑　赵　健

名词术语编辑　陈丽丽

汉语拼音编辑　王　颖

外文编辑　景黎明

参见编辑　杨　冲

绘图公司　北京心合文化有限公司

责任校对　李爱平

责任印制　陈　楠

装帧设计　雅昌设计中心·北京